VERLAG

DORFER | GASSER | KAINDLSTORFER

HYPNO AKUPUNKTUR

am Verlag

1. Auflage, © Februar 2016

Wichtiger Hinweis: Wie jede Wissenschaft ist die Medizin ständigen Entwicklungen unterworfen. Forschung und klinische Erfahrung erweitern unsere Erkenntnisse. Der Leser kann darauf vertrauen, dass Autoren, Herausgeber und Verlag große Sorgfalt darauf verwandt haben, dass diese Angabe dem Wissensstand bei Fertigstellung des Werkes entspricht.

Gendervermerk
Lediglich zur besseren Lesbarkeit wird in dieser Publikation teilweise auf das Nebeneinander von männlicher und weiblicher Schreibform verzichtet, jedoch werden ausnahmslos männliche und weibliche Personen gleichermaßen angesprochen.

1. Auflage, © Februar 2016
Hypnoakupunktur
Dorfer | Gasser | Kaindlstorfer

Medieninhaber & Herausgeber:
am Verlag
A-8010 Graz, Kreuzgasse 21

Verleger:
CM Medienverlag, Inhaber Christoph Morré
A-8074 Graz-Raaba, Johann-Kamp-Platz 1
Telefon (0316) 38 16 15-0
www.medienverlag.at

Producing:
Werbeagentur Morré, www.agenturmorre.at

Bilder:
Leopold Dorfer (Archiv), Ingimage

ISBN 978-3-903102-02-6

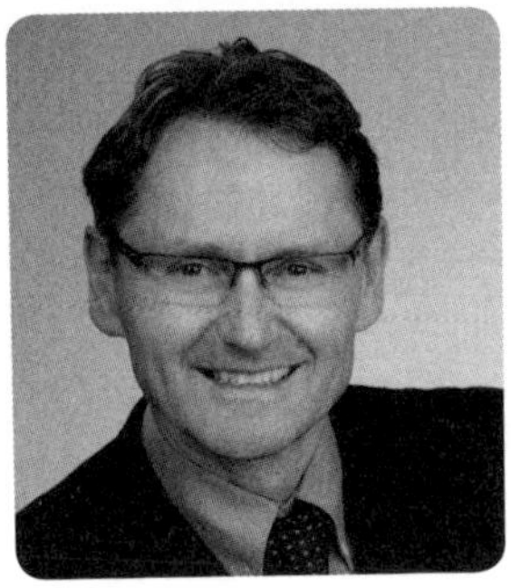

Prof. Dr. med. Leopold Dorfer
Promotion 1985 in Graz, führte 1990 die Akupunktur-Vorlesung an der Universität Graz ein, gründete 1994 die Österreichische Gesellschaft für Kontrollierte Akupunktur und TCM, publizierte 1998 über den RAC und 1999 über „Akupunktur an Ötzi“ in „The Lancet“ und „Science“, gründete 2004 den „Internationalen TAO Kongress für TCM“, produzierte mehrere Lehr-CDs zur Akupunktur und arbeitete an mehreren Lehrbüchern für Ohr- und Körperakupunktur mit. 2001 TCM-Diplom der Universität Nanjing, 2011 Ernennung zum „Professor“ durch den österreichischen Bundespräsidenten, Vorstandsmitglied der Europäischen Akademie für Akupunktur, Mitherausgeber der Zeitschrift „Akupunktur und Aurikulomedizin“, Graz.

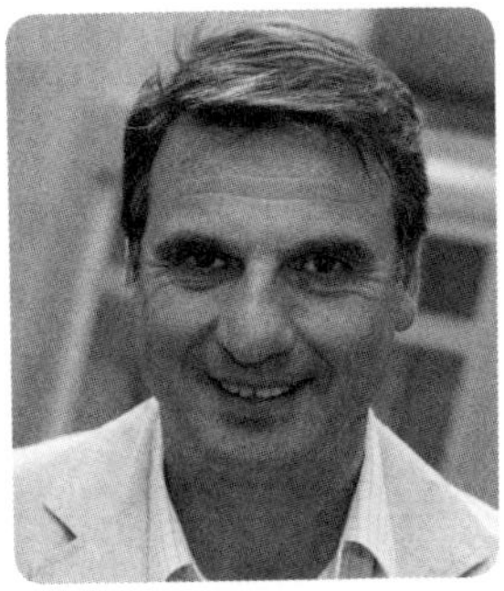

Univ.-Prof. Dr. med. Robert Gasser PhD (Oxford, UK)
1985 Promotion zum Doktor der gesamten Heilkunde. 1990 hat er an der Oxford University, UK, den Doktor der Philosophie absolviert. Die Habilitation im Fach Innere Medizin erfolgte bereits 1993 an der Medizinischen Universitätsklinik Graz und 1997 wurde er zum ao. Universitätsprofessor ernannt. In seiner Laufbahn hat Univ.-Prof. Dr. Gasser zahlreiche Auslandsaufenthalte absolviert. Darüber hinaus ist er im Besitz der Additivfächer für Kardiologie, für Internistische Sportmedizin und Internistische Intensivmedizin. 2004 wurde er zum stellvertretenden Leiter der Klinischen Abteilung für Kardiologie der Medizinischen Universität Graz und 2008 vom Bundespräsidenten zum Universitätsprofessor (aufgrund besonderer Verdienste in Wissenschaft und Lehre) ernannt. Seit 2015 ist er Vorsitzender des Universitären Herzzentrums der Medizinischen Universität Graz. Er hält seit vielen Jahren regelmäßig Vorlesungen (u.a. über Medizinische Hypnose und Traditionelle Medizin im Asiatischen Raum), betreut Dissertantinnen und Dissertanten, und hat zahlreiche wissenschaftliche Arbeiten und Bücher verfasst.

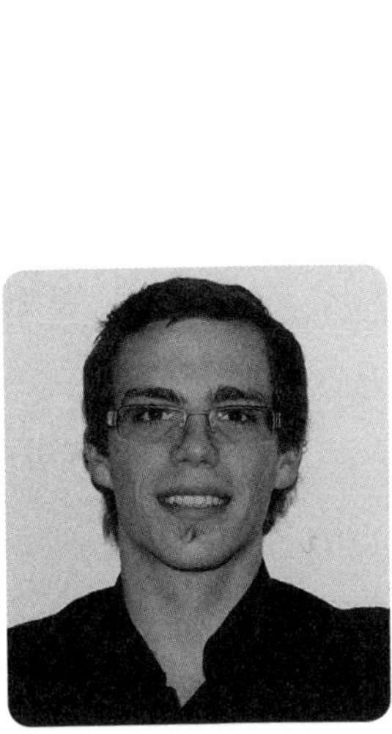

Dr. med. Clemens Kaindlstorfer
Doktor der Humanmedizin seit 2015. Schwerpunkte im Rahmen der universitären Ausbildung im Bereich der Medizinischen Hypnose nach Hilton H. Erickson – Abschluss April 2012; seit Sommer 2012 Zusammenarbeit mit Prof. Dr. Gasser – fortlaufend Weiterbildungsseminare; Diplomausbildung Traditionelle Chinesische Akupunktur; Entwickler der Hypnoakupunktur – Kombination aus Medizinischer Hypnose und Chinesischer Akupunktur; Publikation zur Hypnoakupunktur im „Universum Innere Medizin“, Ausgabe Mai 2013; seit Sommer 2013 Zusammenarbeit mit Prof. Dr. Dorfer; Referent der OGKA, Linz.

Unser herzlicher Dank gebührt **Christoph Morré** und seinem Team für die perfekte Zusammenarbeit bei der Gestaltung und Produktion des Buches, **Daniela Neuhold-Morré** für das exakte Lektorat, den vielen freiwilligen **PatientInnen** für die aktive Mitarbeit, für Rückmeldungen, Anregungen und Kritiken, den zahlreichen **StudentInnen** von Robert Gasser, die Beiträge zu diesem Buch eingebracht haben, **Engelbert Rieger** für die Bereitstellung der Funktionskreis-Typ-Zeichnungen.

Leopold Dorfer, Robert Gasser, Clemens Kaindlstorfer im Februar 2016

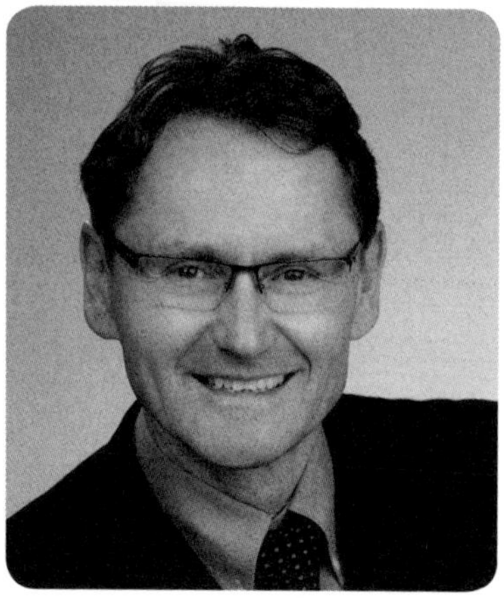

Sehr geehrte Leserin, sehr geehrter Leser!

Mit großer Freude können wir Ihnen mit diesem Buch eine völlig neue Methode vorstellen – die Kombination aus Akupunktur und Hypnose. Wie aber immer eine gute Kombination mehr ist als die Summe der Einzelteile, so ist dies auch bei der *Hypnoakupunktur* der Fall: Es werden die zwei Techniken nicht einfach hintereinander am gleichen Patienten angewendet. Vielmehr ergeben sich aus der Theorie der Akupunktur und Traditionellen Chinesischen Medizin (TCM) wesentliche Aspekte für die Hypnose, und umgekehrt aus der Hypnose wichtige Hinweise für die Akupunktur. Diese beiden Methoden spielen sich Informationen zu und werden dadurch noch effektiver.
Aber nicht nur das. Aus beiden Therapierichtungen ergeben sich wertvolle Hinweise für den Patienten: Es wird ein VIP-Punkt erkannt, der nach der Hypnoakupunktur-Behandlung über Wochen hinweg akupressiert wird. Individuelle Ratschläge für eine verbesserte Lebensführung des Patienten werden aus der Behandlung abgeleitet. Zusätzlich wandert der Patient täglich in Gedanken – in einer kleinen Meditation – durch die bei ihm am meisten belasteten Meridiane. Schließlich wird ein Kraftbild erkannt, in welches der Patient täglich mittels kleiner Selbsttrance eintaucht, und dadurch positive Impulse erlangt. Durch diese vier Maßnahmen wird weit über die einzelne Behandlung hinaus ein Heilungsprozess am Laufen gehalten und eine nachhaltige Prophylaxe betrieben. Veränderungen, die tief in das Unterbewusste und in die Lebensführung hineinreichen, können so erlangt werden.
Die Initialzündung für die Entwicklung der Hypnoakupunktur kam von Clemens Kaindlstorfer. Er hatte soeben sowohl die Hypnose als auch die Akupunktur mit großer Begeisterung und Talent erlernt und schlug vor, diese zwei Methoden zusammenzuführen. In vielen konstruktiven Diskussionen mit seinem Hypnoselehrer Robert Gasser fanden wir die notwendigen „Bausteine" und erarbeiteten ein konkretes Vorgehen, welches in meiner Ordination an Freiwilligen erprobt wurde. Immer wieder wurden neue Ideen geboren und in das klinische Prozedere eingebaut. Immer klarer zeigte sich, was sich bewährt und von den Patientinnen und Patienten gut angenommen werden kann. So wuchs die Methode stetig weiter und wir wurden immer routinierter in ihrer Umsetzung. Schließlich konnte der in diesem Buch dargelegte „Standard 2014" im Rahmen unserer ersten Kursserie vorgestellt werden.

Ich möchte an dieser Stelle den beiden Kollegen Robert Gasser und Clemens Kaindlstorfer für die äußerst anregende Entwicklungsarbeit und eine spannende, gemeinsame Zeit danken!

Ich wünsche Ihnen eine anregende Lektüre und viel Erfolg in der Anwendung der Hypnoakupunktur!

Prof. Dr. med. Leopold Dorfer

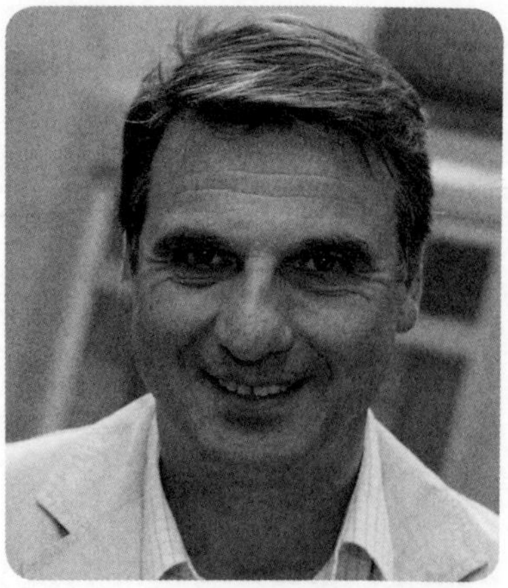

Sehr geehrte Leserin, sehr geehrter Leser!

Als ich in den frühen 1980-er Jahren begonnen hatte, mich mit Randgebieten der Hypnose und vertieften Kommunikation zu beschäftigen, ahnte ich nicht, dass diese Themen einmal ein Kernstück meiner Lehrtätigkeit an der Medizinischen Universität in Graz werden könnten. Zunehmende Vertiefung in das Fach Medizinische Hypnose zeigte mir, dass es sich dabei um mehr als nur um eine alternativmedizinische Praxis in einem Randbereich handelt. Im Gegenteil – wir haben es hier mit einem intensiv beforschten Fachgebiet zu tun, in welchem neueste neurophysiologische Forschungstechniken inklusive EEG/MEG Brain Mapping, und PET/fMRI Neuroimaging, neurofunktionelle Neuroanatomie etc. laufend wissenschaftliche Ergebnisse hervorbringen, welche in hochrangigen Fachzeitschriften publiziert werden. Medizinische Hypnose hatte für mich somit definitiv an der Universität ihren richtigen Platz, insbesondere im Kontext des Selbstverständnisses der Medizinischen Universität Graz als Gesundheitsuniversität.

Dort war es auch, wo dank Dr. Clemens Kaindlstorfer, einem ehemaligen und sehr engagierten Studenten von mir, die *Hypnoakupunktur* geboren wurde: ein Programm, das sich dann aus der intensiven Zusammenarbeit mit Prof. Leopold Dorfer ergab, welcher an unserer Universität eine Vorlesung über Akupunktur hält. In jahrelanger, gemeinsamer Arbeit versuchten wir zu dritt, die beiden Methoden zusammenzuführen und in einen Guss zu bringen, um für Patienten die Vorteile beider Methoden gleichzeitig wirksam werden zu lassen. Nach den ersten Anwendungen waren wir erstaunt, sahen wir bei verschiedensten Fällen nicht nur eine additive, sondern eine fast potenzierende Wirkung der gleichzeitigen Anwendung von Medizinischer Hypnose und Akupunktur. Zahlreiche Ärzte und ehemalige Studenten begeisterten sich für diese Vision und gemeinsam ist es uns gelungen, ein Ausbildungskurrikulum sowie dieses Buch zusammenzustellen.

Dank sei von meiner Seite allen Kollegen ausgesprochen, welche sich so intensiv bemüht haben, mit uns die einzelnen Kapitel dieses Standardwerkes zusammenzustellen und als Autoren an dem Werk mitgeschrieben haben.

Univ.-Prof. Dr. med. Robert Gasser PhD
(Oxford, UK)

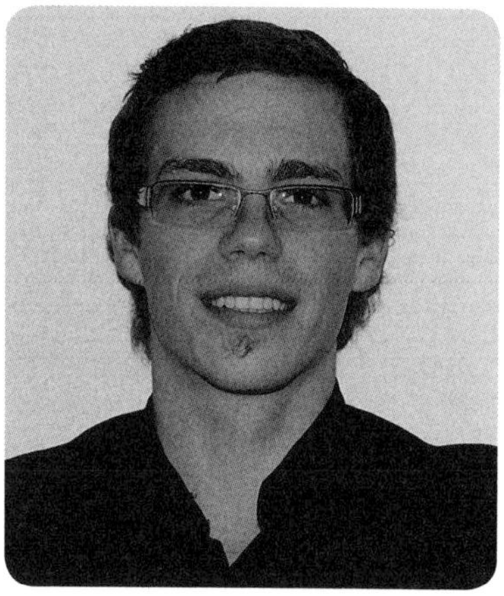

Sehr geehrte Leserin, sehr geehrter Leser!

Bereits im Rahmen meines Studiums konnte ich seit 2009 immer wieder, dank des breit gefächerten Angebots der Medizinischen Universität Graz, Vorlesungen und Weiterbildungen im komplementärmedizinischen Bereich besuchen. Rasch wurde in mir das Interesse an der Akupunktur von Prof. Leopold Dorfer geweckt und ich absolvierte direkt neben meinem Studium die Diplomausbildung für Akupunktur bei der OGKA. Im selben Zeitraum konnte ich in einem sehr intensiven, fünfwöchigen Kurs „Hypnose und erweiterte Kommunikation", durch Univ. Prof. Robert Gasser, eine fundierte Ausbildung in ärztlicher Hypnose erhalten. Gemeinsam mit ihm haben wir viele weiterführende Seminare in unserer Freizeit organisiert, darunter auch mehrtägige Kurse und Vorträge im Rahmen der Ärztekammertage in Graz. Bei einem dieser Fortgeschrittenen-Seminare wuchs in mir der Gedanke, die beiden ärztlichen Verfahren der Chinesischen Akupunktur und der ärztlichen Hypnose in einer Form zu kombinieren und derart zu vereinen – die Idee der „Hypnoakupunktur" war geboren.

Ich bin meinen beiden Kollegen, Univ. Prof. Robert Gasser und Prof. Dr. Leopold Dorfer wirklich sehr dankbar, dass sie mir im hoch professionellen universitären Umfeld die Möglichkeit gaben, mit ihnen gemeinsam an der Hypnoakupunktur zu forschen und zu arbeiten. Dank ihres Einsatzes und ihrer Motivation gelang über mehrere Jahre hinweg schließlich ein gemeinsames Projekt, welches in dieser Form wahrlich einzigartig ist: Der Diplomkurs „Hypnoakupunktur" der OGKA. Im selben Zeitraum begannen wir, zu dritt unsere Beobachtungen und Forschungen niederzuschreiben und es entstand die Idee für ein Lehrbuch zur Hypnoakupunktur.

Es ist mir eine große Freude, Ihnen nun hier mit diesem Buch ein praxisorientiertes Standardwerk in die Hände zu legen – ein Buch, welches die Hypnoakupunktur zu einer tragfähigen Brücke zwischen den beiden Uferzonen, der Chinesischen Akupunktur auf der einen und der ärztlichen Hypnose auf der anderen Seite, werden lässt. Akupunktur und Hypnose ergänzen sich nicht nur harmonisch und ganzheitlich, ihre Wirkung potenziert sich. Wir laden Sie daher herzlich ein, mit diesem Buch das Potential der Hypnoakupunktur kennenzulernen.

Ich wünsche Ihnen mit dieser Lektüre viel Freude und möchte an dieser Stelle all meinen Kolleginnen und Kollegen danken, die bei der Erstellung dieses Lehrbuches mitbeteiligt waren!

Dr. med. univ. Clemens R. Kaindlstorfer

Einleitung

Wenn ein Gegensatzpaar aufeinandertrifft, wie positive und negative elektrische Ladungen, dann kann es passieren, dass es zu einer gewaltigen Entladung kommt. Ähnliches hat sich gezeigt, als wir versucht haben, die beiden Urtherapieformen Akupunktur und Hypnose miteinander zu kombinieren. Beide sind, so denke ich, alt wie die Menschheit, denn immer schon haben Heiler Reflexpunkte stimuliert und hat man in der Trance Befreiung von unbewussten Qualen gesucht.

Die Akupunktur ist an sich schon eine ausgereifte Therapiemethode. Und doch kann die Kombination mit der scheinbar so andersartigen Hypnose in die Tiefe gehen, wie wir es bisher kaum jemals gesehen haben. Die Patienten erkennen im Prozess einer Hypnoakupunktur, dass sie selbst für ihre Gesundung verantwortlich sind, führen täglich die Akupressur des VIP-Punktes durch, machen vor dem Einschlafen die kleine Selbsttrance mit dem individuellen Kraftbild, wandern im Geiste durch ihren persönlichen Meridian-Umlauf und verändern ihren Lebensstil entsprechend des erkrankten Funktionskreises. Somit erreichen Therapeut und Patient in einer perfekten Symbiose eine Nachhaltigkeit, die durch eine passive Therapie niemals erzielbar wäre.

Akupunktur und Hypnose sind so unterschiedlich. Die eine Methode arbeitet über Körpertechniken, wobei an Nerven elektrische Entladungen ausgelöst werden, die in das Zentralnervensystem weitergeleitet und dort komplex verarbeitet werden. Anregung der Gehirnaktivität und Veränderungen der Neurotransmitter sind die Folge. So löst ein primär körperlicher Stimulus schließlich auch eine psychische Reaktion aus. Die andere Methode, die Hypnose, erreicht über die Trance das Unterbewusste, in dem alle unsere psychischen Traumata, Blockierungen und Glaubenssätze versteckt liegen und ein Leben lang gespeichert werden. Über Assoziationsketten werden diese Belastungen aufgedeckt und in positive Impulse umgewandelt.

Damit befreit sich nicht nur die Psyche aus dem Griff von Blockierungen, sondern über eine Aktivierung des Zentralnervensystems kommt es auch zu körperlichen Reaktionen. So erreicht die Hypnose von der Psyche aus den Körper, und die Akupunktur vom Körper aus die Psyche – die Methoden verbinden sich und spannen einen Bogen zwischen den scheinbaren Gegensätzlichkeiten von Körper und Psyche, und schaffen Einheit.

Jede Krankheit ist schlussendlich psychosomatisch. Die Entgleisung beginnt im einen Fall in der Psyche und im anderen Fall im Körper, doch sekundär ist immer das andere Element miterfasst. Daher passt eine Therapieform perfekt, die beide Aspekte zielgerichtet unterstützt.

Durch beide Zugänge werden Blockierungen im Körper oder der Seele beseitigt, die Funktionen unsere Steuerungszentralen im Zentralnervensystem „umprogrammiert" und so die Selbstregulationskräfte angeregt. Die behandelten Menschen erkennen außerdem vielfältige Möglichkeiten zur Selbsthilfe. Auf diese Weise wirkt die Hypnoakupunktur weit in die Zukunft hinein und kann im Bedarfsfall immer wieder abgerufen werden.

So ist die Hypnoakupunktur ein großartiges Werkzeug für die Salutogenese mit zwei Zugangswegen aber einem Ziel: Ganzheitliche Heilung und nachhaltige Regeneration.

Prof. Dr. Leopold Dorfer

I. AKUPUNKTUR

1) Grundlagen der Akupunktur

1.1. Einleitung

Auf den folgenden Seiten werden die Grundideen und das Basiswissen der Traditionellen Chinesischen Medizin (TCM) dargestellt, dies allerdings in Kurzfassung. Diese Seiten können schon allein aufgrund des beschränkten Umfangs kein Ersatz für ein TCM-Lehrbuch sein, Basiswissen wird vielmehr vorausgesetzt. Andernfalls würde bereits dieser Teil des Buches alle Grenzen sprengen. Ich werde mich auf den folgenden Seiten auf jene Gesichtspunkte konzentrieren, die aus zwei Gründen für unsere Methode wichtig sind: Einerseits will ich besondere Aspekte darstellen, die aus meiner langjährigen, praktischen Erfahrung mit der Akupunktur entspringen und in der üblichen Literatur nicht zu finden sind. Andererseits werde ich TCM-Wissen erläutern, welches für unsere Methode von besonderer Bedeutung ist und die entscheidende Basis für Teil 3 dieses Buches, die eigentliche Hypnoakupunktur, darstellt.

1.2. Definition und Grundideen

Definition: Die traditionell-chinesische Bezeichnung der Akupunktur deutet schon die Vielschichtigkeit an: „Zhen Jiu" bedeutet „Stechen und Erwärmen". Reflexpunkte werden zum Zwecke der Stimulation mit Nadeln gestochen aber auch mittels Moxa-Kraut erwärmt. Die zweite Möglichkeit wird bei allen Zuständen gewählt, bei denen die Krankheit durch Kälte ausgelöst wurde oder sich im betroffenen Körperareal ein Kältegefühl eingestellt hat. Auch Symptome wie Steifigkeit, Unbeweglichkeit und vor allem Energieschwäche sind eine Indikation für „Jiu", die Moxibustion eines Punktes. Erwärmung hat zudem eine tonisierende, kräftigende, funktionsanregende und entspannende Wirkung – eine Palette an Effekten also, die folgerichtig bei einer Vielzahl von Patienten Bedeutung hat. Die europäische Bezeichnung „Akupunktur" ist schlicht und pragmatisch, leitet sich aus dem lateinischen ab und bedeutet einfach „Einstechen von Nadeln" (acus = Nadel, pungere = einstechen). Wesentlich umfassender ist da schon die Definition des großen französischen Akupunkturpioniers Roger de la Fuye, der sagte: „Die Akupunktur verwendet Einstiche mit Nadeln an genau festgelegten Hautpunkten, die meist spontan- oder druckschmerzhaft sind, bei funktionellen, reversiblen Erkrankungen zu diagnostischen und therapeutischen Zwecken."

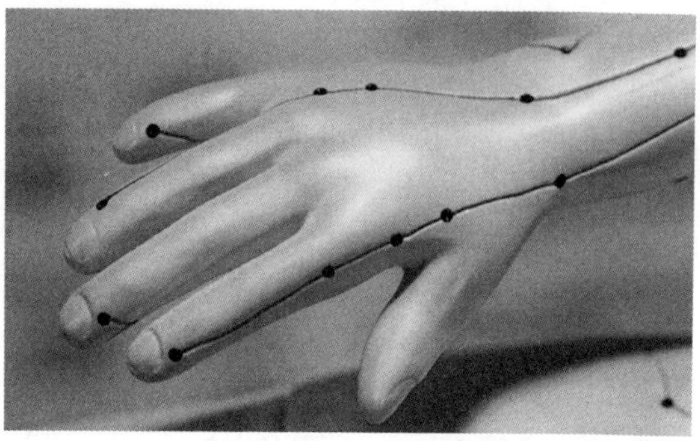

Die Meridiane/Kanäle: Entscheidend für das Verständnis von Pathogenese und Gesundung ist aber weniger das Wissen um die Punkte, sondern vielmehr die Idee der Meridiane. Bitte stellen Sie sich diese nicht als Linien vor, wie die aus der Seefahrt abgeleitete deutsche Bezeichnung „Meridian" glauben macht. Vielmehr können die Meridiane bildlich wie Wasserkanäle gesehen werden, die zur Bewässerung von landwirtschaftlichen Kulturen dienen. So entspricht die englische Übersetzung mit dem Wort „Chanel" (= Kanal) der dynamischen Idee dieser Energiewege viel mehr. Die Lebensenergie Qi mit ihren zwei Anteilen Yin und Yang und das nährende Blut Xue strömen in diesen Kanälen. Sie stärken und nähren die einzelnen Teile des Organismus, so wie das Wasser in landwirtschaftlichen Kulturen Nährstoffe und Leben zu den einzelnen Pflanzen bringt. Dabei wird dieser ständige Fluss an Qi und Blut angetrieben durch einen Rhythmus, in dem jeder Meridian/Kanal innerhalb von 24 Stunden für jeweils zwei Stunden einen Höchststand aufweist. Wie bei einem Staffellauf ein Läufer das Staffelholz an den nächsten weiterreicht, so wandert der Höchststand an Energie von einem Meridian zum anderen, bis schließlich nach 24 Stunden alle 12 Meridiane an der Reihe waren. Dem kontinuierlichen Fluss der Energie ist also eine zusätzliche Bewegung aufgelagert, die, im Sinne einer riesigen Stafette, einmal pro Tag durch das Kanalsystem zieht und zusätzliche Dynamik beisteuert. Diese Strömung an Energie mit ihrer zweifachen Dynamik bildet die Grundlage für alle Regenerationsvorgänge im Organismus und schließlich für das Leben an sich.

Nicht statische, leblose Linien sehen wir also in den Meridianen, sondern Kanäle voller Lebenskraft. Die darin fließende Energie hat nichts Esoterisches, sondern sie entspricht der Kraft, die jedermann deutlich in sich spüren kann. Solange diese Kraft in ausreichendem Maße vorhanden ist und frei strömt, ist die Basis für Gesundheit und Regeneration gegeben. Störungen des Energiestroms sind der Beginn jeglicher Krankheit. Aber auch das Blut Xue strömt in den 12 Kanälen und bringt Nahrung und Yin zu allen Teilen des Organismus. Erst wenn Qi und Blut ausgewogen vorliegen und gleichmäßig verteilt werden, kann Gesundheit erhalten oder wiederhergestellt werden.

Pathogenese: Die Lebensenergie Qi ist aus westlicher Sicht mit der normalen Funktion der Organe vergleichbar. Kommt es zur Beeinträchtigung der Qi-Menge, entsteht Über- und Unterfunktion. Kommt der normale Fluss der Energie ins Stocken, zeigt sich dies in Schmerzen oder Funktionsbeeinträchtigung von Organen. Kommt der Energiefluss des gesamten Organismus schließlich zum Stillstand, tritt der Tod ein.

„Alles fließt" gilt also auch in der Physiologie der TCM. Wahre Homöodynamik liegt dann vor, wenn a) genügend Qi und Blut vorliegen, b) diese beiden frei strömen, c) auch die Körperflüssigkeiten gut verteilt sind, d) die Urkraft eines Menschen (die Essenz) in ausreichendem Maße vorhanden ist, e) alle Organe richtig arbeiten, f) Yin und Yang ausgeglichen sind und schließlich g) der Geist und die Seele eines Menschen frei, kreativ und glücklich sind. Sieben Punkte wollen also erfüllt sein, damit von Gesundheit aus der Sicht der TCM gesprochen werden kann, doch die Grundlage dafür ist nur eines: Der kontinuierliche Strom von Qi und Blut. Denn sobald dies gewährleistet ist, können die anderen Faktoren ausgeglichen werden. Eine Schwäche des Qi-Stroms, ob sie nun den gesamten Körper erfasst oder nur in einem umgrenzten Areal vorliegt, führt dazu, dass Belastungen nicht mehr ausgeglichen werden können. Kälte und andere Klimafaktoren, Viren und Bakterien können eindringen, Emotionen werden nicht mehr verarbeitet. Das System dekompensiert und Krankheiten treten auf.

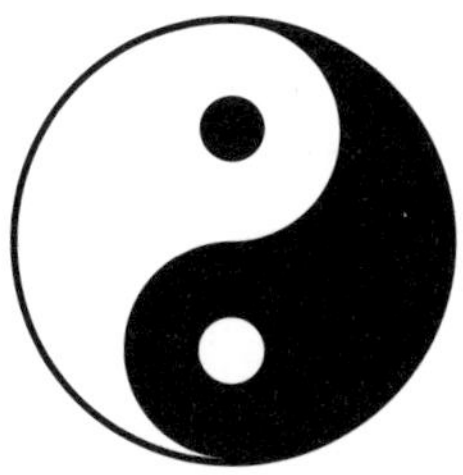

Yin und Yang: Aus der einen Urkraft des Universums, dem TAO, entspringen das Yin und das Yang. Sie sind die bipolaren, lebenserhaltenden Kräfte, die im Körper gleichzeitig wirken. Sie sind Gegenpole und doch Faktoren, die sich ergänzen und wechselweise bedingen.

Durch ihre Spannung erschaffen sie die Lebensenergie Qi, so wie die elektrische Spannung von gegensätzlichen Ladungen den elektrischen Strom hervorbringt. Der eine Pol, das Yin, steht für Materie, Wasser, Kälte, Nacht, Ruhe, Erholung, Winter und entspricht aus medizinischer Sicht dem Parasympathikus oder Vagus. Yang steht für Energie und Funktion, Aktion, Anspannung, Tag, Wärme, Trockenheit, Feuer, Sommer und für den Sympathikus. Obwohl die beiden Gegenpole sind, bedingen und ergänzen sich Yin und Yang. Yang geht aus dem Yin hervor, wie der Frühling aus dem Winter oder die Pflanzenwelt aus dem Wasser, aber auch das Yin geht aus dem Yang hervor, wie der neuerliche Winter aus der warmen Jahreszeit oder neue Erde aus zerfallendem Laub. So ist eines der Entstehungsplatz des anderen. Ohne das Yin hat das Yang keine Berechtigung, so wie das „Oben" erst neben dem „Unten" überhaupt erkennbar wird, wie das „Laute" erst neben dem „Leisen" unterscheidbar ist oder die „Wärme" neben der „Kälte" völlig anders empfunden wird. Yin oder Yang für sich alleine ist gar nicht vorstellbar, wäre eine Entgleisung, die zu Zerstörung und Tod führt. Schon alleine das deutliche Überwiegen von Yin oder Yang ist eine Dysbalance, die korrigiert werden muss. Beispielsweise überwiegt bei einem generalisierten Ödem das Yin oder bei Fieber das Yang und erfordert eine medizinische Intervention um die Gesundheit wieder herzustellen. Dabei ist immer der harmonische Ausgleich von Yin und Yang das Ziel.

Therapiemaßnahmen: Mittels sogenannter Steuerungspunkte kann der Energiestrom in einzelnen Meridianen angeregt oder reduziert, auf andere Meridiane umgelenkt, in einzelnen Unteraspekten verstärkt und allgemein wieder in Gang gesetzt werden. Dies geschieht mit Hilfe der Tonisierungspunkte, der Sedierungspunkte, der Durchgangspunkte und der Quellpunkte. Über Zustimmungs- und Alarmpunkte kann ein reflektorischer Einfluss auf innere Organe ausgeübt werden. Zusätzlich können mit Hilfe von Meisterpunkten spezifische Allgemeinwirkungen auf den gesamten Körper induziert werden. Beispielsweise wird durch bestimmte Punkte die Entzündungsneigung reduziert, der Muskeltonus gesenkt, das Immunsystem stimuliert, das Kreislaufsystem gestärkt und Ähnliches.

Greifen diese Therapiemaßnahmen, werden Krankheitssymptome von innen heraus überwunden und normalisieren sich die Körperfunktionen. Die kybernetischen Steuerungsregelkreise und die Selbstheilungskräfte des Organismus schaffen die Heilung, die Akupunktur ist lediglich der induzierende Stimulus. „Medicus curat, natura sanat", sagte schon Paracelsus (der Arzt therapiert, die Natur heilt). Durch die umfassende Anregung des Organismus geht ein Patient gesund, gestärkt und mit nachhaltiger Stabilität aus dem Heilungsprozess hervor.

Bemerkenswert ist der bedeutsame Stellenwert, den in der chinesischen Medizin die Psyche einnimmt. Man sagt, dass bei jeder Erkrankung psychische Ursachen mitspielen können bzw. die Psyche zumindest sekundär belastet wird. Somit ist die Reaktion der Psyche ein integraler Bestandteil der chinesischen Pathophysiologie. Harmonie, Ausgleich und Gesundung bedeuten aus dieser Sicht, dass natürlich auch das subjektive Befinden eines Menschen wieder zur Norm zurückkehren muss, bevor man von Gesundheit sprechen kann. So hat die chinesische Medizin schon von alters her die ganzheitliche Betrachtung der Gesundheit vorweggenommen, den die WHO mit ihrer Gesundheitsdefinition erst vor wenigen Jahrzehnten aufgeholt hat, wenn sie definiert: „Gesundheit ist der Zustand vollkommenen körperlichen, seelischen und sozialen Wohlbefindens, für welches jedes Individuum seine eigene Norm hat." Diesem hohen Ziel strebt die chinesische Medizin seit Jahrhunderten mit Erfolg nach, indem sie neben der exakten Beachtung des kranken Körpers auch die Ernährung, die Lebensführung, das Umfeld, die Psychologie, die Philosophie, Metaphysik und Religion in das ärztliche Tun mit einbezieht.

1.3. Kurzer Abriss der Geschichte der Akupunktur

Die gezielte Stimulation von Akupunkturpunkten zu medizinischen Zwecken ist laut WHO die älteste und am weitesten verbreitete Heilmethode der Welt. Bereits vor über 3.000 Jahren wurden in China auf diese Art

Erkrankungen wirkungsvoll und ohne Nebenwirkungen behandelt. In den Jahrzehnten vor Christi Geburt wurden erstmals die Theorie und die Anwendung der Traditionellen Chinesischen Medizin in Buchform festgehalten. Doch reichen die Wurzeln der Akupunktur sowohl zeitlich als auch geographisch wesentlich weiter zurück: **L. Dorfer, M. Moser, F. Bahr** et al. konnten schon 1999 zeigen (siehe Literaturverzeichnis), dass am Eismann Ötzi aus Tirol Tätowierungen vorliegen, die vollkommen deckungsgleich mit einer modernen Akupunkturbehandlung sind. 2015 wurden 19 Tattoos am Körper des Eismanns von **M. Samadelli** endgültig katalogisiert und dabei bestätigten sich die Aussagen von Dorfer, Moser und Bahr: Ötzi hatte zwei grundlegende Erkrankungen: Rheumatoid-arthrotische Beschwerden an der Lendenwirbelsäule und den großen Beingelenken und spastische, gastrointestinale Beschwerden aufgrund einer Lactoseintoleranz und eines Befalls mit Peitschenwürmern. Für beide Krankheitsbilder wurde schon an Ötzi eine perfekte 3-Stufen-Akupunktur mit lokalen Punkten, Punkten auf dem betroffenen Meridian und Meisterpunkten angewendet, wie sie auch heute, 5.300 Jahre später, kaum besser durchgeführt werden könnte. Ähnliche, medizinische Tätowierungen wurden von Dorfer, Moser und Bahr auch an einer Mumie aus Sibirien und einer Mumie aus Peru beschrieben. Offenbar entwickelte sich die Akupunktur also nicht nur in China, sondern im gesamten euroasiatischen Raum (oder weltweit) und geht mindestens auf eine Zeit zwischen 10.000 und 5.000 vor Christi Geburt zurück. Vermutlich gab es Akupunkturähnliche Verfahren schon so lange, wie es Menschen gibt.

Der Verdienst der chinesischen Ärzte war es jedenfalls, die Akupunktur bis in unsere Zeit zu tradieren und auf die jetzige Entwicklungsstufe zu heben. Dazu entstand in China ein medizinisch-philosophisches Erklärungsmodell, welches als theoretische Basis bis in unsere Zeit Bedeutung hat.

Die klassische, chinesische Akupunktur wurde in Europa bereits im 16. Jahrhundert durch jesuitische Missionare bekannt gemacht. An-

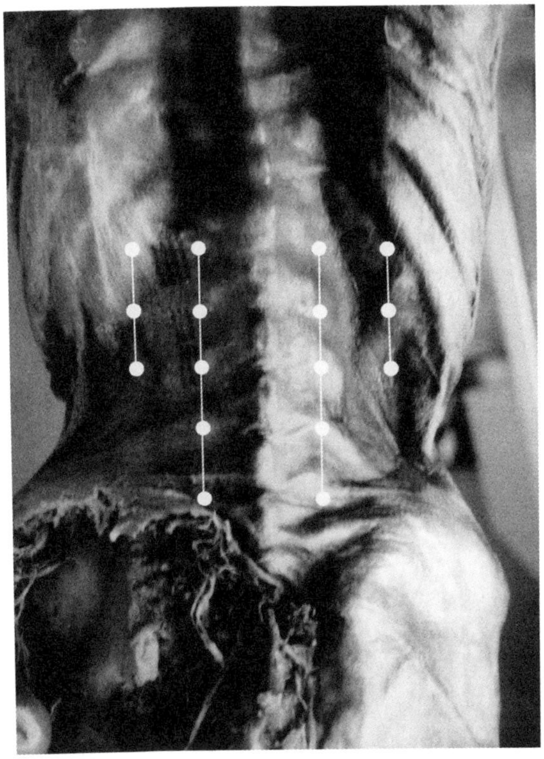

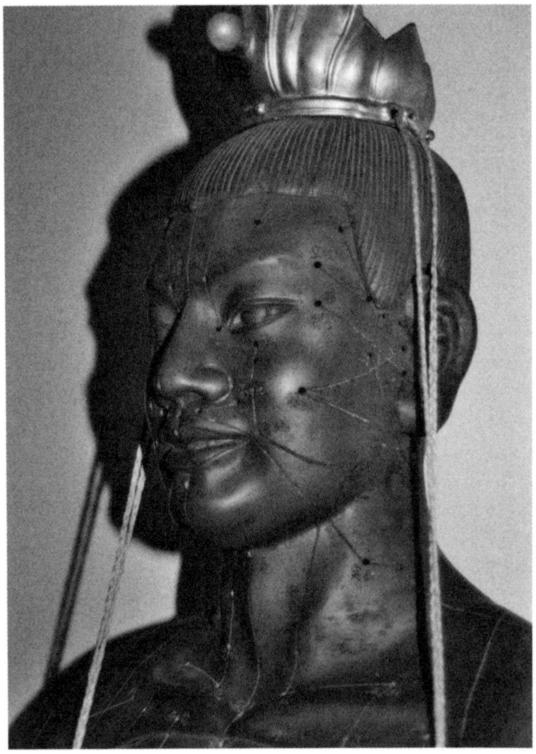

fänglich als Zauberei eingestuft blieb ihr diese Bewertung bis in die 60er-Jahre des letzten Jahrhunderts erhalten.
Nach dem zweiten Weltkrieg und der kommunistischen Machtübernahme 1949, wurde aufgrund massiver finanzieller Probleme in China auf die kostengünstigen und doch effektiven Möglichkeiten der TCM zurückgegriffen, wie kaum jemals zuvor. Die TCM erlebte eine Renaissance sowohl in der Anwendungshäufigkeit als auch im Erfahrungsschatz der Ärzte. Es wurden unter anderem Akupunktur-Narkosen entwickelt, die auch westliche Wissenschaftler aufhorchen ließen. In dieser Zeit wurden nicht nur tausende Kaiserschnittentbindungen unter Akupunktur-Anästhesie durchgeführt, sondern große Bauchoperationen bis hin zu Herzoperationen an der Herz-Lungen-Maschine. Berichte über die unfassbare Wirksamkeit der Akupunktur wurden in dieser Zeit zwischen Sensation und Fiktion eingereiht, die medizinische Fachpresse tat diese Nachrichten als unseriösen Hype ab. In den 70er-Jahren setzte endlich eine intensive Erforschung der Akupunktur sowohl in China als auch im Westen ein. Überraschend eindeutige wissenschaftliche Erkenntnisse konnten in den folgenden Jahren gesammelt werden. Schließlich erreichte die Akupunktur, unter dem Druck dieser Ergebnisse, 1986 die Anerkennung durch den Obersten Österreichischen Sanitätsrat. Österreich war demnach der erste westliche Staat, der die Akupunktur als wirkungsvolle, medizinische Methode bestätigte. In den letzten Jahren haben neue Erkenntnisse unser Verständnis für die Akupunktur abgerundet. Wir können sie nun als eine zielgerichtete Stimulation des Nervensystems mit humoralen, neurologischen und kybernetischen Effekten verstehen.

Beinahe parallel zur Erforschung der klassischen Körperakupunktur wurde in Frankreich ein neues Akupunktursystem entdeckt: Die Ohrakupunktur. Der französische Akupunkturarzt Paul Nogier erkannte in den 50er-Jahren die Ohroberfläche als besondere Reflexzone, in welcher der gesamte Organismus abgebildet ist. Es zeigte sich, dass am Ohr Punkte für alle Körperteile, für alle Eingeweide, ja auch für psychische Entgleisungen wie z.B. eine depressive Verstimmung, vorliegen.

In den Folgejahren wurde die Ohrakupunktur durch Nogier in Lyon und später durch die Arbeitsgruppe um Frank Bahr in München laufend weiterentwickelt und reifte zu einer völlig eigenständigen diagnostischen und therapeutischen Methode. Unter Einarbeitung des Wissens der Neuraltherapie, welche die Bedeutung von Störherden für die Pathogenese erkannte, wurde die Ohrakupunktur schließlich zur „Aurikulomedizin". Mit Hilfe dieser neuen Methode können Störherde aufgespürt, Vitamin- und Spurenelementmängel erkannt, sowie Gift- und Allergenbelastungen entdeckt werden. Gerade bei chronischen Erkrankungen oder ungeklärten Zustandsbildern ist die Aurikulomedizin nach Nogier und Bahr eine bedeutsame, diagnostische und therapeutische Bereicherung.

1.4. Wissenschaftliche Erforschung der Akupunktur

Die Wirkungsweise der Akupunktur ist heute wissenschaftlich gut untersucht und steht außer Zweifel. Für viele Erkrankungen, vor allem Schmerzen, kann die Akupunktur bereits als Mittel erster Wahl gelten. Die gute wissenschaftliche Absicherung hat auch zur öffentlichen Anerkennung der Akupunktur durch die österreichische Bundesregierung 1986 und durch die Weltgesundheitsbehörde WHO geführt. Jährlich erscheinen weiterhin 1500 bis 2000 neue Studien, die großteils die Wirkungsweise der Akupunktur eindrucksvoll belegen.

Als Quintessenz aller Untersuchungen und Forschungsergebnisse kann festgestellt werden: Die Akupunktur ist eine zielgerichtete, empirisch gefundene, praktische Anwendung der Neurologie. Denn die Basis der Akupunk-

tur stellt die Stimulation von Punkten dar, an denen Nerven besonders leicht zugänglich sind. Während der Behandlung kommt es zu Entladungen, sogenannten Aktionspotentialen, die entlang der afferenten Nervenbahnen in das Zentralnervensystem geleitet werden. Dort kommt es zu komplexen, kaskadenartigen Verarbeitungsprozessen wie in einem Computer-Chip, die einerseits neurologische, andererseits humorale Effekte hervorbringen. Die neurologischen Effekte sind Anregungen von efferenten Bahnen, also Nervensträngen, die wiederum auf den Körper zurückwirken und dort die gewünschten Verbesserungen bewirken. Die humoralen Effekte sind Veränderungen der Transmitter im Gehirn und Rückenmark, mit den vielfältigsten Auswirkungen auf den Körper und die Psyche.
Ich werde auf den folgenden Seiten besonders wichtige Forschungsergebnisse präsentieren und dabei bewusst auf ältere Arbeiten zugreifen, damit klar wird, wie früh schon Bedeutsames über die Akupunktur erkannt wurde. Keinesfalls kann schon alleine aufgrund der riesigen Menge an Forschungsergebnissen ein Anspruch auf Vollständigkeit erreicht werden. Für Interessierte schließe ich eine Literaturliste an, verweise auf weiterführende Fachliteratur und das Internet.

1.4.1. Arbeiten, die eine neurologische Wirkung der Akupunktur belegen

G. Kellner bestätigte bereits 1966 die Existenz von Akupunkturpunkten. Er stellte nach der Untersuchung von tausenden histologischen Schnitten der Haut an Akupunkturpunkten

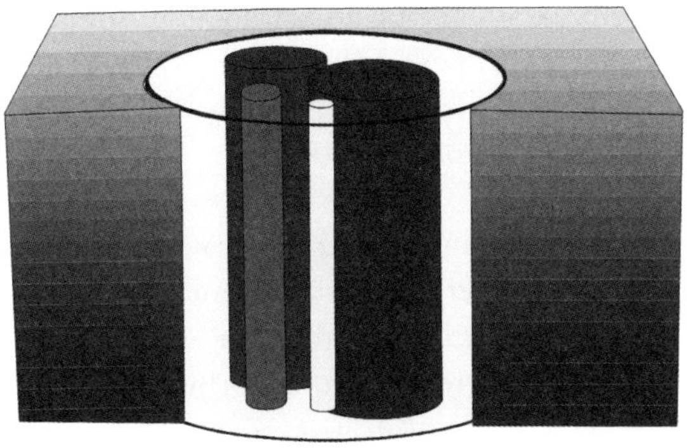

die neurologische Sonderstellung dieser Hautabschnitte fest. Er fand, dass an Akupunkturpunkten eine Häufung von Meissnerschen und Krauseschen Körperchen, Hoyer-Grosserschen Organen sowie freien Nervenendigungen vorliegt. Ebcnso zeigten sich vermehrt glatte Muskelfasern mit Kontakt zu Lymphgefäßen.

H. Heine entdeckte 1988 Gefäßnervenbündel an allen Akupunkturpunkten und ergänzte damit das Wissen von den Akupunkturpunkten um einen wesentlichen Aspekt. Er konnte nachweisen, dass faktisch an allen Akupunkturpunkten ein Gefäßnervenbündel die oberflächliche Körperfaszie durchstößt. Dieses Bündel ist 3 bis 7 mm dick und liegt unter der Subcutis. Es umfasst einen kleinen Nerv, eine Arterie und meist zwei Venen. Das Gefäßnervenbündel ist mit hyalinen Zylindern umscheidet. Beim Einstich einer Nadel in einen Akupunkturpunkt kommt es demnach zu einer Stimulation des Nervens, der im Gefäßnervenbündel eingehüllt ist, und einer Auslösung von Aktionspotentialen, die in das Zentralnervensystem weitergeleitet werden.
G. Pauser bewies 1977 in einem äußerst aufwendigen Tierexperiment die Unterdrückung von Schmerzreizen durch Akupunktur. Dabei wurden Schmerzpotentiale im Rückenmark narkotisierter Katzen gemessen. Dann wurde ein kleiner Schmerzreiz ausgelöst und ein Anti-Schmerz-Punkt elektrisch stimuliert. Es zeigte sich, dass die Elektroakupunktur den Schmerz im Laufe von 30 Minuten auf einen Rest von 10 % reduziert. Nach Absetzen der Stromstimulation kehrt der Schmerz wieder. Die Wirkung der Elektroakupunktur war im Rückenmark der Versuchstiere messbar und reproduzierbar, konnte förmlich ein- und ausgeschaltet werden.
In einer weiteren Untersuchung konnte **G. Pauser** 1977 die Reduktion von Schmerzen im menschlichen Thalamus messen. Bei dieser Versuchsanordnung wurden während neurochirurgischer Operationen Sonden in den Thalamus plaziert. Bei den chronischen Schmerzpatienten konnte nun der Schmerz

objektiv anhand der einlangenden Schmerzimpulse gemessen werden. Anschließend wurden Anti-Schmerz-Punkte stimuliert und eine schmerzreduzierende Wirkung aufgebaut. Die Thalamus-Elektroden zeigten daraufhin eine Reduktion des Schmerzes bis zum gänzlichen Verschwinden der Schmerzimpulse an.

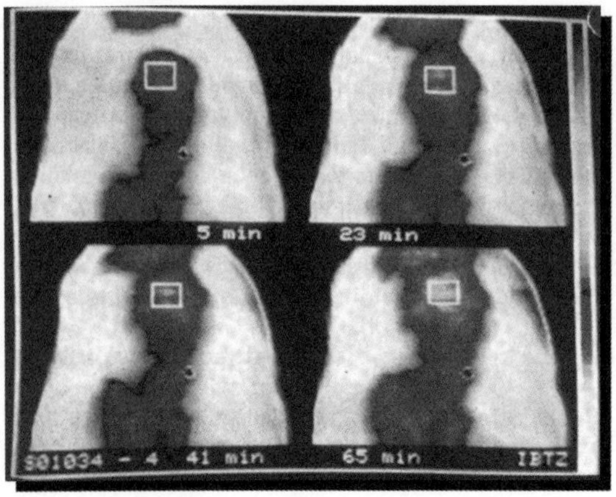

K. Zerobin wies nach, dass Akupunkturpunkte auch an Tieren existieren. Mit Hilfe von Infrarot-Kameras führte er an Schweinen folgendes Experiment durch: Eine leicht schleimhautreizende Infusion wurde in den Uterus der Schweine eingebracht. Gleichzeitig wurde mit Hilfe einer Infrarot-Kamera die Temperaturveränderung an der Rückenhaut der Schweine beobachtet. Es zeigte sich, dass es innerhalb von circa 30 Minuten zu einer deutlichen Erwärmung exakt an den Akupunkturpunkten Blase 28 und Blase 32 kommt, die laut chinesischer Literatur mit gynäkologischen Problemen im Zusammenhang stehen.

G. Litscher führte mit verschiedensten Hightech-Messgeräten seit Anfang der 1990er-Jahre aufsehenerregende Untersuchungen durch. So zeigte er unter anderem mit der Nahinfrarot-Spektroskopie die Veränderung der intracerebralen Sauerstoffsättigung und die Anregung des Sauerstoffmetabolismus unter Akupunktur. Er maß die Blutflussgeschwindigkeit in verschiedenen Ebenen des Gehirns mit Hilfe der transkraniellen Doppler-Sonographie. Strömungsveränderung in den drei großen Hirnarterien Arteria cerebi anterior, media und posterior konnte er beweisen, ebenso wie EEG-Veränderungen unter Akupunktur. Schließlich zeigte er Hauttemperaturveränderungen mit der Thermographie und dem Laser-Doppler-Imaging exakt auf. Mit dieser Versuchsanordnung konnten Temperaturzunahmen an der Haut um bis zu 3 Grad Celsius nachgewiesen werden. (www.litscher.info)

Die Arbeiten von Litscher belegen in unvergleichlich klarer und statistisch eindeutig signifikanter Weise folgendes:

- Akupunkturpunkte wirken nur, wenn sie exakt getroffen werden. Plazeboakupunktur kann keine vergleichbaren Effekte produzieren.
- Akupunkturpunkte wirken sehr spezifisch. Während gewisse Punkte zum Beispiel die Durchblutung in der Arteria cerebri media anregten, zeigten andere Punkte diesen Effekt nur in der Arteria cerebri posterior oder in der Arteria ophthalmica.
- Akupunktur wirkt direkt im Steuerungszentrum des Organismus, nämlich im Gehirn und Rückenmark.

Z. H. Cho bewies in den 1990er-Jahren mit Hilfe der funktionellen Magnetresonanz, dass die Akupunktur im Gehirn wirkt. Er konnte eindrücklich darstellen, dass jeder Akupunkturpunkt im Gehirn ganz spezifische Areale anregt. So kann für jeden Akupunkturpunkt ein individuelles Gehirn-Image erstellt werden. Dadurch erklärt sich die unterschiedliche Wirkung der einzelnen Punkte.
Neben dem Nervensystem und dem Hormonsystem existieren offenbar noch zumindest zwei vergleichbare Informationssysteme im Organismus, die ebenfalls durch Akupunktur beeinflusst werden:

1. Das Bindegewebe und die Grundsubstanz: **A. Pischinger** zeigte in seinem Buch „Das System der Grundregulation" schon 1975 eine besondere Bedeutung des Bindegewebes und der Faszien auf. Dieses Forschungspro-

jekt wurde von **O. Bergsmann** und **H. Heine** fortgeführt. Von den genannten Wissenschaftlern wurde die Bedeutung der Fibrozyten bewiesen, die neben den Nervenzellen ein reflektorisches System aufbauen, das den gesamten Organismus überzieht und steuert. Das sogenannte „Grundsystem" ist wesentlich für den Austausch von Stoffen, aber auch für die Funktionalität des Organismus verantwortlich. Die Bedeutung des Bindegewebes reicht bis hin zu einer Beeinflussung des Nervensystems, in dem die Gliazellen auch viel mehr sind als nur Stützsubstanz. Diese Erkenntnisse werden übrigens in modernen physiotherapeutischen Methoden wie dem Rolfing praktisch angewendet.

2. Lichtquanten: **F. A. Popp** stellte in einer großen Anzahl von Arbeiten fest, dass ultraschwache Lichtemissionen zur Wirkung der Akupunktur beitragen könnten. Er zeigte, dass stimulierte Zellen ultraschwaches Licht aussenden, welches offenbar ein Informationssystem im lebenden Organismus ist und zur Kommunikation von Zellen untereinander dient – insbesondere von Zellen des Immunsystems. Diese Licht-Photonen werden vornehmlich entlang der Meridiane weitergeleitet.

1.4.2. Arbeiten, die eine humorale Wirkung der Akupunktur belegen

Bereits Anfang der 70er-Jahre wurde in China folgende Beobachtung an Kaninchen gemacht: Wird ein Kaninchen mit Anti-Schmerz-Punkten therapiert, dann steigt seine Schmerztoleranz deutlich an. Wird diesem Kaninchen Serum entnommen und einem anderen Kaninchen transfundiert, so verändert sich auch beim zweiten, nicht akupunktierten Kaninchen, die Schmerzschwelle. Wird vom ersten auf das zweite Kaninchen nicht Serum, sondern Liquor transfundiert, dann ist dieser Effekt noch ausgeprägter.

B. Pomeranz konnte 1977 die Wirkung von Akupunktur-Anästhesie erklären. Er zeigt nämlich erstmals, dass es während einer Akupunktur zu einer Endorphinausschüttung kommt. In seinen Arbeiten wurden wesentlich höhere Konzentrationen von Beta-Endorphin und Enkephalin im Gehirn und im Serum nach einer Akupunkturanwendung gemessen.

G. Pauser konnte die Ergebnisse von Pomeranz bestätigen: Er stellte fest, dass der schmerzunterdrückende Effekt der Akupunktur mittels Naloxon – einem Opiatantagonisten – aufgehoben wird. Dadurch war bewiesen, dass die massive Schmerzunterdrückung während einer Akupunkturanästhesie durch eine Endorphinausschüttung erreicht wird.

J. Birkmayer zeigte bereits 1977 auf, dass weitgehend alle biogenen Substanzen durch die Akupunktur in ihrem Serumwert verändert werden. Er bewies einen Anstieg von Serotonin und Cortisol nach der Akupunktur, infolge aber auch Veränderungen bei Adrenalin, Noradrenalin, GABA, Acetylcholin, Dopamin und ähnlichen Substanzen.

R. Cheng bewies 1989, dass die von Birkmayer gefundenen Effekte auch im Tierreich gelten: Er zeigte den Anstieg des Blutplasma-Cortisolspiegels bei Pferden in einer plazebokontrollierten Studie auf.

1.4.3. Arbeiten, die eine kybernetische Wirkung der Akupunktur belegen

K. Zerobin wies, wie viele andere, auf ein interessantes Phänomen der Akupunktur hin – nämlich die kybernetische, steuernde, ausgleichende Wirkung. Die Akupunktur wirkt nicht wie ein Medikament in eine spezifische Richtung. Sie wirkt vielmehr anregend auf die körpereigenen Steuerungs-Regelkreise und führt daher zur physiologischen Normalität zurück. So wirkt der gleiche Punkt sowohl bei Überfunktion sedierend als auch bei Unterfunktion anregend. Diese Wirkungsweise der Akupunktur ist nur verständlich, wenn man davon ausgeht, dass sie nicht am einzelnen Symptom angreift, sondern vielmehr bei den kybernetischen Regelkreisen des Organismus. Ein Beispiel: Den Punkt *Kreislauf* 6 verwenden wir sowohl bei der Hypertonie als auch bei der Hypotonie. Offenbar vermag dieser Punkt die Kreislaufsteuerung anzuregen, und so bei beiden Entgleisungen zu helfen.

K. Zerobin führte folgendes Experiment durch: Er akupunktiere bei Kühen die Punkte, die laut chinesischer Literatur mit dem Uterus im Zusammenhang stehen. Mit Hilfe von Druckfühlern und Elektroden, die im Uterus der Kühe implantiert wurden, wurden elektrische Aktivitäten und Druckschwankungen aufgezeichnet. Dabei zeigte sich, dass dieselben Punkte während der Brunst der Kühe eine peristaltische Kontraktion von der Vagina aufwärts in Richtung der Tuben bewirkten. Während der Geburt verstärkten dieselben Punkte die Wehen, die in umgekehrter Richtung von oben nach unten, in Richtung zur Vagina verlaufen. In der Zeit, in der es physiologischerweise keine Aktivität der Uterusmuskulatur geben sollte – während der Trächtigkeit der Kuh und zwischen den Brunstphasen – lösten dieselben Punkte keinerlei Kontraktionen der Uterusmuskulatur aus. Physiologische Abläufe wurden also verstärkt, aber keinerlei unphysiologische, gefährliche Reflexe induziert.

1.4.4. Arbeiten, die eine klinische Wirksamkeit der Akupunktur belegen

G. Kubiena untersuchte 1986 in einer Dreijahresstudie die Ergebnisse von klassischen Körper-Akupunkturbehandlungen bei 1079 dokumentierten Fällen am Ludwig Boltzmann Institut in Wien. Von den ausgewerteten Schmerzpatienten bezeichneten 56 % den Erfolg der Akupunktur als sehr gut, 22 % erreichten eine mittelgradige Verbesserung der Beschwerden und bei 22 % der Patienten konnte keine Verbesserung erzielt werden.

In der bisher größten klinischen Studie über die Akupunkturwirkung, der deutschen **GERAC-Studie**, wurden anfangs unseres Jahrhunderts 40.123 Schmerzpatienten behandelt und über 400.000 Studiendaten gesammelt. Das Ergebnis war, dass etwa 90 % der Patienten eine Verbesserung der Beschwerden verzeichnen konnten, in 50 % der Fälle trat diese Verbesserung bereits nach weniger als zwei Wochen auf. Die Wirkung der Akupunktur war stärker als das bewährte NSAR Diclofenac (Voltaren).

R. Greif und S. Laciny veröffentlichten 2002 eine Studie, in der sie feststellten, dass mittels einer simplen Elektroakupunktur durchschnittlich 11 % des Narkosegases Desfluran eingespart werden können. Eine wesentlich komplikationslosere Erholung von der Narkose sowie ein wirtschaftlicher Vorteil könnten mit dieser simplen Methode erreicht werden.

O. Kothbauer und andere Veterinärmediziner (**Muxeneder, Zöllner, Layroutz**) belegen in eindrucksvoller Weise die Wirkung der Akupunktur auch am Tier. Kothbauer führte beispielsweise vielfach eine Kaiserschnitt-Operation an Kühen unter Akupunktur-Anästhesie durch, die offensichtlich ohne Schmerzen für das Tier verlief. Von Prof. Kothbauer angefertigte Videoaufzeichnungen aus dem Jahr 1975 können auf youtube angesehen werden. Geben Sie einfach „Kothbauer Kaiserschnitt“ in die Suchfunktion von youtube ein.

1.5. Ohrakupunktur und Aurikulomedizin

In den 1950er Jahren fand der französische Akupunkturarzt Paul Nogier heraus, dass es einen direkten reflektorischen Zusammenhang zwischen dem Organismus und dem Ohr gibt.

> *Merksatz: Die Ohrakupunktur wurde von P. Nogier in den 50er Jahren entdeckt, von F. Bahr et al. weiterentwickelt. Der RAC wurde 1968 von Nogier entdeckt, 1998 von Moser, Dorfer et al. nachgeweisen. Der RAC ist eine vegetative Reaktion auf jeden Stress.*

Anwendung in der Hynoakupunktur: Mittels RAC-Testung am Körper oder am Ohr können der individuelle VIP-Punkt eines Patienten und der betroffene Meridianumlauf gefunden werden.

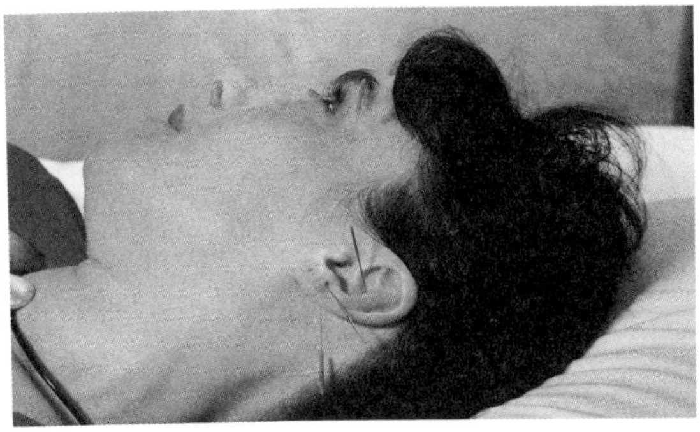

In jahrelangen Versuchsreihen gelang es ihm schließlich die Methode der Ohrakupunktur zu entwickeln. Bis etwa zum Jahr 1970 konnte jede Region des Körpers einer Ohrzone zugeordnet werden. Auch psychisch wirksame Punkte wurden lokalisiert und kartographisch erfasst. Bis heute werden immer wieder neue Punkte für die Ohrakupunktur gefunden, wobei ich vor allem auf die Forschungen von F. Bahr, B. Strittmatter und M. Reininger hinweisen möchte. Es gelang unter anderem in den 1990er-Jahren alle Meridiane auf das Ohr zu übertragen, so dass jeder einzelne Punkt der klassischen Akupunktur am Ohr eine Entsprechung hat.

Sie werden sehen, dass wir die Ohrakupunktur auch in der Hypnoakupunktur gut verwenden können. Denn in der Trancephase taucht bei jedem Patienten ein besonderer, individueller Punkt auf, der im Moment die größte Wichtigkeit aufweist. Dieser Punkt ist bei manchen Patienten so aktiv, dass er ohne Hilfe oder Hinweise gespürt werden kann. Ein Druckgefühl, ein Kribbeln, das Bedürfnis auf ihn zu drücken oder zu massieren, können entsprechende Hinweise auf diesen besonderen Punkt sein. Er ist von überragender Wichtigkeit für den Patienten und wird von uns daher VIP-Punkt genannt. Dieser soll in den Tagen nach der Hypnoakupunktur regelmäßig vom Patienten massiert werden und ermöglicht die nachhaltige Wirkung der Hypnoakupunktur.

Wenn dieser Punkt aber nicht so stark ist, dass er vom Patienten selbst erkannt wird, dann muss er vom Therapeuten gefunden werden. Dabei hilft uns einerseits die Ohrakupunktur, weil auf engstem Raum der gesamte Organismus und alle Meridiane abgebildet sind. Andererseits hilft uns eine weitere Erkenntnis von Paul Nogier: Der RAC oder Nogier-Pulsreflex:

Im Jahr 1968 beobachtete Nogier, dass während einer elektrischen Untersuchung am Ohr plötzlich eine Veränderung des Pulses auftrat. Es fühlte sich an wie eine Extrasystole, wie ein Weggleiten oder ein Schwächer werden des Pulses. Nach wenigen Pulsschlägen normalisierte sich der Tasteindruck wieder. Wenn Nogier aber mit dem Untersuchungsgerät wieder über den Ohrpunkt fuhr, dann veränderte sich der Puls abermals. Das Phänomen des veränderlichen Pulses war also reproduzierbar und offenbar spezifisch für aktive Punkte, die der jeweilige Patient benötigt. Nogier nannte die Pulsveränderung RAC (reflexe auriculocardiaque) um den Zusammenhang zwischen Ohrreizung und cardiovasculärer Reaktion auszudrücken.

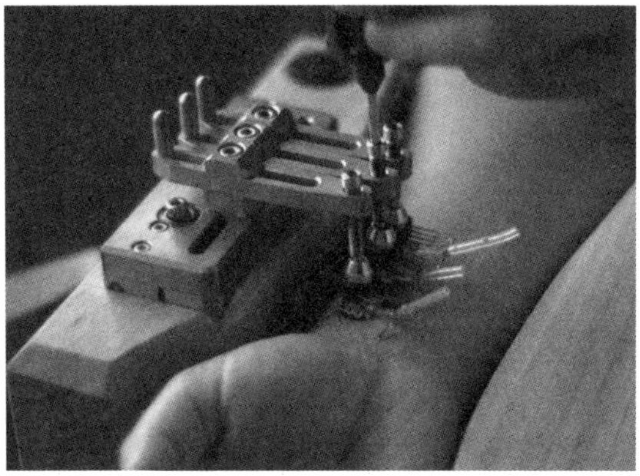

Heute wissen wir, dass es sich beim RAC um eine vegetative Reaktion auf jeglichen Stressfaktor handelt. Die elektrische Stimulation eines aktiven Akupunkturpunktes durch Nogier im Jahr 1968 war offenbar ein solcher Mikrostress gewesen. M. Moser, L. Dorfer et al. gelang es 1998 die Physiologie des RAC mit Hilfe von Sensoren nachzuweisen, die aus der Weltraumforschung stammen und daher besonders sensitiv sind. Bis zu diesem Zeitpunkt waren nämlich keine Messfühler verfügbar, die annähernd so sensibel sind, wie der tastende Finger. In der Untersuchungsreihe zeigte sich, dass beim RAC zuerst eine Verlangsamung des Herzschlags im Sinne einer Vagusreaktion auftrat.

Gleich danach reagierte der Sympathikus mit einer Beschleunigung der Herzfrequenz und der Pulslaufzeit, sowie einer Erhöhung der Pulsamplitude in den peripheren Arterien. Der RAC entspricht demnach einer biphasischen Reaktion des autonomen Nervensystems auf Stressoren aller Art.

1.6. Wissenschaftliche Literatur

1. **The Yellow Emperors Classic of Internal Medicine** – Simple Questions (Huang Ti Nei Jing Su Wen), erstmals erschienen 100 v. Chr. erschienen: Peoples Health Publishing House, Beijing, 1979
2. **Spiritual Axis** (Ling Shu Jing), erstmals erschienen etwa 100 v. Chr. erschienen: Peoples Health Publising House, Beijing, 1981
3. **Revised Edition of the Classic of Difficulties** (Nan Jing Jiao Shi), erstmals erschienen etwa 100 v. Chr. erschienen: Nanjing College of Traditional Chinese Medicine, Peoples Health Publishing House, Beijing, 1979
4. **Dorfer L., Moser M., Bahr F., Spindler K., Egarter-Vigl E., Giulien S., Dohr G., Kenner T.**: „A medical report from the stone age?" The Lancet, Vol 354, September 18, 1999, pp 1023-1025
5. **Dorfer L., Moser M., Spindler K., Bahr F., Egarter-Vigl E., Giullén E., Dohr G.**: „5200-Year-Old Acupuncture in Central Europe?" Science, Issue of 9 Oct 1998, Vol. 282, Number 5387, p 239
6. **Dorfer L., Moser M., Kenner T., Bahr F., Spindler K., Egarter-Vigl E.**: „Akupunktur vor 5200 Jahren – die Tätowierungen der Tiroler Gletschermumie". Münchner Medizinische Wochenschrift 141, Nummer 12, 1999, pp 151-153
7. **Pauser G.**: „Akupunkturanalgesie im China der 70er Jahre", Vortrag im Rahmen der OGKA-Kursreihe, 1982
8. **Kellner G.**: „Bau und Funktion der Haut". Dtsche. Zschr. f. Akupunktur, 9. Jg./1, pp 1-16, 1966
9. **Heine H.**: „Anatomische Struktur der Akupunkturpunkte. Dtsch. Zschr. f. Akupunktur, 31. Jg./4, pp 26-30
10. **Pauser G., Gilly H., Steinbereithner K.**: „Neurophysiologische Untersuchungen zur Objektivierung der Akupunkturanalgesie." Dtsche. Zschr. f. Akupunktur, 22. Jg./5, pp 123-126, 1977
11. **Pauser G.**: „Neurophysiologie und Neurochemie in der Akupunktur", Buchbeitrag Seiten 179-224 in: Bahr F. (Hsg.): „Einführung in die wissenschaftliche Akupunktur", MMV-Medizin Verlag, München, 1996
12. **Popp F.-A.**: „Deutungsversuche zur Akupunktur". Dtsch. Zschr. f. Akup., 5, pp 118-121, 1979
13. **Popp F.-A.**: „Die ultraschwache Photonenemission aus biologischen Systemen." Dtsche. Zschr. Akup. 2, pp 40-46, 1978
14. **Litscher G., Wang L., Lehmann R.**: „Computerkontrollierte Akupunktur – Einfluss der Körperakupunktur auf die Blutflussgeschwindigkeit von intra- und extrakraniellen Arterien", Der Akupunkturarzt und Aurikulotherapeut 1, pp 4-19, 2000
15. **Litscher G., Wang L., Huber E., Nilsson G.**: „Laser Doppler Imaging – Objektivierung und Quantifizierung primärer

peripherer Mikrozirkulationsänderungen durch Akupunktur", Der Akupunkturarzt und Aurikulotherapeut 3, pp 7-17, 2001

16. **Litscher G., Schwarz G., Sandner-Kiesling A.:** „General effects of acupuncture on cerebral blood flow velocity and on the oxygenation of cerebral tissue." Buchbeitrag Seiten 11 – 24 in: Litscher G., Cho Z. H.: „Computer Controlled Acupuncture", Papst Science Publishers, Lengerich, Berlin, Rom, Riga, Wien, Zagreb, 2000

17. **Litscher G.:** Effects of acupressure, manual acupuncture an Laserneedle acupuncture on EEG bispectral index and spectral edge frequenca in healthy volunteers, European Journal of Anaesthesiology 21, 13-19, 2004

18. **Cho Z. H., Na C. S., Wong E. K., Lee S. H., Hong I. K.:** „Investigation of acupuncture using brain functional magnetic resonance imaging". Buchbeitrag Seiten 45-64 in: Litscher G., Cho Z. H.: „Computer Controlled Acupuncture", Papst Science Publishers, Lengerich, Berlin, Rom, Riga, Wien, Zagreb, 2000

19. **Pomeranz B.:** „Akupunkturwirkung durch Ausschüttung von Encephalinen und Endorphinen im Gehirn", New Scientist 73, p 12, 1977

20. **Pauser G.:** „Neurophysiologie und Neurobiochemie als Grundlage der Akupunturanalgesie", Dtsche Zschr. f. Akupunktur, 22. Jg/5, pp 107-109, 1979

21. **Cheng R., McKibbin L., Pomeranz B., Roy B.:** „Das Verhalten des Blutplasmacortisolspiegels von Pferden nach Akupunktur und Placeboakupunktur." Der Akupunkturarzt und Auriculotherapeut Heft 2, pp 48-50, 1980

22. **Kubiena G.:** „Erkenntnisse aus einer Dreijahresstatistik des Ludwig Boltzmann.Instituts für Akupunktur in Wien". Dtsche Zschr. f. Akupunktur, 29. Jg./5, pp 57-70, 1986

23. **Greif R., Laciny S., Mokhtarani M., Doufas A., Bakhshandeh M., Dorfer L., Sessler D.:** „Transcutaneous Electrical Stimulation of an Auricular Acupuncture Point Decreases Anestetic Requirement". Anesthesiology Februar 2002, Volume 96, Number 2, pp 306-312

24. **Kothbauer O., Meng O.-A.:** „Grundlagen der Veterinärakupunktur – Spezielle Akupunktur bei Rind, Schwein und Pferd". Fachbuch erschienen bei: Wesermühl Verlag, Wels 1983

25. **Kothbauer O.:**, „Ein Kaiserschnitt bei einer Kuh unter Akupunkturanalgesie", Wiener Tierärztliche Monatsschrift, Heft 10, 394 – 396, Wien, 1975

26. **Kothbauer O.:** „Laparotomie bei Labmagenverlagerung eines Rindes unter Akupunkturanalgesie", Wiener Tierärztliche Monatsschrift, 330-332, Wien, 1990

27. **Muxeneder R.:** „Uterusrelaxierung durch Akupunktur bei der Sectio caesarea conservativa des Rindes", Wiener tierärztl. Mschr., 71. Jg/11, pp 320-323, 1984

28. **Zöller M.:** „Ohrakupunktur bei Bewegungsstörungen von Hunden", Biologische Tiermedizin 2/1996, pp 59-68

29. **Layrouth A.:** „Ohrakupunkturpunkte des Hundes und ihre Morphologie". Wiener Tierärztl. Mschr. 82. Jg. p100, 1995

30. **Nogiers P.:** „Lehrbuch der Auriculotherapie", Maisonneuve, Sainte-Ruffine, 1969

31. **Bahr F.:** Skriptenreihe: „Einführung in die Ohrakupunktur", „Ohrakupunktur Stufe 2", „Ohrakupunktur und Lasertherapie Stufe 3", „Ohrakupunktur für weit Fortgeschrittene". Erschienen im Eigenverlag der Europäischen Akademie für Akupunktur, Oselstraße 25 A, D-81245 München, Tel.: 0049-89-8145252

32. **Strittmatter B.:** „Taschenatlas Ohrakupunktur", Hippokrates Verlag, Stuttgart, 2001

33. **Strittmatter B.:** „Das Störfeld in Diagnostik und Therapie", Hippokrates Verlag, Stuttgart, 1998

34. **Moser M., Dorfer L., Muhry F., Messerschmidt D., Frühwirth M., Bahr F.:** „Untersuchungen zur Physiologie des Nogier Reflexes." Der Akupunkturarzt und Aurikulotherapeut, Europäische Zeitschrift für Akupunktur 2/98, MMV-Verlag, München, 1998

35. **Bahr F., Bushe Centmayer K., Dorfer L., Jost F., Litscher G., Suwanda S., Zeitler H.:** Das große Buch der Klassischen Akupunktur, Elsevier, München, 2007

36. **Bahr F., Strittmatter B.:** Das große Buch der Ohrakupunktur, Hippokrates, Stuttgart, 2010

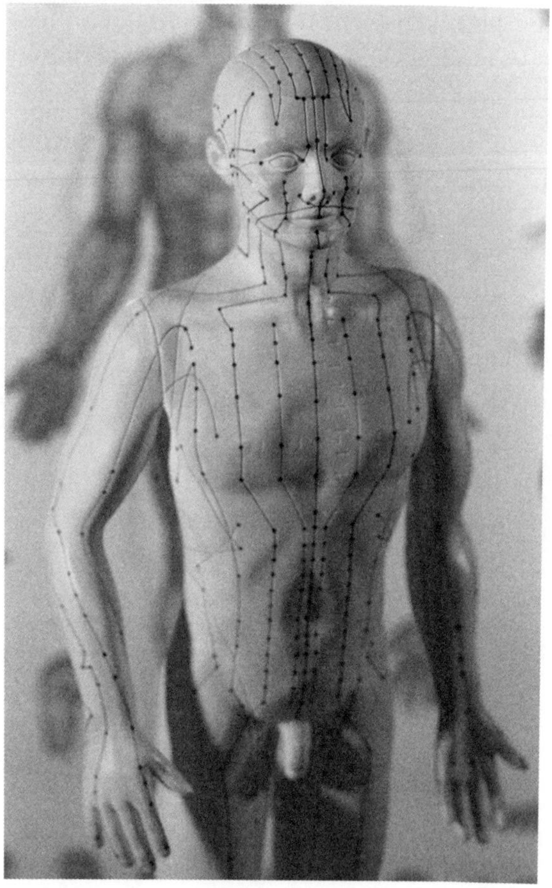

2) Die Meridianumläufe

Die Idee der Meridianumläufe ist für die Arbeit in der Hypnoakupunktur von großer Bedeutung, denn die großartige Dynamik der Meridiane wird schon während der Trance genutzt, vor allem aber in der Zeit nach einer Hypnoakupunktur-Behandlung durch den Patienten selbst. Er erhält nämlich den Auftrag, den für ihn wichtigsten Meridianumlauf regelmäßig in Gedanken durchzugehen, entlang der Meridiane durch den Körper zu wandern und damit den jeweiligen Meridianumlauf energetisch anzuregen. Daher wollen wir kurz die Umläufe und ihre besondere Bedeutung für die Physiologie besprechen:
Die 12 Hauptmeridiane eines Menschen könnten wahllos und ungeordnet über die Körperoberfläche ziehen – tun sie aber nicht. Ganz im Gegenteil. Sie sind ein Musterbeispiel für Ordnung und Ästhetik. Schönheit ist nicht nur ein geheimnisvolles Naturphänomen, sondern auch eine Notwendigkeit für perfektes Funktionieren. Erst durch die präzise Abstimmung und die schöne Anordnung der Meridiane kann ihr optimiertes Zusammenspiel entstehen.

Die schöne, anatomische Anordnung der Meridiane leitet sich aus der Embryonalentwicklung ab. Darauf haben bereits in den 80er-Jahren G. König und I. **Wancura** in ihren Lehrbüchern hingewiesen: Wie in der Embryonalentwicklung die Extremitätenknospen aussprossen und dabei die nervalen Strukturen, die Muskeln und Gefäße „mitnehmen", genau so sprossen auch die Meridiane in die Extremitäten hinein. Sie werden geradezu durch die Entwicklung der Extremitäten „mitgezogen", exakt entlang bekannter Muskelketten, myofaszialer Strukturen und entlang von Nervenverläufen. Dadurch ergibt sich der schöne, weitgehend geradlinige Verlauf der Meridiane entlang der Extremitäten. Dabei findet sich immer ein Meridian vorne, einer seitlich/lateral und einer hinten an der Yin-Seite von Bein oder Arm; und wiederum ein Meridian vorne, einer seitlich und einer hinten an der Yang-Seite von Bein oder Arm. Jeweils drei Yin- und drei Yang-Meridiane mit exakter funktioneller Zuordnung liegen also pro Extremität vor. Dabei wird immer die sensible Innenseite von Arm oder Bein, die mit zarter Haut bedeckt ist, als Yin-Zone bezeichnet. Hingegen gilt die mit rauer Haut und mit Haaren gedeckte Außenzone von Arm und Bein als Yang-Zone

Nicht nur die anatomischen Verläufe der Meridiane sind wohlgeordnet, sondern auch das Zusammenspiel der Meridiane untereinander:

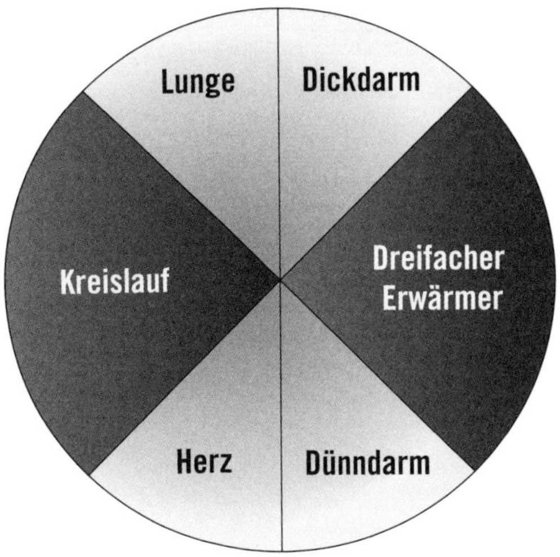

So leitet der erste Meridian – der Lungenmeridian – die Energie vom Thorax zu den Fingerspitzen, der zweite (Dickdarm) von den Fingern zum Kopf, der dritte (Magen) vom Kopf zu den Zehen und der vierte (Milz) von den Zehen zum Thorax zurück. So ergibt sich der erste oder vordere Umlauf der Energie, entsprechend eines Zusammenschlusses von vier Meridianen. Dieser sogenannte vordere Umlauf der Energie leitet die Lebensenergie Qi in einem großen Schwung vom Thorax aus durch den gesamten Körper und wieder zum Thorax zurück. Durch die Aneinanderkoppelung der vier vorderen Meridiane wird ein Energieumlauf möglich, ein Impuls, der dem gesamten vorderen Körperbereich zugute kommt, der „durchpustet", reinigt, kräftigt und ernährt. In gleicher Weise arbeiten die anschließenden zwei Merdianumläufe, der hintere und der mittige/laterale Energieumlauf. In allen drei Fällen

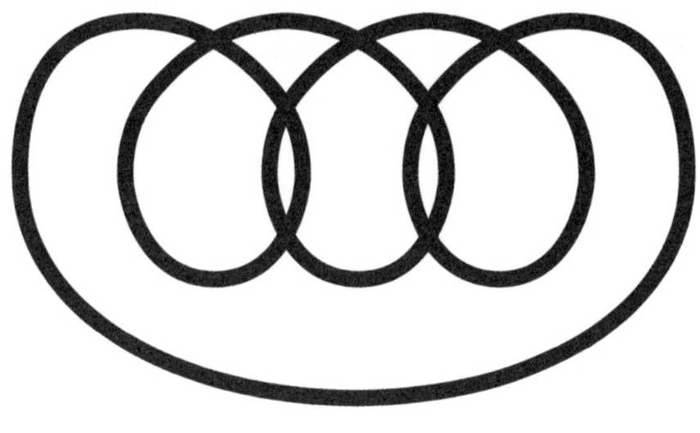

wird das jeweilige Körpersegment mit neuer Energie durchflutet und gestärkt.

Der Energiestrom beginnt bei allen drei Umläufen am Thorax und kehrt zum Thorax zurück, denn der Punkt Konzeptionsgefäß 17 entspricht dem zentralen Energiekraftwerk des Organismus. Dort entsteht aus Yuan-Qi (Erbenergie), Gu Qi (Nahrungsenergie) und Da Qi (Kosmische Energie) tagtäglich neuer Energienachschub, der dann in die Meridianumläufe eingespeist wird. Überschüssige Energie wird, analog zu einem Akkumulator, in der Niere gespeichert und für Notfälle bereitgehalten. Durch Konzentration auf den Punkt KG 17 kann die Energielage eines Patienten verbessert werden. Der Punkt kann angeregt werden, in dem sich der Patient im Geiste zur Mitte des Brustbeins hin fokusiert, aber auch durch eine sanfte Massage des Punktes, der exakt auf Höhe des 4. Intercostalraumes liegt. Ausgehend vom Punkt KG 17 wandert der Patient anschließend im Gedanken durch den Meridianumlauf, der für ihn am wichtigsten ist. Die Entscheidung, welcher Meridianumlauf ausgewählt wird, ergibt sich aus dem Krankheitsbild, aus dem Punkteempfinden während der geführten Trance oder aus der Testung mittels RAC: Krankheitsbilder erfordern meist zwingend die Behandlung eines bestimmten Umlaufs. Beispielsweise ist bei Atemstörung oder bei Gastrointestinalen Störungen der vordere Umlauf indiziert, bei energetischen Störungen und Stress-Symptomen der laterale, bei altersbedingten Erkrankungen der hintere Umlauf.

Die folgende Tabelle zeigt die wichtigsten, klinischen Zusammenhänge von Symptomen und zuständigem Meridianumlauf auf. Es sind die körperlichen Symptome zuerst und anschließend die psychischen Symptome angeführt.

den jeweiligen Meridian-Endpunkt angenähert und dabei darauf geachtet, ob ein RAC (Nogier-Pulsreflex) auftritt oder nicht. Im Falle der Behandlungswürdigkeit eines Meridians zeigt sich ein deutlicher RAC an seinem Endpunkt.

Vorderer Umlauf Lu-Di-Ma-MP:	Lateraler/mittiger Umlauf KS-3E-Gb-Le:	Hinterer Umlauf He-Dü-Bl-Ni:
Gastrointestinale Störung Lunge/Bronchien	Körperliche Verspannungen, Kreislaufstörungen, Rheuma, Entzündungen	Wirbelsäule
Allergien	Schlafstörungen	Urogenitaltrakt
Immunstörungen	Stress, Ärger, Aggression	Hormonstörungen
Haut	Unruhe, Zeitdruck	Infertilität
Rauchen		Sexualstörungen
Abnehmen		Harnwegs-Infekte
„Zivilisations-Erkrankungen"		Tinnitus
Trauer, psychische Verschlossenheit		Ängste, Phobien, Depression, Panik, Schlafstörungen

Besondere Indikationen der drei Meridianumläufe

Auch aus dem individuellen Punkteempfinden kann der entsprechende Umlauf abgeleitet werden, denn manche Patienten spüren während der Trance deutlich einen Punkt/eine Zone des Körpers. Dieser Punkt wird von uns als VIP-Punkt bezeichnet und wird nach der Hypnoakupunktur-Sitzung täglich vom Patienten massiert. Dieser Punkt weist auf den zu behandelnden Umlauf hin. Beispielsweise ergibt sich die Anweisung an den Patienten den lateralen/mittigen Umlauf der Energie geistig zu durchwandern, wenn der Punkt Leber 3 als besonderer VIP Punkt deutlich wird, da der Leber-Meridian zu den lateralen Meridianen gezählt wird. Vor allem in unklaren Fällen empfiehlt sich die Testung mittels RAC: Dabei werden mit einer Xylocain-Ampulle die Endpunkte aller Meridiane getestet. Diese Endpunkte liegen an den Ecken der Finger- und Zehennägeln, ausgenommen der Punkt Niere 1, der an der Fußsohle lokalisiert ist. Die Ampulle wird auf etwa 1 cm Entfernung an

Nacheinander werden alle 12 Meridian-Endpunkte durchgetestet. Wenn nun zum Beispiel die Meridian-Endpunkte vom Kreislauf-Meridian, vom Dreifachen Erwärmer, von Leber und Galle einen RAC ergeben, so ist vom Patienten der laterale Umlauf der Energie meditativ zu behandeln.

Merksatz: Der behandlungswürdige Umlauf ergibt sich aus
1. Krankheitsbild
2. Punktempfinden
3. Testung mittels RAC

Anwendung in der Hypnoakupunktur:
Der individuell notwendige Energie-Umlauf wird täglich vom Patienten im Geiste durchwandert.

3) Die 5 Funktionskreise

Jede große Firma ist in Abteilungen untergliedert, die unterschiedliche Aufgaben haben und doch gemeinsam zum Gelingen der geforderten Aufgaben und zum Erfolg des gesamten Unternehmens beitragen, jede Abteilung eben in ihrem spezifischen Aufgabenbereit. Genau so stellt man sich in der TCM die Physiologie eines komplexen Organismus wie dem menschlichen Körper vor: Alle Einzelteile des Körpers und ihre Funktionen sind in fünf „Großabteilungen" strukturiert, entsprechend ihrer Grundfunktionen. So sind zum Beispiel alle Körperteile und Organe, die mit der Stabilität des Körpers zusammenhängen, in der Abteilung der Niere zusammengefasst. Das Skelett untersteht also der Niere, daraus ergibt sich, dass bei Erkrankungen der Knochen und Gelenke, zum Beispiel, einer Arthrose, der Nierenmeridian angeregt werden muss.

Diese Abteilungen des Organismus nennt man „Funktionskreise". Sie werden von jeweils einem der fünf Yin-Organe gesteuert: Niere, Leber, Herz, Milz und Lunge. Auch ihre jeweiligen Yang Partner, die sich aus der Regel von den gekoppelten Meridianen ableiten, haben eine unterstützende Bedeutung. Es sind dies: Blase, Gallenblase, Dünndarm, Magen und Dickdarm. Die Yin-„Chefs" einer Abteilung sind sinngemäß eher für Yin-Aufgaben zuständig wie Ernährung und Befeuchtung, die Yang-„Chefs" für Yang-Aufgaben wie Kraft, Stärke und Erwärmung.

Im gleichen Maße wie die fünf Funktionskreise für körperliche Aspekte wie Fortpflanzung, Dynamik, Softwaresteuerung, Aufnahme, Ernährung und Abgrenzung zuständig sind, so sind sie auch für psychische Leistungen verantwortlich. Jede psychische Leistung wie Denken, Verarbeiten von Gefühlen, Aktivierung am Morgen und Zur-Ruhe-Kommen am Abend wird ebenfalls einem Funktionskreis zugeordnet. Wir haben schon gehört, dass der Funktionskreis der Niere für die Stabilität des Körpers zuständig ist. Sinngemäß wird diese Idee auf die psychischen Funktionen übertragen und auch in diesem Bereich ist nun die Niere für alle stabilisierenden Geistesleistungen verantwortlich. So zählen demnach der Wille, die Durchhaltefähigkeit und die kraftvolle Standfestigkeit einer Person in den Funktionskreis der Niere. Zeigen sich psychische Störungen im Bereich der genannten Faktoren, dann ist die Niere zu behandeln.

Alle 5 Funktionskreise sind in jedem von uns vorhanden, doch unterschiedlich in ihrer „Dosierung" – so ist jeder Mensch in gleichem Maße ein Cocktail dieser fünf Lebensbereiche und doch so unterschiedlich, weil die Funktionen nicht bei jeder Person gleich stark ausgeprägt sind. Bei der einen Person ist zum Beispiel der Funktionskreis der Niere wesentlich größer als die anderen vier, bei der anderen Person überwiegt die Leber. Die Unterschiede in den „Mischungsverhältnissen" der fünf Funktionskreise bewirken die Unterschiede im Körperbau und in der Persönlichkeit aller Menschen. So ist die eine Person zum Beispiel besonders auf Kommunikation ausgerichtet, die andere auf Dynamik, eine weitere wiederum auf ein ruhiges, introvertiertes Leben.

Die unterschiedlich intensive Ausprägung der fünf Funktionskreise ist letztlich die Grundlage für die Verschiedenartigkeit der Charaktere und Lebensbilder und macht das Entscheidende aus: dass wir alle verschieden sind. Denn nur so kann das Leben spannend sein und die große Bandbreite an Aufgaben auf dieser Erde von den Menschen erfüllt werden – einmal von dieser Person, einmal von jener, je nach Begabung und Talent.

Eine pathologische Entwicklung tritt dann auf, wenn eine Funktion nicht mehr im richtigen Maß erfüllt wird, sondern entweder zu wenig oder zu viel. Ein Beispiel: Wenn die Trenn-Funktion der Lunge zu stark ist, wehrt sich der Organismus viel zu intensiv gegen harmlose Reize aus der Umgebung – es entsteht eine Allergie. Wenn aber die Trennfunktion zu schwach ist, dann können Erreger viel zu leicht in einen Körper eindringen und es bildet sich ein Immundefizit-Syndrom aus. Vergleichbare Veränderungen können auch die Psyche betreffen: Bei zu intensiver Abwehrreaktion nimmt die betreffende Person keine menschlichen Impulse aus der Umgebung auf, ist stur und unbelehrbar, geht unbelehrbar ihren Weg und notfalls über Leichen. Im anderen Fall grenzt sich ein Mensch zu wenig psychisch ab und wird durch alle negativen und traurigen Ereignisse so belastet, dass er depressiv und schwach wird.

Ein perfektes Zusammenspiel der fünf Funktionskreise ist also für die Gesundheit von Leib und Seele notwendig. Sehen wir uns nun die einzelnen Aufgabenbereiche und die prinzipiellen Grundideen an, die hinter jedem Funktionskreis stehen.

Die fünf Grundideen der fünf Funktionskreise spiegeln wider, was ein Organismus zum Überleben braucht: 1. Die Existenz und eine funktionierende Hardware, 2. Bewegung und Dynamik, 3. Eine effiziente Softwaresteuerung, 4. Ernährung und Nachschub an Vitalstoffen, 5. Schutz und Kontrolle der Grenzen.

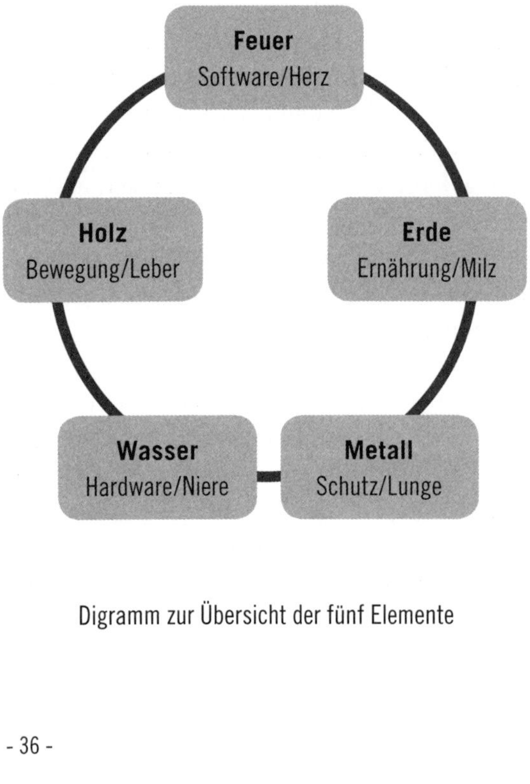

Digramm zur Übersicht der fünf Elemente

3.1. Existenz und Hardware – Der Funktionskreis der Niere

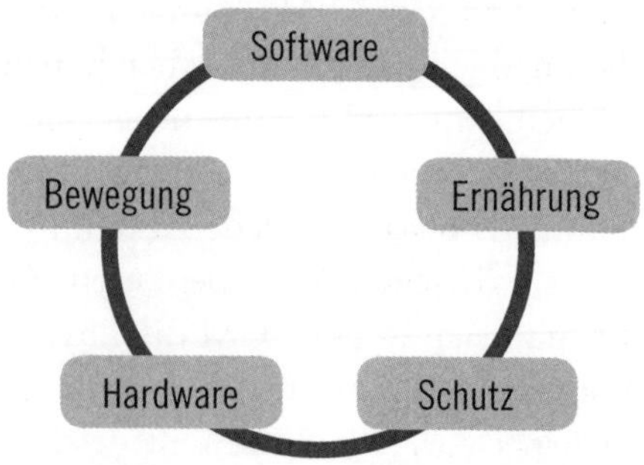

Als Erstes benötigt der Organismus seine prinzipielle Existenz, er muss geschaffen werden und sich selbst weiter fortpflanzen. Dies ist die Grundidee der Niere. Sie ist für alle Funktionen zuständig, die neues Leben schaffen und weitergeben.

Alles, was als Fundament einer Existenz nötig ist, wird vom Funktionskreis der Niere bereitgestellt, vor allem auch die Ur-Kraft und Lebensenergie einer Person. Gesunde Genetik bis hin zu kräftiger Statur schafft die Niere. Des Weiteren den Stützapparat/das Skelett, das wie ein Stahlskelett eines Wolkenkratzers dem Körper Halt und Stabilität gibt. Die Gelenke, die mit ihrer besonderen Geometrie die Bewegungen führen. Alles was sich in den Knochen befindet: Das Knochenmark, das Rückenmark und das Gehirn. Das Knochenmark, welches die Basis der Blutbildung darstellt, das Rückenmark als Fundament unserer reflektorischen Steuerung und das Gehirn, welches die Hardware für unsere neurologischen und psychischen Funktionen darstellt.

Auch im Psychischen ist die Leistung des Funktionskreises der Niere Stabilität und Stärke zu gewährleisten. Sie stellt eine ausreichende Intelligenz und Merkfähigkeit zur Verfügung. Diese „psychische Hardware“ ist die Basis für alle höheren, geistigen Leistungen. Wille, Hartnäckigkeit, Furchtlosigkeit und Durchhaltekraft sind besondere Leistungen der Niere und bewirken eine seelische Unerschütterlichkeit. Im pathologischen Fall arbeitet der Funktionskreis der Niere zu schwach, dann sind alle genannten Aspekte zu gering ausgeprägt, oder der

Funktionskreis der Niere ist zu vorherrschend, dann entwickelt sich das Bild einer zu stabilen, statischen, unbeweglichen Person im Extremfall mit autistischen Zügen.

Merksatz: Alle Funktionen, die mit der Existenz des Organismus zusammenhängen und seine „Hardware" darstellen, gehören zum Funktionskreis der Niere.

Grundidee	Existenz und Hardware
Organsystem	Urogenitaltrakt
Gewebeschicht	Stützapparat, Knochen, Zähne, Knochenmark, Rückenmark und Gehirn
Basisfunktionen	a) Fortpflanzung, Basis einer neuen Existenz b) Fundament, Gerüst, Urkraft
Element	Wasser
Sinnesorgan	Ohren
Geschmack	salzig
Psychische Grundfunktion	Intelligenz, Merkfähigkeit, Willen, Hartnäckigkeit, Furchtlosigkeit, Durchhaltskraft

3.2. Dynamik – Der Funktionskreis der Leber

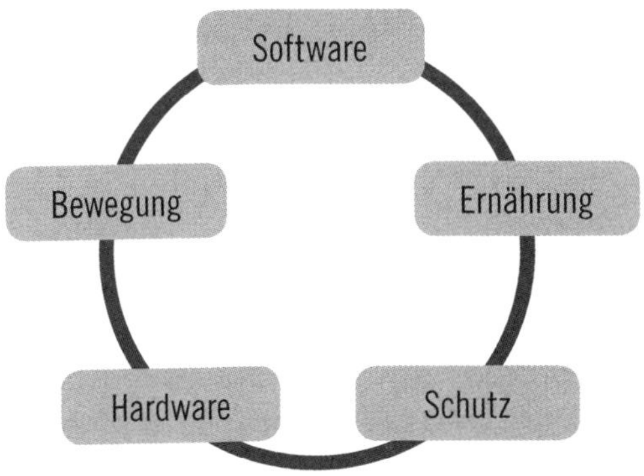

Leben ist Bewegung, ohne Bewegung nach außen hin und Bewegung im Inneren des Körpers bis hin zur Bewegung innerhalb jeder einzelnen Zelle gibt es kein Leben. Diese Grundfunktion

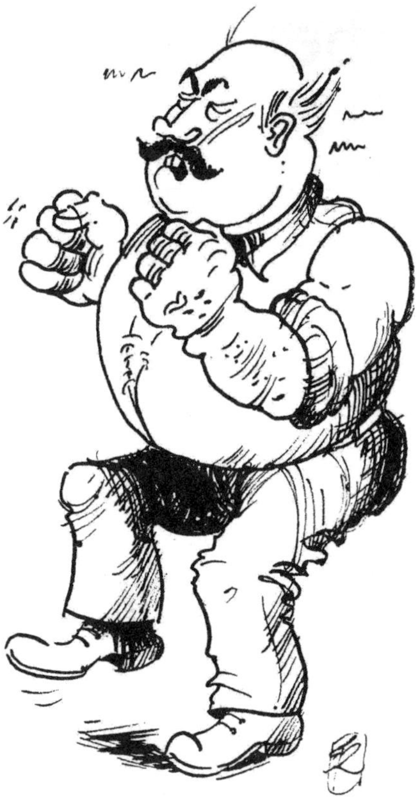

der Dynamik steuert der Funktionskreis der Leber bei.

Die Leber ernährt und kräftigt die Muskeln und gewährleistet ihre Kraft. Sie macht die Bewegungsabläuft zielgerichtet und rund. Die Leber und ihr Yang-Partner Gallenblase sind auch für die Sehnen, die Bänder und alle weichen Strukturen der Gelenke, kurzum für den gesamten Bewegungsapparat zuständig. Und schließlich steuert die Leber auch die Dynamik im Kleinen: In den Meridianen, den Organen bis hin zu den Abläufen in jeder einzelnen Zelle. Bei gestörter Leberenergie herrscht Stillstand oder überschießende Dynamik. Eine gesunde Leber jedoch gewährleistet einen weichen, runden, wohlgerichteten Ablauf aller Lebensvorgänge.

Auch im Psychischen bewegt die Leber, bringt Dynamik und Veränderung. Denn sie liefert den Mut und die Kraft für Aktionen, sie realisiert Ideen und setzt Vorstellungen in die Tat um. Sie macht zäh und wendig, damit Belastungen ausgehalten und Stressoren über lange Perioden hinweg abgefedert werden können.

Sie lässt uns körperlich und psychisch über uns hinauswachsen und lässt dadurch Großes und Neues entstehen.

Merksatz: Alle Funktionen die mit Dynamik, Bewegung und Veränderung zu tun haben, werden von der Leber gewährleistet.

Grundidee	Dynamik und Kraft
Zugeordnete Organsysteme	Bewegungsapparat
Gewebeschicht	Muskulatur, Sehnen, Bänder
Basisfunktionen	Bewegung und Dynamik
Element	Holz
Sinnesorgan	Augen
Geschmack	sauer
Psychische Grundfunktion	Kraft, Mut, Zähigkeit, Stresstoleranz, Spannkraft, Realisation von Ideen

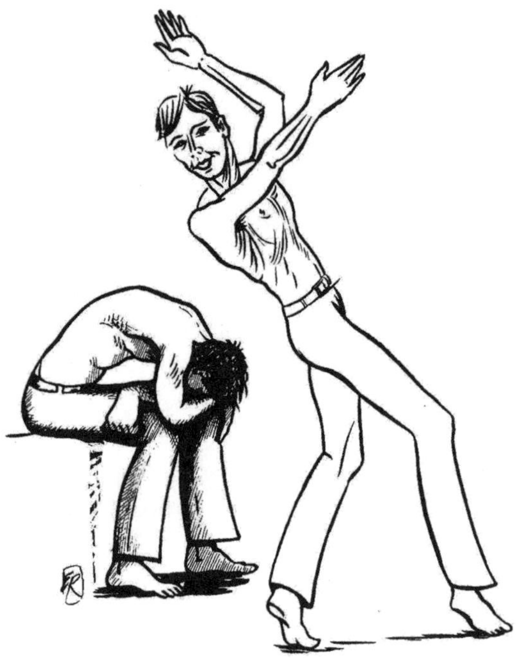

3.3. Software – Der Funktionskreis des Herzens

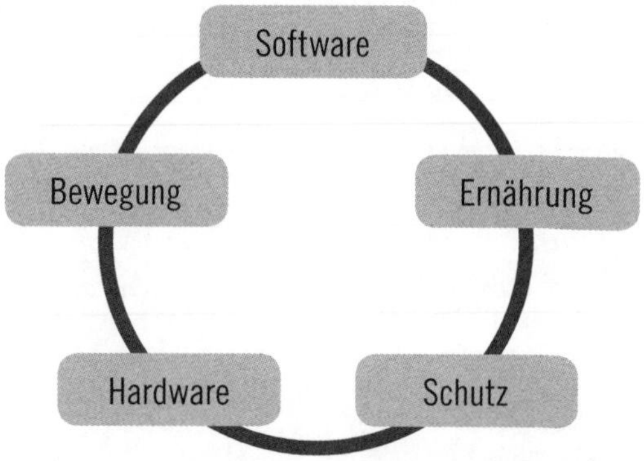

Der Funktionskreis der Niere stellt also das Fundament der Existenz zur Verfügung. Die Leber bewirkt, dass die Hardware belebt wird, sich bewegt und entwickelt. Doch entscheidend ist nun, dass sich sowohl der Körper als auch der Geist in exakt gesteuerter Weise bewegt, dass jede Lebensfunktion angepasst und wohlgeordnet abläuft.
Dafür ist das Herz zuständig. Es gilt in der TCM als „der Kaiser“, denn von ihm gehen die steuernden, richtungsweisenden Impulse aus. Wie die Software den Computer steuert, so agiert das Herz im Organismus. Alle Abläufe im Körper erhalten vom Funktionskreis des Herzens ihre Richtung und ihren Sinn. Zudem beeinflusst das Herz das cardiovasculäre System, die Blutdruckregulation und die ausreichende Durchblutung des gesamten Körpers. Die Hauptfunktion des Herzens liegt aber im Psychischen: Alles, was mit Geisteskraft, Kreativität, Ideen, Lebensplan, Sinnerfüllung

Merksatz: Der Funktionskreis des Herzens entspricht der Software des Organismus und damit der Gesamtheit aller psychischen Funktionen. Der gesamte Mensch, in all seinen Handlungen und Reaktionen, wird vom Herzen beeinflusst. Das Herz ist demnach die höchste Steuerungszentrale des Menschen, der Herrscher über alle anderen Funktionskreise.

und Spiritualität zu tun hat, kommt aus diesem Funktionskreis. Die Ausstrahlung einer Person auf andere Menschen, ihr Charisma, ihre Kommunikationsfähigkeit und ihre soziale Kompetenz werden vom Herzen beigesteuert. Ein gesunder Funktionskreis Herz bewirkt einen leistungsfähigen Geist und eine stabile, glückliche Psyche. Voller Freude und geistiger Energie kann ein Mensch mit starkem Herzen Großes schaffen.

Bedeutung für die Hypnoakupunktur: *Gerade hier, in der Software eines Menschen, greift die Hypnose an. Im Idealfall gelingt eine Umprogrammierung, eine Befreiung von Ängsten und Blockierungen und stattdessen eine Ausrichtung auf positive, sinnerfüllte, freudvolle, spirituelle Ziele. Durch einen solchen Schritt wird der gesamte Organismus wieder neu ausgerichtet und erhält einen stabilisierenden Lebensimpuls.*

Grundidee	Software
Zugeordnete Organsysteme	Geist und Seele
Gewebeschicht	Cardiovasculäres System
Basisfunktionen	Steuerung des Organismus durch die psychische „Software" Kommunikation Durchblutung
Element	Feuer
Sinnesorgan	Zunge – Sprache
Geschmack	bitter
Psychische Grundfunktion	Ratio, Geist, Kreativität, Charisma, Sinnerfüllung, Spiritualität, psychische Stabilität

3.4. Ernährung – Der Funktionskreis der Milz

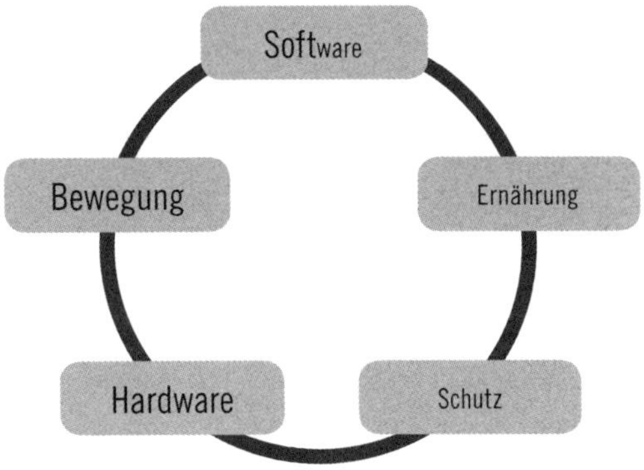

Entscheidend für das Fortbestehen des Lebens ist, dass ständig Nachschub an Vitalstoffen und Energie aus der Umgebung herangeschafft und aufgenommen wird. Gelingt diese Aufgabe in ausreichendem Maße, dann ist der Körper gut ernährt und hat von allem genug.
Gibt es Störungen dieser Funktion, dann wird entweder zu viel oder zu wenig aufgenommen. Im ersten Fall sammeln sich überschüssige Substanzen an, verdichten sich laut TCM zu „Schleim“ und verschlacken den Körper im Sinne eines metabolischen Syndroms. Im Fall von zu geringer Aufnahme leidet der Körper über kurz oder lang an Mangelerscheinungen mit entsprechenden Folgeschäden, die bis ins Psychische hineinreichen können. Es gibt aber auch den Fall, dass falsche Stoffe aufgenommen werden, die dem Organismus nicht gut tun, ihn schwächen und krank machen. Zum Beispiel entwickelt eine schwache Milz ein unstillbares Verlangen nach Zucker. Ein gut funktionierender Funktionskreis Milz hingegen erkennt, was gut und schlecht ist, entscheidet richtig und hält so den Körper rein. Besonders im Bindegewebe zeigt sich, ob die Milz ideal arbeitet: Im Falle einer starken Milz ist das Bindegewebe straff und kompakt, ist die Milz hingegen schwach, dann zeigt sich ein aufgeschwemmtes, verschlacktes Gewebe, wie man es vom metabolischen Syndrom her kennt. Im günstigsten Fall wird die Aufnahmefunktion so ideal erfüllt, dass nicht nur der tägliche Bedarf perfekt gedeckt wird, sondern

dass Überschüssiges als Essenz – als Reservedepot in der Niere – für Notfälle gelagert werden kann.
Auch in ihrer psychischen Funktion zeichnet sich die Milz dadurch aus, dass Einflüsse aus der Umgebung aufgenommen werden, dabei aber entschieden wird zwischen Gutem und Schlechtem. Aufnahme von Gefühlen anderer Menschen und das Mitgefühl obliegen der Milz ebenso wie die Aufnahme von neuen Ideen und Anregungen von außen. Schädigende Einflüsse hingegen werden erkannt und abgelehnt, Negatives wieder ausgeschieden. Der Menschen wird so psychisch rein und leistungsfähig erhalten.

Merksatz: Aufnahme und Ernährung sowie die Unterscheidung von guten und schlechten Einflüssen sind die entscheidenden Vitalfunktionen der Milz. Im Idealfall kann ein Reservedepot an positiver Energie in Form von Nierenessenz angelegt werden.

Grundidee	**Ernährung und Erhaltung**
Zugeordnete Organsysteme	Verdauungstrakt
Gewebeschicht	Bindegewebe und Muskelmasse
Basisfunktionen	Aufnahme von Vitalstoffen, Verdauung, trennen von Reinem und Unreinem
Element	Erde
Sinnesorgan	Mund und Geschmack
Geschmack	Süß
Psychische Grundfunktion	Denken, Entscheiden, Erkennen von Gut und Böse

3.5. Grenzkontrolle – Der Funktionskreis der Lunge

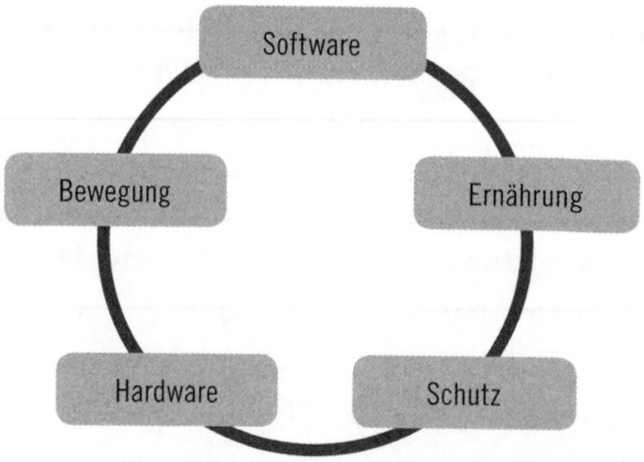

Die Lunge steuert die Atemwege und ist damit für die Aufnahme von Sauerstoff notwendig. Noch entscheidender ist aber ihre Schutzfunktion. Ihr untersteht die Haut und die Schleimhäute, also die gesamte Oberfläche des Körpers, sogar die innere Oberfläche im Gastrointestinaltrakt unterliegt ihrer Kontrolle. Sie trennt das Innen vom Außen indem sie die Durchlässigkeit der Körperoberfläche beeinflusst. Eine gesunde Lunge bedingt eine schöne Haut, die für Gutes durchlässig ist, Krankmachendes aber abwehren kann. Schutz und Abwehr, und damit Erhaltung der Körper-

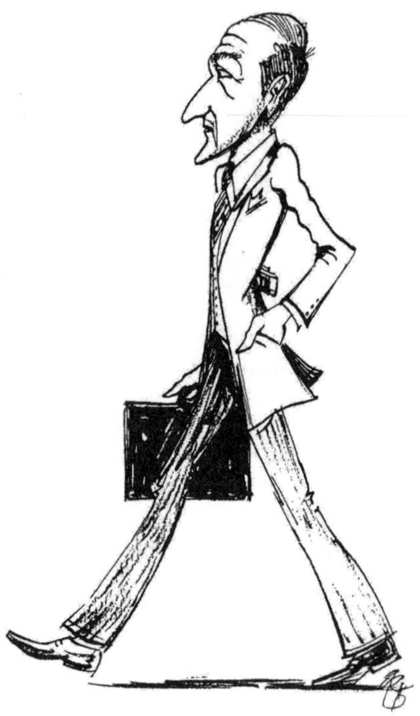

integrität, unterliegt dem Funktionskreis der Lunge, so auch das Immunsystem mit seinen überragend wichtigen Aufgaben. Alle überschießenden Reaktionen des Immunsystems wie auch reduzierte Abwehrleistungen erfordern eine Behandlung dieses Funktionskreises. Die psychischen Funktionen der Lunge sind ebenfalls auf innere Ordnung und Kontrolle der Grenzen ausgerichtet. Was als geistig anregend und gut erkannt wird, wird aufgenommen und integriert. Bis hin zu philosophischen und spirituellen Gedanken entwickelt die Lunge ein Wertesystem und schafft damit Ordnung im Seelischen. In gleicher Weise wird die Gedankenwelt eines Menschen, ja die gesamte Lebensführung geordnet und strukturiert. Die Lunge ist neben der Aufnahme auch für die Weitergabe von geistigen, psychischen Impulsen an die Umgebung zuständig. Eine gesunde Lunge betreibt eine angeregte, intellektuelle Kommunikation mit einem regen Austausch an Gedanken und Erfahrungen.

Merksatz: Die Kontrolle der Grenzen obliegt der Lunge, sowohl im körperlichen Sinne wie auch im Psychischen. Sie steuert demnach das Immunsystem aber auch die geistig-seelische Integrität eines Menschen.

Grundidee	Kontrolle der Grenzen
Zugeordnete Organsysteme	Atemtrakt und Immunsystem
Gewebeschicht	Haut und Schleimhäute
Basisfunktionen	Schutz des Organismus, innerer Rhythmus und Ordnung, Kontrollierte Aufnahme und Abwehr
Element	Metall
Sinnesorgan	Nase
Geschmack	scharf
Psychische Grundfunktion	Klares, strukturiertes Denken, Ordnung, Rhythmus

Anwendung in der Hypnoakupunktur: *Sobald durch Anamnese oder durch Bilder, die in der Hypnose erscheinen, klar wird, welcher Funktionskreis zu schwach oder zu stark ist, wird dieser umfassend beeinflusst: Durch Lebensstilveränderung, durch Ernährungsumstellung, durch verbessertes Bewegungsverhalten, durch westliche oder chinesische Kräuter. Das Ziel ist eine möglichst umfassende und nachhaltige Stabilisierung des kranken Funktionskreises, wodurch er die Vielzahl seiner Aufgaben wieder besser erfüllen kann und dadurch der gesamte Organismus gesundet. Nicht nur die körperlichen Erscheinungen verbessern sich bei erfolgreicher Therapie, sondern auch im überraschenden Ausmaß die geistig-psychischen Symptome einer Person.*

4) Die Lehre von den 5 Elemente und ihre Wandlungsphasen

Wir haben im Abschnitt 3 die Funktionskreise besprochen, ihre Grundideen, Aufgabenbereiche und sonstige Zuordnungen. Nun wollen wir uns noch einer weiteren Vorstellung der chinesischen Medizin zuwenden, die aus der Philosophie des Taoismus entspringt und die Zusammenhänge der einzelnen Funktionskreise erklärt – die Lehre von den fünf Elementen und ihre Wandlungsphasen. Durch diese Vorstellungsbilder wird klar, dass die fünf Funktionskreise nicht isoliert nebeneinander existierten, sondern vielmehr in komplexen Interaktionen zusammenspielen. Diese Zusammenhänge werden in der Akupunktur therapeutisch genutzt um beispielsweise einen Funktionskreis besonders intensiv zu tonisieren. Sie finden aber auch in der Hynoakupunktur Anwendung, indem nicht nur der betroffene Funktionskreis angesprochen wird – wie gerade oben dargestellt – sondern auch das stärkende „Mutterelement“ oder in einem anderen Fall das kontrollierende „Großmutterelement“. Um diese Zusammenhänge ableiten zu können, werden die fünf Elemente und ihre Wandlungen vorgestellt:

4.1. Die 5 Elemente

In der chinesischen Philosophie ist das gesamte Universum aus fünf Elementen aufgebaut: Wasser – Holz – Feuer – Erde – Metall. Diese Grundstoffe sind nicht nur die Bausteine der materiellen Welt, sondern auch Modalitäten für den Charakter, für die Art aller Wesen. Zum Beispiel haben Pflanzen einen intensiven Bezug zum Element Holz. Daher sind sie charakterisiert durch ein ausgeprägtes Wachstum, durch eine geradezu explosionsartige Entwicklung im Frühling. Ein ausgewachsener Baum zeichnet sich trotz seiner stolzen Größe und Stärke durch Elastizität und Anpassungsfähigkeit aus. All das sind Wesenszüge des Elements Holz, die letztlich auch auf einen Menschen übertragbar sind: Kraft, Mut, Zähigkeit, Stresstoleranz, Spannkraft, Realisation von Ideen und geistige Elastizität sind Faktoren, die dem Element Holz entspringen. Zeigt sich bei Patienten im Rahmen der Anamnese, der klinischen Untersuchung oder der Hypnoakupunktur eine Schwäche eines bestimmten Elements, so muss dieses unterstützt werden: Durch eine darauf abgestimmte Akupunktur, eine passende Tranceführung und durch Bilder, die genau diesem Element wieder neue Energie zuführen. Im Folgenden sollen kurz die wesentlichen Charakteristika der einzelnen Elemente besprochen werden.

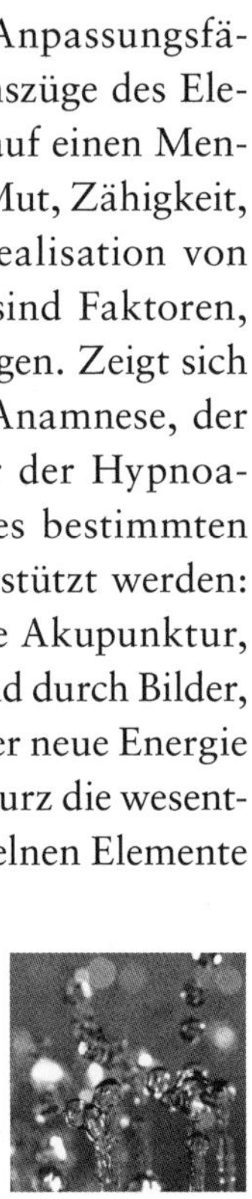

Das Wasser: Es ist weich, anpassungsfähig und scheinbar harmlos. Und doch formt es die Landschaft, spült Täler aus, sprengt Felsen, veränder und zerstört wie kein anderes Element. Diese besondere Dualität aus weicher Durchschlagskraft ist unvergleichlich. Sein Veränderungspotential entspricht dem Bild des indischen Gottes Shiwa, der Altes zerstört und Neues aufblühen lässt. Seine größte Kraft entfaltet das Wasser im Winter, wenn es sich in Schnee, Eis und Frost umwandelt. Der stete Fluss des Wassers lässt sich durch Nichts aufhalten, es findet seinen Weg durch engste Ritzen und über höchste Mauern.

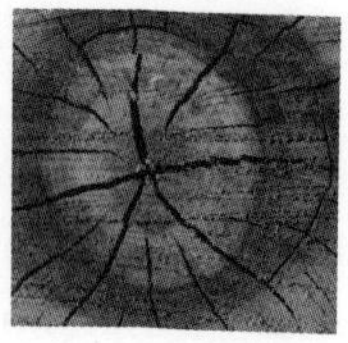

Das Holz: Auch das Holz in Form von Pflanzen ist an sich weich und verletzlich. Doch wenn es im Frühling seine volle Vitalität entfaltet, dann wird klar, dass es in seiner unbändigen Dynamik selbst Felsen sprengen kann, in höchsten Höhen, in Schnee und Frost überleben und bis an die Pole der Erde dringen kann. Pflanzen sind die erste Form des Lebens auf unserem Planeten und der Ursprung aller Vitalität. Trotz ihrer Kraft sind sie elastisch, biegsam, anpassungsfähig, halten stand, gerade weil sie nicht starr sind, sondern im entscheidenden Moment nachgeben können. Wie beim Wasser ist eine eigentümliche Dualität das, was die Stärke dieses Elements ausmacht.

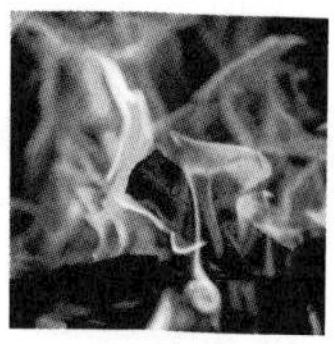

Das Feuer: Feuer bringt Wärme und nur durch seine Kraft ist Leben überhaupt erst möglich. So ist die Wärme der Sonne die Urenergie unseres Planeten, lässt Schnee und Eis flüssig werden, lässt die Pflanzen gedeihen, lässt die Entwicklung und Leben auf unserer Erde zu. Doch seine Energie muss perfekt gesteuert werden. So wichtig die Wärme an sich ist, so gering ist die Bandbreite, in der die Wärme für das Leben zuträglich ist. Wenige Grad zu wenig oder zu viel bedeuten bereits Tod und Zerstörung. Wenn diese Element vor allem im Sommer seine Kraft voll entfaltet, dann muss es mit Vorsicht beobachtet werden und notfalls rasch Gegenmaßnahmen ergriffen werden.

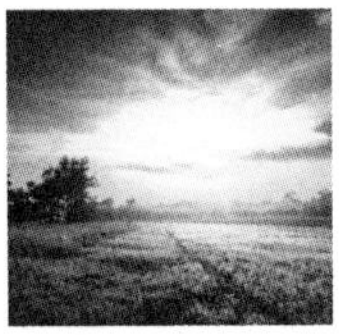

Die Erde: Im Gegensatz zu allen „wilden“ Elementen, die soeben erwähnt wurden, ist die Erde das beschützende Element. Daher nennen wir sie auch die „Mutter Erde“. Sie kühlt, doch auf sanfte Art, sie ernährt, sie gibt Halt und Bodenhaftung, sie harmonisiert, sie ist die Grundlage für das Fortbestehen allen Lebens. Sie benötigt die anderen Elemente um Leben hervorbringen zu können, die Erde allein könnte nichts schaffen, aber sie bewahrt und schützt. Ihre Kraft ist im Spätsommer voll entfaltet.

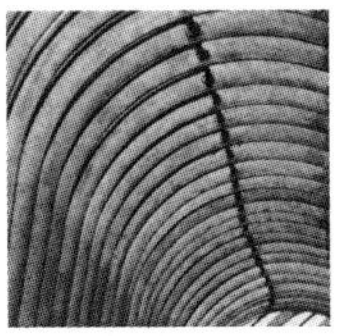

Das Metall: Aus der Erde wird Metall gewonnen. Es ist hart, unnachgiebig und außerordentlich belastbar. Es kann alle anderen Elemente bearbeiten, beherrschen und ordnen. Es ist bis zu einem bestimmten Maß stärker als das Wasser und dämmt es ein, schneidet die Pflanzen, dämmt Brände ein und bearbeitet die Erde. Durch das Metall ist Kultur und Entwicklung möglich, durch „Schwerter und Pflugscharen“ wurde die Welt verändert und geprägt. Doch das Metall bricht, wenn es überlastet wird. Daher ist ein maßvoller Umgang mit diesem Element entscheidend. Seine Hauptzeit ist der Herbst und die Phase der Ernte.

Anwendung in der Hypnoakupunktur: *Bei einer Schwäche oder bei einem Überschuss eines Elements muss interveniert werden um die Harmonie und Homöodynamik wieder herzustellen. Die charakteristischen Wesensbilder der Elemente können in der Trance auf vielfältigste Weise mit allen Sinnen aufgerufen werden. Man kann sich zum Beispiel vorstellen, wie sich Wasser anfühlt, wie es sich anhört, wie es schmeckt, wie es aussieht, welchen Geruch es hat. Dadurch kann das entsprechende Element und sein zugeordneter Funktionskreis wieder harmonisiert werden.*

4.2. Die 4 Wandlungsphasen oder die 4 Zyklen

Die 5 Elemente stehen nicht ungeordnet nebeneinander, sondern sind in sinnvolle Zusammenhänge eingefügt, die wir „die 4 Zyklen“ nennen, weil die 5 Elemente in einer Kreisform aneinandergereiht sind: Wir kennen den Förderungszyklus, den kontrollierenden Zyklus, den unterdrückenden Zyklus und den rebellierenden Zyklus.

Der Förderungszyklus:

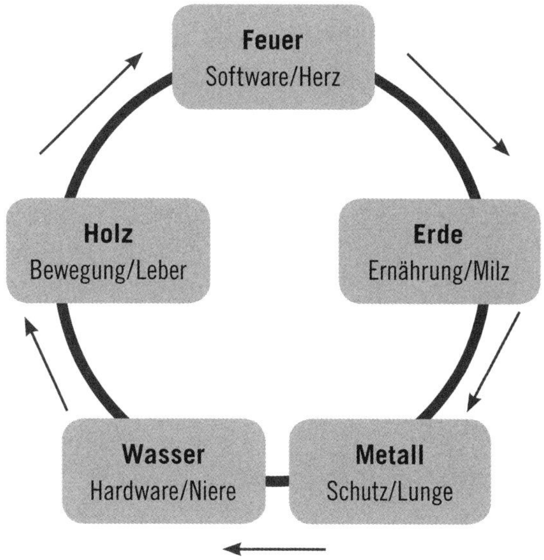

Dieser Zyklus wird auch tonisierender oder ernährender Zyklus genannt, denn ein Element fördert das jeweils folgende Element, gibt dabei Energie ab und wird dadurch selbst geschwächt. Diese Interaktion entspricht dem Zusammenwirken von Mutter und Kind, wo auch die Mutter dem Kind alle möglichen Arten von Energie weitergibt und dabei selbst geschwächt wird. Daher existiert auch die Bezeichnung Mutter-Kind-Regel. Konkret fördert dabei jeweils ein Element das direkt folgende in der Kreisanordnung der Elemente:

- Das Wasser fördert das Holz, so wie durch ausreichende Bewässerung die Grundlage für schönes Pflanzenwachstum gebildet wird. Die Pflanzen wiederum verbrauchen das

Wasser, wie das Kind die Energie der Mutter verbraucht und somit die Mutter schwächt.

- Holz fördert das Feuer, denn Pflanzen bilden die Grundlage für Verbrennungsprozesse, je mehr Holz vorliegt, umso mehr Feuer ist möglich. Feuer umgekehrt schwächt und verbraucht das Holz.
- Feuer fördert die Erde, denn das Produkt eines Verbrennungsprozesses ist neue, meist fruchtbare Erde voller Nährstoffe, die wiederum neues Leben hervorbringen kann. Umgekehrt erstickt viel Asche das Feuer und durch Bedecken mit Erde kann Feuer ganz ausgelöscht werden.
- Die Erde fördert das Metall, denn in der Erde entwickeln sich metallische Elemente, die extrahiert werden können. Je mehr Erde vorliegt und je älter die Erde ist, umso mehr Metall ist zu erwarten. Umgekehrt wird die Erde reduziert, wenn Metall abgebaut wird.
- Das Metall fördert das Wasser, weil mit Hilfe des Metalls Brunnen gegraben werden können und das geförderte Wasser kanalisiert werden kann. Das Wasser aber schwächt das Metall, weil es metallische Elemente ausspült und auch Metall korrodieren kann.

Der kontrollierende Zyklus:

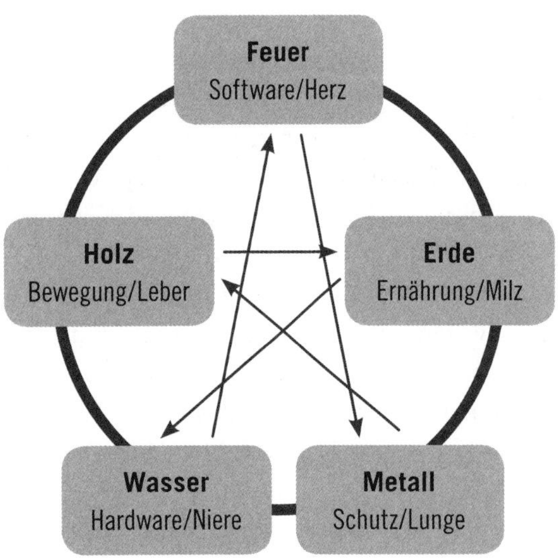

Würde immer nur gefördert werden, dann bestünde die Gefahr eines Aufschaukelungsprozesses, der zu einem unkontrollierbaren Überdrehen des Systems führen würde. Daher ist eine Bremse notwendig in Form des kontrollierenden Zyklus. Bildlich wird dieser auch als „Großmutter-Enkelkind-Regel" bezeichnet, da in China die Großmutter den Überblick und die Kontrolle behält, während die Mutter in reiner Liebe dem Kind vielleicht zu viel Aufopferung entgegenbringen könnte. Die Mutter würde damit das Kind zu sehr stärken und sich selber auslaugen. Der Kontrollzyklus schafft eine harmonische Balance zwischen Geben und Nehmen. Konkret kontrolliert dabei jeweils ein Element das zweite in der Kreis-Folge.

- Das Wasser kontrolliert das Feuer in dem es Feuer eindämmt und nötigenfalls ganz auslöscht.
- Das Holz in Form von Bäumen kontrolliert die Erde durch ihre Wurzeln, Pflanzen entziehen der Erde Mineralstoffe
- Feuer kontrolliert das Metall indem es Metalle schmelzen und formen kann
- Erde kontrolliert das Wasser durch Schutzbauten und Wälle
- Metall kontrolliert das Holz, indem mittels Äxten und Sägen auf übermäßiges Pflanzenwachstum eingewirkt werden kann.

Der unterdrückende Zyklus:

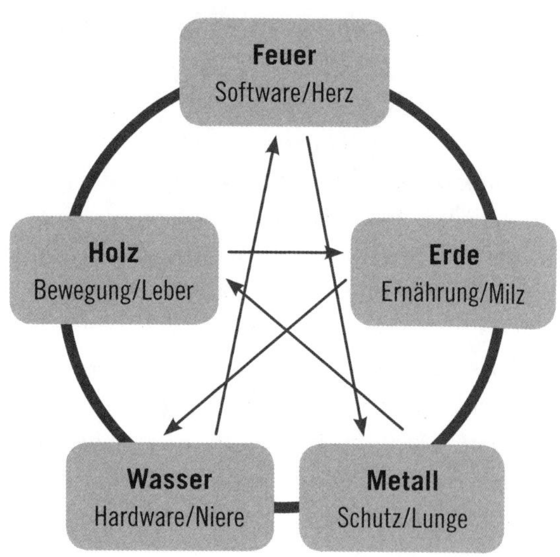

Der soeben genannte, physiologische Zyklus der Kontrolle kann übermäßig wirken und pathologische Auswüchse hervorbringen. Dann steht nicht mehr die sinnvolle Kontrolle im Vordergrund, sondern die zerstörerische Unterdrücken des jeweils zweiten Elements in der Kreis-Folge. Man spricht von einer pathologischen, „unterdrückenden Großmutter-Enkelkind-Regel".

- Das Wasser unterdrückt das Feuer und lässt es überhaupt nicht mehr aufkommen. Kälte und lebensfeindliches Klima sind die Folge.
- Das Holz unterdrückt die Erde, überwuchert alles und erstickt jede Kulturpflanzung.
- Das Feuer unterdrückt das Metall und lässt alle metallischen Gegenstände wegschmelzen.
- Die Erde unterdrückt das Wasser und birgt es in Tiefen, die für die Pflanzenwelt nicht mehr zugänglich sind. Auch trübt die Erde das Wasser ein. So kann es für niemanden mehr genutzt werden.
- Das Metall unterdrückt das Holz, wenn blindwütig alle Pflanzen mit Hilfe von metallischen Geräten zerstört werden.

Der rebellierende Zyklus:

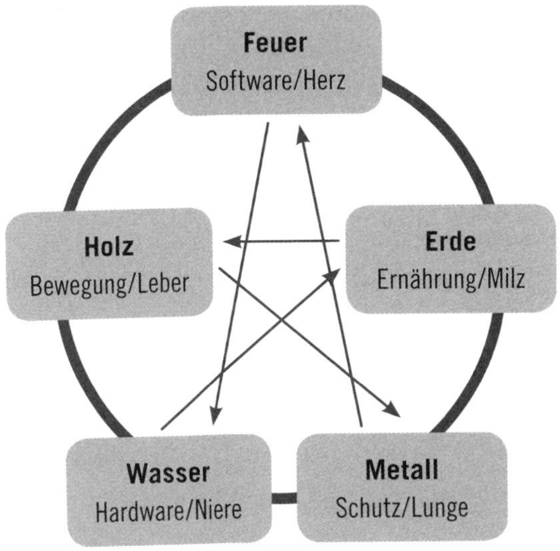

Eine zweite, pathologische Situation ist möglich, bei der „das rebellierende Enkelkind auf die Großmutter zurückschlägt", wie es in der TCM heißt. Dabei schädigt jeweils ein Element das zweite in der Kreisfolge Davorliegende.

- Das Wasser rebelliert gegen die Erde und spült sie weg
- Das Holz rebelliert gegen das Metall und macht es stumpf
- Das Feuer rebelliert gegen das Wasser und lässt es verdampfen
- Die Erde rebelliert gegen das Holz in dem unter Muren Pflanzen erstickt werden
- Das Metall rebelliert gegen das Feuer indem die Hitze schnell weitergeleitet und unschädlich gemacht wird.

***Anwendung in der Hypnoakupunktur:** Im Falle einer Schwäche eines Elements kann nicht nur für dieses ein passendes Trance-Bild erarbeitet werden, sondern auch zum Beispiel für das Mutter-Element. Damit ist eine besonders nachhaltige Stärkung möglich. Oder es wird ein Bild für die pathologisch, unterdrückende Großmutter entwickelt, das den schädigenden Einfluss reduziert und somit die Basis für eine effiziente Heilung beisteuert.*

5) Praxis der Akupressur

Im Rahmen der Hypnoakupunktur wird der Patient zur Akupressur eines Punktes, der für ihn besonders wichtig ist, hingeführt. Dieser Punkt zeigt sich während des Hypnoseteils der Therapie, indem er plötzlich vom Patienten selbst gespürt werden kann: Ein Druckgefühl tritt auf, ein Ziehen, ein Wärmegefühl oder eine elektrische Ausstrahlung. All das sind Zeichen, dass es sich um einen individuellen, für den Patienten besonders wichtigen Punkt handelt. Wir nennen diesen Punkt daher „VIP-Punkt". Der Punkt wird nach der Hypnoakupunktur mit einem wasserfesten Stift gekennzeichnet, damit die Lokalisation für die Patienten auch nach mehreren Tagen noch ganz klar ist.

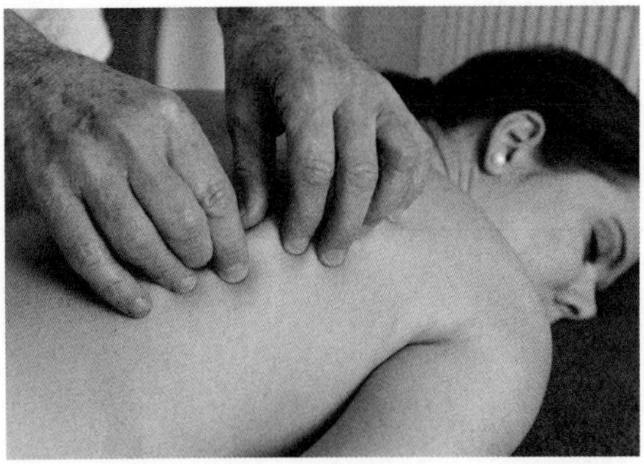

Dieser Punkt sollte vom Patienten mindestens einmal täglich für etwa eine Minute massiert werden. Dabei soll ein Druck ausgeübt werden, der gerade noch toleriert werden kann, eine kräftige Massage ist also erforderlich. Der massierende Finger bewegt sich mit einer kleinen Kreisbewegung pro Sekunde. Idealerweise sollte während der Punktmassage ein ziehendes, ausstrahlendes, eventuell elektrisches Gefühl auftreten. Es hat sich gezeigt, dass der ideale Zeitpunkt für die Akupressur des VIP-Punktes abends vor dem Einschlafen ist. Er hat nämlich eine harmonisierende, beruhigende Wirkung und kann diese optimal zu diesem Zeitpunkt entfalten. Überdies wird die Akupressur-Wirkung in den Schlaf hinein „mitgenommen" und während der Ruhephase schwingt der Akupressur-Effekt im Unterbewusstsein nach.

Die Wirkung der Akupressur kann gesteigert werden, indem auf den Punkt eine kleine Dauernadel (z.B. Seirin Pyonex) oder ein kleines Pflaster mit „Ear sead" geklebt wird. Die Ear seads sind sterilisierte Vaccaria-Samenkörner – ähnlich einem Hirsekorn – die auf einem kleinen Pflaster aufgeklebt sind. Diese werden sehr gerne in der Ohrakupunktur bei Kindern oder schmerzempfindlichen Personen eingesetzt. In der Stimulation des VIP-Punktes bewähren sie sich wie die Dauernadeln durch die Verstärkung der Massagewirkung und durch eine Kennzeichnung des Punktes. Die Patienten können dadurch die Lokalisation des Punktes nicht vergessen und haben somit eine erhöhte Therapiesicherheit.

Merksatz: Akupressur: Mindestens einmal täglich, eine Minute lang, starker Druck, eine kreisende Massagebewegung pro Sekunde.

Anwendung in der Hypnoakupunktur: *Der VIP-Punkt soll von den Patienten nach der Hypnoakupunktur-Behandlung für mindestens ein Monat mehrmals täglich akupressiert werden, vor allem abends vor dem Einschlafen.*

6) Von der Akupunktur hin zur Hypnoakupunktur

Die Akupunktur mit ihren Unterformen ist an sich schon eine ausgereifte Therapiemethode. Und doch kann die Kombination mit der scheinbar so andersartigen Hypnose in die Tiefe gehen, wie wir es bisher mit Akupunktur alleine nicht geschafft haben. Die Patienten erkennen, dass sie selbst für ihre Gesundung verantwortlich sind, führen täglich die Akupressur des VIP-Punktes durch, machen vor dem Einschlafen die kleine Selbsttrance mit dem individuellen Kraftbild, wandern im Geiste durch ihren persönlichen Meridian-Umlauf und verändern ihren Lebensstil entsprechend des betroffenen Funktionskreises. Somit erreichen Therapeut und Patient in einer perfekten Symbiose eine Nachhaltigkeit, die durch eine passive Therapie niemals erzielbar wäre.
So wollen wir uns nun im folgenden Teil des Buches mit der zweiten, großen Ur-Methode der Hypnoakupunktur beschäftigen, der Hypnose.

II. GESCHICHTE DER MEDIZINISCHEN HYPNOSE

Corinna Haas

Phänomene, die unserer „modernen Hypnose" ähnlich sind, führen uns bis ins dritte Jahrtausend vor Christus zurück. Aufgrund von Indizien liegt die Annahme nahe, dass eventuell bereits die Sumerer mit besonderen Instruktionen einen heilsamen Schlaf herbeiführten. Auch die alten Schriften der Inder enthalten Anweisungen für das Erleben eines Trancezustandes. Es finden sich Hinweise für die Instruktion von Konzentration, Augenfokussierung, Isolation und Imagination. Assyro-babylonische Arztpriester wendeten Hypnose im Zuge von exorzistischen Praktiken an. Schriftrollen aus dem alten Ägypten berichten von einem Jungen, welcher aufgrund der Fixation eines leuchtenden Gegenstandes mit den Augen in einen hypnotischen Zustand gelangt, der dem Hellsehen dienen soll. Die selbst herbeigeführten Trancezustände der Priesterinnen des Orakels von Delphi können ebenso als hypnotische Ereignisse gedeutet werden.

Auch die alten hinduistischen Meditationspraktiken der Yogis dürfen mit dem Begriff Selbsthypnose/Autosuggestion assoziiert werden. Sie lassen sich bis ins zweite vorchristliche Jahrtausend zurückverfolgen. Yoga in der Form wie wir es heutzutage kennen, namentlich die Kombination aus Körperhaltungen, Atemübungen, Entspannung und Meditation, hat ebenfalls starke Ähnlichkeit mit Hypnose. Im ersten vorchristlichen Jahrtausend versetzten keltische Druiden mithilfe von reimenden Gesängen Personen in einen Schlaf mit hellseherischen Träumen, und im alten Testament bei König David heilten Jesus und seine Jünger Kranke durch Handauflegen. Je nach Glaubenssystem können die Heilungen von Jesus und seinen Zeitgenossen als „Wunder" betrachtet werden, oder aber auch als Heilung infolge von Suggestionen und der Aktivierung körpereigener Schutzmechanismen.

1) Tempelschlaf

Im alten Ägypten um 500 vor Christus wurde im Serapis-Tempel in Memphis und in den Isis-Tempeln entlang des Nils die Behandlung von Krankheiten durch den „Tempelschlaf" praktiziert. Die Kranken wurden von Priestern in einen mehrtägigen Schlaf versetzt. Im Traum erschien ihnen die Göttin Isis, stellte ihnen die Diagnose und gab Anweisungen für die Behandlung der Krankheit.

Tempelschlaf wurde auch im Griechenland der Antike, in den Tempeln, die dem Asklepios geweiht sind, vollzogen. Die antiken Beschreibungen des Bewusstseinszustandes während des Tempelschlafs gleichen den Beschreibungen des Hypnosezustandes. Demnach soll der erreichte Bewusstseinszustand ein Zustand zwischen „wachen und schlafen" gewesen sein. Zum Dank wurden nach erfolgreicher Behandlung Votivtafeln im Tempel errichtet, auf welchen Behandlungsweisen beziehungsweise wichtige Erlebnisse während der Therapie abgebildet waren.

2) Hypnotische Praxis unter dem Bild Exorzismus (das Phänomen Gassner)

Mitte des 18. Jahrhunderts gelang es Johann Joseph Gassner (1727-1779), einem katholischen Priester aus Klösterle in der Ostschweiz, sein Leiden an quälenden, heftigen Kopfschmerzen und Schwindelanfällen, insbesondere vor dem Gottesdienst und der Predigt, mit den Exorzismus-Riten der katholischen Kirche zu bekämpfen. Er wandte daraufhin seine Exorzismusgebete erfolgreich bei kranken Menschen an, um ihnen den Teufel auszutreiben, der sich seiner Meinung nach hinter

den Leiden verbarg. Viele Leute suchten ihn auf, um seine Hilfe in Anspruch zu nehmen. Sein großer Zulauf an Menschen widerstrebte jedoch sämtlichen kirchlichen und weltlichen Institutionen. Seine Dämonologie erinnerte an die Hexenverbrennungen des Mittelalters, und ein erneutes Aufleben derselben wollte man in der Hoch-Zeit der Aufklärung keinesfalls unterstützen.
Die Münchener Akademie der Wissenschaften bat daher den Arzt Franz Anton Mesmer, der nach Abschluss seines Medizinstudiums durch seine „neue" magnetische Behandlungsweise bekannt geworden war, um eine Stellungnahme zu den Exorzismus-Riten Pater Gassners. Im Jahre 1775 gestand Mesmer Pater Gassner magnetische Fähigkeiten zu, wies aber die Annahme, dass es sich dabei um eine Beschwörung des Teufels handle, ab und erklärte den Erfolg der Heilpraktiken durch seine wissenschaftliche Theorie des animalischen Magnetismus. Infolgedessen wurde Pater Gassner die Ausübung des Exorzismus untersagt. Das Jahr 1775 wird so von vielen als Beginn der modernen Hypnose betrachtet.

3) Franz Anton Mesmer und der Animalische Magnetismus

Der „vorwissenschaftlichen" Epoche bis zum Jahre 1775 schließt sich zwischen 1775 und 1850 die Epoche des „Animalischen Magnetismus" an und damit der Versuch einer wissenschaftlichen Fundierung der Hypnose durch Franz Anton Mesmer. Am 23. Mai 1734 in Iznang, am deutschen Ufer des Bodensees geboren, absolvierte Mesmer seine Schulausbildung am Jesuitenkolleg zu Konstanz und begab sich nach der Promotion zum Doktor der Philosophie an der Ludwig-Maximilians-Universität zum Studium der Medizin nach Wien, wo ihm später die ersten Heilerfolge seiner „neuen" magnetischen Behandlungsweise zuteil wurden. Im Jahr 1766 promovierte er zum Doktor der Medizin mit der „Dissertatio de planetarum influxu", in welcher er die Grundlagen zu seinem späteren System des animalischen Magnetismus legte. Die Dissertation beschreibt den Einfluss der Planeten auf Körper und Krankheit und gibt Hinweise auf das Wirken und Arbeiten von Mesmer. Die Dissertation von Mesmer liegt heute noch im Original in der Nationalbibliothek in Wien auf.
Mesmer gilt gemeinhin als Vater der Hypnose im Westen. Er bezeichnete seine Behandlungstechnik als „animalischen Magnetismus", dessen Wirkungsprinzip auf einer gleichmäßigen Verteilung der kosmischen Energie („Fluidum"), welche das ganze Universum erfüllt, beruht. Für seine Heilbehandlungen stellte er beispielsweise eine große Holzbadewanne, genannt „baquet", auf, die mit „magnetischem Wasser" gefüllt war. Die Patienten versammelten sich um die Wanne und tauchten Eisenstangen, welche die magnetische Energie fortleiten sollten, in das Wasser. Manche der Anwesenden reagierten mit Krämpfen, Halluzinationen und scheinbarem Bewusstseinsverlust. Mesmer erachtete diese Zustände, von ihm als „Krise" bezeichnet, als notwendige Grundlage zur Heilung und der Wiederherstellung des gleichmäßigen Energieflusses im Körper. Er war der Meinung, dass alle Krankheiten auf ein Ungleichgewicht des animalischen Magnetismus, also einer ungünstigen Verteilung der magnetischen Energie im menschlichen Körper, zurückzuführen sind und durch eine gleichmäßige Neuverteilung der Energie mit Hilfe von Magneteisen beseitigt werden können. Eine „Krise" konnte auch hervorgerufen werden, indem der Magnetiseur mit den Händen knapp über der Körperoberfläche, ohne direkte Berührung, über den Körper des Kranken strich, vom Kopf bis zu den Händen, zum Bauch und zu den Beinen. Vermutlich wurden die Patienten in einen tranceähnlichen Zustand versetzt. Verbale Suggestionen waren dabei nicht von Bedeutung. Mesmers Heilsitzungen hatten einen stark theatralischen Charakter und schließlich wurde auch er der Scharlatanerie bezichtigt.
Sein Schüler Marquis de Puységur (1751-1825) beschrieb zum ersten Mal einen Schlaf-ähn-

lichen Zustand während des Magnetisierens bei einem Patienten, während dem dieser aber trotzdem in der Lage war zu kommunizieren. Es folgte die Epoche des „magnetischen Somnambulismus“.

4) Hypnose im 19. Jahrhundert – Der Braidismus

James Braid (1795-1860), ein schottischer Augenarzt, nannte diesen „Nervenschlaf“ „Hypnose“, und es folgte eine Epoche in der sich das Verständnis der Hypnose langsam von der „äußeren Kraft“ des Hypnotiseurs auf die „innere Kraft“ des Patienten verlagerte. Braid betrachtete die Ermüdung der Augen, die Fokussierung des Blickes auf ein Objekt und die gezielte Konzentration auf einen einzigen Gedanken als eine wesentliche Komponente der Hypnoseinduktion und der künstlichen Erzeugung eines „neurologisch“ bedingten Schlafzustandes. Er beschrieb auch Veränderungen in der Schmerzwahrnehmung im hypnotischen Zustand. Seine britischen Kollegen, unter anderen James Esdaile (1808-1859), wendeten in dieser Zeit die neue Technik erfolgreich zur Analgesie bei chirurgischen Eingriffen an. Der Begriff „Hypnose“ wurde von „hypnos“, dem griechischen Wort für „Schlaf“, abgeleitet. Hypnos, auch genannt „Sohn der Nacht“, ist in der griechischen Mythologie der Gott des Schlafes (lateinisch Somnus), der Sohn der Nyx (Göttin der Nacht bzw. Finsternis), der Zwillingsbruder des Thanatos (Gott des Todes) und Vater des Morpheus (Gott der Träume, der den Schlafenden in menschlicher Gestalt erscheint). Hypnos wird meist als Jüngling mit Flügeln an den Schläfen dargestellt.

5) Der Einfluss von Charcot und der Schule von Nancy

Der französische Neurologe Jean-Martin Charcot (1825-1893) von der Pariser Salpêtrière betrachtete Hypnose als psychiatrisches Phänomen. Er war der Meinung, dass Hypnose ein Symptom der Hysterie sei und ausschließlich Hysteriker hypnotisierbar wären. Demgegenüber standen Hippolyte Bernheim (1837-1919) und Auguste Ambroise Liébeault (1823-1904) aus der Stadt Nancy in Frankreich. Sie beschrieben die hypnotischen Phänomene als Ergebnis der Macht der Suggestion. Die heutige Auffassung der Hypnose im Sinne eines „psychischen Geschehens“ schließt sich dem an. Die Theorien bezüglich religiöser und magnetischer Ursachen für das „Hypnose-Erleben“ wurden zunehmend bedeutungslos.

Die Haltung der Schule von Nancy wurde im deutschsprachigen Raum von bekannten Psychiatern und Neurologen fortgeführt. In Deutschland u.a. von Oskar Vogt (1870-1959), sowie in Zürich von August Forel (1848-1930), Psychiatrieprofessor und Direktor der psychiatrischen Klinik des Universitätsspitals Zürich, und dessen Nachfolger Eugen Bleuler (1857-1939). Bedeutende österreichische Hypnosevertreter waren u.a. Richard Freiherr von Krafft-Ebing (1840-1903) und Julius Wagner-Jauregg (1857-1940). Freud wandte sich nach anfänglichem Interesse für Hypnose von ihr ab und widmete sich der freien Assoziation und der Psychoanalyse ohne Bewusstseinsveränderung durch Suggestion. Durch Freuds enormes Ansehen verschwand die Hypnose beinahe aus dem therapeutischen Bereich.

Doch nicht alle Ärzte waren Anhänger der Psychoanalyse. Im zwanzigsten Jahrhundert gelang es dem Berliner Arzt Johannes H. Schultz, viele posttraumatische Reaktionen mit Hilfe von Hypnose zu therapieren. Er betrachtete die bei Hypnoseeinleitung entstehenden körperlichen Empfindungen wie Wärme und Schwere als körperliche Erscheinung – Schwere im Zusammenhang mit Muskelentspannung und Wärme infolge der Erweiterung der Kapillaren. Unter Anwendung von Autosuggestionen erzielten seine Patienten die sogenannte „organismische Umschaltung“. Darauf aufbauend entwickelte er das Autogene Training, welches heutzutage meist klar von der klassischen Hypnose abgegrenzt wird.

6) Milton H. Erickson – Die Begründung der modernen Hypnose

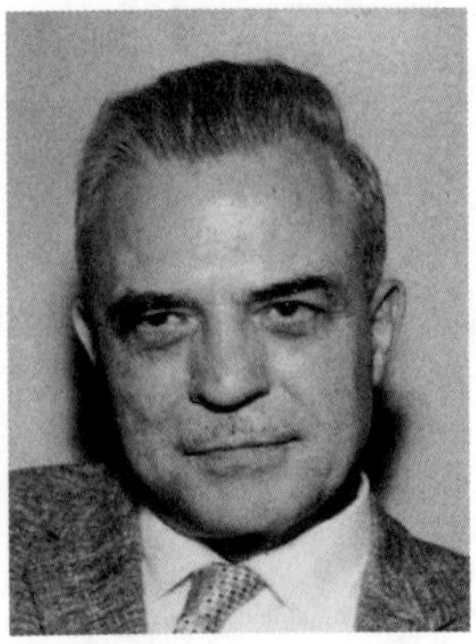

Von großer Bedeutung für die moderne Hypnose ist der amerikanische Psychiater Milton H. Erickson (1901-1980). Er arbeitete in der Hypnosetherapie meist mit indirekten Techniken, wie Geschichten und Metaphern („permissive storytelling"), und grenzte sich damit von der eher autoritären Fremdsuggestion der klassischen Hypnose ab. In den Fallbüchern (1976, 1979 und 1981) erläutert er seinem Schüler und Juniorautor Ernest L. Rossi seine Vorgangsweisen in der klinischen Hypnose und gewährt tiefe Einblicke in sein therapeutisches Handeln.

Erickson sah in jedem Menschen ein Individuum, und es war ihm ein Anliegen, die Psychotherapie so zu definieren, dass sie der Einzigartigkeit der Bedürfnisse eines Individuums gerecht wird. Erickson ging davon aus, dass der Patient Selbstheilungsressourcen besitzt, und dass man mit hypnotischer Trance einen Zugang zu den eigenen Ressourcen schaffen kann. Er litt an chronischen Schmerzen, und aus eigener Erfahrung wusste er um den Nutzen der Selbsthypnose in Bezug auf Schmerzbewältigung. Er betrachtete die Hypnose als eine Veränderung des Bewusstseinszustandes, bei der zeitgleich Entspannung herbeigeführt und die Aufmerksamkeit fokussiert wird, um dadurch den Zugang zu den eigenen Ressourcen zu eröffnen, und des Weiteren infolgedessen eigene Lösungen in Bezug auf die krankmachende Situation finden zu können. Dieser „Trancezustand" kann fremdsuggestiv, autosuggestiv oder durch Meditation, rhythmische Bewegung, Musik oder Rituale erreicht werden und wird auch gegenwärtig in der modernen Hypnosetherapie angewendet. Erickson hat sein therapeutisches Procedere nicht schematisiert oder mit Theorien fundiert.

Er erstellte für jeden Patienten ein neues Konzept und eine theoretische Begründung für die Vorgangsweise in der Therapie. Trotz der individuellen Therapieplanung lassen sich aus seinen Fallberichten (Gesammelte Werke 1995-98) und den publizierten Transskripten (Erickson u. Rossi 1981; Erickson et al., 1978; Zeig 1980, u.a.) eine Reihe von Grundsätzen herleiten, die man in Anlehnung an Revenstorf und Peter (2001) wie folgt zusammenfassen kann:
Utilisation: Die individuellen Merkmale und Interaktionsmuster des Patienten, einschließlich des Symptoms und des Widerstandes werden für Veränderungen genutzt.

Destabilisierung: Um das Aufgeben festgefahrener kognitiver Positionen und Verhaltensmuster zu erleichtern, kann durch Konfusion die mentale Beweglichkeit des Klienten wiederhergestellt und eine Problemlösung oder Annahme von Suggestionen erleichtert werden.

Beiläufigkeit: Die relevante Information wird indirekt durch Einbettung, Implikation, Negation der Negation u.Ä. vermittelt.

Minimale Veränderung mit Kaskadeneffekt: Um die Veränderung einzuleiten, wird an einer „unverdächtigen" Stelle eine kleine Intervention gesetzt. Ist das Verhaltensmuster einmal unterbrochen, ergibt sich möglicherweise eine Neuorganisation im Sinne eines Kaskadeneffekts.

Schutz des Unbewussten: Eine vorläufige Amnesie durch Ablenkung oder Amnesiesuggestion ist oft von Vorteil, bis eine Auseinandersetzung und Akzeptanz der in Trance bearbeiteten Inhalte sowie die Realisation der in Trance gefundenen Lösungen im Alltag erfolgt ist.

7) Hypnose im 21. Jahrhundert

Heutzutage gewinnt man zunehmende Erkenntnisse über die neurobiologischen Grundlagen der Hypnose aufgrund von bildgebenden Verfahren. Man weiß, dass Trancezustände mit neurobiologischen Veränderungen der Hirnfunktionen einhergehen, und teilweise können diese auch bereits erfasst werden. Welche hirnphysiologischen Vorgänge während eines veränderten Bewusstseinszustandes ablaufen und welchen Mechanismen diese zugrunde liegen, ist im Moment eine der spannenden Kernfragen der neurowissenschaftlichen Tranceforschung.

Diagramm – Zusammenfassung der Geschichte der Hypnose

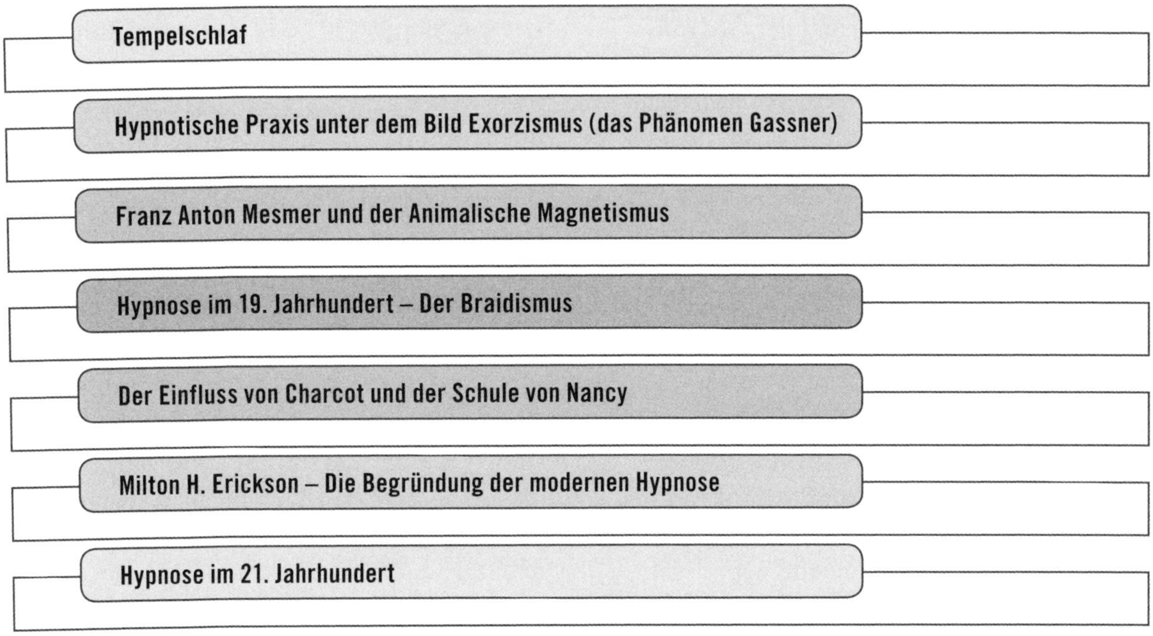

8) EXKURS: Randgebiete der Hypnose vor dem ersten Weltkrieg

L.J. Rumpl

Vor allem in der Romantik beginnend und abrupt mit dem ersten Weltkrieg endend, hatten sich verschiedene Randgebiete der Hypnose etabliert, welche auch einen gesellschaftlichen Stellenwert hatten. Konstantin Hasert veröffentlichte (Ulr. Moser Vlg. Graz, 1907) eine kurze illustrative Abhandlung, welche auch den damaligen Zeitgeist gut dokumentiert. Das Buch ist in drei Teilbereiche/Kapitel gegliedert.

Das Gedankenlesen

Um aufzuzeigen, was man sich unter Gedankenlesen vorstellen kann, werden nun anfangs ein paar Beispiele diesbezüglich aufgelistet. Diese mögen zwar anfangs wunderhaft wirken, doch wird daraufhin auf eben diese Phänomene eingegangen und durch genauere Betrachtung und Erklärung werden diese „Wunder“ entkräftet.

1) Beispiel

Personen verstecken einen kleinen Gegenstand in einem Zimmer. Daraufhin wird der Gedankenleser in das Zimmer gerufen und dieser nimmt dann eine Person an die Hand (evtl. nur am Radialispuls) und führt diese durchs Zimmer.

Nach wenigen Minuten errät er das Versteck des Gegenstandes. Ebenfalls ist dies mit einem Stock als Verbindung zwischen Person und Gedankenleser möglich.

2) **Beispiel**

Es werden mehrere Karten auf den Tisch gelegt, wobei der Gedankenaufgeber an eine Karte denken soll, ohne sie anzuschauen. Der Gedankenleser nimmt ihn an die Hand und fährt langsam mit der anderen Hand über die Karten und nimmt die richtige.

3) **Beispiel**

Der Gedankenleser (GL) hält schreibbereit einen Stift in der Hand und der Gedankenaufgeber legt seine rechte Hand sanft auf die des GL. Nun muss sich der Aufgeber eine Zahl oder einen Buchstaben vorstellen, die der Gedankenleser dann niederschreibt.

Nun zu den Erklärungen:

Lt. Autor sind Vorstellungen, Gedanken, Gefühle Seelenzustände, die die jeweilige Person nur selbst in sich trägt ohne sie direkt übertragen zu können. Um sie übertragen/mitteilen zu können, muss die Person diese erst umwandeln um sie dann über körperliche Sinne weitergeben zu können. Auch beim Gedankenlesen wird der Gedanke nicht direkt übermittelt, sondern geht über die Sinne und wird deshalb auch über die Sinne des Gedankenlesers aufgenommen. Somit lässt sich schon erahnen wie hochsensibel der Gedankenleser auf unbewusste Reaktionen des Gedankenaufgebers sein muss. Um dies verständlicher auszudrücken, die Erklärungen zu den oben aufgeführten

Beispiele:

Zu Beispiel 1

Um den versteckten Gegenstand zu finden, schlägt der Gedankenleser verschiedene Richtungen ein und achtet feinfühlig auf – dem Aufgeber unbewusste – Zuckungen der Hand. Dem Gedankenaufgeber ist nicht bewusst, dass es diesen einwenig zu dem Gegenstand zieht und deswegen bei falschen Richtungseinschlägen des Gedankenlesers kurz minimal dagegensteuert, bzw eher in die Richtung des Gegenstandes einlenkt. Nochmal mit dem Hinweis: Ohne dass sich der Aufgeber dessen selbst bewusst ist.

Zu Beispiel 2

Bei dem Trick mit den Karten funktioniert es in ähnlicher Weise wie bei Beispiel 1, denn auch hier achtet der Gedankenleser auf mögliche Zuckungen, die das Gegenüber tätigt, wenn über seine ausgesuchte Karte gefahren wird, und verrät sich dadurch selbst ohne dies zu wissen.

Zu Beispiel 3

Um das Beispiel mit der erratenen Zahl oder dem Buchstaben verstehen zu können, sollte man wissen, dass sich ein einfacher Gedanke über minimale Schreibbewegungen der dominanten Hand äußert. Diesen sind wir uns zumeist nicht bewusst und doch kann der Gedankenleser diese feinen, sich wiederholenden Zuckungen von anderen unregelmäßigen schwachen Bewegungen der Hand (Puls-, Nervenbewegungen) unterscheiden und lässt somit den Gedankenaufgeber durch seine Hand schreiben. Wenn sich der Gedankenaufgeber jedoch dieser Tatsache bewusst ist und sich infolgedessen hütet Zuckungen zu machen, ist es kaum möglich das zu erraten. Hierbei kann man nur durch sensibelstes achten auf dessen Flüstersprache auf die Ziffer kommen. Die Flüstersprache ist, gleich wie die unbewusste Schreibbewegung, eine Tatsache, welche uns beim Denken von Ziffern/Buchstaben begleitet. Denken Sie nun an eine sechs und wiederholen Sie diesen Gedanken öfters. Es wird Ihnen vielleicht auffallen, dass die Zunge eine minimale Bewegung mitmacht und auf diese achtet der Gedankenleser dann. Auch hier sollte erwähnt sein, dass Wissende die Möglichkeit haben, die Zunge unbewegt zu lassen.

Nachdem diese Beispiele betrachtet wurden, kann man zum Schluss kommen, dass ein Gedankenleser eine hyperästhetische Person (mit sehr feinen Sinnen), sein muss, welcher dann mit voller Aufmerksamkeit von den minimalen, unbewussten Handlungen des Aufgebers abhängig ist. Diese Tatsache beruhigt, wenn man Gedankenlesen bisher mit „Menschendurchblicken wie mit einem Röntgengerät“

verstand. Jedoch will der Autor vor Wahrsagerinnen warnen, die laut ihm fein geübte Gedankenleserinnen mit ausgeprägter Menschenkenntnis wären. Diese versuchen nämlich meist, anfangs das volle Vertrauen mithilfe vorher erwähnter Methoden zu gewinnen, um dann etwas Allgemeingültiges zu erfinden. Hier bauen die Wahrsagerinnen auf das Prinzip, dass nicht eingetretene Dinge bald wieder vergessen werden, und die anderen allzu oft erzählt werden. Unter Gedankenlesen können Tricks verstanden werden, welche unter feinster Beobachtung und Gespür (also mit äußerst ausgeprägten Sinnen) zum Erkennen unbewusster Reaktionen des Gegenübers führen. Es sollte jedoch darauf hingewiesen werden, dass nur das behandelte Buch dieser Aussage zu Grunde liegt und es evtl. noch weitere Meinungen/Erkenntnisse zu diesem Thema geben könnte.

Hypnotismus

Der Autor bezeichnet die Hypnose als eine Art künstlichen Schlafes, welcher sich vom natürlichen Schlaf nur dadurch unterscheidet, dass bei diesem die Aufmerksam völlig erloschen ist. Bei der Hypnose sind im Gegensatz ein oder mehrere Sinnesgebiete auf den Hypnotiseur konzentriert (Anm.: man kann hier schon die Parallelen zu der modernen Definition hypnotischer Trance erkennen – eines normalen, physiologischen, tief entspannten Zustandes mit fokussierter Aufmerksamkeit). Des Weiteren soll hier noch einmal darauf hingewiesen werden, dass das Buch 1907 geschrieben wurde und somit gewisse Dinge überholt sind, da u.a der Begründer der modernen Hypnose – Milton Erickson – zum Zeitpunkt des Erscheinens des Buches erst sechs Jahre alt war.

Die vorgestellten Methoden des Hypnotisierens wirken durch Autosuggestion, wobei dem Hypnotisand durch Zeichen und Worte die Vorstellung vom Schlaf eingeredet wird. Indem er diese Vorstellungen annimmt und den Schlaf erwartet, hat er auch schon eine Neigung und Willigkeit zur Trance.

Es werden so manche Hypnoseeigenschaften aufgeführt wie zum Beispiel, dass es möglich sei den Körper eines Hypnotisanden so starr werden zu lassen, dass man diesen zwischen zwei Sesseln auf denen nur Kopf und Fuß aufliegen, waagrecht liegen lassen kann. Man könne sich dann sogar in die Mitte setzen und der Körper bliebe steif.
Das Merkwürdige an der Hypnose ist aber die Abhängigkeit des Hypnotisanden vom Hypnotiseur, wobei der Hypnotisand annähernd jeden Schwachsinn, der ihm aufgetragen wird, ohne zu hinterfragen ausführt bzw. glaubt.

Diesbezüglich seien ein paar Beispiele erwähnt:

* Man kann dem Hypnotisand im Trancezustand ein Glas Wasser reichen und ihm sagen, dass sich darin Himbeersaft oder auch Salz befindet und seine Gesichtszüge werden beim Trinken dementsprechend reagieren.

* Des Weiteren kann man dem Hypnotisand eine Zwiebel reichen, ihm sagen es sei ein Apfel und er wird ihn genießen.
* Ein ebenfalls eindrückliches Beispiel ist, dass Personen, welche lt. Hypnotiseur nicht mehr im Raum sind, für die Hypnotisanden wirklich nicht im Raum sind und so kann es vorkommen, dass sich der Hypnotisand über die in der Luft schwebende, selbstrauchende Zigarre wundert.
  Um aber auch positive Effekte für die hypnotisierte Person darzulegen, sollte erwähnt werden, dass sich deren Sinne durch Hypnose stark schärfen lassen. Um dies auch hier mit einem Beispiel zu unterlegen, soll ein Bursche erwähnt werden, dessen Auge soweit geschult wurde, dass er schließlich durch die Augen des Hypnotiseurs ein Buch lesen konnte.

- **Wie aber erklärt sich die Abhängigkeit vom Hypnotiseur?**
  Wenn ein Befehl erteilt wird, dann reagiert jede Person mit der Vorstellung der Bewegung/Handlung und erzeugt auch eine schwache Neigung diese Handlung auszu-

führen. Im normal bewussten Mensch wird diese Neigung dann durch andere hemmende Einflüsse kontrolliert und korrigiert, weil der Verstand einem z.B. zeigt, dass man sich damit lächerlich machen würde. Beim Hypnotisierten fehlen diese hemmenden Einflüsse jedoch und so führt er diese Befehle ohne zu hinterfragen aus.
Man soll wissen, dass das was die Hypnotisanden von sich geben, niemals ihr sonstiges Wissen übersteigen kann. Sehr wohl kann aber Wissen hochkommen, welches schon längst als vergessen galt. Wie zum Beispiel Gedichte, griechische Verse, die einem als Kind vorgelesen wurden. Unser Unbewusstsein speichert jegliche Information (11 Mio Bits/sek) die uns im Laufe des Lebens widerfährt. Im Gegenzug kann unser Bewusstsein nur ca 40 bits/sek aufnehmen. Es soll gezeigt werden, dass unser Unbewusstes Informationen aufnimmt, die wir nicht realisieren und doch werden diese abgespeichert und können durch hypnotische Trance verfügbar werden.

- Wie erklärt sich die scheinbar lächerliche Täuschung der Sinne?
  Die Täuschung der Sinne kann man sich durch die fehlende Wahrnehmung der umgebenen realen Welt erklären. Dies möchte ich in einem Beispiel zeigen:
  Wenn man im wachen Zustand versucht sich so intensiv wie möglich vorzustellen auf einer Turmspitze zu stehen, so kann man sich zwar in diese Situation einfühlen, doch wirklich Angst wird man nicht bekommen.
  Sollte man die gleiche Situation im Traum erleben, dann sieht die Reaktion völlig anders aus. Die Knie fangen zu zittern an, man klammert sich fest an das Geländer der Turmspitze und ist somit voll in der Situation gefangen, ohne dran zu denken, dass es nicht Wirklichkeit ist. Dies geschieht dadurch, dass einem die Wahrnehmung der umgebenden wirklichen Welt gänzlich fehlt, wonach man die Traumvorstellung berichtigen könnte, weil eben die Traumvorstellung im Moment die ganze und einzige Welt ist.
  Der Hypnotisierte befindet sich in einer ähnlichen Lage, doch ist er hochkonzentriert was einen oder wenige Sinne betrifft, und die anderen Sinne „schlafen". Das kann man am Beispiel mit der genussvoll gegessenen Zwiebel erkennen bei dem den Hypnotisanden gesagt wird, dass es ein leckerer Apfel sei. Der Hypnotisand ist aufmerksam konzentriert im Gehörsinn, doch alle anderen Sinne „schlafen" und so kann er durch andere Sinne nicht berichtigt werden und muss die eingegebene Vorstellung kritiklos für richtig halten.

- Zum Schluss dieses Kapitels geht der Autor noch auf die Frage ein, ob bzw. wann die Hypnose schädlich sei?
  Es wird erwähnt, dass man über eine hypnotische Trance Krankheiten wie Hysterie, Zwangsvorstellungen, Schlaflosigkeit, Suchtkrankheiten und weitere psychische Krankheiten ohne Organschaden gut behandeln kann und dass es einem fachkundlichen Arzt erlaubt sein muss, diese anzuwenden. Jedoch wird stark davor gewarnt, dass ein unkundiger Laie mehr Schaden (in Form von psychischen Krankheiten) als Nutzen anrichten könnte und somit höchste Vorsicht geboten sei.
  Ein anderes Thema sind aber moralische Gefahren. Denn durch Hypnose kann man leicht zum Opfer sexueller Gewalt oder Diebstahl werden, zum Werkzeug für Verbrechen und vieles mehr missbraucht werden.
  Der Autor zitiert Wilhelm Wundt welcher aufzeigt, dass Hypnose durchaus als Sklaverei auf Zeit verstanden werden kann, bei dem die jeweilige Person nicht nur ihre Verfügungsrechte sondern auch ihre Verfügungsmöglichkeit über dessen Willen beraubt wird.

Spiritismus

Spiritismus bezeichnet moderne Formen der Beschwörung von Geistern, insbesondere von Geistern Verstorbener (Totenbeschwörung): Diese können sich mithilfe eines Mediums (=feinfühlige Person) für uns wahrnehmbar

mitteilen. Medium (auch Channel genannt) bezeichnet eine Person, die von sich behauptet, Botschaften von übernatürlichen Wesen wie Engeln, Geistern oder Verstorbenen zu empfangen oder anders geartete „nicht-physikalische" Wahrnehmungen zu haben.
Es soll jedoch eindrücklich darauf hingewiesen werden, dass Spiritismus vom Spiritualismus abgegrenzt wird, wobei zweiteres einfach nur eine Gläubigkeit beinhaltet welche religiöse, traditionelle oder persönliche Komponenten enthalten kann und keinen strikten Reglements unterworfen ist. Anders gesagt wird der Spiritualismus (lat.: spiritus = Geist) ganz allgemein als eine Weltanschauung bezeichnet, die im Geistigen die wahre Grundlage der Welt sieht. Nun aber wieder zurück zum Spiritismus.

Geschichte des Spiritismus

Schon im alten Griechenland wurde über Orakel (Zb.: in Delphi) versucht Botschaften des Jenseits zu erfassen. Hierfür dienten meist Frauen, die die Funktion als Medien übernahmen und ein Priester versuchte diese dann zu deuten. Und so findet man dann auch bei Pythagoras und Sokrates Schriften die auf diese wunderbare Kommunikation hinweisen. Da die Auslöser der Phänomene nicht im Materialismus erklärt werden konnte, wurde es vermehrt dem Okkultismus („occultus =verborgen, geheim") zugeordnet und erst durch Franz A. Mesmer(1734-1815), der diese Phänomene durch Magnetismus zu erklären versuchte, gab es ein „Erklärungsmodell". (Nach Mesmer ist das Weltall von einem „feinen, wellenartig wogenden Fluidum erfüllt", das er als Magnetismus bezeichnete. Diese Naturkraft durchdringt den gesamten Kosmos und wirkt auf die Lebensfunktion sämtlicher Lebewesen ein. Nach Mesmer findet ein wechselweiser Einfluss unter den Himmelskörpern, der Erde und allen lebenden Wesen statt.)

In der Geschichte des modernen Spiritismus ist vor allem die Familie Fox aus New York zu nennen, die behauptete in ihrem Haus seltsame Klopfgeräusche zu hören. Um diese zu deuten, ordnete man, wie damals schon üblich, jedem Buchstaben im Alphabet eine bestimmte Anzahl von Klopfzeichen zu und versuchte somit die Botschaft des Geistes zu entschlüsseln. Die Familie Fox ging damit mit großem Erfolg an die Öffentlichkeit, die auch gern zahlte um sich selber davon zu überzeugen. Bald darauf wurden vor allem in den USA vielerorts ähnliche Veranstaltungen abgehalten. Um die Informationen leichter entschlüsseln zu können wurde die Planchette erfunden. Diese ist in aller Regel ein dreibeiniges Tischchen, wobei zwei „Beine" Rollen besitzen und der dritte einen Bleistift. Dieser zeichnet auf einem Blatt Papier die Wünsche, Vorausdeutungen, Befürchtungen der Geister welche im Medium (meist Frauen) unbewusste Reaktionen auslösen und diese somit auf das Blatt Papier übertragen.

Die Bewegung des Spiritismus wurde immer größer, breitete sich auch auf Europa aus und es entstanden weitere okkulte Techniken wie zum Beispiel das Tischchenrücken (1853). Hierbei sitzen die Teilnehmer um einen großen Tisch und bilden eine Kette, indem jeder seine Hände auf den Tisch legt, so dass er mit den beiden kleinen Fingern die Finger der Nachbarn berührt. Der Tisch beginnt nach kurzer Zeit zu krachen und macht planlose Bewegungen bis er dann durch das Aufschlagen des Fußes passende Antworten gibt.

Ein Aufschlagen bedeutet „Ja", zweimaliges Aufschlagen bedeutet „Nein". Es muss aber erwähnt werden, dass die beobachteten Phänomene weitaus über dieses Tischkrachen hinausgehen und so wurde zum Beispiel von Stühlen, die sich mitsamt den Personen erhoben, Glocken, die von selbst läuteten, Gegenständen die herumflogen, Materialisationen aus der Geisterwelt, Geister, die sich blicken ließen und vieles mehr berichtet. Für diese Sitzungen benötigte man ein Medium, welches sich meist im Nebenzimmer oder anderswo abseits in Trance befand und die Situation beherrschte, indem es die Sitzordnung, Dunkelheit, Teilnehmer und weitere Anordnungen bestimmte.

Der Autor beschreibt, dass der Mensch laut den Spiritisten aus Leib, Seele und dem Geist besteht. Letzterer besitzt eine halbmaterielle, dunstartige Hülle. Dieser wird als Perispirit bezeichnet. Indem sich der Perispirit des Mediums mit dem des Geistes verbindet, könne er sichtbar und greifbar werden. Dies soll die Begründung für die Phänomene sein.

Nun stellt sich jedoch die Frage, ob man diese Erscheinungen auch naturwissenschaftlich erklären könnte. Dieser Perispirit lässt sich natürlich nicht nachweisen. Er ist etwas Feinstoffliches, welcher paradoxerweise in der Lage ist (u.a. schwere) Gegenstände zu bewegen. Oftmals wird berichtet, dass sich diese Geister als berühmte Persönlichkeiten ausgeben, doch besuchen sie die Personen nicht um ihnen Wissen oder „geistreiche" Gedanken zu übermitteln. Vielmehr treten die Geister dort auf um ihren Schabernack zu treiben und ernsten Fragen auszuweichen. Dies lässt auch den Autor stark zweifeln, ob an diesen Techniken, Geister zu rufen etwas dran sei. Es wird erwähnt, dass sie noch niemals naturwissenschaftlich, geschichtlich oder philosophisch eine neue Aufklärung brachten. Sie hätten für all diese Themen kein Interesse und Verständnis. Überdies soll erwähnt werden, dass die Geister nach der Bildung und Anschauung der Medien antworten und handeln und sich somit auch immer wieder widersprachen. Hierzu will ich A. Lehmann zitieren: „Unter tausend Spiritisten hat wohl kaum einer mit eigenen Augen etwas gesehen, was ihn vom Mitwirken der Geister wirklich hätte überzeugen können, wenn er nicht von vornherein den Glauben daran mitgebracht hätte."
Um diese Phänomene zu erklären weist der Autor zu allererst auf den Beobachtungsfehler hin, welcher vor allem bei Erwartungshaltung und Glauben, an in diesem Fall Geister, vorkommt und meint, dass Gemütsbewegungen wie z.B. Liebe, Hass, Erwartung usw. einseitig blind machen und man sich somit in solchen Situationen nicht auf seine gesunden Sinne verlassen sollte. Des Weiteren muss man sich bewusst sein, dass das Medium die Situation beherrscht und alle Dinge wie Sitzordnung, beteiligte Personen, Dunkelheit etc. wie sie will, durchsetzt.

Um die Bewegungen des Tisches zu erklären muss zuerst auf das Phänomen der Zitterbewegungen eingegangen werden. Einerseits gibt es Zitterbewegungen, die sich zum Beispiel beim Anlegen eines Gewehres äußern und sind Ausdruck von Puls, Atmung und Ermüdung der Muskeln. Des Weiteren gibt es aber Zitterbewegungen die durch bloße Vorstellung verursacht werden. Diese werden also vom Menschen selbst, ohne dass sich dieser dessen bewusst ist, ausgeführt. Hierzu ein Beispiel: Wenn man einem Menschen ein Pendel in die Hand gibt und sagt er solle dieses Pendel nicht bewegen, dann aber ein Lineal darunter legt und ihm sagt, dass das Pendel die Richtung des Lineals annehmen wird, dann wird dies auch geschehen. Die minimalen Bewegungen durch Puls etc. lassen das Pendel etwas unruhig schweben und wird dann die kleinste Bewegung, in die „richtige" Richtung erkannt, dann verstärkt man diese unbewusst durch die Erwartungshaltung. Wie schon im ersten Teil dieser Arbeit erwähnt, führen wir kleinste Bewegungen der Hand durch (Zitterbewegungen), sobald wir an ein Wort denken. Dies lässt die Funktionsweise der Planchette erklären. Auch wenn das Medium versichert, dass es selbst nicht dazu beiträgt, so kann der Mensch durchaus geistige Tätigkeiten üben, ohne zu bemerken, dass er selbst derjenige ist, von dem dies ausgeht. Auch beim Tischrücken kann man erklären, dass die Teilnehmer anfangs kleine Zuckbewegungen ausüben und diese dann additiv zu einem passenden Geräusch des Tisches werden. Dies wird dann durch die Erwartungshaltung aufgenommen und immer weiter unbewusst verstärkt, sodass dann passend zu Fragen deutliche Klopfgeräusche auftreten.

Viele Skeptiker des Spiritismus versuchten zu beweisen, dass dies alles nur Humbug sei, und so entlarvten sie auch einige Medien. Auch die Geschwister Fox gaben nach 40 Jahren zu, dass sie die Klopfgeräusche selbst machten. Wenn aber, wie gemeint wird, keine „echten" Geister im Spiel sind dann bleibt aber unbestritten, dass diese Medien die Kunst der Täuschung bis ins letzte Detail beherrschen und in der heutigen Zeit evtl. große Magier wären.

Die schwebenden Gegenstände erklärt der Autor nur nebensächlich durch suggestive Halluzination bzw. als Übertreibung der wundersüchtigen Erzähler. Er versucht in diesem Buch jegliche Vorkommnisse zu entkräften und Gegenbeweise zu finden, was ihm großteils auch gut gelingt. Der Autor weist jedoch öfters darauf hin, dass man die Medien nicht alle als Schwindler abtun darf, denn vielen kann kaum bewusst sein, dass sie die Antworten unwillkürlich selbst hervorbringen.

Wie hier gezeigt wurde, kontrolliert und beeinflusst uns unser Unbewusstes in einer Weise, wessen wir kaum erahnen können. Wie jedoch die gezeigt wurde, gibt es verschiedenste Ansichten zum Unbewusstsein/Unterbewusstsein. Wie zum Beispiel, die von Elka Waclawiczek, welche mit schamanistischen Techniken arbeitet und das Unterbewusstsein als Synonym für Ahnen sieht, welche im Schamanismus und anderen Religionen, Völkern stark präsent sind. Oft werden in Nahtoderfahrungen ähnliche Dinge beschrieben. Gleiches gilt für das Buch „Der Quantenmensch" von Michael Murphy, welcher von Verstorbenen berichtet, die von Menschen erkannt worden sind, die sich in extremen Situationen befanden. (Mount Everest, allein auf See, Grönland-Durchwanderung..)
Es ist von Bedeutung Phänomene wissenschaftlich zu untersuchen, doch sollte einem klar sein, dass unsere Wissenschaft nur ein solches Wissen schafft, welches mit den derzeitigen Techniken möglich ist und sich diese ständig entwickeln, sodass wir längst nicht sagen könnten: „Nur das, was nachweisbar ist, stimmt auch".
Wichtig ist jedoch nicht alles blind zu glauben sondern kritisch zu hinterfragen, Meinungen und Behauptungen mit anderen zu vergleichen aber vor allem keine voreingenommene Haltung zu haben, denn dann kommt man nicht aus seinem Horizont hinaus.

Diagramm – Exkurs, Zusammenfassung

Romantik → 1. Weltkrieg:

- Verschiedene Randgebiete der Hypnose

Das Gedankenlesen

- Beispiele zum Gedankenlesen finden sich im Text

Hypnotismus

- Eine Art künstlichen Schlafes
- welcher sich vom natürlichen Schlaf dadurch unterscheidet, dass bei diesem die Aufmerksamkeit völlig erloschen ist.

Spiritismus

- Spiritismus bezeichnet moderne Formen der Beschwörung von Geistern
- Insbesondere von Geistern Verstorbener (Totenbeschwörung)

III. ZUSAMMENHÄNGE ZWISCHEN TRADITIONELLER MEDIZIN IN EUROPA UND IM ASIATISCHEN RAUM

E. Kaza, R. Gasser

1) Medizin der klassischen Antike in Europa

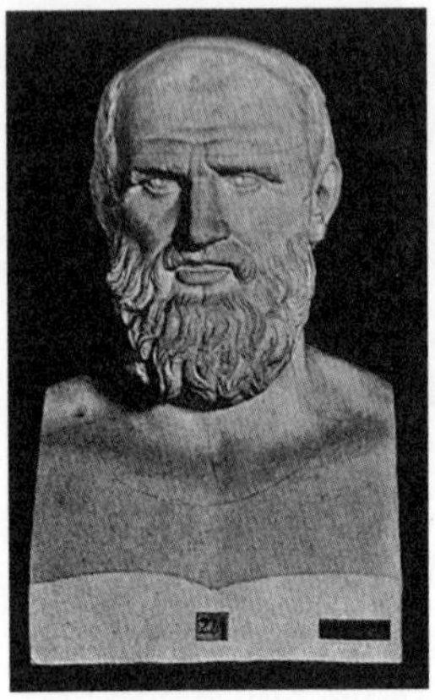
commons.wikimedia.org

In der klassischen Antike lag die Heilkunde zunächst in den Händen von Priestern und war Gegenstand zur Vertreibung von Dämonen. Unter dem Einfluss der vorsokratischen Naturphilosophie (Pythagoras, Empedokles, Plato) wurde im 5. Jahrhundert v. Chr. diese sogenannte „magische Medizin" abgelöst. Dieser Wandel ist eng mit Hippokrates von Kós verknüpft. Hippokrates gilt als Begründer der Medizin als Wissenschaft. Der Körper wurde als Ganzes beobachtet und die Selbstheilung wurde mit Einflussnahme auf seine Zusammensetzung verbessert. Dies ist der Anfang der Humoralpathologie. Als Vorsokratiker wurden diejenigen antiken Philosophen bezeichnet, die vor Sokrates lebten und somit von dessen Philosophie nicht beeinflusst waren. Ein zentrales Thema, das die Vorsokratiker beschäftigte, war die Frage nach dem Urprinzip, aus dem alles entstanden ist. So beschäftigte sich Pythagoras von Samos vor allem mit Zahlen. Er gründete unter anderem die erste italienische Schule. Die Grundprinzipien des Universums waren für die Pythagoreer an Zahlen und Proportionen abzulesen, die Gegensätze im Kosmos werden durch Harmonie zusammengehalten. Damit gilt Pythagoras als der Begründer der Zahlentheorie und der Entdecker der Harmonielehre. Ein anderer Vorsokratiker, Empedokles, prägte die Vier-Elemente-Lehre. Diese besagt, dass alles Sein aus den vier Grundelementen (Feuer, Wasser, Luft und Erde) besteht. Damit inspirierte er maßgeblich Platon.

Sokrates hingegen rückte anstelle des metaphysischen Prinzips den Menschen in den Mittelpunkt der Philosophie. Cicero beschreibt die Sokratische Wende mit den folgenden Worten: „Sokrates hat die Philosophie vom Himmel auf die Erde geholt".

Die theoretische Grundlage der griechischen Medizin ist die Säftelehre (Humoralpathologie), die von den Hippokratikern als Krankheitskonzept entwickelt wurde. Sie beruht auf der Elementelehre (beginnend mit 2 Säften) und wurde schließlich von Galenos in ihrer endgültigen Form (4 Säfte) entwickelt. Die vier Säfte werden als Blut, schwarze Galle, weiße oder gelbe Galle und Schleim bezeichnet. Jeder Saft wird in einem eigenen Organ synthetisiert und besitzt zwei Qualitäten, als Beispiel: Gelbe Galle – heiß und trocken; Schwarze Galle – trocken und kalt; Blut – nass und kalt; Schleim – nass und kalt. Die Ausgewogenheit der Säfte, bezeichnet als Eukrasie, ist gleichbedeutend mit Gesundheit. Störungen dieser Ausgewogenheit (Dyskrasie) werden dementsprechend als Krankheit bezeichnet. Überfluss wird mit Reduktion wie zum Beispiel mit Abführen, Erbrechen, Aderlass oder Schwitzen behandelt. Die Anatomie und Pharmakologie wird nur minimal verwendet, wogegen die Lebensberatung im Vordergrund steht.

Integraler Bestandteil von Galens Viersäftelehre waren die Anwendung des Viererschemas auch in der Temparamentenlehre und den vier

Jahreszeiten. Nach Hippokrates, schwankt der jeweilige Anteil der Körpersäfte je nach Jahreszeiten. Im Winter nimmt der Schleim zu, im Frühling nimmt aufgrund der ansteigenden Zahl an warmen Tagen das Blut zu. Das Blut behält im Sommer seine Stärke, die Galle nimmt zu und bewahrt diesen Zustand bis zum Herbst. Im Herbst, beherrscht die Galle den Körper, das Blut wird gering.

Krankheiten wurden in der Medizin der klassischen Antike in Europa eng mit der Mythologie und Gottesstrafen verbunden. Zum Beispiel wurde die Tollwut, eine durch das Rabiesvirus ausgelöste, fast immer tödliche Enzephalitis, als Geisteskrankheit gedeutet. Da die Krankheit unweigerlich zum Tod führt, schürte die Tollwut in früheren Zeiten die Ängste und vor allem die Phantasien der Menschen. Man glaubte, dass die Tollwut von den Göttern (Artemis, Hekate, Aktaion und Lykaon) geschickt wurde. Aristoteles and Euripides beschäftigten sich auch mit der Krankheit. Hekate war in der griechischen Mythologie die Göttin der Zauberkunst, des Spuks und der Wegkreuzungen. Sie wird oft als furchteinflößende Göttin dargestellt. Man glaubte, dass Hektate nachts Tote aus ihren Gräbern holt. Ihrem Zweitnahmen „Hundsköpfige“ gerecht, wird sie umgeben von Hunden dargestellt.

Die Ärzte der klassischen Antike versuchten mit verschiedenen Kräutermixturen diverse Schlangenbisse und Wunden zu heilen. Mithridates VI, genannt Eupator Dionysos, war im 1. Jahrhundert v. Chr. König von Pontos. Pontos war zu dieser Zeit das größte und einflussreichste Königreich in Kleinasien. Als Jugendlicher hatte er seinen Vater und seine Mutter vergiftet, um an die Macht zu gelangen. Aus diesem Grund hatte er selbst vor Giftanschlägen Angst, weswegen er mit Hilfe seines Leibarztes die Rezeptur eines bereits bestehenden Heilmittels erweiterte. Das seit 170 vor Chr. existierende Arzneimittel „Theriak“ bestand aus Anis, Fenchel, Kümmel. Mithridates erweiterte die Rezeptur des Theriak auf 54 In-

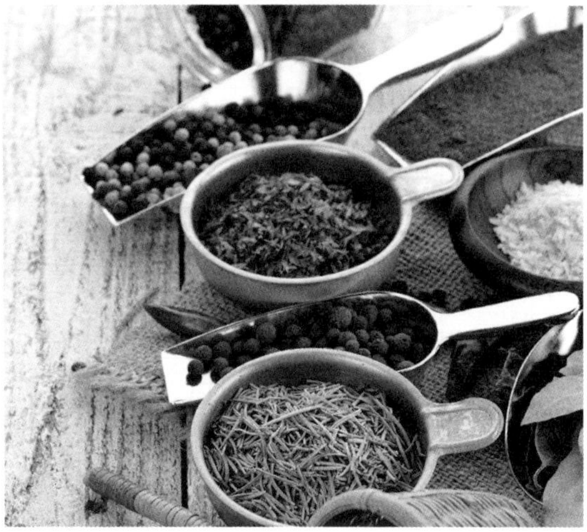

gredienzen, darunter auch „magische“ Zutaten wie Entenblut, Schlangen- und Krötenfleisch. Dieses Mittel wurde nach ihm „Mithridat“ genannt. Er selbst nahm es als Vorbeuge gegen Giftanschläge ein. Später wurde dieses Arzneimittel um Opium als weitere Zutat erweitert und in Theriak umbenannt. Im Mittelalter galt Theriak oft als universelles Wundermittel, das auch gegen Syphilis, Pest und Cholera angewendet wurde. Die erste gesamtdeutsche Vorschrift für die Arzneibereitung, die Pharmacopoea germanica von 1882, beschreibt das Rezept wie folgt: 1 Teil Opium, 3 Teile spanischen Wein, 6 Teile Angelikawurzel, 4 Teile Rad. Serpentariä, 2 Teile Baldrianwurzel, 2 Teile Meerzwiebel, 2 Teile Zitwerwurzel, 9 Teile Zimt, 1 Teil Kardamom, 1 Teil Myrrhe, 1 Teil Eisenvitriol, 72 Teile Honig.

In der Römischen Antike wurde der Verlauf und die Übertragung von Krankheiten genau aufgezeichnet. Cornelius Celsus, ein Sekretär von Kaiser Tiberius, verwendete zum ersten Mal den Begriff „Virus“. Er bezeichnete den Speichel, durch den die Tollwut übertragen wurde, als „giftig“.

Die traditionelle indische Heilkunst wird Ayurveda (Lebensweisheit, Lebenswissenschaft) genannt und wird bis heute noch in Indien, Nepal und Sri Lanka angewendet. Der Begriff stammt aus dem Sanskrit und setzt sich aus den Wörtern Ayus (Leben) und Veda (Wissen) zusammen. Ayurveda hat einen ganzheitlichen Anspruch, sie ist eine Kombination aus Erfahrung und Philosophie. Sie konzentriert sich auf die für menschliche Gesundheit und Krankheit wichtigen physischen, mentalen, emotinalen und spirituellen Aspekte. Nach ayurvedischer Vorstellung kommen die folgenden Temperamente (Lebensenergien oder auch Doshas genannt) in jedem Organismus vor:

- Vata (Wind, Luft und Äther, Pneuma),
- Pitta (Feuer und Wasser, Chole) und
- Kapha (Erde und Wasser, Phlegma).

Diese 3 Temperamente sind in einem gesunden Menschen in einem harmonischen Gleichgewicht. Das Ziel ist die Vermeidung von ernsthaften Erkrankungen, indem man versucht, den Auslöser der Erkrankung zu verstehen und ungesunde Angewohnheiten abzustellen. Wichtiger Bestandteil in der ayurvedischen Heilkunde ist auch eine spezielle Ernährungslehre, bei der die drei Temperamente eine große Rolle spielen. Für jeden Konstitutionstyp gibt es andere Ernährungsempfehlung. Erste Aufzeichnungen sind über 3000 Jahre alt, als Begründer wird die mythische Figur Dhanvantari angesehen. Die Samhitas (Hymnen) des Rig Veda erwähnen die Verwendung von Heilkräutern. Die Sushruta Samhita geht auf den Mediziner Sushruta zurück. Sie erfasst über 1000 Krankheitsbilder, zahlreiche Operationen, unter anderen den Star, Bruch, Kaiserschnitt und Beschreibungen über die Nasenplastik. Dieses System wurde von den Tibetern übernommen. Bereits im 6. Jahrhundert vor Chr. beschrieben indische Ärzte die menschliche Anatomie. In Indien gibt es über 120.000 ayurvedische Ärzte. Dort wird sie als die Medizin der Armen beschrieben, wogegen sie im Westen als Medizin der Reichen zum Stressabbau verwendet wird.

2) Traditionelle Chinesische Medizin

Am Anfang der chinesischen Mythologie werden drei Kaiser als die mythischen Modell-Herrscher beschrieben. Die Vorstellung

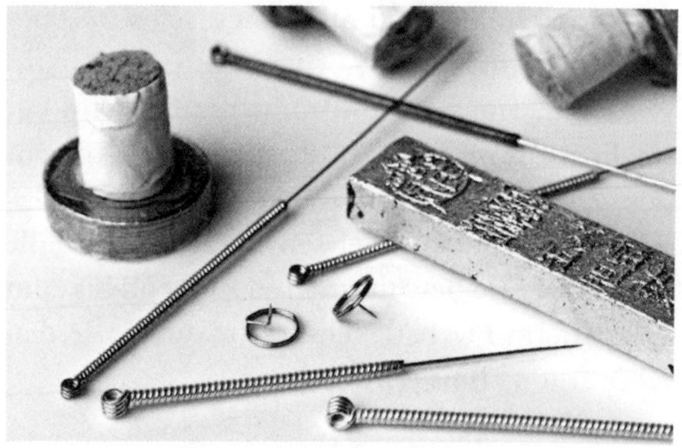

der Chinesen war, dass diese Kaiser wie im Paradies auf Erden lebten. Einer der Urkaiser war Huang Di, der Gelbe Kaiser (3.000 v.Chr). Das Buch „Die Medizin des Gelben Kaisers" beschreibt das damalige Wissen über die Akupunktur, Akupressur und andere Teilbereiche der traditionellen chinesischen Medizin. Das Werk umfasst eine Sammlung von 81 Abhandlungen, die in zwei Büchern zusammengefasst sind. Es beinhaltet unter anderem auch ein Lehrbuch über die Innere Medizin.

Die Pulslehre wurde erst 300 AD eingeführt. Die Pulsdiagnose ist integraler Teil der Traditionellen Chinesischen Medizin (TCM) und der ayurvedischen Medizin. Die TCM kennt im Unterschied zur wissenschaftlichen Medizin verschiedene Qualitäten des menschlichen Pulses an. Ayurveda-Mediziner überprüfen bei der Pulsdiagnose die Doshas (Lebensenergien) des Patienten und ermitteln vorliegende Erkrankungen.

Um 600 AD werden in China erste Krankenhäuser errichtet und ab 639 AD entstehen offizielle Ausbildungsstätten für Ärzte. Ab dem 7. Jahrhundert AD erstellt eine kaiserliche Ärztekommission ein Standardwerk über 1720 Krankheiten. Ab 1076 wird das Gesundheitswesen zentralisiert und vom kaiserlichen Medizinalamt verwaltet. Im 13. Jahrhundert AD erlebt die TCM einen Höhepunkt. Im 18./19. Jahrhundert hält die westliche Medizin durch Jesuiten den Einzug in die Chinesische Heilkunde (Leibärzte der Ming Kaiser). Unter dem Einfluss der westlichen Technik und Wissenschaft gerieten die traditionellen Diagnose- und Therapieverfahren zunehmend in eine Verteidigungsposition. Um 1920 wurde die TCM verboten. Unter Mao Zedong entstand eine staatlich vorangetriebene Gegenbewegung in China. Die ländliche Bevölkerung wurde mit Ärzten versorgt. In neuen Hochschulen für die chinesische Medizin wurden sogenannte Barfußärzte (in Kurzlehrgängen ausgebildete TCM Ärzte) ausgebildet, alte Klassiker wurden neu entdeckt und modernisiert. Barfußärzte sind Ärzte, die von Dorf zu Dorf ziehen. Damit wollte man am Land ein Minimum an medizinischer Versorgung gewährleisten.

Verschiedene Methoden werden zur Behandlung in Kombination angewandt. Zu den therapeutischen Methoden der chinesischen Medizin zählen an erster Stelle deren Arzneitherapie und die Akupunktur mit der ihr zugehörigen Moxibustion. Bestimmte Punkte, die entlang von Meridianen angeordnet sind, werden mit Nadeln oder brennendem Moxa gereizt. Zusammen mit Massagetechniken, Bewegungsübungen und Diätetik werden die Verfahren gerne als die „fünf Säulen" der chinesischen Therapie bezeichnet. In der naturwissenschaftlich geprägten Medizin (insbesondere der evidenzbasierten Medizin) ist die therapeutische Wirksamkeit vieler Behandlungsmethoden der TCM umstritten.
Die Grundprinzipien der Traditionellen Chinesischen Medizin entsprechen den konfuzianischen Staatsideologien: naturphilosophisch gefärbtes Harmoniebedürfnis ohne religiösen Hintergrund (Himmelsrichtungen, Gestirne, Lebensmittel, Himmel, Erde, Regen, Wind, Hitze, Kälte). Eine exakte Anatomie wurde in diesem Heilsystem nicht entwickelt, allerdings ein hoch kompliziertes System physiologischer Vorgänge, das die Wirkungen/Wandlungen der vielfältigen Einflüsse mit den weltanschaulichen Konzepten der Yin-Yang-Lehre und der Lehre von den Fünf Elemente Wandlungsphasen zu verbinden suchte. Eine Schlüsselrolle der medizinischen Heilkunde der chinesischen Tradition spielt der Begriff „Qi". Es ist eine auf Gleichgewicht aufgebaute Dynamik, ein Ausgleich von Gegensätzen: männlich und weiblich, oben und unten, außen und innen. Die Qi-Dynamik ist in einen Kreislauf eingebunden, der einem Muster von fünf Jahreszeiten folgt. Jeder Funktionskreis geht aus einem vorherigen hervor und in den nächsten über. Den Jahreszeiten sind fünf Elemente zugeordnet: Holz, Feuer, Erde, Metall und Wasser.

Der menschliche Körper wird als Zusammenwirken von fünf Organen beschrieben: Leber, Herz, Milz, Lunge und Niere. Physisches und Psychischen gehen oft ununterscheidbar ineinander über. Nach chinesischer Krankheitslehre kommen die inneren Störungen im Äußeren auf differenzierte Art zum Vorschein. Entsprechend ausgebildet sind diagnostische Verfahren, die sich auf die sinnlich wahrnehmbare Beschaffenheit der Körperaußenseite und seiner Ausscheidungen richten wie zum Beispiel die Puls- und die Zungendiagnose. Die Chirurgie ist in der TCM unbedeutend, sie wird als eine „non-touching society" bezeichnet.

3) Tibetische Medizin – Historisches

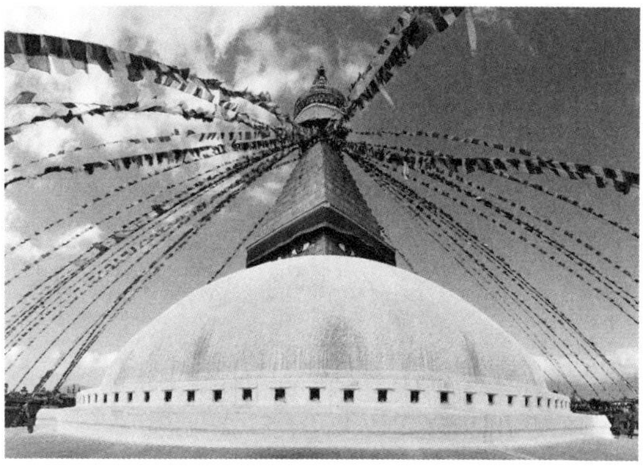

Die Tibetische Medizin ist ein in Tibet entwickeltes Heilsystem. Der Beginn der Tibetischen Medizin ist unklar, vieles wird nur in der Mythologie erklärt. Der erste König (etwa 127 v.Chr.) war ein nach Überlieferungen höchstwahrscheinlich indischer Prinz. Die medizinische Grundlage der Tibetischen Medizin beruht auf der Ayurveda, die in Tibet eine eigene Ausprägung erlangt hat.

Bereits 1000 v. Chr. gab es eine schamanische Tradition und eine magisch-medizinische Arzneimittelkunde, die auf dem „Bön“ aufgebaut ist. Bön war die damals vorherrschende Religion in Tibet bevor der Buddhismus anerkannt war. Schon damals hatte Tibet den Ruf, das Land der Heilkräuter zu sein.

Song Tsen Ganpo, der 32. König, gründete ein Tibetisches Großreich. Er verlangte im Jahr 635 vom chinesischen Kaiser eine Prinzessin zur Gemahlin, die er auch bekam. Prinzessin Wen Cheng war eine Buddhistin, sie brachte Mönche und Schriftrollen von ihrer Heimat mit. Neben dieser Gemahlin soll der König auch eine nepalesische buddhistische Prinzessin geheiratet haben. Das 7. Jahrhundert stellte somit den Anfang der wissenschaftlichen Medizin in Tibet dar. Damals fand ein fruchtbarer und reger Austausch mit China, Indien, Nepal, Zentralasien und Persien statt. Unter Song Tsen Ganpo wurde auch eine eigene tibetische Schrift entwickelt und der Buddhismus eingeführt. Mit dem Buddhismus kamen auch westliche Schriften von Indien nach Tibet.

Im 8. Jahrhundert, regierte der 37. König, Tri Song Detsen. Unter ihm wurden weitere medizinische Schriften vom Sanskrit übersetzt. Diese waren von der Säftelehre und chinesisch buddhistischer Denkweisen beeinflusst. Damit kam es zur offiziellen und endgültigen Einführung des Buddhismus in Tibet. Mit dem Buddhismus verbreitete sich auch die damit eng verbundene Medizin.

Der 42. König, Lang Darma, war der letzte König von Tibet. Er versuchte im 9. Jahrhundert den Buddhismus zu vernichten. Damit endete das einstige tibetische Imperium. Er selbst wurde schließlich ermordet. Zahlreiche buddhistische und vedische Übersetzungen von religiösen und medizinischen Texten stammen aus dem 11. bis 13. Jahrhundert. Nach Niedergang des Buddhismus in Indien folgte eine Isolation und Verselbstständigung des Buddhismus in Tibet.

Die Tibetische Medizin entwickelte sich zuerst nach Bön Schamanen mit den Grundprinzipien der Dämonenaustreibung und Beschäftigung mit magischer Medizin. Danach entstand eine sehr heterogene Medizin. Es gab bereits einzelne Ärztefamilien und viele Einflüsse aus China und Indien.

Um 1300 AD erfolgte dann die Systematisierung der tibetischen Medizin. Als Basistexte gelten das „Gyushi“ (Vier Tantras) von Yutok Yönten Gönpo (dem Älteren) und das Yutok Nyingthig (Herzessenz von Yutok) von Yutok Yönten Gönpo (dem Jüngeren). Das Hauptwerk „Gyushi“ erscheint nachweislich im 16. Jahrhundert das erste Mal. Laut Legende wurde das Gyushi angeblich von Vairocana, einem Schüler von Padmasambhava, aus dem Sanskrit übersetzt. Der Arzt und Medizinbuddha Yutok Yönten Gönpo kommentierte das Werk und Padmasambhava, versteckte es im Kloster Samye. 1038 wurde das Werk von dem reinkarnierten Yutok wiedergefunden und erweitert. Texte des „Gyushi“ wurden im 17. Jahrhundert unter dem Titel „Der blaue Beryl“ erstmals zu Ausbildungszwecken aufgezeichnet. Als Begründer der Tibetischen Medizin gilt Yutok Yönten Gönpo, der im 12. Jahrhundert das Standardwerk „Vier Wurzeln“ geschrieben hat. Yutok der Ältere wird als Inkarnation des Medizinbuddha beschrieben. Schon als 5-Jähriger hatte er ein großes religiöses Wissen und mit zehn Jahren war er bereits Meister von neun tibetischen Ärzten. Er veranstaltete 720 AD den ersten internationalen Medizin-Kongress.

Er selbst lebte 125 Jahre lang und hat angeblich im hohen Alter von 100 noch Söhne gezeugt. Durch zahlreiche Abschriften und Kommentare über die Jahrhunderte gibt es viele verschiedene Interpretationen der Medizinschriften und des Buddhismus. Daraus entstand eine Entwicklung einer kaum verständlichen, regional sehr unterschiedlichen und komplexen Ikonographie. Die Tibetische Medizin ist eher als eine religiöse Praktik als eine wissenschaftliche Medizin zu betrachten.

Eine neue Blüte erfuhr die Tibetische Medizin unter der Herrschaft des fünften Dalai Lama. Der fünfte Dalai Lama (Ngawang Lobsang Gyatsho) war neben seiner religiösen Bedeutung auch ein befähigter Staatsmann (17. Jahrhundert). Während dieser Zeit gab es einen Wandel in der Tibetischen Medizin. Er versuchte eine erste Systematisierung der zahlreichen Abschriften einzuführen. Er regte unter anderem neue Übersetzungen der medizinischen Sanskritliteratur an und gründete drei Lehranstalten. Unter seinem Einfluss gab es Augenoperationen und die Einführung sogenannter „Juwelenpillen“, die um den Hals gehängt wurden. Die Juwelenpillen bestehen neben vielen pflanzlichen Stoffen auch aus wertvollen Steinen wie Gold, Türkise, Opale, Perlen oder anderen Edelsteinen. Auch Schwefel oder Quecksilber würde verwendet. Sie dienten zum einen zur Kräftigung der Immunabwehr bei Gesunden und zum anderen der Heilung vieler Krankheiten.

Für die Zubereitung dieser Juwelenperlen müssen die Edelmetalle zuerst einer Entgiftung unterzogen werden. Das Einnahmeritual war sehr kompliziert, es durfte nur unter Anrufung von Gottheiten, Mantras und nur im Dunkeln eingenommen werden. Sex war am Einnahmetag verboten, eine bestimmte Diät wurde verabreicht und mit dem Ringfinger wurde in warmem Wasser umgerührt.

Insgesamt sind drei Juwelenpillen bekannt:

1) Rinchen Tso-Tru Dhashel (wertvoller hochgereinigter Mondkristall). Das Rezept stammt aus dem 15. Jahrhundert und wurde zur Verjüngung, gegen Krebs und bei Leberkrankheiten eingenommen.
2) Rinchen Manjur Chenmo (grosse wertvolle Ansammlungspille). Diese Pille wurde für chronische Krankheiten, für Vergiftungen und sämtliche Allergien eingenommen.
3) Rinchen Ratne Sampel (wertvolles wunscherfüllendes Juwel). Diese Pille enthält Gallensteine von Elefanten und Rhinozeros-Horn und wurde bei Hypertonie, Insult, MI eingenommen. Sie galt als lebensverlängernd.

Sangye Gyatso, der Nachfolger des fünften Dalai Lama (Interimsregent) gründete 1696 in Erfüllung des Wunsches des fünften Dalai Lama das Chakpori-Medizininstitut in Lhasa und überarbeitete die vier Tantras. Er schuf so die Tibetische Medizin, wie wir sie heute kennen. Das Chakpori Institut überdauerte bis zur chinesischen Kulturrevolution und wurde im Jahre 1959 vollkommen zerstört.

Diagramm – Alte Tibetische Medizin, Überblick

Medizinische Grundlage der Tibetischen Medizin

- Ayurveda, die in Tibet eine eigene Ausprägung erlangt hat.

1000 v. Chr.: schamanische Tradition

- Eine magische-medizinische Arzneimittelkunde, die auf dem Bön aufgebaut ist.
- Schon damals hatte Tibet den Ruf, das Land der Heilkräuter zu sein.

7. Jahrhundert:

- Anfang der wissenschaftlichen Medizin in Tibet.

Um 1300 AD:

- Die Systematisierung der tibetischen Medizin.
- Durch zahlreiche Abschriften und Kommentare über die Jahrhunderte gibt es viele verschiedene Interpretationen der Medizinschriften und des Buddhismus.

Eine neue Blüte:

- Unter der Herrschaft des fünften Dalai Lama.

Sangye Gyatso, der Nachfolger des fünften Dalai Lama (Interimsregent)

- Er gründete 1696 in Erfüllung des Wunsches des fünften Dalai Lama das Chakpori-Medizininstitut in Lhasa.
- Er überarbeitete die vier Tantras. Er schuf so die Tibetische Medizin, wie wir sie heute kennen.

4) Neue Tibetische Medizin

Auf der Grundlage der alten Gyushilehre gründete der 13. Dalai Lama im Jahre 1916 die Mentse Khang. Diese bestand zu einer Hälfte aus Studenten, Mönchen und zur anderen Hälfte aus Laien. Der 13. Dalai Lama gewann als Politiker damals großes Ansehen, das er für die Durchführung von Reformen nutzte. So führte er Tibet 1912 in die Unabhängigkeit, versäumte aber, diese international anerkennen zu lassen und abzusichern.

Der 14. Dalai Lama führte die Mentse Khang weiter und ab 1961 wurde es als Tibetan Medical Institute anerkannt. 1967 wurde es mit der Astrologieschule vereint und umbenannt in das Tibetan Medical and Astro Institute.

Das Grundmerkmal tibetischer Ärzte ist eine maßlose, unkritische Selbstüberschätzung ihrer Fähigkeiten. Bei Versagen wird die Krankheit als karmische Last gedeutet, die „ausgesessen werden muss, oft mit Todesfolge“. 5,5 Prozent aller Tibeter leiden an aktiver Lungen- oder Darmtuberkulose, die mit zahlreichen wirkungslosen Arzneien kuriert werden soll.

In den vier Hauptwerken der Tibetischen Medizin ist von 84.000 Störungen die Rede. Sie werden in 404 Krankheiten eingeteilt. Die Krankheiten sind auf Störungen der Körpersäfte zurückzuführen. Von diesen 404 Krankheiten sind 101 Krankheiten karmisch bedingt und enden, wenn unbehandelt, mit dem Tod. Nur die Änderung des Denkens hilft, Medizin an sich ist wirkungslos. 101 Krankheiten stammen aus dem jetzigen Leben und können grundsätzlich mit Arzneien geheilt werden. 101 Krankheiten werden durch Geister verursacht. 101 Krankheiten sind oberflächlicher Natur. Das heißt, sie können nur durch richtiges Verhalten geheilt werden. Die buddhistischen „Drei Geistesgifte“ werden den doshas zugeordnet. Die Säftekrankheiten werden unterteilt in Windkrankheiten, Gallenkrankheiten und Schleimkrankheiten. Die drei Gifte führen zu einem gestörten Gleichgewicht der drei doshas. Nach tibetischem Verständnis entscheidet so die geistige Grundhaltung über Gesundheit oder Krankheit.
Ti-mug, die Unwissenheit über die Nichtexistenz des Ichs, ist die wichtigste Ursache allen Leidens. Solange der Mensch das Ich-Bewusstsein besitzt, trägt er die Krankheit inhärent

mit sich. Aus diesem Ich-Bewusstsein heraus entsteht die Anhaftung und die Ablehnung.
Die Diagnostik in der Tibetischen Medizin soll über das Ungleichgewicht der drei Körperenergien Aufschluss geben. Die Beobachtung zeichnet am Patienten äußere Zeichen der Störung auf, dazu wird vor allem die Urin- und Zungendiagnostik verwendet. Die Befragung der Vorgeschichte und des derzeitigen Zustandes ermittelt, wie der Körper in den Zustand des Krankseins geraten ist, und was die Auslöser der Krankheit sind.

Die Testung der Pulsqualität wurde in der Tibetischen Medizin bis zur höchsten Fertigkeit gesteigert. So können durch Testung der Pulsqualitäten Rückschlüsse auf Störungen oder Disharmonien der drei Körperprinzipien gezogen werden. Als mögliche Ursache gesundheitlicher Störungen wird darüber hinaus der negative Einfluss von Geistern angesehen.
Heilende und vorbeugende Therapien haben zum Ziel, das Gleichgewicht innen wie außen wiederherzustellen. Gesundheit wird als ein Zustand der Ausgewogenheit definiert. Die erste Heilmethode ist die richtige Ernährung, die Verordnung von Diäten und Ernährungsrichtlinien, die eine der Tages- und der Jahreszeit angepasste, maßvolle Nahrungsaufnahme beinhalten. Da die Nahrungsmittel die Körperenergien durch ihre elementare Zusammensetzung direkt beeinflussen, kann man über die richtig Diätetik gezielte Vorbeugungsmedizin betreiben.

Die tibetische Terminologie lässt sich nicht 1:1 mit der unserer übersetzen. Am Beispiel des Fiebers lässt sich die Diversität beschreiben. Nach tibetischer Heilkunde, werden verschiedene Sorten von Fieber beschrieben. So gibt es zum Beispiel ein allgemeines Fieber, ein unreines Fieber, ein voll entwickeltes Fieber, ein leeres Fieber, ein verstecktes Fieber oder ein chronisches Fieber.
Der Tibetische Buddhismus ist die Grundlage der Medizinlehre. Es gibt drei Geistesgifte: Gier, Hass und Wahn (Wind, Galle und Schleim). Wind ist eher ein dynamisches Prinzip als ein Saft. Er ist der Träger des Bewusstseins und vermittelt zwischen Geist und Körper. Er sitzt in der unteren Körperhälfte. Ein Großteil der Krankheiten sind Windkrankheiten. Die Galle hingegen ist ein eher biochemisches Prinzip und ist dem Element „Feuer“ zugeordnet. Die Galle ist zuständig für alle auflösenden und verbrennenden Prozesse. Sie ist wichtig für die Verdauung und den Stoffwechsel. Die Galle sitzt in der mittlerer Köperebene. Schleim gilt als physikalisch-neurohumorales Prinzip und wird dem Wasser und der Erde zugeordnet. Der Schleim reguliert Körperflüssigkeiten und sitzt im oberen Körperdrittel.

Es werden vier edle Wahrheiten beschrieben: 1. Alles Leben ist leidvoll, 2. Ursache des Leidens ist unwissendes Begehren, 3. Das Leiden kann aufgehoben werden und 4. Der Weg dazu: der achtfache Pfad. Der achtfache Pfad ist eine rechte Anschauung, eine rechte Gesinnung, rechtes Reden und Handeln, rechte Lebensführung, rechtes Streben, rechte Achtsamkeit und rechte Versenkung. Eine Voraussetzung für die Therapie ist die Rückführung auf den achtfachen Pfad.

Die drei grundlegenden Diagnosetechniken sind die Puls-, Zungen- und die Urindiagnose. Die Pulsdiagnose ist aus der chinesischen Medizin entlehnt. Sie ist eine Pulstastung mit drei Fingern, die unterschiedlich fest auf den Radialispuls gepresst werden: Zeigefinger auf die Haut, Mittelfinger bis zum Fleisch und Ringfinger bis auf den Knochen. Die Westliche Pulsdiagnose bestimmt den Rhythmus, die Amplitude und Pulsqualität (durus, mollis, alter, celer). Sie wird angewandt für die Diagnoseerstellung für Hypotonien und Hypertonien, für bestimmte Vitien und bestimmte Arrhythmien. Vorwiegend kardiovaskuläre Erkrankungen werden bestimmt. In der Tibetischen Pulsdiagnose ist aus dem Puls praktisch alles ablesbar. Zum Beispiel werden das Geschlecht des ungeborenen Kindes, die verbleibende Lebensspanne, die Art der krankheitsauslösenden Geister, Gallen-, Wind- oder Schleimkrankheit abgelesen. Die Urindiagnostik wird in der westlichen Welt verwendet für Blutspuren, Entzündungszeichen, Bakterien, Elektrolyte, Glucose, Protein und Albumin. Viele Diagnosen werden auf Grund der Urindiagnostik gestellt, zum Beispiel der Diabetes mellitus, Harnwegsinfekte, Tumoren, NINS und Gallenwegserkrankungen. In der tibetischen Urindiagnostik werden die verschiedenen Qualitäten des Harns beurteilt: die Farbe, der Geruch, Schaum/Blasen welche durch Umrühren entstehen. Sie wird verwendet um Wind-, Galle-, Schleimkrankheiten zu differenzieren, Hitze- und Kältekrankheiten zu differenzieren. Viele verschiedene Krankheitsbilder inklusive Tuberkulose, Malignomdifferenzierung und so weiter verwenden die Urindiagnostik. Die westliche Zungendiagnostik beschreibt folgende Grundprinzipien: Belegt, nicht belegt, Himbeer- und Erdbeerzunge. Sie beschreibt Makroglossie, Landkartenzunge, schwarze Haarzunge, Hunter'sche Glossitis (perniziöse Anämie), gestaute Zungenvenen, Aphten, Plaques opaques, Trockenheit. Im Westen wird die Zungendiagnostik öfter verwendet als in Tibet. In der tibetischen Zungendiagnostik werden verschiedene Qualitäten der Zunge beurteilt: die Farbe, der Geruch, der Belag, Trockenheit und Feuchtigkeit. Mit Hilfe der Zungendiagnostik werden Wind-, Gallen-, Schleimkrankheiten differenziert, Hitze- und Kältekrankheiten diagnostiziert.

Der wesentliche Gesichtspunkt im Umgang mit anderen Medizinsystemen ist die „kritische Toleranz": Offenheit und Bereitschaft vom anderen zu lernen, aber nicht ohne kritisch zu hinterfragen. Hilfe wird vor allem auch aus der Ikonographie geholt. Die Harmonie der Säfte stammt von Galen und ist ein theoretisches Konzept, auf welchem ohne Kenntnis von Naturwissenschaften empirische Beobachtungen systematisiert wurden. Sie ist nicht mit den Naturwissenschaften vergleichbar, für uns in der westlichen Welt unverständlich und durchgemischt mit Heilslehre, Unsinn und Magie. Die Wurzeln liegen im griechischen Altertum. Elemente und Säfte sollen immer in Harmonie stehen, äußere und innere Einflüsse stören das Gleichgewicht.

Die Tibetische Medizin beschreibt aber auch immer wieder konkrete Krankheitsbilder, wie zum Beispiel die koronare Herzkrankheit. So beschreibt die tibetische Literatur den plötzlichen Schmerzbeginn beim akuten Myokardinfarkt mit „Wie ein Feind auf der Lauer kommt der Schmerz ohne Vorwarnung". Die Tibetische Medizin kann grob unterteilt werden in eine äußere und eine innere Anwendung. Zur äußeren Anwendung zählen insbesondere die tibetische Akupunktur, die Golden Needle, Epiphysenverödungen, Moxibustion, Massage und die Akupressur. Die innere Anwendung beinhaltet den Buddhismus, Trance und Suggestion, die Chakren-Heilung und den feinstofflichen Körper des Menschen. Unter Chakren-Heilung versteht man eher ein religiöses Ritual, das nur durch hohe Lamas praktiziert wird. Die Gottheit wird über dem Kopf des Lamas visualisiert, danach über oder vor dem Patienten. Das weiße Strahlen aus dem Scheitel der Gottheit wird als Reinigung von feinstofflichen Kanälen verstanden, oder als Verbesserung der Gesinnung.

Zahlreiche negative karmische Zustände werden beseitigt. Rote Strahlen aus dem Kehlkopf reinigen die Sprache und beseitigen negative Gefühle. Blaue Strahlen vom Herzchakra reinigen den Geist, die Gefühle und beseitigen Verwirrungen. Der feinstoffliche Körper des Menschen entspricht im weitesten Sinne der „Seele" im christlichen Sinn und deren Verankerung im Körper. Aber auch Yoga, Pranayama, Longevity Meditation, Gesundbeten, Mantras, Medizinbuddhaanrufungen, Visualisation und Handauflegungen zählen zu den wichtigen Bestandteilen der Tibetischen Medizin. Seit etwa 20 Jahren gibt es auch an der Medizinischen Universität Graz eine Vorlesung zum Thema Traditionelle Medizin im Asiatischen Raum, welche den kulturellen Hintergrund der Tibetischen Medizin aufzeigt.

THE DALAI LAMA

MESSAGE

I am extremely happy to learn that the Department of Medicine of the University of Graz, for the first time in 500 years history of Austrian Universities, has officially made the Tibetan medical system a part of the optional medical training programme at the University Medical School. I welcome this not because Tibetan medicine has found a new opening but because I believe that Tibetan medicine has great potential to contribute towards the better health of human beings.

I am not an expert on Tibetan medicine but I can tell you with confidence that the efficacy of the Tibetan medical system has scientific basis and its approach is holistic, although the production of Tibetan medicines is rather primitive at the moment. What is perhaps unique in the Tibetan medical system is that it is deeply influenced by Buddhism, thus bringing in a spiritual component to the medical system. In any case, the important thing is the results from the treatment by this system.

The University of Graz has now provided the opportunity for students to learn and, eventually, to test the Tibetan medical system. I would like to express my deep sense of appreciation to the authorities of the University and specially to Dr. Robert Gasser.

I am therefore very happy to send my greetings to the students who are studying Tibetan medicine. It is my hope that you will not only find the study interesting but beneficial in the overall betterment of human health.

February 8, 1996

5) Platon's Phaidon

... Ein Gespräch über die Unsterblichkeit der Seele als philosophischer Diskurs zum tieferen Verständnis von Hypnose und Unbewusstem ...

B. Röhrer

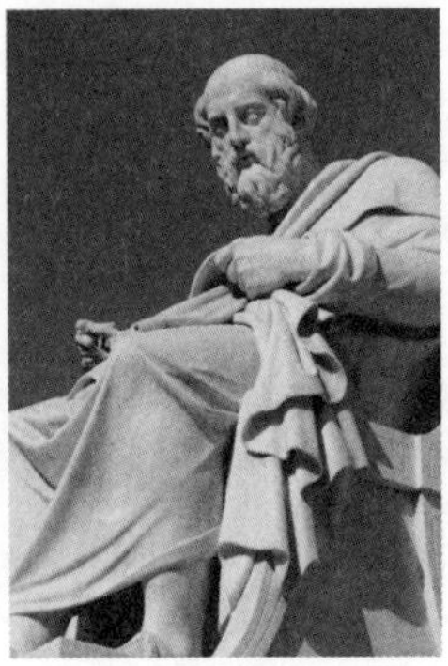

Die Anwendung Medizinischer Hypnose soll uns hier auch aus philosophischer Sicht zu denken geben. Denn, was passiert denn eigentlich tatsächlich in einer Hypnose? Mit wem sprechen wir, wenn wir mit dem „Unbewussten" kommunizieren? Und so wie wir in der Erklärung des Ursprungs der traditionellen Tibetischen Medizin immer wieder nach Europa in die klassische Antike zurückkehren müssen (siehe oben), mag uns diese auch im Kontext der Hypnose einiges zu denken geben. So wählte ich Platons Phaidon, um über jene zentrale Frage, was wir unter Seele verstehen, in einen Diskurs zu treten: Wenn ich in Trance mit jemandem rede oder ihm gegebenenfalls Suggestionen gebe, rede ich dann etwa direkt mit seiner Seele? Ist die Seele in diesem Kontext ident zum Unbewussten? Oder entsteht sie als eine Art Emergenz, als ganz neue Ebene? Und wenn ich nun annehme die Seele sei das, was wir in der modernen, säkularen Zeit eben als Unbewusstes bezeichnen, dann müsste ich, sofern ich mich von Sokrates' Argumenten oder sonstigen Weltanschauungen oder Religionen mit der gleichen Meinung zur Unsterblichkeit der Seele, überzeugen habe lassen, auch annehmen, das Unbewusste sei unsterblich.
Dies mag auf den ersten Blick wohl etwas absurd klingen, da man natürlich rein naturwissenschaftlich denkend die Auffassung vertreten kann, dass, wenn das Gehirn zu Grunde geht, natürlich auch alles Denken – und damit auch das unbewusste „Denken" – vergehen muss. Nicht mehr ganz so eindeutig stellt sich die Sache dar, wenn man zu dem Begriff Unbewusstes, auch das, vor allem von C.G. Jung propagierte, kollektive Unbewusste mitbedenkt. Dieses kommt unserer Gattung Mensch als Ganzes zu und damit erklärt Jung die überpersönliche Kraft die uns Menschen verbindet und allen gemeinsam sein zu scheint: „Soweit ich das Wesen des kollektiven Unbewussten erfasse, erscheint es mir als ein omnipräsentes Kontinuum, eine unausgedehnte Gegenwart." Wenn an einem Punkt „etwas geschieht, welches das kollektive Unbewusste berührt oder in Mitleidenschaft zieht, so ist es überall geschehen".

Nimmt man diese Ansicht von Jung in seinen Gedankengang mit auf, so wird man schon eher die Meinung vertreten, dass das Unbewusste, oder zumindest der kollektive Teil davon, unsterblich sei. Schließlich existiert das kollektive Unbewusste schon seit Anbeginn unserer menschlichen Existenz auf dieser Erde und ist folglich auch während unserer fortlaufenden Evolution unser ständiger Begleiter. Wobei es uns dabei auch an frühere Zeitpunkte dieser menschlichen Existenz erinnert und Jung es daher auch als eine Art psychologisches Gedächtnis sieht, welches alle Engramme beinhaltet, die seit „unmessbar langer Zeit die jetzige psychische Struktur bedingt haben".
Folglich kann man also sagen, dass, wenn man Jungs Theorie des kollektiven Unbewussten anerkennt, dieses allem Anschein nach unsterblich sei, oder, um korrekt zu sein, in jedem Fall so lange leben werde, solange die Menschheit bestehen hat.

„Aber was soll Phaidon in diesem Kontext? Das kommt mir irgendwie bekannt vor? Ist irgendetwas Altes, Literarisches, Philosophisches, oder?" – So ähnlich könnten viele Reaktionen der Menschen zu diesem so wichtigen Werk der Philosophie lauten, doch wirklich gelesen haben es heute nur noch wenige. Dies ist eigentlich schade, denn Platon beschreibt hier den Diskurs von Sokrates über die Seele mit all seinen klugen, gefinkelten Argumenten, welche auch heute noch begeistern und staunen lassen.

Platon war ein berühmter griechischer Philosoph und wurde 427 vor Christus in Athen geboren. Er stammte aus einer noblen Aristokratenfamilie, was seinen Lebensweg in der Politik schon vorgezeichnet zu haben schien. Doch Platon interessierte sich mehr für Philosophie und wurde ein Schüler des berühmten Sokrates. Gemeinsam mit diesem und Aristoteles, welcher wiederum Schüler des Platon war, bildet er den berühmten Anfang der westlichen Philosophie.

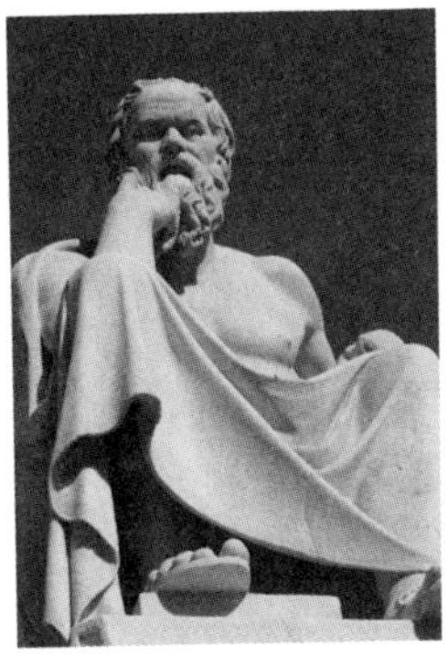

Sokrates selbst schrieb, sehr zum Leiden der interessierten Nachwelt, nichts auf, sondern konzentrierte sich damals aufs Reden. Zum Glück verfasste sein Schüler Platon einige Texte über Sokrates und seine berühmten Reden, sodass wir den Großteil unseres heutigen Wissens über den großen Philosophen Sokrates aus den Texten von Platon beziehen. So ist dies auch bei Phaidon der Fall. Phaidon, ein Schüler Sokrates', erzählt einem anderen namens Echekrates, von den Vorgängen und Gesprächen am Tag der Hinrichtung von Sokrates, was die Rahmenerzählung des Dialoges bildet. Sokrates wurde nämlich von den Athenern zum Tod durch den Schierlingsbecher verurteilt. Die Anschuldigungen an ihn waren, dass er durch seine Philosophie und seine vielen Fragen die Jugend verderbe. Als er im Gefängnis auf seinen Tod zu Sonnenuntergang wartet, sind zuerst seine Familie und dann seine Philosophenfreunde bei ihm. Seine Kinder und seine Frau Xanthippe, welche bekanntlich als Sprichwort für eine böse Frau unerwünschten Ruhm erlangt hat, schickt er aber bald weg und so verbringt er die letzten Stunden mit seinen Freunden. Dort entwickelt sich dann in Anbetracht des baldigen Todes von Sokrates eine intensive Diskussion über die Unsterblichkeit der Seele. Vor allem diskutieren Kebes und Simmias mit Sokrates. Dieser ist nämlich vollkommen überzeugt von eben jener Unsterblichkeit der Seele und hat aus diesem Grund auch keine Angst vor dem baldigen Tod. Viel mehr meint er sogar, dass der Tod für einen wahren Philosophen erstrebenswert sei, da man sich nur so vollkommen von den irdischen Lasten des Leibes befreien könne, was das Ziel jedes Philosophen sein sollte. Gleichzeitig verurteilt er allerdings den Selbstmord, weil das Leben Eigentum der Götter sei.

Sokrates ist voll und ganz überzeugt, dass er nach seinem Tod sein Leben bei Göttern und anderen Menschen weiterführen könne. Anfangs wirken die Umstehenden etwas verunsichert, da sie zwar sehr wohl Argumente gegen diese These hätten, jedoch Sokrates nicht entmutigen wollen. Doch dieser forderte sie zum Sprechen auf und auch einer Warnung eines Gefängnismitarbeiters zum Trotz, welcher meint, dass ein erhitzter Körper schlecht für die Hinrichtung sei, beginnen Simmias, Kebes und Sokrates also eine Diskussion.

Als sie geendet haben, da der Tod nun unmittelbar bevorsteht, nimmt Sokrates noch ein Bad um den Frauen dann das Waschen seines Leichnams zu ersparen und verabschiedet sich von seinen Freunden und auch seine Familie kommt noch einmal kurz vorbei, wird von Sokrates jedoch ein weiteres Mal weggeschickt, sodass bei seinem Tod nur seine Freunde bei ihm sind. Er trink den giftigen Trank würdevoll ohne zu klagen oder auch nur das Gesicht ein klein wenig zu verziehen. Seine Freunde hingegen beweinen seinen Tod sehr. Das Buch endet schließlich mit einem Lob auf Sokrates:

> *„Dies, Echekrates, war das Ende unseres Freundes, des Mannes, der unserem Urteil nach von den damaligen, mit denen wir es versucht haben, der trefflichste war und auch sonst der vernünftigste und gerechteste."*

Sokrates versucht mit seinen Argumenten nun eben zu beweisen, dass die Seele nach dem Tod des Menschen nicht stirbt, sondern in die Unterwelt geht und von dort wieder ins Leben. Er begründet dies mit dem Gesetz der Gegensätzlichkeit, also dass aus Entgegengesetztem immer das Entgegengesetzte entsteht. In diesem Fall eben Leben aus Tod und Tod aus Leben. Gleich würde sich das zum Beispiel mit Schlaf und Wachheit verhalten. Dass dieser Kreislauf aus dem gegenseitigen Werden wahr sein muss, beweist er damit, dass, wenn es bei Tod und Leben nicht so sei, alle gegensätzlichen Zustände aufhören müssten.

Ein weiteres Argument ist, dass er meint, Lernen sei Wiedererinnern und „dass wir deshalb notwendig in einer früheren Zeit gelernt haben müssten, wessen wir uns jetzt wiedererinnern; und dass dies unmöglich wäre, wenn unsere Seele nicht schon da war, ehe sie in die menschliche Gestalt kam; so dass auch hiernach die Seele etwas Unsterbliches zu sein scheine." Kebes erklärt dies, mit dem schönsten Argument, wie er es nennt, indem er meint, dass wenn man nur richtig zu fragen vermag, viele Menschen wissen, wie es ist, selbst „wenn ihnen keine Erkenntnis innewohnt"und sie zur richtigen Einsicht nie im Stande wären. Sokrates findet noch weitere Argumente dafür, indem er sagt, dass Erinnern ja eigentlich immer Assoziieren wäre und „einer, wenn er den Simmias sieht, wohl leicht an den Kebes denkt und tausendermal dergleichen." Er erklärt dann auch, dass man so Ungleiches mit Gleichem assoziieren kann, aber auch immer Gleiches mit Gleichem assoziiert, also Vergleiche anstellt und so sagen kann, dass etwas beispielsweise schlechter ist als das andere der selben Art. Man hat aber nicht immer schon alles zuvor gesehen und kann es trotzdem bewerten, daher muss diese Erkenntnis der Dinge schon von der Seele, die, wie wir vorher gehört haben, einen Kreislauf durch verschiedene Körper durchläuft, mitgegeben worden sein. „Ehe wir also geboren wurden, müssen wir sie „die Erkenntnis", wie es scheint, bekommen haben."
Ein weiterer Versuch die Unsterblichkeit der Seele zu begründen lautet wie folgt: Es gibt sichtbare und unsichtbare Dinge, von denen nur die sichtbaren veränderlich sind. Die Seele gehört allerdings zu den unsichtbaren, während der Leib sichtbar ist. Außerdem ist sie mit dem Göttlichen verwandt, da sie die Herrschende und der Leib der Dienende ist. Da nun sogar der Körper nach seinem Tod als Leichnam noch einige Zeit weiter bestehen bleibt, so vergeht die Seele noch viel weniger mit dem Tode. Sondern sie geht zu dem „ihr Ähnlichen, dem Unsichtbaren, dem Göttlichen, Unsterblichen, Vernünftigen, wo sie dann dazu gelangt glückselig zu sein, von Irrtum und Unwissenheit, Furcht und wilder Liebe und allen anderen menschlichen Übeln befreit."

Daran schließt Sokrates auch sogleich seine Auffassung vom Leben der Seele nach dem Tod des Körpers an. Wenn diese nämlich rein sei, dann komme sie zu den Göttern, während sie, wenn sie durch körperliche Begierden unrein geworden ist, solange umherirren muss bis sie dann wieder in einen für sie passenden Körper kommt. „Und natürlich werden sie in solche Sitten gebunden, die sie auch im Leben geübt haben." Rein sei hingegen eine Seele, die dem wahren Wissen nachstrebe, wahre Tugend übe und sich vom Leib löse.
Doch trotz dieser ausführlichen Erläuterungen gibt es Einwände: Simmias meint beispielsweise, dass es sich mit der Seele doch so wie mit einer Harmonie verhalten könne, die zwar als neues, eigenes Etwas aus dem Instrument hervorgehe, aber bei der Vernichtung des Instruments trotzdem auch zu Grunde gehen würde. Aber Sokrates wäre nicht Sokrates, wenn er nicht auch diesen Einwand widerlegen könnte: Er erklärt erstens, dass es bei der Harmonie Abstufungen gäbe und zum Beispiel auch die Disharmonie als schlechte Form, die Seele jedoch keine Gradunterschiede zuließe und sie sich deswegen nicht wie eine Harmonie verhalte.

Zweitens kann Sokrates Simmias direkt darauf hinweisen, dass dieser die Präexistenz der Seele vor der Geburt in früheren Gesprächen schon zugegeben hat, während dies auf eine Harmonie vor der Existenz des Instruments nicht zutreffen kann.

Und er hat auch noch ein drittes Argument, wo darauf eingegangen wird, dass die Seele bekanntlich dem Körper zuwider handeln kann und auch umgekehrt, während eine Harmonie vollständig vom Instrument abhängt.

Auch Kebes hat einen Einwand: Er findet nämlich, dass wenn nun zwar die Existenz der Seele vor der Geburt bewiesen sei, dies noch lange nicht aussage, dass sie daher unsterblich sei. Sie könnte doch theoretisch einige Körper durchlaufen und dann erschöpft sein und sterben. Doch auch dagegen weiß Sokrates etwas einzuwenden. Er erklärt, dass die Seele selbst so stark mit dem Begriff des Lebenden verbunden wäre, dass sie gar nicht anders könne als unsterblich zu sein. Dies erklärt er wie folgt: Dinge haben Qualitäten, die sich gegenseitig ausschließen, so wie beispielsweise keine warme Kälte existieren kann. Ebenso verhält es sich bei Dingen, die zwar nicht höchstpersönlich selbst diese Qualität sind, aber diese als so deutliches Merkmal bei sich tragen, dass sie mit dessen Gegenteil gepaart ebenso paradox wirken. So sei nicht nur eine kalte Hitze unmöglich, sondern auch ein kaltes Feuer, da Feuer unzertrennlich mit der Hitze verbunden ist. Genauso verhält es sich mit dem Verhältnis von Seele und Tod. Auch wenn sie nicht direkte Gegenteile wie eben Kälte und Hitze sind, so schließen sie allein vom Wortsinn einander aus. Und wenn die Seele den Tod ausschließt, dann ist sie also unsterblich und unvergänglich. Gegen Ende des Werkes folgt noch eine Erklärung darüber, wie sich Sokrates die Erde vorstellt, auf welche ich hier nur ganz kurz eingehen möchte.
Sie sei eine Kugel in der Mitte des Himmels, welche viele Vertiefungen besitze in denen die Menschen wohnten. Daher könnten wir nie die Oberfläche sehen und seien von dieser durch die Luftmassen ebenso getrennt wie die Fische von uns durch das Wasser getrennt sind. Außerdem ist sie von Feuer-, Wasser- und Schlammflüssen durchströmt die in den „Zentralschlund", den Tartaros, fließen und aus diesem kommen.

Das letzte Gericht stellt sich Sokrates so vor, dass die unheilbar schlechten Seelen in den Tartaros geworfen werden. Die mittelschlechten Seelen kommen auch in den Tartaros, allerdings nur für eine begrenzte Zeit, nämlich so lange, bis ihre Opfer ihnen vergeben. Und wie nun zu erwarten war, werden die guten Seelen ewig körperlos und glücklich in der oberen Region der Erde weiterleben und vor allem jene, die durch Philosophie gereinigt seien, kämen sowieso auf die höchste Stufe. Diesen Ort genau auszuführen, meint Sokrates, sprenge den Rahmen.

Somit ist es verständlich, dass Sokrates keine Angst vor dem Sterben hat, sondern sich beinahe darauf freut, oder in jedem Fall schon sehr neugierig darauf ist, wie es nach dem Tod seines Leibes für seine Seele denn sein würde. Nun muss ich aber neuerdings zu einem früheren Punkt in diesem Text zurückkehren, an dem wir uns entschlossen haben, zuerst einmal das Unbewusste als Seele zu bezeichnen und in Bezug darauf unsere Analyse zu starten. Doch dies ist keineswegs bewiesen, daher sollte man auch mögliche Einwände in Betracht ziehen: Es gibt ja so etwas wie die „2-Seelen-Theorie", welche das Unbewusste und das Bewusste als zwei vollkommen getrennte Ebenen des Denkens bezeichnet, die jedoch miteinander kommunizieren können. Je besser diese Kommunikation ist, umso gesünder und authentischer ist der Mensch. Außerdem setzt sich meist das Unbewusste sowieso auf irgendeine Art langsam durch, wenn man sich ihm mit dem bewussten Denken widersetzt. Glücklicherweise ist das Unbewusste immer wohlwollend für uns, auch wenn es sich manchmal irren kann. In jedem Fall wollte ich aber darauf hinaus, dass man hier das Bewusste und das Unbewusste ebenfalls als 2 SEELEN bezeichnet, obgleich man das auch metaphorische sehen kann. Ich wollte

dies nur auch erwähnen, um nicht vorweg das Bewusste vom Begriff der Seele auszuschließen, sondern es im Gedankengang auch zu beachten. Außerdem wirkt es ohne Zweifel so, als würde Sokrates sich das Weiterleben nach dem Tod des Körpers mit dem fortlaufenden Besitz seines bewussten Denkens vorstellen. Ebenso ist das Bild, welches viele Religionen vermitteln, so beschaffen, dass man sich dort das Leben der Seele nach dem Tod – ganz unabhängig davon an welchem idealen oder strafenden Ort auch immer – meist in Besitz seines bewussten Denkens vorstellt. Möglicherweise ist dieses Bild aber auch über die Zeit entstanden, da es über die Vorstellungskraft der meisten Menschen hinausgeht, sich eine Existenz ohne ihr bewusstes Denken vorzustellen.
Man sieht also, dass es nicht einfach ist, den alten, religiös angehauchten Begriff der Seele, in unser modernes Verständnis von Psychologie und auch Hypnose einzugliedern und zu erkennen, wo sich Platz in unserem Verständnissystem befinden könnte. Jedoch glaube ich auch, dass die Menschen, welche sich in früheren Zeiten mit Begriffen wie „Seele“ befasst haben, eigentlich oft kein so grundlegend verschiedenes Bild von der Psyche und dem menschlichen System als Ganzes versucht haben zu bekommen, als wir es heute tun. Es waren bloß die experimentellen Möglichkeiten beschränkter, die Menschen oft tief in der Tradition und Religion verwurzelt und die Artikulation eine andere. Trotzdem hat man damals wie heute versucht, das Mysterium der menschlichen Gedankenwelt und der menschlichen Existenz selbst, besser zu verstehen und auch beispielsweise schon sehr früh die Möglichkeit zur Hypnose erkannt, lange bevor Freud oder andere die moderne Psychologie begründet haben.
Daraus folgt, dass man alte Werke nicht vollkommen ignorieren und als längst überholt ansehen sollte, sondern es meines Erachtens nach besser ist, wenn man ihnen ebenso einen Platz in der eigenen Gedankenwelt einräumt, sozusagen als weiteres Puzzleteil auf unserem lebenslangen Streben das „Ganze“ irgendwie zu verstehen.

Diagramm Hypnose – Sokrates – Seele – Kollektives Unbewusstes

Carl G. Jungs Theorie des Kollektiven Unbewussten:

- Anzuerkennen, dass dieses allem Anschein nach unsterblich sei, oder, um korrekt zu sein,
- in jedem Fall so lange leben werde, solange die Menschheit Bestand.

„Aber was soll Phaidon in diesem Kontext?“

- Platon beschreibt hier den Diskurs von Sokrates über die Seele mit all seinen klugen, gefinkelten Argumenten.
- Phaidon, ein Schüler Sokrates', erzählt einem anderen namens Echekrates von den Vorgängen und Gesprächen am Tag der Hinrichtung von Sokrates, was die Rahmenerzählung des Dialoges bildet.
- Sokrates wurde von den Athenern zum Tod durch den Schierlingsbecher verurteilt.
- Die Anschuldigungen an ihn waren, dass er durch seine Philosophie und seine vielen Fragen die Jugend verderbe.

Ziel: das Mysterium der menschlichen Gedankenwelt und der menschlichen Existenz selbst, besser zu verstehen

- Die Zusammenhänge zur Hypnose wurden erkannt, lange bevor Freud oder andere die moderne Psychologie begründet haben.

IV. GRUNDLAGEN DER MEDIZINISCHEN HYPNOSE

K. Pekovits, R. Gasser von S. Matzer

1) Begriffsbestimmung

Der Ausdruck Hypnose leitet sich vom griechischen Wort *hypnos* = Schlaf ab und hat schon zu vielen Missverständnissen geführt, da es sich nicht wirklich um einen Schlafzustand handelt. Obwohl man die Phänomene der Hypnose inzwischen gut kennt ist ihre wahre Natur im Sinne einer allgemein gültigen Theorie auch heute noch unbekannt. Die Mannigfaltigkeit der theoretischen Erklärungsmodelle über die Vielschichtigkeit der Hypnose ergibt eine Vielzahl an Definitionen. Nach **M. H. Erickson** ist Hypnose „ein Zustand intensivierter Aufmerksamkeit und Aufnahmefähigkeit".

W. Eberwein und G. Schütz verstehen darunter „einen subjektiv erlebbaren und objektiv messbaren veränderten Zustand des Erlebens und Verhaltens, der weder Wachsein noch Schlaf ist." **B. M. Alman** bezeichnet Hypnose als einen Zustand „erhöhter und fokussierter Konzentration, charakterisiert durch eine individuell erhöhte Offenheit gegenüber akzeptablen Suggestionen."

Die Problematik einer genauen Definition ist nicht allein auf die vielen verschiedenen theoretischen Positionen zurückzuführen sondern auch auf den unterschiedlichen Gebrauch des Terminus Hypnose. Der Begriff Hypnose bezeichnet sowohl das *Verfahren* zum Erreichen einer hypnotischen Trance als auch den *Zustand* bzw. die *Erlebnisform* der hypnotischen Trance, wobei Trance aber nur im Sinne des Zustandes gebraucht wird.
Die Definition von **T. X. Barber** „Hypnose ist kein außergewöhnlicher Zustand, sondern die hypnotischen Verhaltensweisen treten auch in anderen Situationen oder Erlebnisbereichen auf", macht darauf aufmerksam, dass Trance-Erlebnisse nichts Exotisches sind. Jeder erlebt immer wieder im Laufe seines Lebens sog. Alltagstrancen, die genauso tief sein können wie die Zustände, die von anerkannten Hypnotiseuren hervorgebracht werden. Wer kennt das nicht, wenn man auf einer gut bekannten Strecke mit dem Auto fährt und nach einiger Zeit merkt, dass man eine Weile „unbewusst" gefahren ist und sich daran nicht mehr erinnern kann. Auch beim Lesen eines fesselnden Buches oder Ansehen eines spannenden Filmes kann man in Trance fallen, das Zeitgefühl verlieren und das Umfeld gar nicht wahrnehmen.

Was unterscheidet nun Trance vom Wachbewusstsein oder Schlaf?

- In Trance ist die kontrollierende Aktivität des Bewusstseins, also das Alltagsbewusstsein und das rationale Denken, gedämpft und die autonomen Fähigkeiten des Unbewussten können genutzt werden – das Unbewusste ist in diesem Fall im Sinne von Milton Erickson als „Speicher latenter Fähigkeiten" und nicht im Freudschen Sinne als Sitz des Verdrängten zu verstehen.
- Trance eröffnet Fähigkeiten, die dem Wachbewusstsein nicht zur Verfügung stehen, lässt veränderte Bewusstseinszustände erleben und verstärkt das eigene Körperempfinden. Menschen in Trance können sich beispielsweise an ihre Geburt erinnern, ihre Körpergrenzen und –formen anders wahrnehmen, sich mit einem anderen Lebewesen identifizieren, Lernfähigkeit und sportliche Leistung verbessern, Gewicht abnehmen, sich das Rauchen abgewöhnen, Angst und Stress bewältigen, Heilungsprozesse beschleunigen oder Schmerzen lindern.

- Da in diesem Zustand die Kontrollmacht des Bewusstseins herabgesetzt ist, sind die unbewussten Anteile der Psyche der Kommunikation zugänglicher, die Beeinflussbarkeit erhöht und die Bereitschaft Suggestionen anzunehmen verstärkt.
- Trance-Zustände können verschiedene Tiefestadien erreichen und nicht jede Trance ist eine Tieftrance. Die meisten hypnotischen Effekte und Ziele, die man mit Hilfe von Trance erreichen will, lassen sich schon in relativ leichten Trancezuständen realisieren und eine wirklich tiefe Trance ist nur selten erforderlich. Trance-Erlebnisse beginnen mit vermehrter Konzentration und Fokussiertheit, führen dann über gebannte Aufmerksamkeit, Absorbiertheit des Geistes, Phantasien und Tagträume in weitere tiefere Erlebniswelten bis hin zu Tieftrance-Zuständen, an deren Inhalte man sich manchmal gar nicht mehr erinnern kann und das Gefühl hat geschlafen zu haben.
- Im Gegensatz zum Schlaf sind in Trance psychische Bearbeitungsprozesse aktiv, Lösungsstrategien können entwickelt, Probleme in der Vergangenheit bewältigt und individuelle Ressourcen mobilisiert werden. Auch das unter Hypnose abgeleitete EEG entspricht eher dem Wachzustand und weist nicht die für den Schlaf typischen REM-Phasen auf. Außerdem ist eine Kommunikation in Form von Fingersignalen oder in Wort und Schrift möglich.

Trance dient als Brücke zur Ganzheit, die das Bewusstsein dem Unbewussten und dem Körpererleben näher bringt. Sie verschafft Zugang zu den verborgenen Anteilen der Psyche, zu den tieferen Schichten des Selbst.

2) Trance-Phänomene

Es gibt zahlreiche typische, sowohl körperliche als auch psychische Kennzeichen, die einen Trance-Zustand charakterisieren. Viele Phänomene sind klinisch bedeutsam, da sie den Hypnotiseur über die Trance-Tiefe, Suggestibilität, Wirkung der Hypnose und besondere psychische Erregungen in Kenntnis setzen oder sogar zur Befragung der Klienten dienen können.

Veränderungen der Willkürmotorik

- ***Ideomotorik***

  Darunter versteht man, dass eine entsprechende Suggestion oder Vorstellung eine unwillkürliche Mitbewegung eines bestimmten Körperteils bewirkt. So kann beispielsweise ein Patient allein durch die Imagination „mit dem Fahrrad durch eine schöne Landschaft fahren“, plötzlich lebhaft seine Beine bewegen. Aber die wohl wichtigste Anwendung der ideomotorischen Reaktionen ist die indirekte Befragung von Klienten, die ungern in Hypnose sprechen.

  Dabei bedient man sich der sog. Fingersignale, wobei sich die designierten (Ja-/Nein-/Weiß-nicht-)Finger entsprechend der „unbewussten“ Antwort wie von selbst, also ohne willkürliches Zutun, heben oder senken, wie Kossak schreibt.

- ***Katalepsie***

  Hierbei handelt es sich wohl um das spektakulärste Phänomen, das vielen Laien aus dem Showgeschäft als kataleptische Brücke bekannt ist, bei der ein Mensch steif über zwei Stuhllehnen liegt. Suggestionen der Starrheit führen zu einem erhöhten Haltetonus der Muskulatur und einem Gefühl der Steifheit und Starre, ohne dass sich äußerlich Ermüdungserscheinungen zeigen. Dieser Showeffekt birgt aber nicht unwesentliche Risiken, da die Last des gesamten Körpers und oft zusätzlich die des darauf stehenden Hypnotiseurs auf nur zwei kleinen Auflageflächen im Nacken und Unterschenkelbereich liegt. Zerrungen an diesen Stellen oder Wirbelsäulenschäden sind nicht unwahrscheinlich, auch Quetschungen der inneren Organe sind möglich und bei vorbestehenden Erkrankungen (z.B. Aortenaneurysma) sogar lebensbedrohlich. Der Hypnotherapeut versetzt gewöhnlich nur die Arme oder Beine in kataleptische Starre und nützt diese Reaktionen hauptsächlich zur Trance-Induktion oder um die Kooperation der Versuchsperson zu überprüfen.

- ***Levitation***
  Von Levitation ist die Rede, wenn sich die Hand, der Unterarm oder der gesamte Arm heben, ohne dass die Muskelgruppen dabei willkürlich innerviert werden. Dabei werden Empfindungen der Leichtigkeit und Schwerelosigkeit suggeriert, wie z.B. „Ein Ballon an Ihrem Handgelenk hebt Ihre Hand empor ...“, so dass der Arm wie von allein langsam höher steigt. Dieses bei der Induktion mit am meisten benutzte Phänomen ist auch ein Instrument der Suggestibilitäts-Überprüfung und Entspannungs-Vertiefung. Eine sehr umfangreiche Beschreibung findet sich hierzu von Burkhart und im Standardwerk über klinische Hypnose Revensdorf.

- ***Automatisches Schreiben und Malen***
  Kossak weist auch auf Alltagsphänome wie Automatismen als Telefonmalerei oder Konferenzkritzeln hin. Der therapeutische Wert dieser Methode ist darin zu sehen, verborgenes Erinnerungsmaterial wieder aufleben zu lassen, jedoch sind die dadurch gewonnenen Informationen oftmals sehr wirr, die Schrift unleserlich und Fehlinterpretationen nicht auszuschließen.

Vegetative Veränderungen

- ***Kardio-vaskuläre Funktionen***
  Die Reduktion der Herzfrequenz und des Blutdruckes sind darauf zurückzuführen, dass Hypnose auf das autonome Nervensystem einwirkt, zu einer Absenkung des sympathischen Erregungsniveaus und zu einem Überwiegen des Parasympathikus führt. Auf Grund dessen können durch Ruhesuggestionen, geeignete Bilder und physiologische Imaginationen für das relevante System beachtliche therapeutische Erfolge erzielt werden.

Hirnfunktionen

- ***Alpha-Aktivitäten***
  Im Gehirn treten in Ruhe und bei geschlossenen Augen hauptsächlich Alpha-Wellen (8-12 Hz) auf, die bei Öffnen der Augen sofort von Beta-Wellen (13-30 Hz) abgelöst werden. Untersuchungen von Cooper et Engstrom zeigen einen signifikanten Anstieg der Alpha-Amplitude unter Hypnose und übereinstimmende Ergebnisse von DePascalis et al. und DePascalis, Silveri et Palumbo beweisen eine Korrelation zwischen der Zunahme der Amplitudenhöhe und dem Maß an Hypnotisierbarkeit.
  Hypnose wirkt sich auf hirnphysiologischer Ebene ähnlich wie andere Entspannungsverfahren aus, die trophotrope Veränderungen herstellen und den Organismus vor Überbelastung schützen.

- ***Hirnhemisphären***
  Zahlreiche Untersuchungen die sich mit der Spezifität der beiden Hirnhemisphären befassten, sprechen der linken Hemisphäre verbale, logisch-analytische und lineare Fähigkeiten zu und der rechten räumliche, imaginative und symbolisch-assoziative. Unter Hypnose werden in der rechten Hemisphäre mehr Alpha-Wellen generiert als in der linken und eine Verschiebung zu rechtshemisphärischen Arbeitsprozessen erfolgt, unabhängig von der Stärke der Suggestibilität einer Person.

Veränderungen der Wahrnehmung

- ***Halluzinationen***
  Sie können auf verschiedenen Wahrnehmungsebenen auftreten, also optische, gustatorische, olfaktorische oder auditive Halluzinationen können erzeugt werden, wobei nach neueren Untersuchungen der Übergang zu Imaginationen fließend ist.

- ***Analgesie und Anästhesie***
  Insgesamt zeigen die klinischen Berichte übereinstimmend, dass Suggestionen bei der Schmerzbeeinflussung sehr effektiv sind und

Operationen unter Hypnose durchaus keine Seltenheit darstellen, besonders im zahnärztlichen Bereich werden sie zunehmend angewandt.

- ***Dissoziation***
  Dieses Phänomen bildet u.a. die Voraussetzung für die Möglichkeit der Schmerzunempfindlichkeit unter Hypnose, da sich Hypnotisierte von einem Erlebnis oder einem Gefühl durch dessen Abspaltung oder Ausblendung distanzieren können. Durch die Fähigkeit zur Dissoziation wird die Information „Schmerz" zwar verarbeitet, aber nicht bewusst wahrgenommen.

Gedächtnis und Zeiterleben

- ***Altersregression***
  Unter Altersregression versteht man einen Prozess der Erinnerungen an frühere Zeiten wachruft bzw. ein Erleben vergangener Ereignisse ermöglicht. So kann man in Hypnose einen Klienten in ein beliebiges Alter versetzen, der sich dann auch so verhält, wie es in diesem Stadium angemessen ist und sich an Einzelheiten eventuell genau erinnern kann. Unser Unterbewusstsein scheint jedes Erlebnis zeitlich unbegrenzt abzuspeichern und die Hypnose bietet uns eine Möglichkeit, dieses wieder ins Bewusstsein zurückzurufen. Rückführungen bis zur Geburt oder sogar ins pränatale Stadium sind möglich und auch in der Literatur beschrieben. Regressionen in frühere Leben haben aber eher Unterhaltungswert und gehören in den Bereich der Esoterik, da wissenschaftliche Daten darüber nicht existieren.

- ***Altersprogression***
  Diese Methode ist bei Patienten zu empfehlen, die vor mehreren Alternativen stehen oder Konfliktinhalte gegenwärtig nicht zu lösen vermögen.
  Hypnose bietet hier die Gelegenheit, sich in eine konstruierte Situation zu begeben und so die zeitlich vorgezogene Konsequenz einer Entscheidung zu erfahren oder die zukünftigen Ängste, Hemmnisse oder Befürchtungen explorieren zu können.

- ***Zeitverzerrung***
  Dieser Begriff beschreibt die veränderte Zeitwahrnehmung in Trance. Die subjektiv erlebte Zeit verläuft entweder langsamer (Zeitexpansion) oder schneller (Zeitkontraktion) als die objektive physikalische Zeit.

- ***Amnesie***
  Hypnotische Amnesie bezeichnet die zeitweilige Unfähigkeit, sich an Inhalte oder Situationen aus der Hypnosesitzung zu erinnern und besteht nur solange, bis sie vom Hypnotiseur oder der Person selbst wieder aufgehoben wird. Dieser Aspekt des selektiven Wiederauflösens unterscheidet die hypnotische Amnesie von anderen Formen der Erinnerungsbeeinflussung wie z.B. das Vergessen oder der retrograden Amnesie bei traumatischen Ereignissen.

- ***Posthypnotischer Auftrag***
  Dabei wird während der Hypnose eine bestimmte Instruktion gegeben, die dann nach Beendigung der Hypnose ausgeführt wird. Dazu gehört auch die suggerierte hypnotische Amnesie. Im klinischen Bereich wird diese Methode vor allem bei der Raucherentwöhnung, Alkohol- und Drogentherapie, Diätprogrammen und beim Selbstsicherheitstraining eingesetzt.

3) Der hypnotische Rapport

Der Rapport ist nicht allein für Hypnose typisch, sondern bezeichnet im Allgemeinen den wechselseitigen Beziehungsaspekt zwischen Patient und Therapeut und ist gekennzeichnet durch Vertrauen und gegenseitige Wertschätzung.

In dealing with people try not to fit them to your concept of what they should be.
– Milton Erickson (1901-1980)

Bei gutem Rapport bleiben Therapeut und Patient während der ganzen Hypnosesitzung miteinander in Kontakt. Der Patient nimmt die Therapeutenstimme wahr bzw. reagiert darauf und der Therapeut erkennt an den Verhaltensweisen, Körperreaktionen oder sprachlichen Mitteilungen des Patienten, dass dieser sinngemäß mit ihm in Beziehung steht und er weitere therapeutische Interventionen vornehmen kann. Dies erfordert viel an Einfühlungsvermögen, eine besondere Beobachtungsgabe und die Kenntnis der subjektiven Welt des Patienten um genau die Suggestionen und bildhaften Formulierungen zu geben, die für ihn angemessen und gleichzeitig therapeutisch relevant sind. Einige Hypnotiseure gehen selbst in gewissem Umfang in Trance um in ihrer Versunkenheit dem Tiefenerleben des Klienten näher zu sein. Sie behalten zwar weiterhin die Kontrolle über den Therapieprozess und bleiben im Rahmen ihrer therapeutischen Funktion, sind somit aber besser in Kontakt mit dem Klienten wenn sie sich gleichzeitig mit ihm in einem veränderten Bewusstseinszustand befinden.

Manche Menschen haben Angst, dass sie in Trance dem Willen des Hypnotiseurs ausgeliefert sind und willenlos all das tun und fühlen werden, was er von ihnen verlangt. Zwar ist die Kritikfähigkeit unter Hypnose eingeschränkt, aber dennoch vorhanden. Sobald eine Suggestion dem persönlichen Wertesystem widerspricht, bricht in der Regel die Hypnose zusammen, der Patient erwacht und wird die Suggestion nicht befolgen. Suggestionen werden nur angenommen, wenn sie auf eine innere, manchmal unbewusste Reaktionsbereitschaft treffen. Der Wille ist unter Hypnose also keineswegs ausgeschaltet und auch niemand ist gegen seinen Willen hypnotisierbar. Hypnose ist als ein imaginatives Therapieverfahren zu verstehen, bei dem es vor allem auf die Vorstellungsfähigkeit und -bereitschaft des Patienten ankommt.

Jedoch ist zu bedenken, dass in Hypnose aufgrund der gesteigerten Suggestibilität die Verletzlichkeit des Patienten erhöht ist und gerade deshalb sollte sehr einfühlsam mit den Gefühlen und Problemen des Patienten umgegangen werden. Ebenso ist ein sensibler Umgang mit der eigenen Sprache vonnöten, da möglicherweise jedes einzelne Wort, auch wenn es noch so unwichtig erscheint, Einfluss auf die Vorstellungsbilder und psychischen Reaktionen des Patienten nehmen kann.

Diagramm zum Rapport

Bezeichnet im Allgemeinen den wechselseitigen Beziehungsaspekt zwischen Patient und Therapeut.

Ist gekennzeichnet durch Vertrauen und gegenseitige Wertschätzung.

Bei gutem Rapport bleiben Therapeut und Patient während der ganzen Hypnosesitzung miteinander in Kontakt.

Dies erfordert viel an Einfühlungsvermögen.

Zudem eine besondere Beobachtungsgabe und die Kenntnis der subjektiven Welt des Patienten.

Derart können genau die passenden Suggestionen und bildhaften Formulierungen gegeben werden.

WICHTIG

- In Hypnose ist aufgrund der gesteigerten Suggestibilität die Verletzlichkeit des Patienten erhöht.
- Deshalb sollte sehr einfühlsam mit den Gefühlen und Problemen des Patienten umgegangen werden.

4) Trancesprache und Trancelogik

Der Suggestion kommt in der modernen Hypnose enormer Stellenwert zu. Suggestion – zumindest Fremd-Suggestion – ist nicht vorstellbar ohne die Verwendung des wichtigen Hilfsmittels Sprache. In Trance zu gehen liegt normalerweise außerhalb der Möglichkeit des Willens. Daher ist für die Induktion einer Trance eine spezielle Kommunikationsweise vonnöten, um eine Veränderung des Bewusstseinszustandes hervorzurufen. Auf welche Art und Weise soll also Sprache eingesetzt werden um die höchste Effektivität und Effizienz beim Herbeiführen und Aufrechterhalten von Trance, sowie die höchste Qualität der Trance zu erzielen?

4.1. Sprachmodelle

Um diese Frage zu beantworten ist es sinnvoll, Sprache bzw. die Verwendung von Sprache via verschiedener Modelle zu betrachten. Wenn man die Sprachformen danach unterscheiden will, welchen Zweck sie verfolgen, ergibt sich einerseits die s. g. Prozess-Sprache mit dem Ziel Denkprozesse anzuregen, und eine Inhalts-Sprache, welche bezweckt den Inhalt einer Botschaft möglichst klar und präzise zu vermitteln.

Als dritte Form kann man eine Kreativsprache sehen, die zum Ziel hat im Gesprächspartner – oder, wie im Falle der hypnotischen Fremdsuggestion eher: im Botschaftsempfänger – Kreativität anzuregen bzw. aufrechtzuerhalten. Im NLP kennt man Inhalts- und Prozesssprache auch als Metamodell (Inhalts-) und Milton-Modell (Prozesssprache) wobei auch der Begriff des „Fluff“ in die Kategorie Prozesssprache fällt.

Inhaltssprache
Wie schon erwähnt will die Inhaltssprache Informationen möglichst klar weitergeben und eignet sich damit auch zum Erteilen direkter Anweisungen. Mit ihren klaren Formulierungen findet sie z.B. Verwendung beim definieren von Zielbestimmungen, also im Wesentlichen immer dann, wenn es nötig ist sich mit dem Gesprächspartner auf eine gemeinsame Sicht der Dinge zu verständigen. Beide sollen ein möglichst identes Bild in ihrem Bewusstsein halten bzw. das Bild des Anweisenden soll möglichst klar beim Botschaftsempfänger ankommen und nachgebildet werden. Um dieses gemeinsame Bild zu erreichen benutzt diese Sprachform gerne Fragen zur Konkretisierung wie „Was genau meinst du?“, „Woran erkennst du dass, ...“, „Kennst du ein konkretes Beispiel?“. Gefragt wird nach mehr Detail, und das in Form von immer kleineren (im Detail besser überblickbaren) Teilstückchen der ganzen Sache, um das eigene, noch unvollständige, verzerrte Bild dem anderen anzupassen. Diese Art des Fragens nennt man „chunking down“.

Prozesssprache
Ein „chunking up“ im Fragestil hingegen betreibt die Prozesssprache, die anstatt Detail „nur“ Orientierung geben möchte um Denkprozesse im Gegenüber anzuregen. Fragen zur Verallgemeinerung wie „Wofür ist das ein Beispiel?“ und „Welchen allgemeineren Ausdruck gibt es noch?“, ergeben sich. Dem/der

Befragten soll ermöglicht werden aus gegebenen Kommunikations-Stücken ein größeres (eigenes) Konzept zu konstruieren das dem/der Fragenden unter Umständen unbekannt bleibt. Dadurch lässt sich die Prozesssprache – nicht nur was die Fragetechnik angeht – gut für Trance-Induktion und -Arbeit einsetzen. Sie ist aber auch nützlich wenn jemand instruiert werden soll eigenständig Prozesse auszuführen, da das ja bedeutet nicht alle Tätigkeiten im Vorhinein zu kennen und somit eigene Problemlösungs-Denkprozesse angeregt werden müssen, wobei trotzdem eine allgemeine Orientierung gegeben werden soll. Prozesssprache drückt sich also eher allgemein und weniger konkret aus, da ja die inneren Konzepte des Gesprächspartners nicht bekannt sind und Spielraum gelassen werden soll.

Kreativsprache

Das Sprachmodell der Kreativsprache drückt sich hingegen lautmalerisch bzw. Onomatopoetisch aus. Das bedeutet es kommen Ausdrücke wie: „wow" oder „aaahhh" oder – das in der modernen Hypnose gerne zur Bestätigung unbewusster Vorgänge verwendete – „genau" und seine Abwandlungen, zur Anwendung. Ziel ist es einen bereits begonnenen kreativen Prozess im Gesprächspartner zu beflügeln und weiter voranzutreiben.

4.2. Tranceförderlicher Sprachgebrauch

Um jemanden mit Hilfe von Suggestionen und Sprache in Trance führen zu können, Tracearbeit zu leisten und rückführen zu können, muss die verwendete Art zu sprechen sich von der Alltagssprache unterscheiden. Es resultiert die so genannte Trancesprache. Der Übergang von Alltags- in Trancesprache und wieder zurück kann graduell, in Harmonie mit der jeweils erwünschten Trancetiefe geschehen. Jeder Mensch hat natürlicher- und physiologischerweise seine/ihre eigene Trancesprache, die weniger neu entwickelt werden muss als dass sie nur bewusst gemacht und bewusst angewandt werden muss, um der Hypnose zu dienen. In dieser eher intuitiven und sich vor allem auf Stimmlage und Sprechtempo beziehenden Definition von Trancesprache hat diese Ähnlichkeiten – wenn sie nicht sogar auf gewisser Ebene ident ist – mit der Sprech-Art die man z.B. verwendet wenn man mit kleinen Kindern spricht oder auch mit jener, die Verliebte verwenden wenn sie zärtlich zueinander sprechen. In einer etwas weiter gefassten Definition von Trancesprache gesellen sich verschiedene Techniken der Sprachverwendung die bewusst, während des Sprechens beachtet werden können, hinzu. Bewusst zu beachten ist vor allem auch die spezielle Logik des Trancebewusstseins, die einen Tranceförderlichen Gedankenfluss zulässt: Die Trancelogik, die ebenfalls gezielt angesprochen werden kann und soll.

Seeding

Seedings (von engl. „to seed": säen) bezeichnen Einstreuungen von Suggestionen die für sich allein gesehen harmlos erscheinen bzw. wenig Effekt haben würden. Sie sind aber als Samenkörner gedacht, die im Unbewussten des Subjekts keimen und wurzeln sollen, und schließlich das gewünschte Bild im Subjekt entstehen lassen, womit dann – etwas verzögert – die Suggestion gesetzt ist. An sich harmlose Aussagen der Eltern in der Kindheit („Ein Indianer kennt keinen Schmerz", „Wenn du so bist heiratet dich keiner") können sich durch häufige Wiederholung als Seedings im Kind festsetzen und – zum Guten oder Schlechten – sein zukünftiges Leben beeinflussen.

Seedings können von vielerlei Quellen kommen, zum Beispiel Tourismus, Wahlkampf, Werbung, Autosuggestion/Eigen-Seedings, etc. und werden oftmals in Slogans verpackt. Slogans eignen sich hervorragend, da sie als kurze Wortfolgen sehr gut erinnerbar sind, ihren Basis-Inhalt prägnant ausdrücken und transportieren und trotzdem offen genug formuliert sind um bei möglichst breitem Empfängerspektrum stimulierend (auch emotional) wirken und widerstandslos angenommen werden zu können. Zum Beispiel: Parteiwerbung

„Wir sind Heimat", Eigen-Seeding: „Ich schaffe alles", Lebenshaltung von Touristen „Hang loose", „Nimm's locker", Werbung einer Fast-Food-Kette „I'm loving it", „Ich liebe es" usw. Slogans sind oft so konzipiert, dass sie nicht das bewusste, willentliche Denken, das vom Subjekt geprüft und verworfen werden könnte, ansprechen, sondern halb-bewusstes Denken wie Ideale, Prinzipien, Ideen die das Subjekt mutmaßlich hat, jedoch in Alltagssituationen nicht immer bewusst durchdacht werden.

Hat man es geschafft ein Seeding dessen Saat bereits aufgegangen ist und das Leben beeinflusst – zum Beispiel aus der Kindheit – zu bemerken und es bewusst zu machen, und will man es nun loswerden, ist das oft nicht so einfach möglich. Schließlich wurde die gesäte Botschaft lange Jahre wiederholt und eingebrannt. Das Seeding in sein Gegenteil umzuformulieren und sich selbst zu suggerieren wäre zwar möglich, bräuchte jedoch denselben jahrelangen Aufwand und wird daher meist ineffizient sein. Einfacher ist es in der korrigierenden Auto-Suggestion den gesäten Inhalt beizubehalten aber den Bezugsrahmen zu verändern. Das nennt man Reframing. Nehmen wir an das Seeding wäre „Im April ist immer das falsche Wetter", so könne man reframend anfügen „außer man hat die richtige Kleidung". Wie bei allen Suggestionen geht es auch bei Seedings darum, welche inneren Eindrücke stimuliert werden und nicht per se darum, welcher Satzinhalt übertragen wird. Wenn der Satz „Du bist vor Mitternacht zu Hause" im Teenager Gefühle davon auslöst wie schön es doch wäre länger auszubleiben obwohl das zuvor vielleicht gar nicht Thema war, wird die Suggestion einen entgegengesetzten Effekt haben.

Bei Tranceinduktionen kann man Seedings besonders gut einstreuen indem man das gewünschte Wort nicht direkt ausspricht sondern es durch besondere Betonung einzelner Silben anderer Wörter formt. So wird zum Beispiel „aktiv entspannen" zu „ak-tief entspannen" etc. Noch vor der Tranceinduktion können Seedings genutzt werden um die folgende Hypnose vorzubereiten und das Subjekt gut auf die Themen und Suggestionen einzustimmen die folgen werden. Diese Einstreuungen würde ein Hypnotiseur bereits setzen, wenn das Subjekt gerade erst die Räumlichkeit betreten hat, mitunter schon früher, durch Beschilderung, Dekoration, etc. Es bietet sich an, dem Subjekt den geplanten Tranceverlauf in groben Zügen zu erklären wobei man darauf achtet, jeder geplanten Trance-Phase ein gewünschtes Etikett zu geben „Ruhephase", „Verarbeitungsphase" oder Trance-Elemente voranzukündigen „Einschaukeln in Trance", „auf und ab", „Ort mit dem guten Geruch", „Treppe" usw. Dadurch erkennt sich das Subjekt später als „wirklich in Trance" wieder, hat ein Gefühl der Kontrolle und Sicherheit, da es ja wusste dass die/das jeweilige Phase/Element kommen würde, akzeptiert die Suggestionen leichter, hinterfragt weniger und ist vorbereitet auf Veränderungen in der Trance-Tiefe („Einschaukeln", „auf und ab"). Man kann das Subjekt über etwaige auftretende Trancephänomene vorab unterrichten damit diese – falls sie vom Subjekt bemerkt werden – vom Subjekt selbst tranceverstärkend utilisiert werden können „Ich bin wirklich in Trance ...". Auch erhöhte Aufmerksamkeit, Lernbereitschaft, Phantasiefähigkeit können vorab geseedet werden.

Atmung

Ist das Ziel also die Induktion in eine Trance, soll im Atemrhythmus des/der Hypnotisand/in gesprochen werden. So kann man z.B. sehr gut die Ausatmung mit Suggstionen von tieferer („tiefer ... und noch tiefer") Entspannung belegen.

Rapport

Die wichtige Rolle der Atmung zeigt sich auch im Rapport der zw. Hypnotiseur/in und Hypnotisand/in aufgebaut werden soll, was ebenfalls zum Teil über die Atmung geschieht.

Stil

Der Sprachstil (hohe – mittlere – niedrige Bildung, Dialekt/Standardsprache, persönlich/

formell, direkt/reserviert) soll dem Gegenüber angepasst werden. Logisch evident sind der Gebrauch einer verständlichen und klaren Sprache und die Verwendung positiver Formulierungen, da grammatikalische Negationen ignoriert und als positive Aussagen verstanden werden. Jedoch auch undeutliche und leise Sprache kommt zur Anwendung, beispielsweise im Sinne der Reizmonotonie (Monoton wie ein Zug, der monoton rattert oder auch ein Pendel das monoton hin- und herschwingt.)

Zeit

Generell wird im Präsens gesprochen, da dadurch das Hypnose-Subjekt (Hypnotisand/in) am ehesten sofort (Jetzt-Zeit) in seinem (Unter-)Bewusstsein auf die Suggestion reagiert. Außerdem könnte man argumentieren, dass Zukunft und Vergangenheit anders als Konzepte des Bewusstseins des jeweiligen Augenblicks gar nicht existieren und man also dem Subjekt unnötige Konzeptualisierungs-Leistungen abverlangen würde, was die Wirkung der Suggestion vermindern würde.

Tempo

Das Sprechtempo wurde bereits erwähnt. Kaum jemand würde mit einem kleinen Kind reden ohne sein Tempo zu vermindern. Zusätzlich ist bei der Trance-Induktion von Vorteil, das Tempo während eines Satzes zu reduzieren, wie es auch in der Rückführung von Vorteil ist, das Tempo erneut zu erhöhen.

Pausen

In diesem Zusammenhang ist auch bemerkenswert dass Sprech-Pausen, obwohl sie im/in der ungeübten Hypnotiseur/in Unbehagen auslösen, die Qualität der Trancesprache sehr verbessern! In den Pausen können – im Sinne der Prozesssprache – die, von den Suggestionen angeregten Denkmuster ablaufen. In gezielt eingebaute Pausen wird das Subjekt selbst die vom Hypnotiseur gewünschte Suggestion einfügen. Zudem erzeugen Pausen auch hier – wie beim Märchenerzählen – fokussierte Aufmerksamkeit.

Tonfall

Ebenfalls wie beim Märchenerzählen sollen Tempo und Tonfall an den Suggestions-Inhalt angepasst werden.

Offene Formulierung

Die verwendeten Formulierungen sollen offen bis neutral sein (nach V. Gheorghiu) weil hier keine geistigen Widerstände des Subjektes gegen die Suggestion zu erwarten sind – im Gegensatz zu festgelegten Formulierungen wie „bestimmt", „sofort", „ausnahmslos" z.B. in „Bestimmt gehst du jetzt sofort in Trance". Offene Formulierungen (= Fluff) sind so formuliert, dass sie in jedem Subjekt andere Vorstellungen auslösen können. Wird z.B. Ein Strand suggeriert ist nicht gesagt ob es ein Sandstrand oder Schotterstrand sein soll. In Suggestionen vorkommen kann z.B. „es kann sein dass ...", „so wie es für dich richtig ist ...", „mitunter" usw. Neutrale Formulierungen liegen in der Mitte zwischen Offenen und Bestimmten: „Da gibt es ...", „Etwas ..." usw. Eine gute Möglichkeit offene Formulierungen zu üben besteht darin sich in drei Worten ein positiv-emotionales Erlebnis schildern zu lassen und dann den Gesprächspartner durch verbale Suggestion das Erlebnis wiedererleben zu lassen ohne nach mehr Informationen zu fragen. Die Verwendung offener Formulierungen wird unumgänglich und am Gesprächspartner kann oft einfach beobachtet werden welche Formulierungen gut angenommen werden können.

Das VAK(OG)-System

Ebenfalls große Bedeutung in der Trance-Induktion hat das s. g. VAK(OG)-System (visuell, auditiv, kinästhetisch, olfaktorisch, gustatorisch). Suggestionstexte sollen Formulierungen enthalten die alle diese Arten an Sinnesempfindungen ansprechen, vor allem visuell, auditiv und kinästhetisch, da auf diese die meisten Menschen ansprechen. Beschränkt man seine Trancesprache auf nur einen Sinneskanal läuft man Gefahr all jenen Subjekten die ihren Wahrnehmungsfokus auf einem anderen Kanal haben eine schlechte Induktion zu bieten.

Auf welchen Kanal ein Subjekt gut anspricht kann man z.B. herausfinden indem man es nach Textilienkäufen fragt. Riecht das Subjekt am Material, betastet es das Material oder hält es es unter anderes Licht um es besser zu betrachten? „Du kommst auf eine grüne Lichtung, hörst die Vögel zwitschern, riechst das Gras ...“ wäre ein Formulierungsbeispiel. Der Sinneskanal sollte also während des Sprechens und Suggerierens mehrmals gewechselt werden, je nachdem auf welche Sinneskanäle der Patient am meisten anspricht. Beim Wechseln sollte allerdings beachtet werden die Überleitung in kleinen Schritten zu gestalten, um dem Hypnotisanden Zeit zu geben sich auf den neuen Sinneskanal einzustellen. Nachdem ein Großteil der Menschen auf den auditiven Kanal gut reagiert, ist musikalische Untermalung als Tranceverstärker geboten. Will man nicht gerade mit einem Tonstudio arbeiten um spezielle Musiktracks mit ausgefeilten musikalischen Effekten für spezifische Hypnosethemen zu entwerfen – wie das für gute Hypnose-CD's geschieht – wählt man solche Musik, bei der sich der jeweilige Patient gut entspannen kann. Alle noch so abstrus erscheinenden Musikrichtungen können dafür geeignet sein wenn der Hypnotisand sich nur dabei entspannen kann. Genauso wie Musik können auch Düfte im Raum verwendet werden.

Utilisation

Utilisationen – also Nutzung/Einbeziehung von Ereignissen oder Gegebenheiten der realen Welt in die Induktion – können mit einer gewünschten Suggestion gut verknüpft werden, indem man einen Kausalzusammenhang suggeriert, welcher problemlos völlig phantastisch sein kann, z.B. „Weil du diesen Stuhl spürst kannst du tiefer in Trance gehen“, oder eleganter: „Die Festigkeit des Stuhles verfestigt in dir das Gefühl der Trance“ usw.

Negation

Da sich die hypnotische Suggestion auch im Stadion der Induktion schon, rein auf das Unbewusste fokussiert, ist der sinnvolle Umgang mit Verneinungen in der Trancesprache empfehlenswert. Generell sollte klar sein welche Vorstellung man dem Subjekt vermitteln möchte. Möchte man z.B. dass das Subjekt nicht an einen rosa Elefanten denkt sollte man eben diesen am besten unerwähnt lassen, ihn also auch in negierter Form weglassen und stattdessen eine erwünschte Vorstellung suggerieren. Das nennt man positives Formulieren. Dass das Wort „nicht“ ausgesprochen wurde ändert nichts daran, dass der rosa Elefant im (Unter)Bewusstsein des Subjektes auftauchen wird. Stellt man sich beispielsweise ein Kind beim Impfen vor, wären also folgende Formulierungen zu vermeiden: „Es tut nicht weh“ oder „Du brauchst keine Angst zu haben“ da im Kind die Assoziationen „Weh“ und „Angst“ stimuliert werden.

Ein reiner Fokus auf negationsfreie Grammatik und negationsfreien Satzbau wäre allerdings unzureichend! Es gilt immer zu bedenken – bzw. wohl eher zu erraten oder zu erspüren – welche inneren Konzepte man im Patienten anspricht, welche Vorstellungen man im Hypnotisanden weckt. Es kann sich nämlich die paradoxe Situation einstellen, dass man mit einer rein positiv formulierten Aussage gerade die Bilder provoziert die man vermeiden wollte, wobei hier die Situation ausschlaggebend ist. Man stelle sich z.B. vor, eine Mutter wandert im Gebirge mit ihrem Kind. Das Kind hat Freude am erklettern größerer Felsbrocken mit einer gerade grenzwertig-gefährlichen Höhe, nicht zu hoch so dass die Mutter dem Kind das Klettern verbieten würde, aber auch nicht niedrig genug um die Mutter beruhigt zu lassen. Die Mutter verbietet dem Kind das Klettern also nicht, mahnt es aber immer wieder via einer positiven Suggestion zur Vorsicht: „Dein Tritt ist sicher“, „Vorsichtig klettern ist schöner“, „Du kommst gesund wieder herunter“, etc. Obwohl die Formulierungen nur Wörter benutzen die die erwünschten Konzepte ansprechen kann es hier passieren dass durch das wiederholte Aussprechen – in einer Situation in der derlei Kommentare vom Kind nicht erwartet werden – in diesem gerade deshalb unerwünschte Konzepte von Fallen oder Verletzung auftauchen, weil es sich fragt, was der Zweck des Mahnens der Mutter ist. Der Fokus sollte also darauf liegen im Geist des Patienten die erwünschten Bilder entstehen zu lassen und weniger darauf, die gewünschten Bilder zu übertragen. Die bewusste Vermeidung bzw. Verwendung von Negationen ist dazu ein Weg.

Negationen können auch gezielt eingesetzt werden. Zuweilen kommt es vor dass der/die Hypnotiseur/in zum Unterbewusstsein etwas anderes kommunizieren möchte als zum Bewussten wofür sich die Negation herrlich anbietet z.B. wie in: „Es ist nicht nötig meinen Worten zu folgen“ wo dem Wachbewusstsein signalisiert wird es könne abdriften während das Unbewusste zur Aufmerksamkeit gemahnt wird.
Auch doppelte Verneinungen können elegant eingesetzt werden, hier eher mit dem Ziel der Verwirrung des Wachbewusstseins, welches die doppelte Verneinung erst verarbeiten muss: „Du kannst nicht nicht in Trance gehen“.
Der erfolgreiche Umgang mit Negationen kann geübt werden indem man negativ formulierte Sätze (z.B. „Wenn der Zahnarzt bohrt tut das nicht weh“) zu positiven Sätzen umformuliert z.B. „Wenn der Zahnarzt die Heilbehandlung macht verläuft das ganz gut“. Wichtig ist, dass die neuen Sätze für den Patienten akzeptabel bleiben bzw. nicht mit unrealistisch anmutenden, positiven Floskeln überladen werden.

Konfusion
Konfusionstechniken wie z.B. bei der doppelten Verneinung versuchen den bewussten Geist zur Abgabe der Kontrolle ans Unbewusste zu bewegen, nämlich dadurch, dass das Bewusste das Interesse am Suggestionsinhalt verliert. Auch zum Einsatz kommen Fluff, und logisch sinnlose Aussagen.

Überladung
Wie bei der Konfusion soll das Wachbewusstsein die Kontrolle ans Unbewusste abgeben, hier dadurch, dass der Verstand durch Überlastung aufgibt. Dafür benutzt man z.B. schnelle Gedankensprünge, Mehrfachverneinungen, schnelles Sprachtempo, Mehrdeutigkeit, usw.

Kreativsprache
Auch zu beachten sind alle Formulierungen die sich der Kreativsprache bedienen wie bereits erläutert z.B. „exakt“, „genau so“, „gut machst du das“, „nur weiter so“, etc., etc.

Reizmonotonie
Der Therapeut spricht dabei langsam, lässt kurze Pausen bewusst zu und betont mit seiner Stimmlage die Passagen der Müdigkeit und Entspannung, indem er die Tonlage seiner Stimme senkt. Die Sprechgeschwindigkeit bleibt ruhig-monoton, sodass der Patient die Instruktionen als angenehmen Redefluss und nicht als Eile oder Drängen empfindet. Reizmonotonie ist aber nicht nur durch die Stimmlage des Therapeuten gegeben, sondern auch inhaltlich durch Wiederholungen.

Bildhafte Sprache
Bildhaftigkeit der Sprache um die Phantasietätigkeit anzuregen. Häufig wird eine Szenerie beschrieben, die mit dem Patienten zuvor besprochen wurde und in der er entspannen kann wie z.B. „Sie liegen auf einem wunderschönen Strand in der Sonne, haben viel Zeit, ...“.

Rückmeldung
Wesentlich ist weiterhin, dass der Therapeut genau das relevante Verhalten des Klienten (Lidsenken, Gesichtsentspannung, reduzierte Gesamtmotorik) beobachtet und es ihm entsprechend rückmeldet. Dadurch wird erreicht, dass die Person stets annimmt, sich richtig zu verhalten, Widerstände werden abgebaut und die Kooperation auf unbewusster Ebene wird systematisch verstärkt.

Yes-Set
Auch durch Vorhersagungen, die aller Erfahrung nach für den Trance-Zustand zutreffen (Unbeweglichkeit, Lustlosigkeit zu sprechen,

Wohlbefinden), wird eine sog. „Ja-Haltung" bzw. „Yes-Set" beim Patienten bewirkt – es geschieht nur das, wozu er zustimmen kann und dadurch wird er auch weitere Interventionen zulassen. Diese Technik nennt man das „Yes-Pacing".

Ethische Formulierungen

Da es Situationen gibt in denen das Unbewusste – trotz eines bewussten Wunsches des Patienten – nicht in Trance geführt werden will, oder wo das Unbewusste gute Gründe hat auf bestimmte Suggestionen nicht reagieren zu wollen (beispielsweise Suggestionen deren Erfüllung das psychosoziale Familien-System – für den Therapeuten eventuell unabsehbar – zum Negativen verändern würde), sollte man (vor allem posthypnotische) Suggestionen, wo möglich und sinnvoll, mit einem „Notausgang" versehen.

Das Unbewusste soll sozusagen befragt werden bzw. das letzte Wort haben dürfen. „Wenn es für dich richtig ist, gehst du noch tiefer in Trance".

Außerdem sollten Berührungen und Körperkontakt immer angemeldet werden bzw. das Unbewusste des Patienten gefragt werden ob die Berührung akzeptiert wird bevor sie ausgeführt wird. Dadurch stellt man sicher, dass die Trancetiefe durch den Kontakt nur positiv beeinträchtigt wird.

Verknüpfung

Wie man zwei oder mehrere Botschaften miteinander verknüpft, sodass sie vom Subjekt gut angenommen werden, kann man nach aufsteigender Wirkstärke in folgendes Schema einteilen wobei x und y für die zu verknüpfenden Aussagen stehen:

x **und** y
während x **passiert** y
je mehr x **desto mehr** y
x **bewirkt** y

Die einfache Verknüpfung mit „und" könnte sich z.B. als „Du atmest und du entspannst dich" äußern. „Während du atmest entspannst du dich", wäre der nächste Schritt auf der Skala. „Je mehr du deinen Atem wahrnimmst desto tiefer wird deine Entspannung", führt schließlich zu „Weil du deinen Atem wahrnimmst entspannst du dich tiefer" oder „die Tiefe deiner Atmung bewirkt in dir noch tiefere Entspannung". Es steht dem Therapeuten eine Vielzahl an Variationen zur Verfügung, beispielsweise Konstruktionen mit „während", „indem", „weil", „nicht nur ... sondern auch ...", „entweder ... oder ...". Beim pacing and leading beginnt man z.B. mit dem Aufbau eines Yes-Sets und Utilisationen und kettet dann Verknüpfung an Verknüpfung und führt dadurch den Patienten tiefer. Je breiter der erste Teil der Verknüpfung formuliert ist bzw. je

Diagramm – Überblick zur Trancesprache

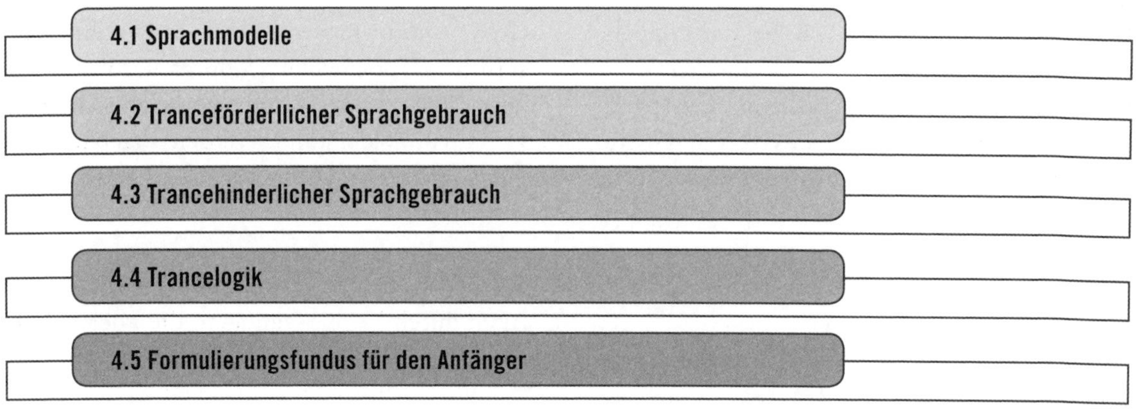

mehr Angebote er macht, desto eher kann das Bewusstsein des Patienten darauf reagieren und desto eher wird also der zweite Teil der Verknüpfung befolgt.

Verkettet man mehrere Verknüpfungen miteinander, dürfen sich ruhig auch Zirkel bilden. Die erste Verknüpfung verbindet x mit y, die Zweite y mit x und die Dritte wieder x mit y. „Deine tiefe Atmung bewirkt eine entspannte Muskulatur und durch die Entspannung vertieft sich deine Atmung was dazu führt, dass deine Atemmuskulatur und alle anderen Muskeln sich entspannen ..." Formulierungen mit „je ... desto ..." sind hier gut einzusetzen.

Pacing der Gefühle

Emotionale Wärme ist ein wichtiger Faktor der dem Patienten hilft sich schneller in eine Trance einsinken zu lassen. Vertrauen ist nötig, um die Kontrolle aufgeben zu können, und dieses wird leichter geschenkt wenn der Hypnotiseur sein pacing and leading auch auf emotionaler Ebene gestaltet. Die Distanz zwischen Therapeut und Patient soll überwunden werden. Dazu ist es wichtig anzusprechen, was emotionell im Raum steht. Ein einfaches Beispiel ist der Zahnarztbesuch, wo der Patient ohnehin mehr Kontrolle abgeben muss als ihm in den meisten Fällen lieb ist. Mit Kommentaren wie „Nicht wahr, das ist ein unangenehmes Gefühl ..." oder „Nicht ganz optimal, wie sie da so liegen müssen ..." baut man den Rapport wieder auf und vermittelt dem Patienten das Gefühl dass man ihn versteht.

Unbestimmte Verben

Es gibt Verben die sich gut zur Trancesprache eignen weil sie zwar eine Tätigkeit als solche beschreiben aber nicht ihren genauen Inhalt bzw. sie beschreiben zwar was getan wird aber nicht genau wie. Somit wird der Vorstellungskraft des Patienten ein großer Spielraum gelassen. Solche Verben sind z.B. „fühlen", „spüren", „wahrnehmen" und „erleben". Was gefühlt, gespürt, erlebt wird, wird nicht vorgegeben. Beispiele für Formulierungen sind: „Die Dinge müssen sich entwickeln", „... versuchen das Organ zu visualisieren", „umfassend aufarbeiten".

Dissoziation

Da das Bewusstsein auf eine Welt gerichtet ist in der es zu jedem Ding zwei Pole gibt, die Welt der Extreme, und da der Verstand ständig damit beschäftigt ist zu kategorisieren zu welchem Grad ein Ding dem einen oder anderen Extrem angehört, es in Schattierungen einordnen will, ist es für die Hypnose nützlich das Subjekt von dieser Wahrnehmungsebene zu lösen bzw. zu dissoziieren. Durch die Dissoziation, das Abstandgewinnen von den Denkmustern der Welt der Extreme und Kategorien, fällt es schließlich leichter dem Unbewussten die Kontrolle über die mentalen Ressourcen zu überlassen, und somit Suggestionen besser aufzunehmen. Diese Kontrollübergabe, dieser Wechsel von analytischem Denken hin zu dissoziativem Denken und Wahrnehmen wird durch die Verwendung entsprechender Formulierungen begünstigt und eingeleitet, zum Beispiel: „Du fühlst eine leichte Schwere, und eine frische Wärme." Oder weiterführend: „Obwohl es deinem Bewussten vielleicht noch nicht klar ist, weiß dein Unbewusstes schon längst dass ..."

Kongruenz

Unter Kongruenz versteht man die Anpassung und Abstimmung von Sprache (Sprachstil, Tonfall, etc.) und Inhalt. So wird es zum Beispiel schwierig sein Ruhesuggestionen zu geben während man ein hohes Sprechtempo benutzt. Das Konzept der Kongruenz greift jedoch weiter als die reine Adaptierung von Sprach- und Kommunikationsvariablen. Sprachstil, Tonfall, Gestik, Mimik, Sprach- und Kommunikationsvariablen verändern sich je nach Intention des/der Kommunizierenden. Daher fällt es schwer zu Lügen, vor Allem wenn die Lüge aus Eigennutz geschieht und dem/der Lügenden bewusst ist, dass der/die Belogene Schaden davontragen wird. Vermag ein Hypnotiseur es nicht (zum Beispiel wegen momentaner Überlastung), dem

Subjekt in einer wohlwollenden Geisteshaltung gegenüberzutreten, wird sich diese – unter Umständen nur ein wenig unklare – Intention in den Kommunikationsparametern niederschlagen, was vom Unbewussten des Subjekts erfasst werden kann, welches schließlich Widerstände aufbauen wird, die die Hypnose behindern. Vor allem bei der Trance-Induktion, während pacing and leading, aber auch generell während der gesamten Hypnose, ist es also wichtig die Kommunikationsinhalte ehrlich und authentisch zu übermitteln, so dass die Suggestionen vom Unbewussten des Subjekts reibungslos angenommen werden können.

Doppelinduktion

Doppelinduktionen, also das gemeinsame Arbeiten von zwei HypnotiseurInnen gemeinsam mit einem oder mehreren Subjekten, haben den offensichtlichen Vorteil, dass die Hypnotisierenden sich gegenseitig entlasten können und die gesammelte Erfahrung beider für die Verbalisierung der Suggestionen zur Verfügung steht, es geht hier aber noch mehr um das Benutzen zweier verschiedener Stimmen bzw. zweier verschiedener, authentischer, professioneller Trancesprachen. Jeder Hypnotiseur hat seine eigene Trancesprache und wirkt anders auf das Subjekt, obwohl jeder für sich allein Trance induzieren kann. Durch die Kombination beider Trancesprachen in einer Sitzung wirken nun die tranceförderlichen Faktoren beider auf das Subjekt ein.

Nicht nur für die Induktionsphase einer Hypnose sondern während der ganzen Hypnose können sich die Stimmen abwechseln, einander Pausen gestatten und die Pausen der jeweils anderen Stimme füllen, entweder mit simplen Wiederholungen des zuvor vom Partner-Therapeuten Gesagten, oder simplen Verstärkungen wie „ja, genau, gut machst du das", oder mit eigenen situationsgerechten Suggestionen. Die Kombination von weiblicher und männlicher Stimme kann sich besonders Vorteilhaft auswirken da die tranceförderlichen Faktoren beider Geschlechter kombiniert werden.

Mikro- und Makrobetrachtung

Objekte in den Suggestionen können größer oder kleiner suggeriert werden, aus größerer Nähe oder Ferne betrachtet werden, um das Subjekt gesteigerte Detailtiefe erleben zu lassen und im Subjekt tiefere Eindrücke zu hinterlassen.

Wiederholung

Wiederholungen sind sehr wichtig, was schwer zu begreifen sein mag, da unser Wachbewusstsein sie langweilig findet und als ineffiziente Kommunikation beurteilt. Gerade darin liegt aber ein Vorteil für die Hypnose, da das Bewusstsein dazu tendiert abzuschweifen, wenn etwas als langweilig empfunden wird, und somit dem Unbewussten die Wahrnehmung überlässt. Zudem sind Wiederholungen für das Unbewusste weniger langweilig, sondern eine Chance zu größerer Detailtiefe, besserer Ausformung, tieferer Einprägung des Wiederholten. Zum Beispiel: „Tiefer, und noch ein bisschen tiefer, denn die Tiefe kann angenehm erfahren werden, genau, tiefer und noch ein bisschen tiefer ..." Langweilig zu sein ist in diesem Sinne eine wertvolle Fähigkeit des Hypnotiseurs, die erlernt werden muss, und für die es Mut braucht, da es für TherapeutInnen schwierig sein kann sich selbst langweilig zu finden.

Konkrete Formulierung und konkrete Übereinstimmung

Hier geht es um die inhaltliche Übereinstimmung des Textes der Suggestionen in sich, aber auch um die Übereinstimmung der Suggestionen mit der Lebens- und Erlebens-Realität des Subjekts. Wenn man in einer Hypnose konkrete Formulierungen verwendet (z.B. „Du liegst an einem sandigen Strand"), muss darauf geachtet werden, dass die Formulierung mit der Erlebensrealität des Subjekts übereinstimmt bzw. sich das Subjekt keinen Schotterstrand vorgestellt hatte.

So störend wie die ungeplante Nichtübereinstimmung wäre, so förderlich können vom Hypnotiseur geplante konkrete Übereinstimmungen eingesetzt werden. Zum Beispiel: „Du spürst die Zigarette in deiner Hand. Wenn deine rechte Hand zur Nichtraucherhand geworden ist, fällt jede Zigarette aus deiner Hand, für alle Zeit fällt ab jetzt jede Zigarette aus deiner Hand." Mit oder ohne Hypnose wird die Zigarette bei den meisten Menschen die sie länger halten und ihre Aufmerksamkeit auf andere Dinge gerichtet haben (Hypnose), von selbst aus der Hand fallen. Wenn das schließlich passiert wird es vom Unbewussten bemerkt und nun wird das konkret übereinstimmende Herunterfallen der Zigarette mit der konkreten Formulierung „ab jetzt ewig herunterfallen" bzw. dem Aufgeben des Rauchens verbunden.

Altersregression

Bei der Altersregression arbeitet der Hypnotiseur mit Gefühlen aus einer früheren Lebensetappe. Wie ein kleines Mädchen behandelt zu werden kann damit – neben anderen Effekten – eine erhöhte Bereitschaft sich führen zu lassen, bzw. auch in Trance führen zu lassen, nach sich ziehen. Zum Beispiel: „Ist es in Ordnung wenn ich mit meiner Hand Ihre Hand berühre? Ja, so. So halte ich Ihre Hand! Wie bei einem kleinen Mädchen. Sie sind wieder ein kleines Mädchen, ein kleines Mädchen. Du bist ein kleines Mädchen, ein kleines Mädchen ..."

Fraktionierung

Den Erlebnisprozess des Subjektes zu fraktionieren ist eine paradoxe Form des Aufrechterhaltens von Momentum in einem Tranceprozess. Würde man ständig die selbe Suggestion geben „Du entspannst dich tiefer", wäre das Potential der Suggestion schnell ausgeschöpft, da das Subjekt merken würde, dass es sich um den selben Auftrag handelt, und diesen als „bereits ausgeführt" ad Acta legen würde. Fraktioniert man aber den Prozess des „tiefer Entspannens" in eine Bewegung in die Tiefe und eine kleinere Bewegung zurück an die Oberfläche, so bleibt der Erlebnisprozess interessant, und das Momentum in Richtung tieferer Entspannung bleibt aufrecht. Zum Beispiel: „Jetzt gehst du die Stufen hinunter und fühlst tiefere Entspannung. Jetzt gehst du wieder eine Stufe höher. Nun wieder zwei tiefer. Wieder eine höher, wieder eine höher und wieder ein paar Stufen tiefer in Richtung tieferer Entspannung ..." Man bahnt damit den Weg zu einem bereits vorhandenen Bewusstseinsinhalt und vermeidet die Angst vor Kontrollverlust durch zu große Schritte.

Metaphern

Metaphern eignen sich gut für Trancearbeit wenn das Subjekt bereits in Trance ist, um die suggerierte Idee bildhaft zu verankern. Umwandlungsprozesse können durch die Metapher einer Raupe, die sich in einen Schmetterling verwandelt suggeriert werden, Befreiungs- oder Ergründungsprozesse durch die Metapher einer sich Schicht für Schicht schälenden Zwiebel etc., etc. Für Loslass-Prozesse eignen sich Metaphern wie das nach oben, in weite Ferne Fortschweben der unerwünschten Sache an Heliumluftballons, oder das Entkoppeln des letzten Wagons eines fahrenden Zuges. Will man bestimmte Eigenschaften stärken, kann man ein Tier welches diese Eigenschaften vorweist, während der Sitzung öfters vorkommen lassen oder ein Phantasietier kreieren, welches alle erwünschten Eigenschaften hat. Die Erinnerung kann verstärkt werden indem man Gasperlen suggeriert, die aus einer Sektflasche oder aus Meerestiefen zur Oberfläche aufsteigen und Erinnerungen repräsentieren. Auch Schuldgefühle können durch Suggestion verursacht und zum Positiven verwendet werden, zum Beispiel um Heilungsprozesse zu unterstützen: „Stellen Sie sich das betroffene Organ als schwarze Zone im Körper vor. Es ist ganz schwarz weil es falsch gespielt hat (Alkohol-/Nikotinabusus ...). Die anderen Organe wissen jetzt, dass es falsch gespielt hat. Jetzt tut es dem Organ leid, es will es wieder gut machen und wieder voll für die anderen Organe da sein ...".

Lob

Lob ist etwas grundsätzlich Angenehmes. Vor allem wenn es ehrlich, und nicht sarkastisch

gemeint ist, kann man Lob zu jeder Gelegenheit und Eigenschaft finden, wie man auch ein Körnchen Gutes in allem Schlechten finden kann. Diese Haltung steht dem Menschen grundsätzlich wohlwollend gegenüber, und ist bestrebt Angenehmes im Leben zu maximieren. Somit ist auch das Leben, sind wir Menschen, besonders offen und empfänglich für Lob und Bestätigung.
Auch der moderne Behaviorismus zeigt, dass mit Strafe ein unerwünschtes Verhalten nur unterdrückt werden kann, nicht verlernt, dass aber erwünschtes Verhalten nur erlernt wird, wenn sich irgendein Vorteil, eine Belohnung daraus ergibt. Jedwede Suggestion als Lob verpackt wird daher gut aufgenommen werden. Optimiert werden können die Effekte von lobenden Suggestionen durch die korrekte Verwendung von Negation und ausgiebiger Wiederholung.

Nonverbale Tranceinduktion
Zu Sprache gehören auch Mimik und Gestik und sie werden in der Trancesprache ganz besonders wichtig, wenn ein Subjekt Schwierigkeiten bzw. Widerstände hat, in Trance oder bei Induktion Texte aufzunehmen. Es gibt viele Techniken der nonverbalen Tranceinduktion in vielen Kombinationen. Die bekanntesten sind wahrscheinlich Pendel (Fixation) und hypnotischer Blick (Faszination), wenn auch heute weniger angewandt.

Eine andere Möglichkeit wäre zum Beispiel vor dem Subjekt zu stehen und durch Körperhaltung und Atmung, etc. Rapport aufzubauen. Nun folgt ein pacing and leading des Subjektes durch zum Beispiel Zwinkern oder hin und her Wippen des Hypnotiseurs, der darauf wartet bis das Subjekt beginnt mitzuschwingen und die Bewegungen zu imitieren. Der Rapport ist hierbei sehr wichtig. Schließlich kann der Hypnotiseur seinen Kopf ein wenig nach vor bewegen und später dem Subjekt einen Finger auf die Stirn setzen. Die dadurch ausgelösten Reize können ausreichen um ein Subjekt in Trance zu führen.

Generalisierungen, Nominalisierungen, Fluff
Eine Nominalisierung ist grammatikalisch gesehen rein die Umwandlung einer anderen Wortart in ein Nomen bzw. Substantiv, und wird auch Substantivierung genannt. Diese Möglichkeit der Wortbildung erweitert das Repertoire an allgemeinen, unkonkreten Hauptworten und ermöglicht so eine Verallgemeinerung bzw. Generalisierung der Trancesprache wodurch Widerstände gut vermieden werden können. Um Widerstände zu vermeiden und dem/der HypnotisandIn zu ermöglichen sich besser Einzulassen, eignet sich auch Fluff bzw. Sprachelemente die weich, verschwommen oder mehrdeutig sind. Eine verstandesmäßige Kategorisierung durch den/die HypnotisandIn soll vermieden werden und Begriffe die sich schwer in eine Schublade einordnen lassen – wie zum Beispiel „Toleranz“, „Einklang“, „Erfolg“ – sind von Vorteil. Es gibt auch Verben deren Aussage unbestimmt und allgemein genug ist um leicht akzeptiert zu werden: „Die Dinge müssen sich entwickeln ...“ „... versuchen das Organ zu vitalisieren ...“ „umfassend aufarbeiten ...“

Tilgung
Bei Tilgungen wird darauf vertraut dass der/die Hypnotisierte einen unausgesprochenen, bzw. getilgten Satzteil mit eigenen Vorstellungen ergänzen wird. Eine Suggestion wird quasi gegeben, jedoch wird der eigentliche, suggestive Teil davon gelöscht bzw. getilgt bzw. nie ausgesprochen, sodass das Subjekt selbst die Suggestion vollendet, welche dadurch an Kraft gewinnt, da sie unverfälscht direkt aus dem Unbewussten des Subjekts kommt. Das Vorgehen ist als ob der/die Hypnotisierende ein Kreuzworträtsel mit leeren Hinweisfeldern anbieten würde. Nur die Anzahl an Buchstaben und die Position in Relation zu anderen Worten ist erkennbar, nicht aber die intendierte Suggestion selbst. Die/der Hypnotisierte kann einfügen was sie/er will und bleibt dennoch im Rahmen.
Beispiele wären: „Sie wissen schon ...“, „Das machen wir schon ...“, „Wohl an ...“

Vorannahmen
Vorannahmen werden zum Beispiel eingeleitet durch „bevor" oder „während". Man lässt das Subjekt vor-ahnen, vor-annehmen wie ein kommender Prozess aussehen wird, sodass eine erwünschte (meist positive) Erwartungshaltung im Subjekt gegenüber dem Prozess geschaffen wird, und das Subjekt in der Folge den Prozess besser akzeptieren bzw. annehmen kann. Denkt man an medizinische oder zahnmedizinische Behandlungen kann das sehr nützlich sein, aber auch wenn es nur darum geht, noch im Vorgespräch den folgenden Tranceprozess vorzubereiten. Bei „Nimm doch erst mal Platz bevor du dich entspannst ..." kann vom Subjekt zum Beispiel angenommen werden, dass nach dem Setzen in weiterer Folge irgendetwas Entspannendes folgen wird. Das Unbewusste ist vorbereitet und es ist anzunehmen, dass es sich in der Folge auf entspannende Reize gut einlassen wird. Ein weiteres Beispiel wäre „Sie dürfen gerne nochmal ausspülen bevor der angenehme Teil kommt." Wenn unser Unbewusstes – das uns stets wohlwollend unterstützen möchte – uns vor einem gefinkelten Verkäufer schützen will: „Wollen sie lieber Gold oder Diamanten kaufen?", wird es uns in Richtung Goldkauf bewegen da es vor-annimmt, dass die Alternative teurere Diamanten seien. Hier ist Vorsicht geboten.

Versteckte Fragen
„Ich bin mir sicher, Sie wissen selber am besten wie Sie sich am besten entspannen können" ist grammatikalisch nicht als Frage formuliert, bewegt aber den/die Hypnotisierte(n) dazu sich die gewünschte Frage zu stellen. Zusätzlich wird der erfragte Inhalt mit weiteren Elementen verknüpft, wie bei: „Ein Teil von Ihnen kann sehr interessiert sein, wie Sie am tiefsten in Trance kommen können", wo suggeriert wird, dass der/die Hypnotisierte Interesse an Tiefentspannung haben soll.

Stellvertretersystem
Manchmal ist es in der Trancearbeit sinnvoll bestimmte Fragen nicht direkt dem Subjekt zu stellen bzw. das Subjekt nicht anzuleiten sich selbst gewisse Fragen zu stellen ohne zuvor die Perspektive gewechselt zu haben. Stellvertreter können diesen Perspektivenwechsel bieten. Zum Beispiel in Suggestionen wie: „Und ein Teil von Ihnen fragt sich vielleicht was eine andere Person davon halten würde ..." Auch Stellvertretersysteme aus der Lebenswelt des Subjekts oder aus Metaphern und Geschichten können verwendet werden um innere Aspekte des Subjekts zu verkörpern, wie zum Beispiel in: „Die Figuren in dieser Geschichte erinnern Sie vielleicht daran, was in Ihnen manchmal vorgeht."

4.3. Trancehinderlicher Sprachgebrauch
Alle bisher genannten Verwendungen von Sprache erleichtern also das Einführen in eine Trance, aber welche Sprachmuster sollen vermieden werden? Zusammenfassend beschäftigen sich die tranceförderlichen Techniken mit Prozess- und Kreativsprache, Rapport und gezielt-getrenntem Ansprechen von Bewusstem und Unbewusstem. Jeder Sprachgebrauch der also nur ungenügend Rapport benutzt und/oder Inhaltssprache – ob durch Anweisungen oder Analysen (chunking down) – ist folglich zu vermeiden. Darunter fällt auch die früher gängige hypnotische Methode der direkten Suggestion, die heute nicht mehr Standard ist.

Ungenügender Rapport
Der Rapport kann durch das richtige Wort zur falschen Zeit gestört werden, z.B. Lob und Zustimmung wenn es nicht mit dem Inneren Erleben des Subjekts resoniert oder auch das lieb gemeinte, falsche Wort zur richtigen Zeit, z.B. emotionale Hilfe, die die Gefühle des Subjekts beiseiteschieben will sowie z.B. das Herunterspielen von Problemen um sie erträglicher zu machen, obwohl sie vom Subjekt als belastend empfunden werden. Deshalb sollten emotionskompensierende Du-Botschaften – z.B. in der Alltagssprache, auch wenn sie wohlwollend gemeint sind – unbedingt unterlassen werden. Anstelle der Du-Botschaften sollten immer nur Ich-Botschaften verwendet werden, wenn

man schwierige Situationen des Gegenübers anspricht. „Ich glaube du bist vielleicht sauer auf ...“ anstelle von „Du wirst das schon schaffen“. Als Formulierung in der Tranceinduktion zum Beispiel: „Ich habe den Eindruck, Sie sind heute mit etwas nicht ganz einverstanden, um besser in Trance sinken zu können lade ich Sie ein ...“

Anweisungen

Anweisungen zu vermeiden bedeutet nicht nur auf Kommando- und Befehlsformen zu verzichten sondern auch auf Warnungen, Ermahnungen, Forderungen, Widerspruch, Belehrungen und Ratschläge. „Du solltest ...“ und „Du musst“ fällt darunter. Selbstverständlich sind Beschimpfungen und Beschämungen einem entspannten Trancezustand nicht zuträglich.

Analysen

Chunking-down zu vermeiden heißt auch auf Interpretationen zu verzichten, und das Subjekt nicht zu befragen und auszuforschen – zumindest nicht bevor tiefe Trance eingetreten ist. Das Subjekt soll passiv Bilder entstehen lassen dürfen, nicht aktiv Denkaufgaben lösen.

Generalisierung

Wenn man Begriffe wie „immer“ oder „alle“ in der Trancesprache einsetzt, sollte man vorsichtig sein, da solche Begriffe ein derart breites Spektrum an Konzepten abdecken, dass es besonders wahrscheinlich ist, dass der Patient Gedanken fasst, die in seinem Bewusstsein mit der darauf folgenden Suggestion des Therapeuten nicht vereinbar sind. Dadurch wird die Trance weniger tief. Nichtsdestotrotz können Generalisierungen mit Erfolg verwendet werden wenn es die Situation erlaubt. Befinden sich Patient und Therapeut gerade in einem Ruhigen Raum kann es also die Trance gut unterstützen wenn suggeriert wird: „Alles was in diesem Raum vorgeht bewirkt, dass du dich besser entspannen kannst.

Diagramm – Hinderlicher Sprachgebrauch

Ungenügender Rapport

- Der Rapport kann durch das richtige Wort zur falschen Zeit gestört werden.
- Oder auch das lieb gemeinte, falsche Wort zur richtigen Zeit.
- Sowie z.B. das Herunterspielen von Problemen um sie erträglicher zu machen, obwohl sie vom Subjekt als belastend empfunden werden.

Anweisungen

- Anweisungen zu vermeiden bedeutet nicht nur auf Kommando- und Befehlsformen zu verzichten sondern auch auf Warnungen, Ermahnungen, Forderungen, Widerspruch, Belehrungen und Ratschläge.

Analysen

- Chunking down zu vermeiden heißt auch auf Interpretationen zu verzichten, und das Subjekt nicht zu befragen und auszuforschen.

Generalisierung

- Wenn man Begriffe wie „immer“ oder „alle“ in der Trancesprache einsetzt, sollte man vorsichtig sein, da solche Begriffe ein zu breites Spektrum an Konzepten abdecken.

4.4. Trancelogik

Da das Trancebewusstsein seine eigene, in sich geschlossene Logik besitzt, können auch widersprüchliche Formulierungen wie „eine klingende Stille" oder „eine leichte Schwere" in Trance unmittelbar in ein Erleben umgesetzt werden und machen durchaus Sinn. Im Trance-Zustand können Polaritäten, Komplementaritäten und Ambivalenzen gleichzeitig erfahren werden und das Besondere daran ist, dass der Hypnotisierte an einander ausschließenden Vorgängen keinen Anstoß nimmt. Im Gegensatz zu der rationalen „Entweder-oder-Logik" des Wachbewusstseins, existiert in Hypnose eine „Sowohl-als-auch-Logik". Das lineare Denken weicht langsam dem multidirektionalen, mehrdimensionalen, vielschichtigen Gedankenfluss.

Der Hypnotisierte erlebt symbolisch-assoziativ und traumhaft-ganzheitlich, anstatt klar abgegrenzt und logisch-analytisch. Er hat einen leichteren Zugang zu den symbolischen Traumwelten des Unbewussten und zu dessen Fähigkeiten und Ressourcen, die dem Alltagsbewusstsein nicht ohne weiteres zur Verfügung stehen.

4.5. Formulierungsfundus für den Anfänger

Die nachfolgenden Formulierungsbausteine sollen den noch ungeübten Interessierten die Möglichkeit geben, rasch selbst mit etwas komplexeren, effektiven Sprachformeln experimentieren zu können, ohne diese selbst erst unter Anwendung der obigen Ausführungen konstruieren zu müssen. Einleitend möchte ich fünf Textbausteine aus dem Fundus von Prof. Gasser vorstellen, die mir beim Schreiben dieser Zeilen eine liebe Unterstützung waren und aufgrund ihrer Simplizität und Exzellenz der Leserin bzw. dem Leser nicht vorenthalten werden sollen:

... es mag sein, dass sich unschwer eine leichte Schwere einstellt und diese Schwere leicht erfahren werden kann, während es schwer vorstellbar ist, dass über allem Schweren etwas Leichtes schwebt ..., um das Schwere leicht aufzufangen ...

... und dass es Zeiten gibt, in welchen es nichts zu tun gibt, nichts Wichtiges und nichts Unwichtiges, in welchen alles, was erarbeitet werden musste, wie ein Flirren erfahren werden kann ...

... dass noch Gedanken und Gefühle wie Wolken vorüberziehen und ganz einfach zu jenem Gefühl der Schwerelosigkeit verleiten, in welchem ein angenehmes Ruhen raumgreifend werden kann ...

... so mag es sein, dass es jetzt ausreicht, einmal das wirklich wahrzunehmen, was sich im Moment für Dich als wesentlich anfühlt ...

... und einstweilen kann auch vielleicht Dein bewusstes Denken jene innere Ruhe zulassen, welche es durch seine schwere Arbeit verdient hat, um in Mühelosigkeit freundliche Gedanken fließen zu lassen ...

... vielleicht bemerkst du, während du ein Stück weiter absinkst, in dich selbst hinein, ein flauschiges Streicheln, wie eine liebe Mutter ihr Kind ruhig streichelt, tiefer, und noch tiefer, in die angenehme Geborgenheit ...

... und wenn jetzt die Vöglein zwitschern, und vielleicht, deinen Kopf mit bunten Bildern füllen, vermischen sich, ganz sanft, das vibrierende Trillern, und die fließenden Farben, mit deinen Gedanken zu einer warmen Harmonie ...

... auf deiner Haut, die Sonne, ganz sacht, küsst dich, liebevoll, und zärtlich, und warm, nimmt dich mit, dorthin, woher die Sonnenstrahlen kommen, in eine luftige Wärme, in eine wolkige Schwebe, in eine leichte Höhe, ganz locker, und sacht ...

... mit nicht viel Gefühl, und auch gar nicht viel Gespür, kann es schon möglich sein, die Vogelperspektive – strahlende Leichtigkeit –, tief zu ergründen – erdige Wärme –, und manchmal auch dunkle Urzeit-Wässer – grundlose Tiefen –, in himmlischem Licht – sonniges Fließen – zu baden …

… mag sein dass, wie die alten Meister, deren Blut vielleicht auch in deinen Adern fließt, auch du, auf deine Weise, erkennen kannst, dass in der Ruhe, Kraft liegt; und in der sanften Aktivität, Gelassenheit sich zeigen kann …

… einmal habe ich gehört, wie viele Hummeln summen, und surren und sanft von bunter Blume zu weicher Blüte schweben, vom Wind zärtlich gekitzelt den guten Nektar lieblich riechend, angenehm duftend, liebevoll annehmen, den reichen, vollen Geschmack kosten, und davon sehr müde werden, vielleicht wie du …

… jedem auf seinem eigenen Weg, kann es einmal passieren, an einem angenehm, einladenden Ort, in weiche Kissen zu sinken, je weicher desto tiefer, und je tiefer desto weicher, und je weicher, desto tiefer, wird die Entspannung …

… so ist es manchmal möglich dass, wie die Blumen auf dem Feld, man nichts tun muss, um zu sein, dass zu besonderen Zeiten, wie jetzt, die Arbeit ruhen darf, und der Geist sich ausdehnen kann …

… und wie das Wasser im Fluss, darf man manchmal, sich einfach treiben lassen, mal auf, mal ab, treiben lassen, mal rechts mal links, einfach driften, dem Gefälle folgend, immer weiter, immer tiefer hinab, durch das grüne Land, immer tiefer fließt der ruhige Fluss bis zum stillen Ozean …

… irgendwann hast vielleicht auch du schon einmal die pulsierend funkelnden Sterne gesehen, wie sie still und ruhig, hoch am Himmel schwerelos schweben, obwohl sie massiv und schwer, sich ewig weit ausdehnen, tief hinein, in den unendlich grenzenlosen Raum des Schlafes …

… und während deine Muskeln vielleicht langsam damit beginnen, immer mehr und mehr loszulassen, und dadurch weicher und wärmer werden, kann es sein, dass sich in dir ein angenehm beruhigendes Gefühl der Gelassenheit ausbreiten kann, das es dir erlaubt …

… hin und wieder, ist es dir vielleicht ganz angenehm, in wechselhaften Gedanken, deinem weichen Bauch beim tiefen Ein- und Ausatmen hinauf und hinunter zu folgen, hoch und nieder schaukelnd, auf und ab, wippend, hoch und tief, genau …

… vielleicht ist es so, dass du ganz leicht, oder nicht ganz leicht, in eine tiefe Entspannung abgleiten kannst, in der dich ein dumpfes Vibrieren noch tiefer eintauchen lässt, in einen schwebenden Fluss, wo summende Ruhe dich sanft gluckernd umspülen kann …

… hörst du auch, manchmal, den Sommerwind leise flüstern, vielleicht einen lauen Bach gleichsam plätschern, hin und wieder rote Blätter sanft rauschen, mitunter eine warme Quelle einschläfernd glucksen, eine müde Katze langsam schnurren, das heimelige Feuer monoton knistern …

… tiefes Ausatmen lässt zwischendurch atemlos staunen wie erstaunlich tief, tiefes Brummen manchmal ruhig brummen kann, um Ruhe sein zu lassen, lässt man zeitweilig Muskeln sich lockern um gelockert friedliches Atmen anlocken zu können, wobei tiefes Ausatmen zwischendurch atemlos staunen lässt …

… entspanntes Liegen liegt vielen Menschen nicht ganz so besonders gut, die gut schaffen, können auch Ruhe schaffen, im Herzen, das ruhig, monoton dumpfe Töne eintönig ertönen lässt, ganz locker Ruhe fließen, im ganzen Körper lassen Muskeln außerhalb des normalen Bewegens ein entspanntes Liegen zu, zu manchen Zeiten …

... es könnte sein, dass, wenn vielleicht bald deine Augenlider sinken, und damit alles Sichtbare aus deiner eigenen Erfahrungswelt entdriftet, und du dich in dein eigenes So-sein vertiefen kannst, wo du vielleicht Zeit und Raum findest um ...

... glaubst du, es gibt irgendwo einen ruhigen Strand? Wo vielleicht warmes Wasser die Füße angenehm umspült, und die Haut sanft streichelt und deine Muskeln wärmend massiert; wo du alles loslassen darfst; wo du dich zwischen spielenden Wellen treiben lassen kannst, und von ihnen behütet, ganz tief eintauchen kannst in Wohlgefühl, verschmolzen mit dem weiten Meer der freundlichen Gefühle ...

... weil du jetzt nicht lange und viel Zeit hast, wäre es sehr beruhigend zu wissen, wie es passieren könnte, dass du, auch zeitlos, einen ausgedehnten Gedankenraum auf weiten Strecken tief ergründen könntest, in dem du dich von gewichtigen Dingen schwer angezogen fühlst, und entlastende Gedankten tief einsinken können ...

V. INDUKTIONSTECHNIKEN

K. Pekovits, A. Pinter, A. Maget

In diesem Kapitel soll näher auf Möglichkeiten zur Induktion einer Trance eingegangen werden. Die Zahl der Techniken, welche zur Tranceinduktion genutzt werden, ist praktisch unüberschaubar, hat doch jeder Hypnotiseur seine eigene Arbeitsweise und Vorlieben. Und auch das von Milton Erickson, auf den später in diesem Kapitel noch ein wenig eingegangen wird, propagierte klientenzentrierte Arbeiten verlangt von uns als Hypnotherapeuten einen individuellen Zugang zum Hypnotisanden. Nichtsdestotrotz sollen auf den nächsten Seiten einige praktisch anwendbare Induktionstechniken vorgestellt, und der Anstoß zum etwaigen Entwickeln eigener Methoden auf Basis der beschriebenen Techniken gegeben werden. Trance-Zustände können auf verschiedene Art und Weise hervorgerufen werden, beispielsweise durch bestimmte Bewegungsformen (Yoga, Tanz) und sportliche Betätigung (Jogging, Radfahren), durch Absorption von Aufmerksamkeit bei Hobbies (Lesen, Musizieren), weiters durch Massagen, Musik, Autogenes Training und diverse Entspannungs- und Meditationstechniken.

Ebenso können verschiedene Formen direkter und indirekter Suggestionen eingesetzt werden, um eine Trance herbeizuführen, zu vertiefen und therapeutisch zu nutzen. Der Begriff „Suggestion" lässt sich auf das lateinische Wort „suggerere" (= darreichen, eingeben, vorschlagen) zurückführen. Eberwein und Schütz bezeichnen eine Suggestion treffend als „Aufforderung an das Unbewusste."

Durch die Unmenge an Informationen, die in unserem modernen Zeitalter auf uns einprasseln, kommt niemand darum herum sich auf nicht selbst geprüfte Aussagen anderer zu verlassen. In diesem Sinne ist also jeder Mensch suggestibel, auch wenn diese Charaktereigenschaft in Individuen eine verschieden starke Ausprägung zeigt.

In einem Zustand der Trance weist man eine größere Empfänglichkeit für Suggestionen auf, die suggestiv noch verstärkt werden kann. Somit wird durch Suggestionen ein suggestibler Zustand erzeugt, was auch als „hypnogene Rückkoppelung" bezeichnet wird.

Praktisch anwenden lässt sich dieses Verfahren durch das Zunutzemachen der körperlichen Trancezeichen (siehe oben). Die bei Entspannung eintretenden physiologischen Veränderungen wurden gezielt angesprochen. Dadurch wird die Aufmerksamkeit des Klienten auf diese Signale gelenkt, welche ihm wiederum als Bestätigung der Wirksamkeit der Hypnose dienen.

Der Hypnotiseur leitet eine Trance meistens dadurch ein, dass er die Aufmerksamkeit des Klienten zunächst fokussiert. Sobald die Aufmerksamkeit weitgehend in ein Erlebnis „absorbiert" ist, umgehen die gegebenen Suggestionen die auf den Fokus gerichtete Aufmerksamkeit, und können, an den bewussten Filterfunktionen des kritischen Denkens vorbei, direkt das Unbewusste des Klienten erreichen.

1) Ablauf einer Induktion

Generell kann die Hypnoseinduktion, wie nachfolgend beschrieben, grob in einzelne Phasen unterteilt werden. Vor Beginn einer Intervention sollte aber, sowie auch bei anderen Therapieformen, zuerst die Indikation aus medizinischen, psychosomatischen oder psychotherapeutischen Gründen gestellt sein.

Eine weitere Voraussetzung einer erfolgreichen Hypnosesitzung ist die Vorbereitung des Patienten. Dazu gehört das Aufklärungsgespräch, die geeignete Charakterisierung der Hypnose als autosuggestives Verfahren und der Abbau von Ängsten und Vorurteilen.

1. *Herstellung des Rapports:* Das Vorhandensein einer tragfähigen Beziehung zwischen Klient und Therapeut stellt eine Grundvoraussetzung in der therapeutischen Anwendung der Hypnose dar. Durch Zuhilfenahme der Techniken des *pacing and leading* bemüht sich der Therapeut um einen empathischen Kontakt zum Klienten. Durch Angleichung seiner verbalen sowie nonverbalen Kommunikation mittels ähnlicher Wortwahl, Berücksichtigung der Wertewelt des Gegenübers aber auch spiegeln der Körpersprache, wird die Beziehung zum Patienten intensiviert. Hierbei ist allerdings auf Authentizität zu achten, da ein vom Klienten als „Nachäffen" empfundenes *pacing* kontraproduktiv wäre. (Näheres dazu unter Folgen und Führen sowie Utilisation)

2. *Auswahl der geeigneten Induktionsform:* Ob man als Hypnosemethode direkte oder indirekte Formulierungen verwendet, mit Konfusion arbeitet oder visuelle bzw. kinästhetische Reize gebraucht, wird von Fall zu Fall entschieden, da es individuell unterschiedlich ist, welche Form dem Klienten entgegenkommt und für ihn angenehm ist. Auch hier sollten individuelle Charaktereigenschaften des Rezipienten utilisiert werden. Die Präferenzen des Hypnotisanden sind ohne Weiteres offen anamnestisch zu erfragen.

3. *Fokussierung:* Der Therapeut versucht die Aufmerksamkeit des Patienten von vielen Außenreizen auf einen einzigen bzw. von außen nach innen zu lenken.

4. *Beschreibung einer Ruheszene:* Die Vorstellung eines Ruhebildes (Strandszene im Sommer, Spaziergang im Wald) dient der Verbesserung der Entspannung und kann auch als „Sicherheitsraum" fungieren, wenn in der Therapie besonders belastende oder ängstigende Szenen bearbeitet werden. Um hier gegebenenfalls etwas präziser beschreibend formulieren zu können, kann es ratsam sein, sich den „safe place" im Vorfeld beschreiben zu lassen.

5. *Vertiefung:* In dieser Phase soll der Trance-Zustand verstärkt werden, was mittels verschiedener Techniken erreichbar ist. Das Prinzip einer Trancevertiefung besteht darin, dass durch wiederholtes Trance-Erleben sukzessiv die zu erreichende Tiefe gesteigert wird. Dies bedeutet zum einen, dass ein zügiges, effektives Arbeiten mit tranceerfahrenen Hypnotisanden leichter fällt. Zum anderen kann man sich diesen Umstand allerdings auch im Zuge einer einzelnen Sitzung zunutze machen. Ist der Klient nämlich erst einmal in eine anfänglich eventuell recht leichte Trance gegangen, bedient man sich gewisser Reize – etwa akustischer, optischer oder kinästhetischer Natur – um die Trancetiefe wieder zu verringern. So kann dies beispielsweise die Aufforderung zum Öffnen der Augen oder eine Berührung des Armes sein. Wird im Anschluss an diesen Reiz sofort wieder eine Trance herbeigeführt, führt dies zur angestrebten Vertiefung. Auch bei der sogenannten Treppeninduktion, also der Imagination einer Treppe, bei der durch Hinauf- oder Hinabsteigen eine Trance induziert wird, kann es ein potenter Tranceverstärker sein, den Klienten nach einigen Stufen umdrehen und wieder in die entgegengesetzte Richtung gehen zu lassen, um danach nur noch tiefer bzw. höher zu steigen (sog. Fraktionierung).

6. *Nutzung der Trance:* Während dieser Phase der hypnotherapeutischen Sitzung kommt es zur Realisation der entsprechenden therapeutischen Interventionen. Hierzu gehören Suggestionen der Zeitverzerrung, der Alters-

progression oder -regression, der Analgesie und Anästhesie, Rekapitulation und Neuerleben von Erfahrungen sowie symptom- oder problembezogene Suggestionen.

7. *Reorientierung:* Nach Beendigung der therapeutischen Intervention wird die Hypnosesituation etwa durch Rückwärtszählen beendet. Bei der Rückführung aus der Hypnose reagieren die Patienten sehr unterschiedlich, sodass jeder seine individuelle Zeit benötigt, bis er wieder gewillt ist die Augen zu öffnen. Für viele ist es angenehm, wenn auf die nach der Hypnose folgende Frische, Wachheit und das Wohlbefinden hingewiesen wird. Des Weiteren kann in dieser Phase die therapeutische Wirkung durch posthypnotische Suggestionen gefestigt werden. So kann etwa auch die für nachfolgende Sitzungen praktische Fähigkeit künftig schneller und tiefer in Trance gehen zu können, verstärkt werden (sog. Ankern).

Wichtig ist, dem Patienten genügend Zeit zu geben und die vollkommene Realitätsorientierung wiederherzustellen, um ihn nicht zu gefährden (z.B. im Straßenverkehr). Eine fachgerechte und ausreichende Dehypnose ist unverzichtbarer Bestandteil einer jeden hypnotherapeutischen Sitzung und sollte daher auch mit der entsprechenden Sorgfalt durchgeführt und auf Wirksamkeit, etwa durch gezielte Nachfrage, überprüft werden. Ergänzend kann aber erwähnt werden, dass es ausreichend abgesicherte Beweise gibt, dass eine Hypnose grundsätzlich nicht unbegrenzt anhält und der Patient nach einem kurzen Schlaf von selbst wieder erwacht, sollte der Therapeut die Auflösung nicht durchführen.

Anschließend wird das therapeutische Geschehen nachbesprochen und eventuell weiterbearbeitet. Meistens wird die Behandlung dadurch intensiviert, dass der Patient „Hausaufgaben" erhält. Gemeint sind damit aktive Umsetzungen der Hypnoseerfahrungen entweder in Form eigenständiger Übungen mittels Autohypnose oder durch Anwendung des neu erworbenen Verhaltens in Form von Reizkonfrontation, Selbstsicherheitsübungen oder Übernahme neuer Kompetenzen.

Diagramm – Beispielhafter Ablauf einer Induktion

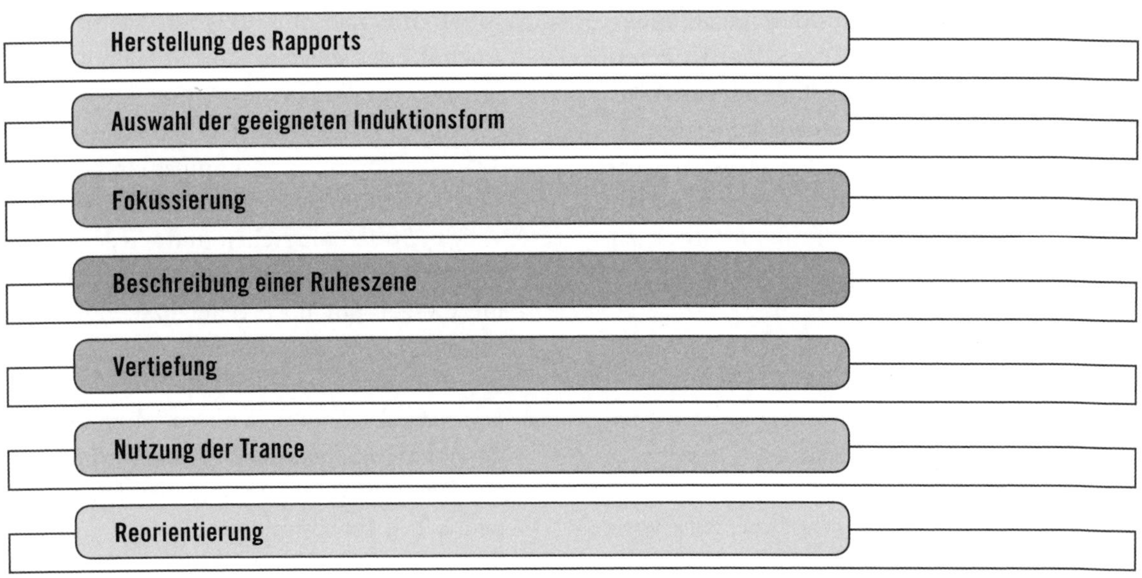

2) Die klassischen bzw. „direkten“ Methoden

Die Unterteilung in direkte und indirekte Methoden der Hypnose-Induktion hat sich historisch entwickelt und soll hier nur der Vollständigkeit halber angeführt werden. Die Verwendung der klassischen, manchmal auch als autoritär bezeichneten Form, wie sie zu Zeiten Freuds angewandt wurde, ist heutzutage kaum mehr üblich. Mittels solch direktiver Standardformulierungen wie „Schauen Sie fest auf diesen Punkt. Ihre Augen werden müde. Entspannen Sie sich.“, könnte nur eine Minderheit von Klienten, welche über eine starke Suggestibilität sowie ein hohes Maß an Folgebereitschaft verfügen muss, in Trance geführt werden. Um ein weitaus größeres Klientel anzusprechen, musste sich die Hypnotherapie mit dem Vermeiden von Widerständen auseinandersetzen. Auch Sie, werter Leser, würden wohl eher einer höflichen Bitte, als einem fordernden Befehl Folge leisten. Die dem heutigen Zeitgeist entsprechende neuere Form ist daher stark am Verhalten des Patienten orientiert und darauf bedacht, die Therapeuten-Klient-Beziehung als eine Einheit zu sehen, in der partnerschaftlich mit dem Patienten kooperiert wird. Um die Hypnose einzuleiten, gibt es verschiedenste Methoden. Die Ausführung der unterschiedlichen Techniken ist abhängig von der Begabung des Therapeuten. Im Laufe der Zeit haben sich gewisse Standardinduktionen herauskristallisiert. Hierzu zählen folgende:

Verbale Induktion: Hierbei sollen positive Worte wie Ruhe oder Entspannung im Vordergrund stehen, der Patient soll sich durch positive Suggestionen wohl fühlen. Meist wird diese Technik nicht alleine verwendet, die nachfolgend beschriebene wird meistens mit der verbalen Induktion gebraucht.

Augenfixationsmethode: Hierbei wird der Patient aufgefordert einen beliebigen Punkt anzupeilen und sich allein nur auf diesen zu konzentrieren, und den Blick bewusst nicht abzuwenden. Durch die Betrachtung dieses ausgewählten Fokus werden die Augen schwerer und schwerer.

Fraktionierte Hypnose nach Vogt- Brodmann: Diese Methode ist stets bewährt, unterscheidet sich zu den anderen dadurch, dass hier Teilhypnosen verwendet werden. Gerade bei Personen, die nicht hochsuggestibel sind, ist die fraktionierte Hypnose eine gute Verfahrensweise um Erfolge zu erzielen.

Farbkontrastinduktion: Für Patienten ist diese Methode sehr beeindruckend, eine ebenso gute Einleitung für eine Hypnosebehandlung. Levy-Suhl entwickelte diese Behandlungsweise.
„Sie hören meine Stimme zu Ihnen sprechen und sehen die Farbtafel deutlich vor sich. Sie sehen fest auf die beiden Farbrechtecke, rechts ist das blaue, links das gelbe ... Während Sie starr auf die Farbtafel sehen, stellen Sie zunächst fest, dass die Grenzen mehr und mehr verschwimmen, immer unschärfer werden. Vor allem der schmale Streifen zwischen den beiden Farbrechtecken wird unschärfer, verschwommener. Die Grenzen werden immer undeutlicher ... Sie sehen trotzdem unverwandt auf die Farbrechtecke, mehr und mehr stellen Sie fest, dass die Farben sich umkehren. Wo blau war, sehen sie gelb, wo gelb war, blau ... Die Grenzen werden unschärfer und unschärfer, die Farben kehren sich mehr und mehr ... Blau und Gelb bilden in der Mitte einen neuen grünen Farbblock mit unscharfen Rändern ...“ (Stephan 2003).

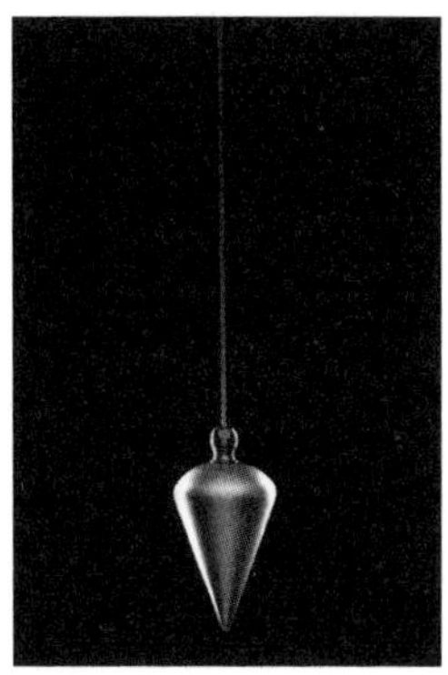

Klassische Pendelmethode: Hier folgt der Patient mit seinen Augen einem Pendel. Das Ziel ist, durch die fokussierte Konzentration eine Ermüdung der Augen zu erzeugen. Bei der Induktion durch Augenfixation konnten unterschiedliche Augenphänomene festgestellt werden. Durch strenge Beobachtung des Patienten kann man erkennen, dass sich auf dem Unterlid des Patienten Tränenflüssigkeit ansammelt. Die Patienten beschreiben es als Augenbrennen. Wenn sie ihren Blick auf etwas wenden und es konzentriert ansehen, kann der Therapeut eine Pupillenverengung beobachten. Anders bei der Erweiterung der Pupillen, hier erlebt der Patient ein Objekt unscharf.

Konfusionstechnik: ist ebenso eine effektive Induktionsmethode.

Zu den wirkungsvollsten Methoden der Trance-Einleitung und Vertiefung zählt die Verwirrung. Die neurologische Forschung hat ergeben, dass unser Gehirn nur eine begrenzte Aufnahmekapazität hat und sobald die angebotene Informationsmenge diese übersteigt, stößt das Gehirn an seine natürliche Grenze und Konfusion entsteht. Konfusion ist aber ein unangenehmer Zustand, den man nicht lange ertragen möchte und so gleitet man in Trance, wo das Konfusionsgefühl nicht existiert. Jeder kennt das Gefühl der kognitiven Überladung aus der Schulzeit oder dem Studium, als man den dargebotenen Stoff nicht verstanden hat und anfangs noch versuchte es doch zu verstehen, aber es schließlich aufgab und in Trance, meist in Form eines Tagtraums, flüchtete. [Diese Geschichte führt zu Konfusion, da sie nicht mehr verstehbar ist.]

Die Aufmerksamkeit schweift ab zu Gedanken, Träumen und Phantasien und man taucht in einen Trance-Zustand ein. Neben den verbalen sind auch nonverbale Konfusionstechniken gebräuchlich, da Handlungsunterbrechungen oder unerwartete Tätigkeiten auch einen Moment der Verwirrung hervorrufen, in dem das Bewusstsein vorübergehend die Kontrolle abgibt und Suggestionen unkritisch angenommen werden. So könnte der Therapeut mit ausgestreckter Hand zur Begrüßung auf den Patienten zugehen, im letzten Moment jedoch seine Hand zurückziehen und in diesem Moment wichtige Verbalsuggestionen einfügen.

Durch die Verwirrung, die kurzzeitig erzeugt wird, gelingt es dem Therapeuten, das Bewusstsein des Patienten abzuschalten, und so den direkten Zugang zum Unbewussten zu erlangen. Beispielsweise fordert man den Patienten auf, sofort einzuschlafen. Er fühlt sich überrumpelt, verwirrt, weiß nicht, was er in der Situation zu tun hat, denn es scheint ihm unmöglich. Genau das ist der Punkt, wo das Bewusstsein sozusagen überfordert ist und die Kontrolle abgibt. Der Patient gleitet somit in den gewünschten Trancezustand. Dadurch, dass das menschliche Gehirn eine begrenzte Aufnahmekapazität hat, schützt es sich bei zu vielen Informationen durch einen Trancezustand um einer Überladung vorzubeugen. Folgendes Beispiel aus Eberwein/Schütz 2001, S. 60 zur Veranschaulichung: „Vorgestern erzählt mir ein Freund, er habe von einem gehört, dass ein Bekannter erzählte, dass er sich mit seinem besten Freund, ja das erzählte er, gerade in dem Moment, in dem es um Freundschaft ging, noch während der Freund des Bekannten an seine Freundschaft dachte und meines Bekannten Freund sich noch der Freundschaft erinnerte, wie er mit dem Freund zu streiten anfing. Und der Freund des Bekannten erzählte dem Freund, dass der Bekannte, von dem er diese Geschichte des Bekannten hörte, gestern nicht an gestern, sondern morgen an heute gedacht hatte ... Freundschaft ... Bekanntschaft ... Denken ... Loslassen ... Ruhe ...“ Bei diesem Beispiel ist gut zu beobachten, wann es zu einer Überladung kommt.

Handshaketechnik: Auch beim Händeschütteln ist es einfach das Gegenüber zu verwirren. Die Begrüßung läuft automatisiert ab. In der Regel wird ein normales, nicht zu starkes und auch ein nicht zu schwaches Händedrücken erwartet, das maximal drei Sekunden andauert. Bei einem nichterwarteten schlaffen Händedruck verzichtet das Gegenüber ebenso auf Kraft und versucht sich anzupassen. Und wenn auch noch die Begrüßung länger als drei Sekunden andauert, kann man beobachten, dass es zu einer Verwirrung kommt und dies gerne mit einem Lächeln überspielt wird. Ein Trancezustand wird erst dann erreicht, wenn Suggestionen folgen.

Händeklatschen-Induktion: eine Variante der Verwirrtechnik. Dem Patienten wird eine Geschichte erzählt und im Laufe der Zeit wird immer ruhiger und langsamer gesprochen bis der Patient automatisch einen Trancezustand erreicht.

Ein Geräusch wird angekündigt, allerdings wenn von zehn bis null gezählt wird. Der Patient hat nun eine gewisse Erwartungshaltung, einerseits ist er entspannt, ruhig, in Trance, andererseits ist er gespannt auf dieses eine angekündigte Geräusch. Der Therapeut beginnt nun von zehn langsam und immer leiseer werdend herabzuzählen, klatscht währenddessen in die Hände und ein Zucken des Körpers wird ausgelöst. Dies wird nicht als Erschrecken beschrieben, eher als ruckartige Körperbewegungen. Die Trancetiefe wird dabei nicht beeinflusst. Durch absichtlich falsche Suggestionen, wie z.B. „beim Öffnen der Augen sehen sie nur noch Luft, sonst können sie nichts anderes sehen", werden Patienten weiter verwirrt. Der Patient denkt sich, dass es unmöglich ist, nur Luft zu sehen und beginnt an der fachlichen Kompetenz des Arztes zu zweifeln. Je mehr der Therapeut redet, desto weniger achtet der Patient auf seine Worte. Er schaltet ab und geht in eine Trance. Nun kann eine Hypnosetherapie begonnen werden (vgl. ebenfalls Eberwein/ Schütz 2001, S. 55-65).

Überzeugungsinduktion: Inwiefern die persönliche Ausstrahlung bei den Induktionsmethoden aussagekräftig ist, bestätigt sich im folgenden Beispiel: Der Patient wird aufgefordert in Trance zu gehen. Dabei ist es wichtig aus reiner Überzeugung zu sprechen – der Therapeut muss sich sicher sein, dass es auch funktioniert. Auch wenn der Patient nicht gleich einen Trancezustand erreicht, wird er es später tun, weil der Therapeut einfach wartet und ihn auch erwartungsvoll anschaut.

Sollte der Patient sagen, dass er es ja wirklich gern täte, er es aber nicht zu tun vermag, kann geholfen werden. „Natürlich, Sie können das nicht. Ich warte ja auf ihn!" (Grinder/ Brandler 2007, S. 116). Das Tor zum Unbewussten wird so geöffnet (vgl. Grinder/ Brandler 2007, S. 116).

Visuelle Fixation/Blickfixation: Bei der Erwähnung des Begriffs Hypnose haben viele Menschen sofort ein gewisses Bild im Kopf. Durch die eindrucksvolle Stilisierung in Buch, Film und Fernsehen von Hypnose als Instrument zum Herbeiführen einer Willenlosigkeit mittels Augenkontakt, Finger oder Pendel, hat sich in unser aller Vorstellung eine Idee verfestigt, welche wir beim Gedanken an Hypnose reaktivieren. Am ehesten dieser Vorstellung – von Technik, nicht von Wirkung – entspricht die visuelle Fixationsmethode. Durch derartige Vorstellungen geschaffene eventuelle Resistenzen – insbesondere in Bezug auf die befürchtete Willenlosigkeit – sollten vom Hypnotiseur im Vorfeld angesprochen und entkräftet werden. Das Grundprinzip dieser Technik besteht darin, einen Punkt (Finger des Therapeuten, Fleck an der Wand, Pendel) bei ständig geöffneten Augen, also ohne Lidschluss und Blinzeln zu fixieren. Es erweist sich als günstig, ein Objekt zu verwenden, dessen Fixation für den Klienten mit einer gewissen Anstrengung verbunden ist – so z.B. ein besonders nah oder steil oben liegender Fixationspunkt. Die starke Konvergenz der Augen bzw. der Aufwärtsblick erfordern eine hohe Anstrengung des Hypnotisanden, beschleunigen die Ermüdung der inneren Augenmuskeln und somit das Schließen der Lider. Durch das lange Fixieren und Offenhalten der Augen trocknen die Bindehäute aus, was an der Augenrötung zu erkennen ist und sich subjektiv als Verschwommen-Sehen, Augenbrennen und Tränen äußert. Hierbei ist darauf zu achten, diese Anstrengung nur so lange aufrechtzuerhalten wie es für den Klienten nicht unangenehm oder gar schmerzhaft wird. Diese Reaktionen werden vom Therapeuten beobachtet und dem Patienten rückgemeldet. Der Patient erfährt nun eine Bestätigung und

führt die Ermüdungserscheinungen und Wahrnehmungsveränderungen auf die Wirkung der Suggestionen zurück. Auf diese Weise glaubt er an die Suggestionen, lässt weitere zu und arbeitet erfolgreich mit.
Nun kann der Hypnotiseur den Klienten einladen, seine erschöpften Augen ein wenig auszuruhen und beim erfolgenden Lidschluss trancevertiefende Suggestionen geben. Sehr hilfreich kann der Einsatz einer mobilen Lichtquelle, etwa einer kleinen Taschenlampe, sein. Der Blick des Klienten wird auf die Lichtquelle fokussiert, was zu einer rascheren Ermüdung der Augen führt. Durch reflektorisches Schließen der Augen bei Annäherung der Lichtquelle, kann der erwünschte Lidschluss besser gesteuert werden. Im weiteren Procedere lässt sich eine Vertiefung der Trance mittels wechselseitiger Beleuchtung der geschlossenen Augen (optischer Reiz, siehe Ablauf einer Induktion, Vertiefung) herbeiführen.

Augenrollmethode: Eine abgewandelte Form der Punktfixation stellt die Augenrollmethode dar. Bei dieser Technik wird ein Finger oder Gegenstand über dem Kopf des Hypnotisanden so lange nach vorne geführt, bis er gerade im Blickfeld dessen auftaucht. Nun wird der Klient dazu aufgefordert diesen Punkt zu fixieren und den Atem anzuhalten, während der Therapeut beginnt, seinen Finger langsam in Richtung Stirn des Klienten zu führen. Bei Berührung werden die Augen geschlossen und tief ausgeatmet, was zu einem plötzlichen Abfall der zuvor aufgebauten Spannung und daraus resultierender Entspannung führt. Nun werden trancevertiefende Suggestionen gegeben.

Faszinationsmethode: Ähnlich berühmt-berüchtigt wie das Pendel ist in der klischeehaften Darstellung von Hypnose der „magische" Blick des Hypnotiseurs. Ein kurzer Moment der Achtlosigkeit und schon ist man seinem Gegenüber hilflos ausgeliefert, wie das sprichwörtliche Kaninchen vor der Schlange. Natürlich gilt es auch hier, bestehende falsche Vorstellungen dieser Methode zuerst auszuräumen. Tatsächlich stellt die Faszination als Methode zur Tranceinduktion ein sehr urtümliches Verfahren dar, welches heutzutage eher selten zur Anwendung kommt. Bei entsprechender Prädisposition des Klienten kann sie allerdings hilfreich sein und soll deshalb an dieser Stelle Erwähnung finden. Sollten Sie sich dazu entschließen die Faszinationsmethode in Ihr Repertoire aufnehmen zu wollen, so sollten Sie sich vor der ersten Anwendung ausreichend Zeit nehmen diese Technik zu üben. Jeder, der sich irgendwann im Laufe seines Lebens während eines Gesprächs einmal in den Augen einer Frau oder eines ansprechenden Mannes verloren hat („sich verlieben"), weiß, welche Kraft und Anziehung der Blick eines anderen Menschen auf uns haben kann. Diese Tatsache macht sich die Faszination zunutze. Durchgeführt wird diese Methode indem der Klient dazu aufgefordert wird, dem Hypnotiseur tief in die Augen zu sehen. Dieser Blick wird scheinbar erwidert, wobei der Therapeut in Wirklichkeit auf die Nasenwurzel seines Gegenübers blickt, um nicht selbst fasziniert zu werden. Auch hier handelt es sich im Grunde um eine Unterart der Blickfixation. Während der Rezipient nun bei ständig geöffneten Augen in die Augen des Therapeuten blickt, ist es essenziell, die eintretende Ermüdung mit entsprechenden physiologischen Phänomenen (siehe Blickfixation) verbal rückzumelden. Da auch der Hypnotiseur während des gesamten Vorgangs seine Augen geöffnet halten muss, ist eine entsprechende Übung wichtig, um nicht in Wettstreit mit dem Klienten zu geraten. Die Gesichtszüge sollte man dabei so entspannt wie möglich lassen. Nach Eintreten der Ermüdungszeichen wird dem Klienten das Angebot zum Lidschluss gemacht und die entstehende Trance vertieft.

Kinästhetische Fokussierung: Einfache hypnotische Phänomene wie die Handlevitation oder Armkatalepsie werden auch gerne im Rahmen der Induktion verwendet, um dem Klienten das Eintreten in eine Trance zu erleichtern. Auch dieses Verfahren bedient sich zu einem

Gutteil physiologischer Gegebenheiten, um die Suggestibilität des Rezipienten zu erhöhen. Ich darf Sie an dieser Stelle zu einem kleinen Selbstversuch einladen: Stellen Sie sich mit natürlich herunterhängenden Armen parallel zur nächstgelegenen Wand. Nun drücken Sie ihren Arm stetig mit dem Handrücken für eine Minute gegen diese Wand. Treten Sie nun wieder von der Wand weg und lassen sie den Arm locker hängen. Wenn Sie nun das Gefühl haben, Ihr Arm würde wie von unsichtbaren Luftballons nach oben gezogen, sind Sie noch nicht unbedingt in Trance. Einzig Ihr Körper hat sich an den anhaltenden Muskeltonus gewöhnt und möchte diesen nun, trotz des fehlenden Widerstandes durch die Wand, weiterhin aufrechterhalten. Viele hypnotische Vorgehensweisen beruhen auf der Erkenntnis, dass ein Problemverhalten resultiert, sobald eine Person in gewohnten Denkmustern verhaften bleibt (sog. „erlernte Begrenzungen"). Trance ist aber ein Zustand der andere Betrachtungsweisen als die alltäglichen zulässt bzw. fördert und stellt eine Unterbrechung gelernter Denkweisen oder Denkmuster dar. Diese Bewegungen (Levitation, Katalepsie), die selbstständig ohne willkürliche Einflussnahme ablaufen, sind hervorragend geeignet, gewohntes Denken in Frage zu stellen und dazu anzuregen, selbst auferlegte Grenzen zu überschreiten. Das Bewusstsein scheint überfordert zu sein, diese von selbst geschehenden Bewegungen erklären zu können, gerät in Verwirrung und gleitet schließlich in Trance.

Akustische Fokussierung: Eine akustische Fokussierung auf die begleitende Therapeutenstimme findet sowohl bei der visuellen als auch bei der kinästhetischen Fokussierung statt. Außerdem bedienen sich die meisten Einleitungsmethoden verbaler Suggestionen – sind aber fast immer mit optischen oder haptischen Reizungen verbunden, da die Ansprache unterschiedlicher Sinneskanäle die Trance-Einleitung beschleunigt bzw. erleichtert. Des Weiteren kann aber etwa auch Musik zur akustischen Fokussierung äußerst wirkungsvoll eingesetzt werden. Jeder, der einmal erlebt hat, wie ein Musiker oder Musikbegeisterter während einer besonders einnehmenden Passage eines Musikstücks unansprechbar wird, hat ein Bild davon, wie stark Musik Aufmerksamkeit absorbieren kann. Die Induktionsformen von M. H. Erickson, die auch als indirekte Verfahren bekannt sind, zeichnen sich durch einen hauptsächlichen Gebrauch verbaler Einleitungen und Verwendung bestimmter Satz- und Sprachstrukturen aus. Während Verbalinstruktionen früher sehr befehlend und autoritär erteilt wurden wie „Schlafen Sie jetzt", werden heute sozialintegrativere Formulierungen gewählt. Der Therapeut geht auf das Niveau des Patienten ein, passt sich den Denkgewohnheiten, der individuellen Begrifflichkeit und der Weltanschauung des Klienten an und nutzt dessen Eigenarten, Fähigkeiten und Erfahrungen für einen angemessenen bzw. „maßgeschneiderten" Trance-Prozess (s. Trancesprache und Trancelogik).

3) Die „indirekte" Methode nach Erickson

Milton Hyland Erickson war ein sehr innovativer, amerikanischer Psychotherapeut, der vor allem wegen seiner vielseitigen Therapiemethoden und Techniken für die Klinische Hypnose so bedeutungsvoll wurde. Der Umstand, dass die Lähmungen zweier nacheinander aufgetretenen Polio-Infektionen ihn körperlich stark einschränkten und an den Rollstuhl fesselten, beeinflusste auch in entscheidendem Maße seine diagnostische und therapeutische Vorgehensweise. Dadurch war er nämlich fast ausschließlich auf die Beobachtungen seiner Umwelt angewiesen. Er begab sich stets auf das Niveau des Patienten, akzeptierte dessen Wünsche und Gefühle und passte sich mit seinen Methoden flexibel an ihn an. Dies setzt einerseits viel Kreativität, Spontaneität und Methodenbreite voraus, andererseits eine besondere Beobachtungsgabe, um diese Wahrnehmungen für die Suggestionsformulierungen nutzbar zu machen. Erickson war ein Kommunikationstalent – er beherrschte die Wortmagie der Sprache wie kein anderer, kombinierte Hypnosetechniken mit rhetorischen Formen um Verhaltens- und Einstellungsänderungen hervorzurufen und schuf durch originelle Ideen und auf langer Lebens- und Berufserfahrung basierenden, einzigartigen Vorgehensweisen neue Dimensionen in der Kommunikation der gesamten Psychotherapie. Beispielsweise nutzte er seine Vorliebe, Geschichten zu erzählen auch im therapeutischen Sinne, indem er Anekdoten oder sogar Witze in seine Therapiegespräche einbaute. Die für die Hypnose nach Erickson typischen Prinzipien sind:

Folgen und Führen

Das Prinzip des Folgens und Führens („pacing and leading") beschreibt ein Verfahren, wie man sich auf einen Gesprächspartner einstellt, um diesem die Kooperation zu erleichtern. Diese Strategie bezieht sich auf die Wahrnehmung, das Denken, das Fühlen und den physiologischen Körperfunktionen des Patienten. Beispielsweise folgt der Therapeut bei der Induktion dem Atemtempo des Patienten, indem er sich diesem mit seiner eigenen Atmung während der Kommunikation anpasst. Sobald der Patient Anzeichen von Entspannung zeigt, also eine ruhigere und tiefere Atmung, verlangsamt der Therapeut geringfügig seinen Atemrhythmus.

Er veranlasst somit den Patienten, noch langsamer und ruhiger zu atmen und noch tiefer zu entspannen. Dieses Prinzip kann auch auf die Sprache (etwa das Führen eines Arzt-Patienten Gespräch in Dialekt oder Mundart) oder in Bezug auf die Werte des Klienten angewandt werden, indem man die zugrunde liegenden Leitgedanken anklingen lässt (z.B. „Eine Frau kann ihre besondere Art haben, den Zustand von Trance zu erleben"). Auf diese Weise wird der Dialog vom Therapeuten so angepasst, dass es dem Klienten leicht fällt, darauf einzugehen und es kann eine Form der Induktion gefunden werden, die den Zugang zur Trance erleichtert.

Utilisation

In der modernen Hypnotherapie ist es üblich, nicht nach einem festen Schema vorzugehen, sondern die Induktion danach zu richten, was der Klient an geeigneten Ansatzpunkten für die Hypnose liefert. Das Prinzip der Utilisation, d.h. die Nutzbarmachung existierender Tendenzen besagt, dass Suggestionen die eigenen mentalen Mechanismen und Fähigkeiten, die schon im Patienten vorhanden sind, aktivieren, blockieren oder ändern.
Es gibt zwei häufige Anwendungen des Utilisationsprinzips:

- *Umdeutung*
  Mit Hilfe des Umdeutens (Reframing) versucht der Therapeut einen anderen Rahmen um ein Erleben zu setzen, indem er Ereignisse in einen anderen Zusammenhang stellt. Durch die Veränderung des Kontextes oder des Blickwinkels werden Erlebnisse oder ein spezielles Verhalten anders bewertet bzw. relativiert und auch andere Gefühle ausgelöst. Reframings kommen im Alltag häufig vor, nur registrieren wir sie nicht als solche. In der Politik beispielsweise werden Eroberungsfeldzüge als „Befreiungsaktionen" und in der Wirtschaft Entlassungen von Arbeitern als „Freisetzungen" deklariert, oder das Schuldenmachen von Banken als „Erfolgsfinanzierung" bezeichnet.

- *Inkorporation*
  Nicht selten treten bei einer Tranceinduktion Störgeräusche auf, wenn etwa eine dritte Person die Tür öffnet oder Schritte zu hören sind. Hat der Klient noch keine tiefe Trance erreicht, so ist es sinnvoll diese Reize in irgendeiner Form in die Induktion zu integrieren, wie „Es kann Sie neugierig machen andere Räume zu betreten – innerlich, als würden Sie eine Tür öffnen, die Sie vorher übersehen haben."

Beiläufigkeit

Jeder kennt dieses Phänomen, wenn man etwas Bestimmtes bewusst erinnern will, es ei-

nem solange man darüber nachdenkt, aber nicht einfällt – es liegt einem sozusagen auf der Zunge. Die bewusste Beschäftigung mit einem Inhalt scheint oft die gewünschte Reaktion zu erschweren.
Augenscheinlich ist eine solche Behinderung auch bei verschiedenen autonomen Reaktionen, etwa dem Einschlafen, der Angstminderung oder der sexuellen Erregung. Außerdem sind Probleme häufig in kognitiven und emotionalen Schemata derart eingebettet, dass die Lösung, die ein Verlassen des Schemas verlangt, durch die bewusste Aufmerksamkeit erschwert werden kann. Der Therapeut erhöht daher die Akzeptanz, wenn er wichtige Inhalte beiläufig äußert. Beiläufigkeit kann durch indirekte Formulierungen, durch die Verwendung der Einstreutechnik und den Einsatz von Metaphern, Anekdoten und Geschichten erreicht werden.

- *Indirekte Suggestionen*
  Die Verbalisierungen zur Induktion und während der Therapie werden nicht direkt im Sinne einer Anweisung gegeben, sondern in einer speziellen Form der Kommunikation. Durch eine gewährende, erlaubende Art der Suggestionen vergrößert man die Wahlfreiheit des Klienten und verhindert, ihm ein bestimmtes Muster oder vorgegebene Vorstellung aufzudrängen. Hypnose ist ein äußerst individueller Prozess, der auf einer von Person zu Person unterschiedlichen Ebene realisiert wird. Aus diesem Grund ist es sinnvoll dem Patienten im Gespräch Alternativen („Sie können die Leichtigkeit in ihrem linken oder rechten Arm empfinden." „Früher oder später werden sie die Augen schließen.") anzubieten oder Formulierungen in der Modalform („Viele können die Annehmlichkeit genießen, einfach nichts zu tun und zu entspannen." „Vielleicht wird sich ein Gefühl der Ruhe entwickeln.") zu verwenden. Auch die Anwendung von Implikationen, also nichtkausale, aber dennoch suggestive Verknüpfungen von faktischen und erwünschten Verhaltensweisen („Sie hören den Klang meiner Stimme und Sie beginnen sich zu entspannen.") ist wirkungsvoll.

- *Einstreuung*
  Bei der „Interspersal"-Technik wird eine wesentliche Mitteilung in den Satz eingebunden, um eine positive Assoziation zu erzeugen, wie z.B. „Sie können diese Gefühle so frei erleben ...". Das eingestreute Wort „frei" ruft angenehme Emotionen hervor, was Ängste und Vorbehalte gegenüber der Gefühlsmitteilung abbaut.
  Mit der Einstreutechnik verwandt ist die des Spurenlegens („seeding"). Hier wird die Suggestion mehrfach beiläufig gegeben, um später abermals aufgegriffen zu werden und so kann eine Art kumulativer Effekt entstehen.

- *Metaphern*
  Metaphern weisen auch das Merkmal der Beiläufigkeit auf, da der Zuhörer sie nicht unbedingt auf sich beziehen muss. Üblicherweise beginnt man die Erzählungen mit: „Das erinnert mich ein wenig an ..." und nicht „Bei Ihnen ist das so wie ...". Außerdem wirken sie oft mit einer gewissen zeitlichen Verzögerung, da ihr Sinn nicht immer sofort klar wird.
  Ein weiterer Vorteil ist die Übersetzung ins Nonverbale. Sie regen die Phantasie zu Bildern, Szenen, Erfahrungen und Wünschen an und ermöglichen dadurch eine effektivere Art der Speicherung vielschichtiger Inhalte. So wird das Bild einer gelben Rose besser behalten als die zwei zugehörigen Worte.
  Es gibt verschiedene Typen von Metaphern, denen allen das Ansprechen des Unterbewusstseins gemein ist. Witze haben in einem besonderen Maße einen aufheiternden, aktivierenden Charakter und ermöglichen somit häufig einen Perspektivenwechsel und eine emotionale Distanzierung. Anekdoten und Geschichten sollen oft einen bestimmten Punkt exemplarisch verdeutlichen, jedoch ohne diesen logisch ableiten zu können, Parabeln scheinen immer eine gewisse Moral

zu haben und Analogien (z.B. „ein Brett vor dem Kopf haben") karikieren das menschliche Verhalten häufig auf eine witzige Art und Weise, die wiederum die Distanzierung erleichtert.
Während Vorstellungsbilder sozusagen eine lexikalische Übersetzung von Worten in den nonverbalen Bereich darstellen, scheinen Metaphern darüber hinauszugehen, da sie einen kontextbezogenen Mehrwert haben und sie in ihrer Bedeutung nie ganz auszuschöpfen sind. Man kann sich beispielsweise vorstellen, wie sich Leukozyten vom Endothel loslösen und im Blutkreislauf aktiv werden. Hingegen kann man sie aber auch mit Raubfischen vergleichen, die auf der Jagd nach Nahrung sind. Hier schwingt dann zusätzlich die Konnotation von dem mit, was wir über das in diesem Fall angewandte Symbol „Raubfisch" wissen.

All diese Formen der Unbestimmtheit, die vom Therapeuten gezielt eingesetzt werden, fördern Suchprozesse im Unbewussten des Klienten, welche zur Problembewältigung beitragen können. Sie stimulieren die autonome Aktivität des Unbewussten, und Lösungen werden auf dieser Weise aus der „inneren Weisheit" des Unbewussten heraus entwickelt. Durch die indirekte Kommunikation wird der Patient nicht direkt zu etwas aufgefordert, sondern ihm wird nur auf eine sehr dezente Art immanent etwas nahegelegt. Die Suggestion ist implizit in der Formulierung enthalten, so dass sie kaum als solche bemerkt wird und keinen Widerstand im Patienten auslöst.
Entscheidend ist, die Aufmerksamkeit des Patienten zu gewinnen. Dies kann möglicherweise durch den Gedanken an Urlaub oder an eine schöne Situation verursacht werden. In dem nun erreichten Trancezustand ist es möglich der Phantasie freien Lauf zu lassen, nichts wird als „falsch" angesehen.

Trancesprache und Trancelogik

In Trance zu gehen liegt normalerweise außerhalb der Möglichkeit des Willens. Daher ist für die Induktion einer Trance eine spezielle Kommunikationsweise vonnöten, um eine Veränderung des Bewusstseinszustandes hervorzurufen.

Der Therapeut spricht dabei langsam, lässt kurze Pausen bewusst zu und betont mit seiner Stimmlage die Passagen der Müdigkeit und Entspannung, indem er die Tonlage seiner Stimme senkt. Die Sprechgeschwindigkeit bleibt ruhig-monoton, sodass der Patient die Instruktionen als angenehmen Redefluss und nicht als Eile oder Drängen empfindet. Reizmonotonie ist aber nicht nur durch die Stimmlage des Therapeuten gegeben, sondern auch inhaltlich durch Wiederholungen.
Logisch evident sind der Gebrauch einer verständlichen und klaren Sprache und die Verwendung positiver Formulierungen, da grammatische Negationen ignoriert und als positive Aussagen verstanden werden. Ebenfalls wichtig ist die Bildhaftigkeit der Sprache, um die Phantasietätigkeit anzuregen. Häufig wird eine Szenerie beschrieben, die mit dem Patienten zuvor besprochen wurde und in der er entspannen kann wie z.B. „Sie liegen auf einem wunderschönen Strand in der Sonne, haben viel Zeit, ...".

Wesentlich ist weiterhin, dass der Therapeut genau das relevante Verhalten des Klienten (Lidsenken, Gesichtsentspannung, reduzierte Gesamtmotorik) beobachtet und es ihm entsprechend rückmeldet. Dadurch wird erreicht, dass die Person stets annimmt, sich richtig zu verhalten, Widerstände werden abgebaut und die Kooperation auf unbewusster Ebene wird systematisch verstärkt. Auch durch Vorhersagungen, die aller Erfahrung nach für den Trance-Zustand zutreffen (Unbeweglichkeit, Lustlosigkeit zu sprechen, Wohlbefinden), wird eine sog. „Ja-Haltung" beim Patienten bewirkt – es geschieht nur das, wozu er zustimmen kann und dadurch wird er auch weitere Interventionen zulassen.
Da das Trancebewusstsein seine eigene, in sich geschlossene Logik besitzt, können auch

widersprüchliche Formulierungen wie „eine klingende Stille“ oder „eine leichte Schwere“ in Trance unmittelbar in ein Erleben umgesetzt werden und machen durchaus Sinn. Im Trance-Zustand können Polaritäten, Komplementaritäten und Ambivalenzen gleichzeitig erfahren werden und das Besondere daran ist, dass der Hypnotisierte an einander ausschließenden Vorgängen keinen Anstoß nimmt. Im Gegensatz zu der rationalen „Entweder-oder-Logik“ des Wachbewusstseins existiert in Hypnose eine „Sowohl-als-auch-Logik“. Das lineare Denken weicht langsam dem multidirektionalen, mehrdimensionalen, vielschichtigen Gedankenfluss.

Der Hypnotisierte erlebt symbolisch-assoziativ und traumhaft-ganzheitlich, anstatt klar abgegrenzt und logisch-analytisch. Er hat einen leichteren Zugang zu den symbolischen Traumwelten des Unbewussten und zu dessen Fähigkeiten und Ressourcen, die dem Alltagsbewusstsein nicht ohne weiteres zur Verfügung stehen.

VAKOG-Induktion/Sinneskanal-Ansprache

Unter dieser Bezeichnung lassen sich Techniken subsumieren, welche eine Tranceinduktion mittels Ansprechen sämtlicher Sinneskanäle ermöglichen. VAKOG steht für visuell, akustisch, kinästhetisch, olfaktorisch und gustatorisch. Da sich jeder Mensch bei der Wahrnehmung seiner Umwelt verschieden stark auf seine einzelnen Sinneskanäle verlässt, ist es unerlässlicher Teil einer jeden hypnotherapeutischen Anamnese, die individuelle Gewichtung zu erfragen bzw. auszutesten. Da der Großteil der Menschen die Welt primär visuell wahrnimmt, könnte eine VAKOG-Induktion beispielsweise mit der Imagination eines Strandes oder eines anderen, möglichst allgemein gehaltenen Bildes, beginnen, um danach andere Sinneseindrücke, wie dem Rauschen des Meeres, dem Gefühl des Sandes zwischen seinen Zehen oder der salzigen Meeresluft anzusprechen. Um die Wirksamkeit dieser Methode zu erhöhen, kann es ratsam sein, sich im Vorfeld ein tatsächlich erlebtes, positives Ereignis schildern zu lassen, um dieses den Klienten nochmals durchleben zu lassen.

Auch die Beschreibung eines sogenannten „safe place“, welcher als Ort der Ruhe und Geborgenheit dazu dient Kraft zu tanken oder eventuell auftretenden Komplikationen einer Trance, etwa bei Traumabearbeitung oder unerwarteter -aufdeckung, zu begegnen, bedient sich solcher Methoden.

Generell ist bei Tranceinduktion allerdings darauf zu achten, keine zu spezifisch deskriptiven Formulierungen zu verwenden, um dem Rezipienten größtmögliche Freiheit bei der Konzeption seines eigenen inneren Erlebens zu lassen (siehe Kapitel Trancesprache – Generalisierungen).

Diagramm – Indirekte Mehtoden nach Erickson

Folgen und Führen

- Das Prinzip des Folgens und Führens („pacing and leading“) beschreibt ein Verfahren, wie man sich auf einen Gesprächspartner einstellt, um diesem die Kooperation zu erleichtern.

Utilisation

- Das Prinzip der Utilisation, d.h. die Nutzbarmachung existierender Tendenzen besagt, dass Suggestionen die eigenen mentalen Mechanismen und Fähigkeiten, die schon im Patienten vorhanden sind, aktivieren, blockieren oder ändern.

Beiläufigkeit

- Jeder kennt dieses Phänomen, wenn man etwas Bestimmtes bewusst erinnern will, es einem solange man darüber nachdenkt, aber nicht einfällt – es liegt einem sozusagen auf der Zunge.

Trancesprache und Trancelogik

- In Trance zu gehen liegt normalerweise außerhalb der Möglichkeit des Willens. Daher ist für die Induktion einer Trance eine spezielle Kommunikationsweise vonnöten.

VAKOG-Induktion/Sinneskanal-Ansprache

- Unter dieser Bezeichnung lassen sich Techniken subsumieren, welche eine Tranceinduktion mittels Ansprechen sämtlicher Sinneskanäle ermöglichen.
- Auch die Beschreibung eines sogenannten „safe place", welcher als Ort der Ruhe und Geborgenheit dazu dient Kraft zu tanken oder eventuell auftretenden Komplikationen einer Trance, etwa bei Traumabearbeitung oder unerwarteter -aufdeckung, zu begegnen, bedient sich solcher Methoden.

4) Trancetiefe

Der Zustand des normalen Wachbewusstseins geht fließend in den Trancezustand über und erreicht nacheinander verschiedene Stufen oder Ebenen. Prinzipiell ist jeder trancefähig und der Großteil der Menschen erreicht auch eine mittlere Trance, wobei einige sogar eine tiefe Trance erlangen. Im Allgemeinen kann man aber davon ausgehen, dass für therapeutische Suggestionen ein leichter bis mittlerer hypnotischer Zustand völlig ausreichend ist. Obwohl jeder einzelne auf Hypnose irgendwie anders reagiert, war man seit Anbeginn bestrebt, das hypnotische Verhalten zu quantifizieren und geeignete Maßsysteme zur Bestimmung der Hypnosetiefe zu schaffen. Schon **James Braid** nahm eine Unterteilung in drei Stufen vor (leicht, mittel, tief), A. A. Liébeault unterschied sechs Grade, und viele unterschiedliche, umfangreiche Einteilungen und Konstrukte folgten.

Die meines Erachtens nach vielfältigste Tiefenskala ist die **LeCron-Bordeaux** Skala. Sie weist 50 Einzelmerkmale auf, kennt verschiedene Hypnosetiefen und wurde anhand von Praxiserfahrungen aufgestellt. Da die **LeCron-Bordeaux** Skala auf Verhaltenseinschätzungen beruht, kann es natürlich vorkommen, dass jemand in leichter Trance auch Symptome zeigt, die sonst nur in tiefer Hypnose auftreten. Ebenso kann eine Person aufgrund persönlicher Eigenarten in tiefer Trance anders reagieren als die Norm. Diese Skala dient als Hilfsmittel in der Praxis, das in den allermeisten Fällen Gültigkeit besitzt, jedoch nicht mit hundertprozentiger Sicherheit angewendet werden kann. Außerdem sollte man immer bedenken, dass die einzelnen Tiefegrade ein Kontinuum darstellen, fließend ineinander übergehen und sich nicht scharf trennen lassen. Meistens zeigt die Trancetiefe auch einen wellenförmigen Verlauf: Zeitweise taucht man in tiefe Trancezustände ein, einige Zeit später befindet man sich wieder in einem leichten hypnoiden Zustand.

Während einer Ausbildung in ärztlicher Hypnose berichtete der Vortragende von einem Experiment, in welchem er eine in tiefer Trance befindliche Hypnotisandin in ein Restaurant zu einem Mittagessen führte. Die Hypnotisandin zeigt keinerlei äußere Zeichen eines hypnotischen Zustandes, außer einer leichten Bewegungsverlangsamung. Dennoch war die Trance so tief, dass sie während des ganzen Vorganges mit offenen Augen innere Bilder wahrnehmen konnte. Nach Rückkehr von dem Essen hatte sie keine Erinnerungen an das Essen. Allein daraus geht hervor, dass die äußeren Trancezeichen nicht 1:1 die Tiefe der Trance widerspiegeln.

Zur Vertiefung der Trance kommen verschiedene Methoden zur Anwendung:

- *Fraktionierung:* Dabei wird die Hypnose nach wenigen Minuten unterbrochen und gleich darauf wieder neu induziert. Durch die mehrfache Wiederholung dieses Vorganges, soll eine starke Vertiefung der Hypnose erreicht werden.
- *Atmungstechnik:* Häufig wird eine Vertiefung mit der Atmung gekoppelt: „Mit jedem Atemzug werden Sie tiefer und tiefer entspannt ...“.
- *Zähltechnik:* Die Trance kann durch Zählen von eins bis 20 oder durch die Vorstellung 100 Stufen einer Treppe hinabzusteigen ebenfalls verstärkt werden.

VI. ÜBER DEN GEISTIGEN HINTERGRUND DER HYPNOAKUPUNKTUR : VOM WORT ÜBER DIE BERÜHRUNG ZUR NADEL

R. Gasser, K.-M. Zwanzger, S. Fritz, M. Luger, R. Pichler und C. Kaindlstorfer

1) Am Anfang war das Wort: Heilende Kommunikation am Beispiel von NLP und Hypnose

Würde man Hypnoakupunktur als einen Bogen ansehen, könnte man am einen Ende die Hypnose durch das gesprochene Wort, am anderen Ende den Stich der Nadel sehen. Dieser Bogen spannt sich, im wahrsten Sinne des Wortes, vom Punkt der reinen Intuition als Ausgangspunkt der verbalen Suggestion, über die Verwendung des „magnetischen Fluidums" im Sinne der Nichtberührung während des mesmerischen Passes weiter über die Berührung im Sinne des *Therapeutic Touch*, die sanft und zart ist, gefolgt vom festen Druck in der Akupressur mit dem Gipfel als Akupunktur, wo tatsächlich ein Trauma gesetzt wird. Aus diesem therapeutischen Bogen wird mit einem Mal die Ursache für den Erfolg dieses mächtigen Instrumentes der Hypnoakupunktur sichtbar. Die Methode kanalisiert die Intention zur Heilung einerseits über den Geist, gleichzeitig aber auch durch die minimalinvasive, korrektive Störung der physischen Integrität: als würde man am kleinen Steuerrad eines riesigen Schiffes sitzen.

Sprache und Kommunikation

Sprache und Kommunikation sind zwei wichtige Aspekte im gemeinsamen Umgang. Vor allem im beruflichen Umfeld kommt es immer wieder zu Konflikten, die aufgrund mangelnder oder falscher Kommunikation und Verwendung von Sprache passieren. Das Gegenüber besitzt, so wie wir selbst, eigene Charaktereigenschaften und eine eigene Art zu kommunizieren. Daher ist es zum Beispiel kontraproduktiv, eine sehr forsche Gangart an den Tag zu legen, wenn einem eine sehr resistente Person gegenüber steht, die auf diese Art nicht eingeht. Sprache ist ein Mittel, das sehr viele Probleme lösen, aber auch gleichzeitig viele Probleme erst schaffen oder gar verschärfen kann.

Eine Möglichkeit, die man in der Kommunikation mit anderen einsetzen kann, ist das NLP (neurolinguistisches Programmieren). Es stellt eine Möglichkeit dar, wie man auf das Gegenüber sprachlich eingeht, um verstanden zu werden. Es geht darum zu verstehen, wie das Gegenüber sprachlich funktioniert, damit man mit ihm ein Stück mitgehen kann (Pacing) und man versucht durch gezielte Formulierungen, es in seinem Denkmuster zur Lösung zu bringen. Wichtiges Werkzeug bei dieser Technik ist die Anerkennung und Wertschätzung. Um das Gegenüber zu einer konstruktiven Lösung hinzuführen, setzt man zuerst anerkennende Punkte, die aufzeigen, was der Gesprächspartner schon Positives bewirkt hat. Durch das Zeigen von Anerkennung wird das Gegenüber offener für sinnvolle und konstruktive Verbesserungsvorschläge. Betrachtet man das Beispiel des sturen Vorgesetzten, so kann man sich dies metaphorisch vorstellen. Wenn man sich die Szenerie eines Felsens an der Küste vorstellt, so kann dieser langsam von Wasser umspült werden, oder man reagiert auch stur und beratungsresistent und lässt die Wellen gegen den Felsen prallen. Dies soll eine Metapher dafür sein, dass ein geduldiges Umspülen den Felsen immer mehr abnützt, als eine kräftige Welle, die auf diesen Felsen prallt. Ein anderes Beispiel zu diesem Thema wäre das Vorstellungsgespräch, bei dem die

Wortwahl wichtig ist, weil gewisse Wörter, wie zum Beispiel Krankheit, Schwangerschaft, etc. dazu führen, dass sich beim potentiellen Arbeitgeber ein negatives Gefühl einstellt. Deshalb sollte man positiv behaftete Wörter und Attribute verwenden. Die Technik lässt sich aber auch auf andere Bereiche ummünzen, wie zum Beispiel die Arzt-Patienten-Interaktion bei einem Eingriff unter lokaler Anästhesie. Hier bekommt der Patient mit, was der Arzt macht, und dabei kann man als Arzt durch den richtigen Gebrauch von verschieden Attributen und Adjektiven beim Patienten ein positiveres Gefühl herstellen, sodass dieser den Eingriff besser übersteht.

Ein wichtiger Teil des NLP besteht darin, dass man herausfindet, welcher Sinn beim Gegenüber am stärksten ausgeprägt ist. Wenn eine Person in ihren Beschreibungen in Bildern spricht, Farben beschreibt, Verben wie „sehen“ oder „anschauen“ verwendet, dann ist die Wahrscheinlichkeit für eine visuelle Veranlagung groß. Anders sieht es aus, wenn jemand Wörter wie „fühlen“, „in die Hand nehmen“ oder Ähnliches verwendet. Dies deutet auf eine sensorische oder taktile Veranlagung hin. Besonders häufig ist dieser Typ bei Sehbehinderten ausgeprägt. Ein Zeichen für eine auditive Veranlagung sind Wörter, die sich um den Begriff des Hörens drehen, wie zum Beispiel „zuhören“, „anhören“ oder „nach innen horchen“. Eine andere Möglichkeit wäre noch der olfaktorisch veranlagte Typ, bei dem es sich um Begriffe wie das „Riechen“ dreht. Durch dieses Achten auf Bevorzugung des Gegenübers in der Art der Formulierung, ist es möglich selbst Formulierungen zu treffen, die für die Person angenehmer sind und sie dazu veranlassen, dass sie sich so besser auf das Gespräch oder auf eine Behandlung einlassen kann. So ist es möglich, bei Patienten ein besseres Gefühl zu verursachen, aufgrund klug gewählter Formulierung durch die Analyse des Gegenübers.

Suggestionen

Suggestionen sind eine gute Möglichkeit etwas im Unterbewusstsein zu verankern, sofern sie richtig angewendet werden. Aufgrund der Tatsache, dass das Bewusste und Unbewusste oft zwei unterschiedliche Dinge erreichen wollen, ist es durch Suggestionen möglich, beides in die gleiche Richtung zu lenken. Es gibt unzählige Beispiele, bei denen man sich etwas bewusst vornimmt und dann aber sehr rasch daran scheitert, weil das Unterbewusstsein hier nicht mitspielt, und aus einer eigentlich gut gemeinten Schutzfunktion gegen dieses Ziel gegensteuert. Ein gutes Beispiel dafür ist das Rauchen. Wenn man sich als Raucher bewusst vornimmt, nicht mehr zu rauchen, dann sollte man Formulierungen wählen, die durch eine richtige Suggestion das Unterbewusstsein darauf einstimmen. Wenn man zu sich sagt: „Ich will nicht rauchen“, dann versteht das Unbewusste, dass man eigentlich rauchen will und will uns aus einer eigentlich gut gemeinten Absicht dazu bewegen, dass wir rauchen. Das Unbewusste will uns von den Qualen abhalten, die mit der Raucherentwöhnung einhergehen.

Innere Bilder als Motivation

Um mit gewissen Situationen umzugehen, bietet sich die Methode der Vorstellung von Inneren Bildern an. Diese Methode kann jeder durchführen, ohne dabei zwingend eine aktive Anleitung einer anderen Person zu benötigen. Im Alltag ist es schwierig, diese Methode mit jemandem anderen Geschulten anzuwenden, weil dieser nicht immer verfügbar ist. Deshalb kann man sich hier alleine an dieser Methode versuchen, und wenn eine zweite Person zur Verfügung steht, dann kann man deren Teilnahme in Anspruch nehmen. Jeder kennt den Zustand, wenn man lange einem LKW hinterher fährt. Man konzentriert sich und alle Sinne sind hellwach. Gleichzeitig befindet man sich in einem Zustand der Ruhe und beginnt damit, sich auf einen bestimmten Punkt (z.B. das Nummernschild des LKWs) zu konzentrieren. Das ist genau der richtige Augenblick, um mit den Suggestionen zu beginnen.

Es gibt täglich solche Momente, in denen man abschweift oder abdriftet. Oder man versucht absichtlich in einen solchen Zustand der Trance zu finden, um dann in diesem Moment Suggestionen zu machen. Diese Möglichkeit ist auch gut dazu geeignet, Patienten auf einen Eingriff, etc. vorzubereiten. Aber es ist auch eine gute Möglichkeit für sich selbst, mit gewissen Problemen umzugehen oder sich neu zu motivieren.

Authentizität
In vielen Situationen im Leben ist es wichtig, authentisch zu sein, um nicht den Eindruck zu hinterlassen, dass man etwas spielt. Man sollte sich genau Gedanken darüber machen, welche Stärken und Schwächen man besitzt, wie man charakterlich gebaut ist und was einem Freude bereitet oder nicht. Es wird zum Problem, wenn man sich so verhalten muss, dass man etwas überspielt, nur um den Eindruck zu hinterlassen, dass man damit einverstanden ist. Ein Beispiel dafür wäre ein Politiker, dem man eine Aussage nicht glaubt, weil man merkt, dass er sie nur aufgrund äußerer Umstände vertritt, sie aber nicht seiner persönlichen Meinung entspricht. Authentizität ist auch im ärztlichen Bereich wichtig, weil hier auch Patienten merken können, wenn man etwas vermittelt, wovon man nicht überzeugt ist.

Das persönliche Gespräch
Das Gespräch zwischen zwei Personen kann geprägt sein von Fehlern. Um diese zu vermeiden ist es sinnvoll, sich an gewisse Regeln zu halten, die die Kommunikation erleichtern. Der wichtigste Grundsatz lautet: „Ich bin okay, du bist okay." Jedes Ungleichgewicht würde Widerstand erzeugen. Ist einer der Gesprächspartner auf einer gefühlsmäßig anderen Ebene, erzeugt dies beim Gegenüber Widerstand.

- In einem idealen Gespräch darf man ausreden und der andere hört zu.
- Man hält Blickkontakt.
- Der Inhalt ist für beide Gesprächspartner relevant.
- Beide Gesprächspartner akzeptieren die Meinung des jeweils anderen.
- Die Körpersprache sollte offen sein, die Mimik gesprächsorientiert.

Meta Modell
Das Ziel bei der Benutzung des Meta Modells ist, dass man die Welt des anderen versteht. Mit anderen Worten, man versucht die innere Landkarte des anderen ein bisschen besser zu verstehen.

Erickson schreibt auch vor, jene Wortwahl unbedingt zu benutzen, die der Patient einem gegenüber verwendet. Spricht der Patient z.B. von einem „Krebsgeschwür", sollte der behandelnde Arzt ebenfalls das Wort „Krebsgeschwür" benutzen, und dieses nicht durch „Tumor" ersetzen.

Das bedingt somit aktives und aufmerksames Zuhören und macht auch im gesamten eine gelungene Kommunikation aus.
Anhand des Meta Modells Fragen an die Patienten zu stellen, bedeutet, dass sich der Fragende auf die Suche nach der Bedeutung dessen begibt, was der andere meint. Dabei braucht man nicht nach innen zu gehen um in der eigenen Tiefenstruktur nach der Bedeutung des Gesagten zu suchen. Man bittet dabei lediglich den anderen das zu benennen, was er meint. Durch den Einblick in das Leben des Patienten kann der Arzt viele positive Erlebnisse und Erfahrungen mitnehmen. In gewissem Maße eine „Win Win Situation":
Dem Patientien wird ehrliches Interesse entgegengebracht. Dies fördert die Kommunikation zwischen Arzt und Patient und verbessert somit auch das Arzt-Patienten Verhältnis.

Der Arzt lernt etwas dazu und erhält durch den Einblick in die Welt des Patienten neue Ansichten, die er in seine eigene Erfahrungswelt integrieren kann.

Menschen kommunizieren untereinander via Sprache. Das Gesprochene vermittelt eine Kurzversion dessen, was der Mensch erlebt hat und in seinem Unterbewusstsein verarbeitet und gespeichert hat. Alles was wir je bisher erlebt haben ist in unserem Unbewussten abgespeichert. In Hypnose macht man sich das innere Wissen von unbewussten Inhalten zunutze, indem im Zustand der Trance unbewusst ablaufende „Suchprozesse“ mittels vager Formulierungen und Suggestionen verstärkt werden. Dadurch werden längst „verlorene“ Information wieder bewusst, die aus eigenen Ressourcen stammen.

Filterleistungen
Durch Filter in unserem Gehirn wird das ursprünglich erlebte Ereignis „getilgt“, „verzerrt“ und „generalisiert“. Durch diese drei Begriffe (also die Tilgung, Verzerrung und Verallgemeinerung) schaffen wir eine viel kürzere und über Sprache einfacher auszutauschende Version dessen, was wir von einem äußeren Ereignis aufnehmen.
Unser Unterbewusstes speichert bei weitem mehr ab als unser Bewusstsein überhaupt verarbeiten könnte. Im gewissen Maße ein Eigenschutz vor Reizüberflutung des Gehirns.

Es macht auch einen großen Unterschied, ob der Mensch die Filterleistungen erkennt, und somit selbst steuert, oder ob er sie automatisch ablaufen lässt. Ersteres führt auf jeden Fall zu einem bewussten Leben bzw. zu einer Balance zwischen Bewusstem und Unbewusstem.
Der Mensch durchläuft doch 30.000 bis 60.000 Gedanken am Tag, da ist es schon gut, sich auf sein Unterbewusstes verlassen zu können, denn die meisten dieser Gedanken laufen automatisch, bzw. vor- oder unbewusst ab. Viele der ablaufenden Gedanken dringen noch nicht einmal in unser Bewusstsein. Der letzte Satz gilt vor allem für Menschen, die ihr Leben „ferngesteuert“ oder von Mustern geprägt führen. Ein Beispiel dafür wäre der Alkoholiker, der sich vorgenommen hat „kontrolliert“ zu trinken. Gerät er in eine Stresssituation, dann ist keine Spur mehr von dem was er sich vorgenommen hat vorhanden. Er verspürt in diesem Moment den unwiderstehlichen Drang (Craving) zur nächsten Tankstelle zu fahren, sich dort einen 6er-Pack Bier zu holen und so „runter zu kommen“. Der Ablauf dessen, was dann folgt – nämlich die Handlung – das „Sich-Volllaufen-Lassen“ resultiert aus Automatismen, die im Suchtgedächtnis des Alkoholikers so fest gespeichert sind, dass die Handlung, der „Gang zur Tankstelle“ und was dann folgt, NICHT ein bewusster Prozess ist, sondern ein automatisch ablaufendes gelerntes Verhalten, welches im Suchtgedächtnis abgespeichert wurde.

Milton Modell
Das Meta Modell wird ja dafür genutzt, dass Informationen wieder durch „Verallgemeinerung“ „Tilgung“ und „Verzerrung“ hervorgebracht werden.
Im Kontrast dazu steht dann das Milton Modell. Mithilfe dessen wird versucht generalisierte, getilgte oder verzerrte Sätze zu konstruieren. Formulierungen sollten dabei so allgemein wie möglich gehalten werden.
Somit kann der Hypnotisand während des Trancevorganges in seine eigene Welt eintauchen. Mit zunehmender Hypnosetiefe sind es vermehrt Inhalte aus dem Unterbewusstsein. Der Hypnotisand ist nun viel offener und nimmt Suggestionen unkritischer entgegen. Der Therapeut fördert mit Hypnosetechniken die Phantasie und Kreativität des Patienten.

Bewusstes und Unbewusstes
Das „Ich“
Das eigene Fühlen, Denken und die eigene Biographie prägen Werte und das Selbstbild, und machen das „Ich“ zu einer Identifikation mit einer eigenen Person.

Bisher haben wir noch keine befriedigende Antwort gefunden, was dieses „Ich“ eigentlich sein soll. Man ist heutzutage noch weit davon entfernt, eine Theorie des menschlichen Denkens oder des Bewusstseins mit den heutigen technischen Mitteln (EEG und MEG) ausreichend zu erklären. Damit beweist die Hirnforschung nicht, dass es so etwas wie ein „Ich“ nicht gibt.
Es sagt lediglich aus, dass unser gefühltes „Ich“ einen unglaublich komplexen Vorgang im Gehirn darstellen muss.

Das moderne „Ich" und die Hypnose

In Hypnose werden durch den besonderen Zustand der Trance vorherrschende „innere Spannungen" eines Menschen besonders gut abgebaut (von S. Freud).
Man fühlt sich ja auch nach einer Trance entspannt und erholt. Die Hypnose wirkt auf psychischer Ebene wie ein Reinigungstool, welches die Ordnung wieder herstellen kann. Beim Kleinkind, im Gegensatz zum Erwachsenen, organisieren sich die „Ich"-Zustände noch weitgehend autonom. Dies erleichtert es dem Kleinkind die Sprache relativ schnell zu erlernen. Auch Einstein sagte, dass der Mensch einen Großteil seiner Ressourcen nicht nutze. Damit meinte er jene ungenutzten Ressourcen, die tief in unserem Unterbewusstsein darauf warten, dass wir davon Gebrauch machen. In unserem „körperlichen Ich" behalten einige Bereiche ihre Autonomie bis ins Erwachsenenalter. Zu diesen autonomen Bereichen zählen: autonomes Nervensystem, das Zentralnervensystem, das Immunsystem und das Hormonsystem. Mittels Hypnose wird somit ein Zugang zum Unterbewusstsein geschaffen. Somit ist es möglich, mittels Hypnose das Immunsystem zu stärken, und das autonome Nervensystem sowie das Hormonsystem in ein natürliches Gleichgewicht zu bringen. Es entsteht eine bessere Verbindung zwischen Körper und Geist. In Kombination mit der Hypnose ist es möglich, das sich selbst regulierende Heilungssystem des Menschen durch Impulse, die in Trance gegeben werden, anzuregen und damit die Normalfunktion wieder herzustellen. Körperfunktionen wie Atmung, Herzschlag, etc. laufen völlig autonom und unbewusst ab. Trotz allem gibt es in diesem komplexen System irgendeine Verbindung zwischen Körper, Geist und Seele. Diese Verbindung muss auch etwas mit den autonomen unbewusst ablaufenden Prozessen im Körper zu tun haben.

Nocebo Effekt

Entdeckt durch die Gabe von wirkstofffreien Präparaten, sogenannte Placebos. Bei der Verwendung von Nocebos wurden krankmachende Auswirkungen beobachtet. Wörtlich bedeutet es, „ich werde schaden". Wird der Patient z.B. zu gründlich aufgeklärt und hält man ihm mehr die Nebenwirkungen des Medikamentes vor die Nase als die lindernde und die eigentlich heilende Wirkung des Medikamentes, so wird das Medikament den gewünschten Erfolg verfehlen. Der Patient wird dabei in Richtung Nocebo konditioniert. Solche Effekte können einerseits durch Medikamente ausgelöst, andererseits auch durch unbedachte Äußerungen, durch eine Negativsuggestion oder eine falsch platzierte Vermutung hervorgerufen werden. Ein Beispiel dazu: Während einer Visite sagte ein Arzt lächelnd, halb dem krebskranken Patienten halb den restlich anwesenden Ärzten zugewandt: „Moribund" (= Todgeweihter). Der Patient, welcher die Worte nicht verstand und somit nicht wusste ob er überleben würde, deutete die Aussage des Arztes als positiv und genas wider Erwarten.

Bei diesem Beispiel handelt es sich um eine umgekehrte Nocebowirkung. Es soll auch darauf aufmerksam machen, dass kein Arzt das Recht hat, einem Patienten zu sagen: „Sie werden sterben."

Modelling

Durch das Gewinnen von Einblicke in die Welt des Patienten, wird auch die Welt des Arztes bereichert. Der Arzt sammelt dabei sehr viel an Erfahrung, welche für die weitere Behandlung seiner Patienten von unschätzbarem Wert sein kann („Win Win Situation"). Schon von Kindheit an lernt der Mensch (unbewusst oder bewusst) durch Nachahmung die Welt schrittweise zu verstehen (z.B. Sprechen und Laufen). Diese ursprüngliche Form des Lernens ist also eine Form von Modelling. In der Medizin könnte dieses Modelllernen vom Arzt an den Patienten erfolgreich weitergegeben werden. Der Arzt, Spezialist auf seinem Gebiet, gibt dem Patienten eine genaue Anleitung, „wie", „was" und „in welcher Form" etwas vom Patienten umgesetzt werden kann. Grundvoraussetzung ist jedoch eine Verbindung auf

Beziehungsebene mit dieser Person. Der Arzt soll dabei „in die Haut des anderen schlüpfen". Diese Art von Einfühlvermögen muss entwickelt werden zwischen Arzt und Patient, um eine erfolgreiche und schnelle Genesung zu erzielen.
Darunter versteht man eine Mischung aus Verständnis, Vertrauen und angenommen sein. Die richtige Konstellation dieser Begriffe erleichtert die Genesung des Patienten.

Hypnose
Suggestionen sind der zentrale Kommunikationsweg der Hypnose. Die Funktion der Suggestion: Der Arzt versucht auf irgendeine Weise eine bestimmte Vorstellung ins Unterbewusste des Patienten einzubringen. Jede Fremdsuggestion muss, um zu wirken, unbewusst vom Patienten aufgenommen werden. Durch diesen Vorgang wird jede Fremdsuggestion in eine Autosuggestion umgesetzt. Somit ist eigentlich jede Suggestion eine Autosuggestion. Wenn man nun beispielsweise die Schmerzausschaltung betrachtet, ist das eigentlich eine wahnsinnige Leistung, welche der Patient hier erbringt. Nicht der Arzt ist es, der den Schmerz bekämpft und ausschaltet, der Arzt gibt nur die Anleitung dazu. Der Patient ist hier derjenige, welcher die Leistung erbringt.

Trance und Rapport
Jeder Mensch durchlebt am Tag mehrere Trancen: sogenannte Alltagstrance. Beispiele hierfür sind das lange und monotone Fahren auf der Autobahn, der Priester, welcher seine Predigten in Kirche vorträgt, oder ein Kind das seine Lieblingsserie schaut, und dabei vollkommen darin einzutauchen scheint. Eine passende prägnante Beschreibung für Trance ist die „Fokussierte Aufmerksamkeit". In einem tiefen Trancezustand führt der Hypnotisand die Anweisungen des Arztes jedoch nur solange aus, wie die Anweisungen des Arztes mit der Moral und den Wertvorstellungen des Patienten übereinstimmen (Beispiel: ein Mord). Während der Trance bleibt die willentliche Kontrolle bis zu einem gewissen Maße aufrechterhalten. Überschreitet man diesen Punkt, wird die bewusste Kontrolle an den Hypnotiseur abgegeben. Trotzdem bleibt weiterhin eine bewusste Instanz aufrechterhalten. Dieser innere Beobachter bleibt während der Trance weiterhin aktiv und agiert bzw. überwacht das Geschehen von einem distanzierten Beobachtungspunkt aus.

Ein Trancephänomen anhand des Handshakes

Dabei handelt es sich um eine „Musterunterbrechnung". Durch Unterbrechen eines tausendfach durchgeführten Musters (Handschütteln) entsteht eine Art Schockstarre, wobei Konfusion ausgelöst wird und der Arm für mind. 0,7 Sekunden in einer vom Hypnotiseur gebrachten Stellung bleibt. Dieser Vorgang verursacht kurzzeitig einen leichten Trancezustand. Diesen muss der Hypnotiseur nutzen und durch Suggestion verstärken. In diesen 0,7 Sekunden ist der kritische Teil vom Bewusstsein besonders durchlässig für Suggestionen. Wird dieser Moment genutzt kann eine Tiefe Trance herbeigeführt werden (Freunde von Erickson wollten ihm oft nicht mehr die Hand reichen).

Utilisation
Die Bedeutung von Utilisation ist „Nutzen" oder „Verwenden". Alle Eigenschaften, die ein Patient mitbringt, können als mögliche Ressource für das Erreichen therapeutischer Ziele genutzt werden. Sie bildet also die Grundlage für lösungsorientiertes Arbeiten in der Psychotherapie. Utilisation erleichtert es sowohl dem Patienten in Trance zu gehen, als auch dem Hypnotiseur die Ressourcen des Patienten zu aktivieren.

Refraiming
Der Arzt gibt einer Situation oder einem Verhalten eine andere Bedeutung. Der Patient soll dabei Dinge einfach aus einem anderen Blickwinkel betrachten. Alles was wir wahrnehmen sehen wir in einem bestimmten Bezugsrahmen. Mit Refraiming „verändert" der Hypnotiseur den Bezugsrahmen des Patienten.

Diagramm – Zusammenfassung der Aspekte einer heilenden Kommunikation

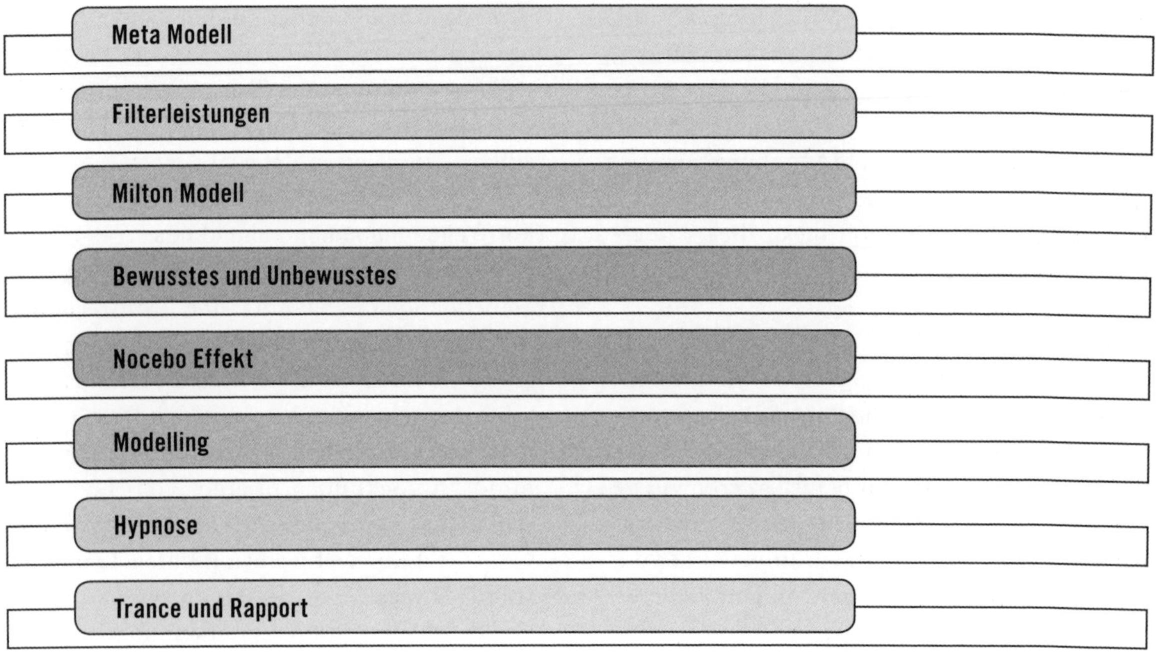

2) Therapeutic Touch

Moderne, wissenschaftlich ausgerichtete ärztliche Tätigkeit mit zunehmender Fachspezialisierung einerseits, aber auch gesamtgesellschaftliche Entwicklungen mit einem hohen Grad an Technisierung bringen verschiedenste Veränderungen im Bereich zwischenmenschlicher Kommunikation und menschlicher Zuwendung. Technisierung, Bürokratisierung und Digitalisierung stehen nun diametral zu verschiedensten Formen alternativer Medizin, in welchen die menschliche Zuwendung eine zentrale Funktion hat. Die (berechtigte) Sehnsucht erkrankter Menschen nach Zuwendung, liebevollem Umgang und körperlicher Berührung zeigt sich eindrucksvoll in der enormen Zunahme (Angebot wie Nachfrage) an Heilverfahren, in welchen körperliche Berührung und Zuwendung einen hohen Stellenwert haben. Es genügt im Zeitalter der Informationstechnologie nicht mehr, alternative Heil- bzw. Therapieformen einfach als Unsinn abzutun, will man das Vertrauen des Patienten behalten. „Therapeutic Touch“ steht also am anderen Ende der Skala und bedarf einer kritischen Hinterfragung. Die Vorstellung, dass in der „Menschenhand“ Kräfte schlummern, Mächte oft geheimnisvoller und wunderbarer Art, schien in allen Zeitaltern und auf allen Stufen der Kultur ein Gemeingut der Menschheit zu sein. In der Hand wohne eine gewaltige Macht inne, sie sei der Sitz der Kraft, ja, sie selbst sei das Bild der Kraft, das Symbol des Wirkens. Solche Ideen sind in gröberer oder feinerer Form weltweit verbreitet und manchmal so tief in uns verankert, dass auch der Mensch von heute ganz instinktiv, und ohne darüber nachzudenken, mit seiner Hand über die verletzte Körperstelle eines weinenden Kindes streicht, um dessen Schmerzen zu lindern. Es handelt sich dabei um archetypische Verhaltensmuster, die immer wiederkehren.

Die Bildersprache aller Völker ist reich an Ausdrücken, in denen die Hand als das Symbol der Kraft oder der Gewalt des Subjekts erscheint, als der mehr oder weniger selbständige Träger seiner ganzen Aktivität. Der Glaube an übernatürliche Kräfte reicht dabei (von prä-

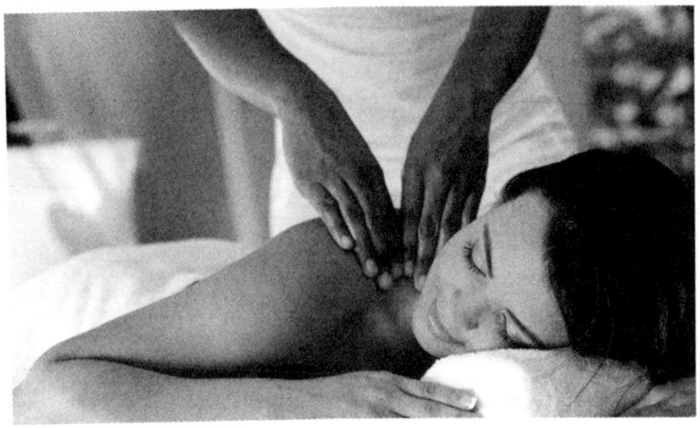

historischer Zeit bis heute) sehr weit: von Segens- oder Schadensmächten bis zu heilvollen oder unheilbringenden Zauber- oder Wunderkräften, die den Händen inne wohnen, von ihnen „ausströmen“ und bei Berührung „überfließen“. Selbst noch auf der höchsten Stufe der menschlichen Geisteskultur begegnet uns dieser Glaube, vergeistigt und vertieft, in vielfach veränderter Gestalt. Während der wissenschaftliche Blick auf der einen Seite nicht getrübt werden darf, steh dem gegenüber die Grenze des Machbaren, die unheilbare Todeserkrankung, der Punkt, an welchem die Hoffnung auf Heilung durch analytische Wissenschaft langsam blasser wird und Glaube und Religion dem Menschen helfen, sein Schicksal zu ertragen. Ein Beispiel dazu zeigt die Grenz- und Reibungsflächen zwischen Medizin und Theologie eindrucksvoll auf: die Seligsprechung von Papst Johannes Paul II. und die Relevanz eines ihm offiziell zuerkannten Heilungswunders.

Suggestion, Energie und „Fastberührung“

M. Wehr schreibt in seinem Buch „Die Hand. Werkzeug des Geistes“, dass die Hände zum wichtigsten zwischenmenschlichen Kommunikationsinstrumentarium mit hoher Symbolkraft gehören. Mit den Händen wird gegeben, mit ihnen werden Freundschaften vermittelt, Liebe und Zärtlichkeit ausgedrückt, beschützt, beruhigt und aufgemuntert. Hände sind ergreifend, da sie Lebensgeschichten erzählen. Mit ihnen „begreifen“, prägen und verändern die Menschen ihre Umwelt. Für Künstler waren Hände seit Urzeiten ein faszinierendes Thema und sind es auch heute noch. Wenn der deutsche Philosoph Immanuel Kant von der Hand sprach, dann bezeichnete er sie als den äußeren, „sichtbaren Teil des Gehirns“, wonach die Hände als „Subsysteme des Gehirns“ zu verstehen wären. Sir Charles Bell, ein schottischer Anatom und Physiologe meinte, dass die vollkommene Übereinstimmung zwischen dem Bau der Hand und der Intelligenz des Menschen Gottes Plan bekunde, offenbare und beweise. Die Berührung steigert geistiges, seelisches und körperliches Wohlbefinden. Sie ist eine gemeinsame Sprache, die genutzt werden kann, um Trauernde zu trösten und Kranke zu „heilen“. Jeder von uns kennt Augenblicke, in welchen eine „hilfreiche Hand“ bleibenden Eindruck hinterlassen hat, oder eine liebevolle Berührung Angst und Schmerz lindern konnten. Doch Streicheleinheiten sind nicht nur Balsam für die Seele. Patienten, die unter chronischen Schmerzen leiden und trotz medikamentöser Behandlung keine Linderung erfahren, kann dank fachkundiger Fingergriffe von Masseuren, Shiazutherapeuten oder Physiotherapeuten geholfen werden. Mit gezielten Handgriffen ist es dem Chiropraktiker möglich, Verrenkungen und „Blockaden“ aufzulösen. Ärzte der Traditionellen Chinesischen Medizin können Erkrankungen durch Druck auf bestimmte Körperstellen (Akupressur) beeinflussen. Ähnliches ist von der Fußsohlenreflexzonenmassage bekannt. Und manchen Menschen soll alleine schon das Handauflegen eines „Heilers“ gegen ihre Beschwerden geholfen haben. In den heiligen Schriften des Hinduismus, den Veden (wörtlich übersetzt „Wissen“) begegnet immer wieder solch eine Vorstellung, dass durch ein Berühren oder Bestreichen Kräfte übertragen werden. So betet ein indischer Frommer aus der Rig-Veda, dem ältesten Teil der heiligen hinduistischen Schriften, zur indischen Gottheit Rudra:

> *„Wo ist, Rudra, deine Hand, die milde, die Heilung schafft und alle Schmerzen lindert, die auch hinweg nimmt gottverhängte Krankheit; jetzt üb‘ Erbarmen gegen mich, o Starker!“*

Aber nicht nur wie hier der Götterhand zugeschrieben, sollen auch die Hände auserkorener Menschen eine ähnliche Macht haben. Das zeigen folgende zwei Heilssprüche:

> *„Heilvoll ist diese meine Hand, heilvoller noch die andre hier; sie führt dir alle Heilung zu, und sie berühret dich zum Heil"* und *„den zehngespaltnen Händen eilt die Zunge vor mit ihrem Spruch, die Hände bringen Heilung dir, mit beiden rühren wir dich an."*

Auch das Heilen von Blinden, welches durch das Auflegen der Hände auf die Augen geschähe, kehrt in den indischen Volkserzählungen häufig wieder. Im alten Ägypten war es neben einer Vielzahl von Heilgöttern vor allem Isis, welche mit ihren Händen Wunderdinge wirkte. Aus dem Papyrus 3027 des Berliner Museums geht der Zauberspruch eines ägyptischen Magiers hervor, welchen er während des Handauflegens ständig wiederholte:

> *„Meine Hände liegen auf diesem Kind, und die Hände der Isis liegen auf ihm, wie sie (nämlich Isis) ihre Hände legt auf ihren Sohn Horus."*

Dieser Heilspruch wird wie folgt erörtert: „Wie einst Isis ihre Hände auf Horus legte, um ihn zu heilen, so tut sie es demnach im gegebenen Augenblicke unsichtbar bei dem kranken Kinde, während sichtbar der Magier das im ägyptischen Heil- und Zauberwesen sehr häufig erwähnte Handauflegen vornimmt, und die Formel wiederholt, die einst Isis erfand." (*Wiedemann A. Magie und Zauberei im alten Ägypten. Der Alte Orient. 1905;12:22.), (*Kolta KS, Schwarzmann-Schafhauser D. Die Heilkunde im alten Ägypten. Magie und Ratio in der Krankheitsvorstellung und therapeutischen Praxis. Stuttgart: Steiner; 2000).

Auch den Semiten war die Vorstellung bekannt, dass Berühren oder Bestreichen mit der Hand Genesung verleiht. Auf einer alten babylonischen Beschwörungstafel findet sich unter anderem folgender Spruch über einen Mann, der von Dämonen befallen wird und durch Gula, einer Heilgöttin aus Mesopotamien, Gesundung finden soll:

> *„Die Herrin, die die Toten erweckt, Gula, heile ihn durch Abwischen mit ihrer heiligen Hand!"*

Phänomene verwandter Art werden auch den Schamanen (Bön) des ehemaligen kleinen Königreichs Ladakh, auch Kleintibet genannt, zugeschrieben. Die Völkerkundlerin Schenk (1994) berichtet in ihrem Werk „Schamanen auf dem Dach der Welt" auf eindrucksvolle Weise von der entlang des Indus sesshaften buddhistischen Bauernbevölkerung und ihren Heilern, Orakeln und Schamanen, die auf alte vorbuddhistische Zeiten zurückgehen und für unseren Kulturkreis befremdende Heilbehandlungen (z.B. „Aussaugen" von Krankheiten, Öffnen des Leibes mit bloßer Hand) durchführen. Unter den griechischen Gottheiten tritt am häufigsten und deutlichsten die Bedeutung der Handauflegung bei Asklepios auf. Das bedeutendste Kultzentrum des Heilgottes war wohl das Asklepieion in Epidauros, im Osten der griechischen Halbinsel Peloponnes. Bis zum Ende der Antike hielt sich der Glaube an die Wundertaten von Asklepios aufrecht, sogar in solch ausgeprägter Form, wie wir sie aus dem Christentums kennen:

> *„Asklepios fuhr vom Himmel auf die Erde nieder und kam in einfacher Menschengestalt bei Epidauros zum Vorschein; er wuchs auf und reichte nun auf seinen Wanderungen allerorten seine hilfreiche Rechte (...). Er kommt nicht zu jeglichem unter uns, und doch bessert er die sündigen Seelen und heilt die Krankheiten des Leibes."*

Diese Zeilen stammten vom Stiefneffen des römischen Kaisers Konstantin, Julian dem „Apostat" (Abtrünniger), welcher den Heilsgott Asklepios mit Attributen beschrieb, wie sie ihm jesuanisch-christologisch vertraut waren. Zudem werden die Töchter des Asklepios Hygieia (griech. „Gesundheit"), die Göttin der Gesundheit und u.a. auch Schutzpatronin der Apotheker und ihre Schwester Panakeia (altgriech. „alles heilend"), die Göttin der Medizin und der Zauberei, noch heute gleich am Anfang des Hippokratischen Eids angerufen:

> *„Ich schwöre bei Apollon dem Arzt und Asklepios und Hygieia und Panakeia und allen Göttern und Göttinnen, sie zu Zeugen anrufend, dass ich erfüllen will nach meinem Können und Urteil diesen Eid (...)".*

Unser heutiger Begriff Hygiene leitet sich übrigens vom Namen der Göttin Hygieia ab. Die Vorstellung von heilkräftigen Königen hat sich in das Mittelalter bis in die Neuzeit fortgepflanzt. Der Legende nach galt damals die Berührung englischer Könige als heilkräftig gegen Morbus regius (Gelbsucht). Selbst Shakespeare hat in seiner Tragödie Macbeth das Heilvermögen des englischen Königs verherrlicht:

> *„Seltsam Heimgesuchte,*
> *Voll Schwulst und Aussatz, kläglich anzuschauen,*
> *An denen alle Kunst verzweifelt, heilt er ..."*
> *„... ihre Krankheit*
> *Trotzt jeder Heilkunst; doch rührt er sie an,*
> *Hat so der Himmel seine Hand gesegnet,*
> *Daß sie sogleich genesen."*

Auch Könige von Norwegen, Spanien, Frankreich, Ungarn u.a. sollen Heilungen jahrhundertelang vollbracht haben. So wurden dazumal beispielsweise Halskrankheiten (Skrofeln) mittels „Handauflegung" therapiert.

Zu den wohl berühmtesten „Wundertätern" zählt Jesus von Nazaret. Von den zahlreichen Wundern, die er während seiner letzten Lebensjahre um 30 n. Chr. wirkte, seien aus der Bibel speziell jene angeführt, welche im engeren Kontext den Gestus der heilenden Handauflegung veranschaulichen sollen. Jesus hat nach allen Evangelien durch physische Berührung von Leidenden Heilungen bewirkt. Es können drei Formen der Handauflegung durch Jesus unterschieden werden:

a) formelle Handauflegung zum Zweck der Heilung aller möglichen Gebrechen (wahrscheinlich auf den Kopf des/der Kranken) (vgl. Mk 5,23)
b) Heilung durch die Berührung eines kranken Körperteils (s.u.)
c) Handauflegung beim Segnen der Kinder (vgl. Mk 10,13)

Hanson (1985) fasst zusammen: „Sicherlich hat Jesus sowohl Handauflegung als auch Berührung des kranken Körperteils als Mittel der Heilung praktiziert, denn damit folgte er einem unter Juden wie Nichtjuden üblichen Verfahren." Zudem zeigen Stellen wie Mk 16,8, Apg 28,8 oder Jak 5,14, dass die Handauflegung zur Heilung auch in der Urkirche gebräuchlich blieb. So geschah auch die Heilung eines Blinden: „(...) Da brachte man einen Blinden zu Jesus und bat ihn, er möge ihn berühren. Er nahm den Blinden bei der Hand, führte ihn vor das Dorf hinaus, bestrich seine Augen mit Speichel, legte ihm die Hände auf und fragte ihn: Siehst du etwas? Der Mann blickte auf und sagte: Ich sehe Menschen; denn ich sehe etwas, das wie Bäume aussieht und umhergeht. Da legte er ihm nochmals die Hände auf die Augen; nun sah der Mann deutlich. Er war geheilt und konnte alles ganz genau sehen." (Mk 8,22ff) Die Schwiegermutter von Simon Petrus heilte Jesus vom Fieber, indem er sie bei der Hand fasste. (vgl. Mk 1,30ff) Einem Aussätzigen streckte Jesus die Hand entgegen und rührte ihn an, worauf der Aussatz von ihm wich. (vgl. Mk 1,40ff) Auch von der Heilung eines Taubstummen wird berichtet: „Da brachte man einen Taubstummen zu Jesus und bat ihn, er möge ihn berühren. Er (...) legte ihm die Finger in die Ohren und berührte dann die Zunge des Mannes mit Speichel; (...) Sogleich öffneten sich seine Ohren, seine Zunge wurde von ihrer Fessel befreit, und er konnte richtig reden." (Mk 7,32ff). Es ist bekannt, wie stark die Heilige Schrift das Motiv der Hand als Sitz und Abbild der Kraft verwendet hat, sowohl das Alte als auch das Neue Testament: Die Hand Gottes hat die Welt erschaffen (vgl. Jes 48, 13; 66, 2). Was der Mensch besitzt, worüber er die Macht hat, das ist in seiner Hand (vgl. Gen 32,14). Jesus wird ausgeliefert in Menschenhände (vgl. Mt 17, 22). Gottes Hand ist es, die segnet, hilft und rettet (vgl. Ps 145, 16; Lk 23, 46; Apg 11, 21) ...etc. Ein im November 2010 erschienener Artikel der Tageszeitung „Der Standard" informierte über einen Wunderheiler namens Mekki Torabi, der in der Olympiahalle in Sarajevo tausende Menschen mit Handauflegung gratis behandelte. Patienten, die vor Ort interviewt wurden, berichteten, dass der Handaufleger aus Marokko „spektakuläre Heilungen" von unheilbaren Erkrankungen vollbracht habe, wobei natürlich hinterfragt werden muss, ob es sich nicht von vornherein um Fehldiagnosen gehandelt hat, oder Geheilte möglicherweise gar nie krank waren. Der Gedanke, dass mittels Handauflegung eine Überleitung von Gesundheit, Lebenskraft, oder gar das Leben selbst möglich sei, fand um das 18. Jahrhundert in Deutschland und Frankreich neuerlich besondere Aufmerksamkeit. Ziel dieser Behandlungsmethode soll die ganzheitliche körperliche und seelische Heilung sein. Vergleichbar mit Reiki finden sich in beiden Formen der Behandlung ein hohes Maß an hypnotischen Elementen, ein Fokussieren der Aufmerksamkeit des Patienten auf die Heilbewegung der Hand, welche, wie bereits oben erwähnt, kultur- und religionsgeschichtlich sehr stark verwurzelt ist („Handauflegung") und dadurch besonders suggestiven Charakter hat. Wie sehr Suggestionen im gesundheitlichen Bereich allein auf das Vegetativum wirken können, zeigt ein Fallbericht von Bishay und Mitarbeitern, in welchem gezeigt wurde, dass bei einer Frau nach cardiopulmonaler Reanimation durch starke Suggestion eine gastrointestinale Blutung gestoppt werden konnte. Dies ist keine Einzelbeobachtung, sondern in der Fachliteratur finden sich zahlreiche weitere Untersuchungen. Die Beobachtung der Blutungsbeeinflussung über Vegetativum und Vasomotorik gab sogar Ansporn zu Untersuchungen an hämophilen Patienten: An der University of Colorado wurde eine Patientengruppe veranlasst an einem speziellen auf Blutstillung ausgerichteten Selbsthypnoseprogramm teilzunehmen, was zu einer Verringerung der Blutungsepisoden sowie der Schwere der Blutungen führte. Gleichzeitig hatten die Patienten subjektiv das Gefühl besserer Kontrolle und ein gesteigertes Selbstbewusstsein. Der stark suggestive Charakter einer heilenden Handauflegung ist offensichtlich: Der Patient kommt mit einem vorhandenen (oder imaginären) Leiden mit starker Erwartungshaltung zum Heiler (präpariert durch Mundpropaganda oder Studium eingehender Literatur), es haben bereits stark imaginative („rechtshemisphärische") Suchprozesse eingesetzt und es werden auch Bilder generiert, wie die Heilung aussehen könnte, wie der Prozess der Heilung erfolgen würde. Die in der Folge erfahrene Begegnung mit der Person des Heilers (wobei ein entsprechendes Brimborium, ein überfülltes Wartezimmer, das Gespräch im Wartezimmer mit Patienten, die von bereits erfolgten Wunderheilungen erzählen) trägt dann substanziell meist wenig bei, ähnlich wie bei einer Showhypnose ist der Patient bereits in einem Hypnoid, wenn er die Ordination (die Bühne) betritt. Die Begegnung mit dem Heiler wird zu einem intensiven subjektiven Erleben und das Unbewusste versucht die erlebte Wirklichkeit, durch entsprechende Änderung der Wahrnehmung, den imaginierten Bildern anzupassen. Es entsteht vermutlich eine Art „Reframing" des subjektiven Krankheitserlebens und, aus zahlreichen Literaturstellen bekannt auch eine messbare Besserung von Krankheitsbildern. Wie in allen therapeutischen Bereichen in der Medizin sprechen nicht alle Patienten auf Suggestion bzw. Hypnose (bzw. hypnotische Techniken mit starker Symbolkraft wie Handauflegung) an. Es ist zweifellos notwendig, den Patienten über methodische Probleme und krankheitsbezogene Risiken aufklären zu können. Die moralisch ethische Frage, in wieweit hier einem Menschen für einen kurzen Zeitraum Hoffnung und damit etwas Lebensqualität gegeben werden kann einerseits und diametral dazu, in wieweit der Anspruch des Menschen auf die Wahrheit (Diagnose) aber damit auch auf Hoffnungslosigkeit bedingungslos vollzogen werden soll, bleibt immer individuell zu entscheiden und stellt ohnehin den schwierigsten Anspruch an die ärztliche Tätigkeit dar. Während etablierte hypnotherapeutische Techniken (NLP, Reframing, ärztliche Hypnose etc.) von gut ausgebildeten Fachärzten doch für die Lebensqualität und den Leidensdruck nachweislich Linderung, wenn auch nicht Heilung bringen können, stellen diese für den Arzt wertvolle Werkzeuge in der Begleitung kranker Menschen dar. Alles außerhalb von (hypnotherapeutisch-psychiatrischer) Fachkompetenz, korrekter medizinischer Diagnose und evidenzbasierter Therapie liegende Vorgehen, sollte mit dem Patienten eingehend besprochen und in einem für den behandelnden Arzt überschaubaren Rahmen gehalten werden.

Diagramm – Zusammenfassung Therapeutic Touch

„In der Hand wohne eine gewaltige Macht inne, sie sei der Sitz der Kraft, ja, sie selbst sei das Bild der Kraft, das Symbol des Wirkens."

Suggestion, Energie und „Fastberührung"

In den Veden begegnet immer wieder solch eine Vorstellung, dass durch ein Berühren oder Bestreichen Kräfte übertragen werden.

Im alten Ägypten war es neben einer Vielzahl von Heilgöttern vor allem Isis, welche mit ihren Händen Wunderdinge wirkte.

Auch den Semiten war die Vorstellung bekannt, dass Berühren oder Bestreichen mit der Hand Genesung verleiht.

Phänomene verwandter Art werden auch den Schamanen (Bön) des ehemaligen kleinen Königreichs Ladakh zugeschrieben.

Unter den griechischen Gottheiten tritt am häufigsten und deutlichsten die Bedeutung der Handauflegung bei Asklepios auf.

Zu den wohl berühmtesten „Wundertätern" zählt Jesus von Nazaret.

- **Von den zahlreichen Wundern, die er während seiner letzten Lebensjahre um 30 n. Chr. wirkte, seien aus der Bibel speziell jene angeführt, welche im engeren Kontext den Gestus der heilenden Handauflegung veranschaulichen sollen.**
- **Jesus hat nach allen Evangelien durch physische Berührung von Leidenden Heilungen bewirkt. Es können drei Formen der Handauflegung durch Jesus unterschieden werden:**
- formelle Handauflegung zum Zweck der Heilung aller möglichen Gebrechen (wahrscheinlich auf den Kopf des/der Kranken) (vgl. Mk 5,23)
- Heilung durch die Berührung eines kranken Körperteils (s.u.)
- Handauflegung beim Segnen der Kinder (vgl. Mk 10,13)

3) Mesmer und der animalische Magnetismus

F.A. Mesmer wurde im Ort Weiler, in der Nähe von Stein am Rhein 1734 geboren und starb in Mersburg 1815. Er studierte Medizin in Wien, unter Van Swieten und de Haen, und graduierte an der Medizinischen Fakultät in Wien 1766. Seine Dissertation behandelte ein Thema, das zur damaligem Zeit in der Medizin offensichtlich eine wesentliche Rolle spielte (im Volk heute noch immer): „Der Einfluss der Planeten auf den menschlichen Körper".

Mesmer war schon zu Lebzeiten eine umstrittene Persönlichkeit. Bis heute lässt sich schwer beurteilen, ob Mesmer in gewissen Ansätzen seiner Arbeit genial war oder verrückt.

Gerade neuere Ergebnisse über quantenphysikalische Beeinflussung biologischer Systeme und interzelluläre Kommunikation über Biophotonen, werfen wieder ein neues Licht auf die alten Überlegungen. Mesmer lehrte auch in Paris und behandelte zur damaligen Zeit viele Menschen aus dem Hof von Louis XVI. Mesmer verließ Paris 1784 und hinterließ eine große Gefolgschaft von Tier-Magnetiseuren. Ende des 18. und Anfang des 19. Jahrhunderts findet sich eine große Zahl von Büchern und Arbeiten über Tier-Magnetismus und Mesmerische Trancen, welche versuchen, die dabei beobachteten Phänomene zu deuten. In den folgenden hundert Jahren nach Mesmer fanden sich zahlreiche Autoren in Deutschland, Frankreich und vor allem England, welche die Theorien der Mesmerischen Trancen und des Tier-Magnetismus nach allen möglichen Seiten verfeinerten.
Anwendungen fanden sich nicht nur in medizinischer Art, sondern auch experimentell, wobei es zu einem ausgiebigen Studium der Phänomene kam. Die mangelnde Erklärbarkeit der Phänomene einerseits, Neid der Ärzte untereinander andererseits und auch, interessanterweise, gesellschaftliche Prüderie setzten der Anwendung und dem Studium des Tier-Magnetismus um die Jahrhundertwende ein eher abruptes Ende. So werden mesmerische Passes über Körperpartien von Frauen in der Viktorianischen Zeit unter Polizeiaufsicht durchgeführt, als unsittliche Belästigung bzw. Annäherung empfunden und deshalb unter anderen verboten.

Die ärztliche Hypnose als solches fand danach eine Wiederauferstehung eigentlich erst mit Freud und Erickson im 20. Jahrhundert.

Mesmer sprach von einem nach ihm benannten, unsichtbaren Fluidum, welches das All und sämtliche Organismen durchflute. Er glaubte mit dieser Erkenntnis einen Schlüssel zur Behandlung verschiedenster Erkrankungen gefunden zu haben, da für ihn die Ursache aller Krankheiten in einem Stocken der Zirkulation dieses Fluidums lag. Dieses Stocken könne nur durch eine „heilsame Krise" gelöst werden, welche künstlich mittels Berührungen und Streichen mit den Händen von geeigneten „Magnetiseuren" erzeugt werden könne. Er erläuterte in seinem Buch „Mesmerismus oder System der Wechselwirkungen, Theorie und Anwendung des thierischen Magnetismus": „Magnetisieren endlich ist nichts anderes, als mittelbar oder unmittelbar die tonische Bewegungen der feinen Flut, mit der die Nervensubstanz geschwängert ist, mittheilen; dies ist es, was dieses Agens setzt, welche heilsame Krisen aller Arten, als die wahren Mittel zur Heilung, bestimmen kann."

Auszug aus der klassischen Mesmerischen Doktrin

1) Es existiert eine Form gegenseitiger Beeinflussung zwischen Himmelskörpern, Erde und lebenden Körpern (eine ähnliche Annahme liegt auch dem I'CHING zugrunde).
2) Das Medium des tiermagnetischen Einflusses ist ein universeller Fluid, welcher den gesamten Raum erfüllt und in der Lage ist, Einflüsse aufzunehmen, hervorzubringen und zu kommunizieren (quantenphysika-

lisch vergleichbar mit der Verschränkung von Teilchen).

3) Diese gegenseitige Beeinflussung ist Teil eines mechanischen Gesetzes, welches noch unbekannt ist (mehr und mehr darüber wird über Quantenphysik erklärbar).

4) Innerhalb des genannten Kontinuums auftretende Effekte sind im Sinne von Flux-Reflux zu sehen.

5) Dieser Flux und Reflux sind eher oberflächlich diffus, oder sehr speziell, mehr zielgerichtet oder nicht, je nach auslösenden Ursachen.

6) Auf dieser Ebene funktionieren die Beziehungen und Aktivitäten zwischen Himmelskörpern der Erde und den einzelnen Bestandteilen

7) Verschiedene Eigenschaften der Materie und organisierter Körper (lebendige Organismen) zeigen eine gegenseitige Abhängigkeit innerhalb dieses Fluids.

8) Lebende Körper (daher Tier-Magnetismus) erfahren die unterschiedlichsten Einflüsse über diesen Fluid. Über das sensibelste Organ, das Nervensystem, entstehen direkte Effekte aus solchen Einflüssen

9) Es gibt spezifische Eigenschaften des Lebens, insbes. im menschlichen Körper, welche vergleichbar mit denen eines Magneten sind. Die Veränderungen dieses „magnetischen" Fluids zeigen im Menschen ebenfalls eine Art Pole, gegenteilige Anziehung und Abstoßung, es kann damit kommuniziert werden, die Eigenschaften verändert, zerstört oder wiederhergestellt werden (heute oft als Bioenergie bezeichnet).

10) Eine der wesentlichen Eigenschaften von lebenden Organismen ist, dass sie von Himmelskörpern beeinflusst werden können, aber auch von Materie rund um sie herum bzw. von lebenden Wesen rund um sie, was sich analog zu einem Magneten manifestiert, daher wird dies Eigenschaft als Tier-Magnetismus bezeichnet.

11) Bestimmte Eigenschaften dieses Tier-Magnetismus, als solche speziell charakterisiert, können zwischen lebenden aber auch unbeseelten Körpern kommuniziert werden. Beide, lebende aber auch nicht beseelte Körper, können solche Information transportieren (Prinzip der Homöopathie).

12) Spezifische Eigenschaften dieses Magnetismus können verstärkt werden, aber auch direkt von denselben Individuen hervorgebracht werden.

13) Dieser subtile Fluid im Sinne des Tier-Magnetismus kann geladen und entladen werden.

14) Der Einfluss über dieses Medium kann auch über Distanz ohne eine direkte Verbindung erfolgen.

15) Eine Verstärkung des Einflusses ist über Eis möglich.

16) Weiters kann dieses Medium durch Sprache kommuniziert, hervorgebracht und verstärkt werden (vorwiegendes Medium der modernen Hypnose).

17) Der tiermagnetische Einfluss kann verdichtet, konzentriert und übertragen werden.

18) Beseelte Körper (lebende Wesen) unterliegen nicht in gleicher Weise diesem Einfluss. Von manchen Wesen kann der magnetische Einfluss gegenteilig sein, so dass ihre Gegenwart allein genügt, um alle tiermagnetischen Einflüsse aufzuheben.

19) Es gibt auch eine gegenteilige magnetische Kraft mit allen Körpern mit vollständig entgegengesetzten Eigenschaften.

20) Die Quelle, welche Tier-Magnetismus erzeugt bzw. dieser selbst, unterscheidet sich grundlegend vom Magnetismus, der von Metallen ausgeht.

21) Es scheint sich dabei um ein bislang unbekanntes Medium zu handeln, das nicht vergleichbar ist mit Feuer, Licht, Elektrizität oder Magnetismus im herkömmlichen Sinn ist.

22) Metallischer Magnetismus oder Elektrizität haben nur sehr generelle Effekte auf

Krankheiten, während spezifische Effekte über das Medium des Tier-Magnetismus mediiert werden.

23) Die Verwendung des Tier-Magnetismus erlaubt die direkte Behandlung von Nervenkrankheiten und die indirekte Behandlung von verschieden anderen Krankheitsbildern.

24) Die Anwendung von Tier-Magnetismus unterstützt die Anwendung medikamentöser Therapien durch den Arzt.

25) Die erfolgreiche Anwendung Mesmerischer Trance auf Krankheitsbilder scheint eine sehr breite Verwendung zu ermöglichen.

26) Durch die Kenntnisse des Tier-Magnetismus soll der Arzt in der Lage sein, Ursprung und Fortschreiten auch komplizierter Krankheitsbilder zu erkennen. Es werden dadurch Behandlungsmöglichkeiten eröffnet, ohne den Patienten gefährlichen Komplikationen auszusetzen, unabhängig von Alter, Temperament und Geschlecht.

27) Diese Doktrin erlaubt es dem Arzt, exakt den Grad eines Krankheitsbildes zu erkennen und sich selbst vor Krankheiten zu schützen. Dadurch soll die Heilkunst ihre letzte Perfektion erreichen.

Hier noch ein Ausschnitt aus einem Bericht von N. Husson aus dem Jahre 1931

Durch den Kontakt der Daumen oder der Hände bzw. durch Bewegungen, welche in kurzem Abstand vom Körper durchgeführt werden, die auch Passes genannt werden, kann ein magnetischer Kontakt zum Gegenüber aufgebaut werden. Über diese Passes überträgt der Magnetiseur seine magnetische Kraft, auf das zu magnetisierende Objekt. Dies ist aber nicht immer notwendig, denn es genügt unter Umständen, auch die Blickfixation allein, um magnetische Phänomene hervorzurufen. Bemerkenswert ist auch hier die Beobachtung, dass der Magnetismus besonders bei Personen in guter Gesundheit eher schlecht wirksam ist. Auch hier ist als tranceverstärkend die Monotonie der Bewegungen und Sprache erwähnt. Die Effekte, welche hervorgerufen werden, sind sehr unterschiedlich, wie eingangs erwähnt, manche erfahren eine Störung, andere eine Beruhigung. Man kann eine Beschleunigung der Atmung und des Kreislaufes sehen, auch Konvulsionen ähnlich wie bei Elektroschocks und Phänomene, welche ähnlich einem Stupor oder einer Somnolenz sind. Seltener beobachtet wird ein Phänomen, welches als Lucider Somnambulismus bezeichnet wird (siehe später). Bei wiederholten Sitzungen ist es meist nicht mehr notwendig, dass der Magnetiseur die ganzen Passes ausführt, es genügt manchmal auch nur die Gegenwart des Magnetiseurs bzw. sein *Blick* alleine.

Es wurde auch beobachtet, dass der „Magnetisierte" nur mehr die Stimme des Magnetiseurs hört und sonst nichts. Meistens wird nicht wahrgenommen, was rundherum passiert. Auch unerwartete Geräusche werden nicht wahrgenommen. Wenn die Augen geschlossen sind, zeigt sich meistens ein Bulbigleiten. Bei manchen Patienten wurde beschrieben, dass der Geruchsinn aufgehoben ist, sogar starken Geruchsstoffen gegenüber wie Ammoniak. Bei anderen Patienten ist das Gegenteil der Fall. Auch Parästhesien oder vollkommene Gefühlslosigkeit bzw. Anästhesie werden beobachtet. Bei diesen Phänomenen handelt es sich um die, auch aus der üblichen ärztlichen Hypnose bekannten, Trancephänomene.

Echter Somnambulismus entsteht meist nicht bei der ersten, sondern erst nach der achten bis zehnten Sitzung. Das Erinnerungsvermögen von magnetisierten Personen während der Trance ist außerordentlich verstärkt. Sie können sich an kleinste Details erinnern, welche sie mit dem bewussten Denken nicht mehr in Erinnerung rufen können. Es kommt immer wieder vor, dass Somnambulisten mit verschlossenen Augen deutlich Objekte sehen können, welche vor sie hingelegt werden. Sie können diese exakt beschreiben, ohne dass die Augen geöffnet werden. Dies funktioniert auch mit verbundenen Augen.

Somnambulisten sind auch in der Lage, Symptome, aber auch die Natur und den Verlauf ihrer Krankheit, ganz exakt zu beschreiben. Ebenso sind sie in der Lage, exakt zu sagen, welche Arznei ihnen gut tut und welche nicht. Es wird berichtet, dass zwischen allen lebenden Wesen eine Verbindung über diesen Fluid besteht und dass es zu einem ständigen gegenseitigen Magnetisieren kommt. Durch das Fokussieren des magnetischen Fluids im Rahmen der mesmerischen Passes und deren Einflusses kommt es zu einem deutlichen Einfluss eines Objektes auf das andere. Besonders günstig beeinflussen lassen sich junge Frauen und Kranke, besonders schlecht Männer höheren Alters, welche gesund sind. Das ist allerdings eine Daumenregel und diese lässt sich nicht immer anwenden. Weiters sind Menschen, die zu einer leichten Form der Hysterie neigen, besonders geeignet.

Methoden der Induktion tiermagnetischen Schlafes oder mesmerischer Phänomene

Es existiert, so die alte Literatur, im Menschen und möglicherweise in allen organisierten Lebewesen, eine subtile Materie, eine Ursache oder ein Projekt des Lebens, welches sich von einem Individuum auf das andere transferieren lässt. Durch diese Übertragung etabliert sich eine intime Beziehung zwischen zwei Lebewesen, welche beide dieser Kraft oder subtilen Materie unterliegen. Das ist, kurz gefasst, die gesamte Theorie des magnetischen Fluids, welchem die Magnetiseure die größte Bedeutung zumessen. Dieser magnetische Fluid ist durch den Willen bewegbar („Die Welt als Wille und Vorstellung" – Schopenhauer). Unsere Organe wirken wie Antennen oder Leitungen, die Gesten und Bewegungen werden somit Werkzeuge aller mentalen Aktionen. Die Möglichkeiten, diesen magnetischen Fluid zu beeinflussen oder zu applizieren, sind prinzipiell unendlich und variieren von Magnetiseur zu Magnetiseur. Dennoch gibt es einige Techniken, welche sich als besonders günstig und leicht erlernbar erwiesen haben:

Die Methode nach Deleuze

1. Versuchen Sie, mit dem Patienten an einem möglichst *ruhigen Ort* allein zu sein, oder nur jene Personen im Raum zu lassen, die unbedingt erforderlich sind. Bitten Sie Anwesende, nicht in den Prozess einzugreifen. Die Raumtemperatur soll angenehm sein. Stellen Sie sicher, dass Sie während der Sitzung nicht unterbrochen werden können.
2. Setzen Sie den Patienten in eine möglichst angenehme Haltung und setzen Sie sich gegenüber auf einen Sitz, der nach Möglichkeit etwas erhöht ist und zwar so, dass *die Knie des anderen zwischen Ihren sind und dass Ihre Füße neben den Füßen des Patienten zu* stehen kommen. Fordern Sie ihren Patienten auf, sich zu entspannen, nach Möglichkeit nichts zu denken und darauf zu achten, dass nichts seinen Geist ablenkt, was seine eigene Erfahrung mit dieser Art der Trance stören könnte. Zerstreuen Sie alle Ängste und erlauben Sie ihrem Patienten Hoffnung, erwecken Sie sein Interesse in der Erfahrung der Mesmerischen Trance. Erwähnen sie auch, dass vorübergehend Schmerzen oder Verkrampfungen auftreten können, welche sich dann wieder legen.
3. Wenn Sie alles so arrangiert haben, nehmen Sie *die Daumen des Patienten zwischen Ihre Zeigefinger und Daumen*, so dass die Innenfläche Ihres Daumens die Innenfläche seines Daumens berührt und fixieren Sie Ihre Augen auf den Patienten. Verbleiben Sie so zwei bis fünf Minuten oder so lange, wie Sie glauben, dass Sie dazu benötigen, eine Verbindung mit dem magnetischen Fluid des Patienten etablieren zu können. Es mag sein, dass während dieser Zeit eine Art Pults zwischen Ihren Daumen und dem Daumen des Patienten spürbar wird, dieser kann regelmäßig oder unregelmäßig sein, kann auch nur vorübergehend auftreten, wird dann meistens etwas unregelmäßiger,

leichter und verschwindet dann vollständig. Offensichtlich hat dies Art des Pulsfühlens nichts zu tun mit dem normalen arteriellen Pulsschlag.

4. Ziehen Sie Ihre Hände nun langsam zurück und teilen Sie diese nach rechts und nach links und zwar so, dass die Innenfläche Ihrer Hände nach außen sieht und heben Sie dann Ihre Hände in die Höhe des Kopfes des Patienten. Nun legen Sie die Hände auf seine Schultern, so, dass sie dort ruhig zu liegen kommen, lassen Sie die Hände etwa eine Minute ruhig liegen und führen Sie sie dann langsam entlang den Schultern und der Arme bis an das Ende der Finger, so, dass sie dabei den Patienten leicht berühren. Es ist aber auch möglich, dass Sie diese Bewegung machen, ohne den Patienten überhaupt zu berühren. Wiederholen Sie diese Passe beginnend von der Schulter bzw. von Kopfhöhe, fünf- oder sechs-mal, wobei Sie, sobald Sie die Finger erreicht haben, die Handflächen wieder nach außen drehen, einige Zentimeter vom Körper entfernen und mit den Außenflächen Ihrer Hände zum Patienten gerichtet, wieder nach oben fahren, die Hände in Kopfhöhe über den Schulter wieder so drehen, dass Ihre Handfläche zum Patienten schaut und streichen Sie wieder entlang der Arme bis zu den Fingern. Nach mehrmaliger Wiederholung, kehren Sie mit Ihren Händen zurück über den Kopf des Patienten und lassen Sie sie dort einige Zeit ruhen, ohne den Patienten zu berühren, so, dass die Hände über dem Kopf liegen und die Handflächen zum Kopf stehen.
5. Führen Sie dann die Hände mit den Handflächen vor dem Gesicht, etwa im Abstand von 3 bis 4 cm, bis hin über die Magensenke, sodass Ihre Hände mit dem *Daumen an der Magensenke* zu liegen kommen. Berühren Sie die Magensenke mit Ihrem Daumen und lassen Sie die Hände so liegen, dass Ihre Finger unter dem Rippenbogen zu liegen kommen. Lassen Sie ihre Hände etwa zwei Minuten so liegen und führen Sie dann Ihre Hände langsam über den Kopf hinunter, entlang der Oberschenkel über die Knie, wenn es Ihnen gelingt, bis zu den Zehen des Patienten. Auch hier ist eine Berührung des Patienten nicht notwendig. Wiederholen Sie auch diese Passes mehrere Male. Wenn Sie mit den Händen wieder zur Magensenke oder dem Kopf hinauffahren, vergessen Sie nicht, die Handflächen zum Patienten zu richten und erst bei der Bewegung nach unten mit den Handflächen zum Patienten hin Ihre Exkursionen zu machen.
6. Dasselbe können Sie machen, indem Sie Ihre Hände dann über die Schultern des Patienten nach hinten hinuntergleiten lassen, entlang der Wirbelsäule und ebenfalls über die Hüften bis zu den Füßen. Günstig ist es auch, beim Ausstreichen des magnetischen Feldes des Patienten bis zu den Füßen, nach jedem der Passes auf die Arme, den Schultern, den ganzen Körper durchzuführen. Es ist auch anzumerken, dass die Berührung der Hände im Epigastrium nicht unbedingt zwischen Händen und Körper des Patienten notwendig ist – im Gegenteil, manchmal kann dies auch zu einer Störung des Patienten führen. Insgesamt ist eine direkte Berührung des Körpers des Patienten eigentlich nicht notwendig.

Methode nach Elliotson

Stellen sie sich vor die zu magnetisierende Person. Nach einigen Minuten der Stille und der Konzentration heben Sie die Hände vor die Stirne des Patienten und führen Sie die Handflächen in einem Abstand von wenigen Zentimetern von der Stirne langsam nach unten, über das Gesicht, die Brust und das Abdomen.

Wenn Sie die Hände wieder nach oben führen, stellen Sie sicher, dass die Handrücken zum Patienten schauen, während der Aufwärtsbewegung und die Handflächen während des Passes zum Patienten schauen. Wiederholen Sie diese Bewegungen so lange, bis die zu magnetisierende Person in magnetischen Schlaf verfällt.

Magnetisieren über den Kopf
Diese Methode scheint eine der effektivsten zu sein und eine der einfachsten zugleich. Setzen oder stellen Sie sich gegenüber der Person, welche Sie magnetisieren wollen. Machen Sie einige Passes mit den Handflächen zum Patienten gerichtet von oben, vom Kopf über das Gesicht, entlang der Arme, entlang der Körperachse. Dann führen Sie die Hände mit nach außen gerichteten Handflächen wieder nach oben und platzieren Sie die Hände nach einer Drehung so, dass Ihre Handflächen zu den Schläfen des Patienten gerichtet sind. Lassen Sie Ihre Hände einige Minuten so ruhen.

Dann führen Sie die Hände langsam in Richtung des Occiputs, drehen Sie die Handflächen nach außen, führen Sie die Hände zurück zu den Schläfen (zu deren vorderen Teil) und wieder nach hinten, so oft, bis der Patient in magnetischen Schlaf verfällt.
Dann machen Sie Passes über die Beine, Oberschenkel, Knie bis hin zu den Zehen. Nach Angaben der Magnetiseure zieht das den magnetischen Fluid nach unten.

Magnetisieren durch den Blick
Diese Technik funktioniert selten bei Individuen, die zum ersten Mal magnetisiert werden, und erfordert vom Magnetiseur einen besonders penetrierenden, scharfen, tiefen Blick. Bei der ersten Sitzung ist dies meist unmöglich. Von den Magnetiseuren wurde beobachtet, dass unter Anwendung dieser Technik, wenn möglich, die Clairvoyance (die Paraphänomene wie Hellsichtigkeit etc.) häufiger auftritt. Setzen Sie sich vor ihren Patienten und richten Sie ihren Blick mit der Ihnen maximal möglichen Fixation auf die Augen des Patienten und weisen Sie ihn an, Ihnen ebenso tief in die Augen zu schauen. Ist der Patient in der Lage, über den Blick in Trance zu gehen, werden seine Augenlider unruhig, die Augen werden feucht werden und sich letztendlich schließen.

Magnetisieren durch den reinen Willen
Einige Magnetiseure waren in der Lage, reproduzierbar zu zeigen, dass sie durch ihren reinen Willen Individuen, welche sie bereits vorher magnetisiert hatten, in einen magnetischen Schlaf versetzen zu können. Auch ohne diese zu sehen und ohne dass diese wussten, dass der Magnetiseur z.B. im Nebenraum anwesend war. An der Französischen Akademie der Wissenschaften im Hotel Dieu wurden solche Experimente mehrfach durchgeführt, vor allem in der ersten Hälfte des 19. Jahrhunderts.

Methode nach Faria
Abbé Faria war ein Showhypnotiseur, der in der Lage war, Patienten durch seinen kräftigen Ausruf „schlafen sie!“ in Trance zu versetzen. Dieser Ausruf mitten, in absoluter Stille und unmotiviert (Überraschungsmoment), zugleich mit der Erwartungshaltung der zu hypnotisierenden Person, konnte diese in Trance versetzen. Welche Methode auch immer angewandt wird, es ist wichtig, mit den mesmerischen Passes nicht sofort aufzuhören, wenn der Patient offensichtlich in seinen magnetischen Schlaf verfällt, sondern diese noch einige Zeit fortzusetzen. Wenn Sie das Gefühl haben, dass der Patient ausreichend magnetisiert ist, warten Sie dennoch einige Minuten, bevor sie ihn ansprechen. Sprechen Sie mit ihm immer in einer sanften, freundlichen Art und Weise und sprechen Sie langsam. Lassen Sie sich Zeit zu antworten und machen Sie ihn darauf aufmerksam, dass keine Eile besteht. Nehmen Sie alles, was der Patient sagt ernst, denn das Unbewusste will ernst genommen werden.

Während einer Sitzung ist es sehr praktisch, den Patienten zu befragen, wann er wieder in magnetischen Schlaf versinken will, d.h., wann er seine nächste Sitzung machen will. Vereinbaren Sie einen Zeitpunkt mit dem Patienten, der seinem Unbewussten willkommen ist. Auch wenn Sie den Patienten aus dem Schlaf aufwecken und er sich mit dem bewussten Denken nicht mehr an diesen Zeitpunkt, den Sie mit ihm vereinbart haben, erinnert, wird sich das Unbewusste sehr wohl erinnern und die nächste Sitzung wird wesentlich erfolgreicher sein.

Zahl und Zeitpunkte der Sitzungen

Wie eingangs erwähnt, ist es selten, dass bei der ersten Sitzung bereits ein magnetischer Schlaf erreicht werden kann. Dies ist allerdings nur scheinbar so und die Zeichen des magnetischen Schlafes bei den ersten Sitzungen sind oft minimal und kaum wahrgenommen. Wollen Sie wirklich tiefen magnetischen Schlaf bei einer Person erreichen, welche nicht sofort in Trance gehen kann, bestellen Sie die Person täglich über acht Tage, immer zur selben Stunde und machen Sie sich nichts daraus, wenn bei den ersten Seitzungen kein Erfolg entsteht. Man sollte zumindest 20 Minuten für eine Sitzung verwenden. Was auch immer Sie machen, schauen Sie, das Sie dieselbe Person um dieselbe Uhrzeit in Trance versetzen, wenn Sie mehrere Sitzungen machen.

Sollte es bei einer Sitzung zu Komplikationen kommen, wie Konvulsionen, Ängste, Verspannungen, Krämpfe aller Art, bleiben Sie ruhig, verwenden Sie Ihre Willenskraft und Ihre Erfahrungen unter Einbringung Ihrer Persönlichkeit und Ruhe, zur Beruhigung des Patienten und führen Sie ihn vorsichtig in einen Ruhezustand, am besten unter Verwendung hypnotischer Techniken, welche Sie in der Ausbildung der Österreichischen Gesellschaft für ärztliche und zahnärztliche Hypnose erlernen können.

Beendigung einer Sitzung

Die Rückführung aus magnetischem Schlaf erfolgt ebenfalls durch Passes. Die einfachste Methode – wie auch immer Sie primär eine Induktion gemacht haben – besteht darin, das zentrierte magnetische Feld wieder aufzulösen. Dies erfolgt mit einer Art schwimmender Bewegung, indem Sie mit den Handflächen geschlossen zur Stirne des Patienten hinfahren, die Handflächen nach außen teilen und – wie beim Brustschwimmen – ein imaginäres Feld auseinander teilen. Wiederholen Sie diese Bewegung mehrmals in der Höhe der Stirne des Patienten und führen Sie diese Bewegung dann sich wiederholend an der Körperachse nach unten fort, als würden Sie dieses Feld von der Stirne bis zum Nabel hinunter auseinander teilen. Geben Sie dem Patienten Zeit, sich langsam aus seiner Trance zu befreien.

Beobachtete Phänomene während magnetischen Schlafes

Während man in mesmerischer Trance zumeist die normalen Trancephänomene, wie Bulbigleiten, vermehrte vegetative Darmtätigkeit und trockenes Schlucken sieht, kommt es auch zu sogenannten somnambulistischen Paraphänomenen, welche hier noch kurz beschrieben werden sollen. Wie auch in normaler Hypnose kann es sein, dass der Patient die Augen geschlossen hat und wenn man die Augenlider mechanisch öffnet, trotzdem nichts sieht. Man kann ihm auch sagen, er soll die Augenlider wieder öffnen und er bleibt in seiner inneren Welt, ohne außen etwas wahrzunehmen.

Weiters ist es so, dass Somnambulisten außer der Stimme des Magnetiseurs oft nichts mehr wahrnehmen. Überdies treten verschiedene Formen von Parästhesien und Anästhesien auf.

Lucider Somnambulismus

Hier kommt es zu schwer erklärbaren Phänomenen und Wahrnehmungen. Das Phänomen der Lucidität tritt nicht bei allen magnetisierten Personen auf. Auch während des magnetischen Schlafes ist Lucidität oft nur transient. Das häufigste Phänomen ist optische Wahrnehmung mit verschlossenen Augen. Patienten im magnetischen Schlaf sind gelegentlich in der Lage – trotzdem die Augen geschlossen oder verbunden sind – klar im Raum zu sehen und verstehen nicht immer, dass sie ihre Augen geschlossen haben. Sehr typisch ist das Beispiel einer eigenen Beobachtung von einem Patienten, bei dem ich zur Tranceinduktion mit seinem Einverständnis mesmerische Passes versucht habe. Die Trance verlief komplikationslos, brachte das gewünschte Ergebnis und war insgesamt unauffällig. Am Ende der Sitzung fragte ich den Patienten, an was er sich erinnere und was er erlebt habe. Er sagte mir, es sei ein angenehmer, entspannter Zustand gewesen.

Das einzige, was ihm während der ganzen Sitzung lästig war, dass es ihm nicht gelungen sei, seine Augen zu schließen und er die ganze Sitzung mit offenen Augen zugebracht habe. In Wirklichkeit hatte er die Augen durchgehend geschlossen, wie auch die der ganzen Sitzung beiwohnende Assistentin bestätigen konnte. Erst als ich ihm schriftliche Aufzeichnungen aus der Literatur über dieses Phänomen zeigen konnte, ließ er sich überzeugen, dass dies ein Phänomen war, welches gar nicht so selten beobachtet wird.

Das Phänomen tritt meist spontan auf, und aus eigener Erfahrung wird es von Hypnotisanden so beschrieben, als würde sich das Bild des Raumes von unten langsam öffnen, so als würde der Patient seine Augenlider langsam öffnen. Bei genauer Befragung beschreibt der Hypnotisand das Bild als etwas unscharf und in der Farbintensität der Wahrnehmung eingeschränkt. Das Phänomen wird in der Literatur sehr oft beschrieben und findet derzeit keine ausreichende wissenschaftliche Erklärung.
Für einen therapeutischen Erfolg ärztlicher Hypnose und Trance ist das Phänomen belanglos.

Intuition
Auf Befragung sind lucide Patienten in der Lage, Angaben über Ereignisse u.a. auch in die Zukunft zu machen, diese exakt zu beschreiben und auch zeitliche Vorhersagen zu treffen, die auf die Minute genau stimmen. Beschrieben ist u.a. die exakte Vorhersage des Zeitpunktes und der Art der Geburt durch Schwangere. Bemerkenswert ist auch ein besonderer Sinn für die innere Anatomie. Lucide Patienten können, auch wenn sie keine Ausbildung in Anatomie oder Medizin haben, exakte Angaben ihrer inneren Organe machen und diese beschreiben. Beschreibung zukünftiger Ereignisse treten oft mit großer Präzision auf, sodass der Magnetiseur oft selbst überrascht ist. Die Angaben, welche Somnambulisten auf Befragung hin zu solchen Themen machen, sind von bemerkenswerter Klarheit und Selbstsicherheit. Beachten Sie aber, dass die Angaben nicht immer stimmen und dass auch mit derselben Selbstverständlichkeit manchmal vollkommen falsche Angaben gemacht werden. Anhänger des animalischen Magnetismus wollten sogar „die eigentlichen Werkzeuge oder natürlichen Träger der Wunderkraft der Hand“ gefunden haben, nämlich in den *Pacinischen Körperchen*. Diese Mechanorezeptoren der Haut, welche besonders gut Vibrationsempfindungen vermitteln, sollen nach Pacini für die Entwicklung des animalischen Magnetismus verantwortlich sein. Es ist trotz erweiterter Messtechniken schwer, „Mesmerische Trancen“ und Phänomene im magnetischen Schlaf zu deuten. Wissenschaftliche Untersuchungen der letzten Jahrhunderte haben zwar eine Vielzahl von bemerkenswerten Phänomenen beschrieben, eine wissenschaftliche Erklärung dafür steht allerdings aus.

Mesmerische Passes und Tier-Magnetismus im Sinne magnetischen Schlafes, werden in der modernen ärztlichen Hypnose im Allgemeinen nicht mehr verwendet. Dennoch kann man sagen, dass Mesmerische Passes sich erfahrungsgemäß durchaus zur Tranceinduktion eigenen und die Führung einer therapeutischen Trance im Sinne ärztlicher Hypnose im Folgenden dann aber nach Richtlinien und Empfehlungen der modernen Hypnose bzw. z.B. der Österreichischen Gesellschaft für ärztliche oder zahnärztliche Hypnose durchgeführt werden sollte. Unbestritten ist die Faszination, die davon ausgeht, mit Mesmerischen Trancen zu experimentieren. Aufgrund der Unvorhersehbarkeit mancher Ereignisse ist allerdings dringend zu empfehlen, eine entsprechende Ausbildung in ärztlicher oder zahnärztlicher Hypnose vorher durchzuführen. Es ist auch nicht zu empfehlen, solche Experimente an Patienten durchzuführen, welche aufgrund einer Erkrankung und einem entsprechenden Leidensdruck ärztlichen Rat oder ärztliche Hilfe suchen. Mesmerische Trancen stellen eine Sonderform der Hypnose dar, für welche eine wissenschaftliche Erklärung weitgehend fehlt.

Diagramm – Zusammenfassung zu Mesmer

„Mesmer war schon zu Lebzeiten eine umstrittene Persönlichkeit."

- „Bis heute lässt sich schwer beurteilen, ob Mesmer in gewissen Ansätzen seiner Arbeit genial war oder verrückt."

Mesmer sprach von einem nach ihm benannten, unsichtbaren Fluidum, welches das All und sämtliche Organismen durchflute.

Auszug aus der klassischen Mesmerischen Doktrin

Bericht von N. Husson aus dem Jahre 1931

Methoden der Induktion tiermagnetischen Schlafes oder mesmerischer Phänomene

- Die Methode nach Deleuze
- Methode nach Elliotson
- Magnetisieren über den Kopf
- Magnetisieren durch den Blick
- Magnetisieren durch den reinen Willen
- Methode nach Faria

Zahl und Zeitpunkte der Sitzungen

Beendigung einer Sitzung

Beobachtete Phänomene während magnetischen Schlafes

- Lucider Somnambulismus
- Intuition

4) Akupressur und die Akupunkturnadel als verlängerte therapeutische Hand

Die Akupressur wurde eingangs des Buches bereits von Prof. Dorfer erläutert. Hier ist die Druckausübung bereits auf spezielle Punkte und Indikationen gerichtet. Die Akupressur ist ein wesentlicher therapeutischer Aspekt in der Hypnoakupunktur und Teil der Eigentherapie der Patienten.

Zur Akupunktur selbst: Die Akupunkturnadel bewirkt einen Impuls, der durch den Hautstich hindurch das Qi erreicht. Anders als bei der reinen Berührung oder auch der Akupressur (Drücken und Massieren von Akupunkturpunkten) wird hier mit der Nadel ein starker Impuls gesetzt: Qi fließt nach Lehrmeinung der TCM in den Meridianen und beeinflusst alle Organsysteme. Die gezielte und gerichtete Stimulation eines Akupunkturpunktes mit einer Akupunkturnadel löst ein so genanntes

„De-Qi-Gefühl“ aus – einen wellenförmig ziehenden, leicht elektrisierenden Schmerzreiz. Diese Stimulation gelingt am Besten in der Schicht der Muskulatur welche, je nach Körperregion oberflächlicher oder tiefer, mit einer Akupunkturnadel zu erreichen ist. Die Bedeutung des „De-Qi-Gefühls“ liegt einerseits in der Kontrolle, dass der Punkt richtig genadelt wurde und andererseits auch als prognostisches Zeichen der Therapie: Wird ein „De-Qi-Gefühl“ rasch ausgelöst, so ist die Krankheit meist sehr gut mit Akupunktur zu behandeln. Bei träger oder keiner „De-Qi-Sensation“ ist die Krankheit mittels Akupunktur nur schwer zu beeinflussen. Es gibt zur Stimulation nun verschiedene Methoden, welche ein „De-Qi-Gefühl“ induzieren können. Dazu zählen:

- **Die hebende und senkende Technik**, bei der die Nadel zwischen oberflächlicher Hautschicht und Punkttiefe hin und her bewegt wird.
- **Die Drehtechnik**, bei der die Nadel in der richtigen Punkttiefe mittels Daumen und Zeigefinger kreisend bewegt wird.
- **Die Streichtechnik**, bei der das Ende des Griffes gehalten und über den Schaft des Griffes mit dem Zeigefingernagel gestrichen wird.
- **Die Klopftechnik**, bei der mit dem Zeigefinger seitlich gegen den Griff der Nadel geschnipst wird.
- **Die Wipptechnik**, bei der mit dem Griff wippend-kreisende Bewegungen durchgeführt werden.

Allgemein wird zwischen einer stärkenden und einer ableitenden Nadelungstechnik unterschieden, wobei die stärkende Technik interessanterweise mittels dünnen Nadeln, in Meridianrichtung, flach, beim Ausatmen des Patienten, schwach stimuliert und im Uhrzeigersinn ausgeführt wird! Zudem wird rasch eingestochen und langsam angehoben, die Nadel wird rasch entfernt und der Punkt sofort abgedrückt. Bei der ableitenden Nadelungstechnik ist es genau umgekehrt: die Nadelauswahl bevorzugt dicke Nadeln, gegen die Meridianrichtung gestochen, tief, beim Einatmen des Patienten, stark stimuliert und gegen den Uhrzeigersinn. Zudem wird langsam eingestochen und rasch angehoben, die Nadel wird sehr langsam entfernt und der Punkt bleibt „offen“, bzw. kann leicht nachbluten.

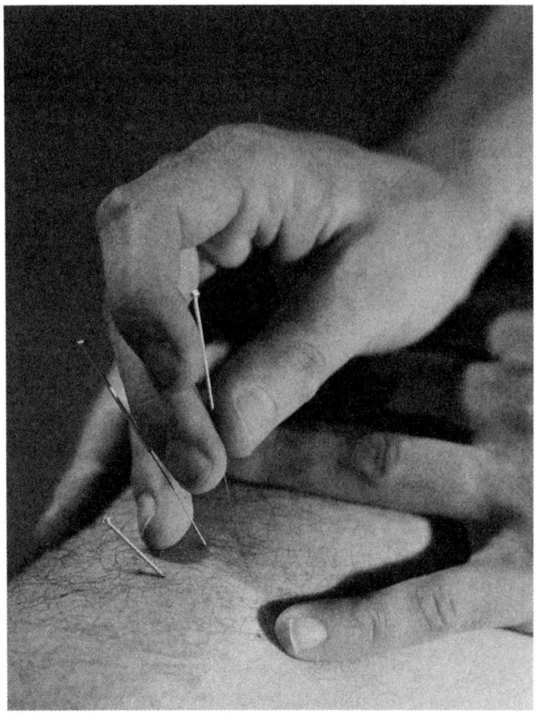

Stärkung bedeutet Tonisierung, Ableitung bedeutet Sedierung – die beiden Nadelungstechnik werden nach dem Auslösen einer „De-Qi-Sensation“ angewendet. Es ist zu beachten, dass bei Schwäche- und Mangelzuständen mit einer tonisierenden Technik zur Stärkung gearbeitet wird, während bei Fülle- und Hitzezuständen eine sedierende Technik zur Ableitung verwendet wird. Wichtig ist in diesem Zusammenhang auch, dass sich eine zu starke oder zu schwache „De-Qi-Sensation“ ungünstig auf den Krankheitsverlauf auswirkt. Es gibt seitens der Stimulation mit einer Akupunkturnadel, noch zusätzlich zu den oben genannten Methoden, vier kombinierte Stimulationstechniken. Die Namen dieser Kombinationstechniken leiten sich aus der chinesischen Sprache ab:

- **Shao-Shan-Huo** (Feuer, das den Gebirgswald abbrennt) – durch die Aufteilung des Gewebes in drei Schichten (0-0,5 cm bis 0,5-1 cm bis 1 - 1,5 cm) kann jede einzelne Schicht, von oben begonnen tonisierend stimuliert werden. Nach 3 bis 4 Durchläufen verbleibt die Nadel in der tiefsten Schicht.
- **Tou-Tian-Liang** (Das Kühlende des Himmels einströmen lassen) – die Aufteilung der Schichten ist gleich wie zuvor, die Stimulationsmethode verwendet aber die umgekehrte Reihenfolge (sie beginnt in der tiefsten Schicht) und benutzt die ableitende Stimulation des Punktes. Nach 3 bis 4 Wiederholungen verbleibt die Nadel schließlich in der obersten Schicht.
- **Antreiben des De-Qi** – wenn das „De-Qi-Gefühl" nicht adäquat ausgelöst werden kann, wird die Nadel bis knapp unter die Haut zurückgezogen und dann in verschiedene, schräge Richtungen gestochen. Derart wird der Punkt von allen Seiten stimuliert und eine „De-Qi-Sensation" kann ausgelöst werden.
- **Weiterleiten des Qi** – hier geht es um die Fortleitung eines „De-Qi-Gefühls" in Meridianrichtung durch sanftes Beklopfen des Meridianverlaufes und/oder Nadelung weiterer Punkte im Meridianverlauf – dies bewirkt eine direkte Leitung des Qi vom Punkt zum Krankheitsbereich. Zudem kann an der Rückseite des Krankheitsbereiches eine Hand aufgelegt werden, womit (ähnlich dem „Therapeutic-Touch") ein Qi-Austritt auf der Rückseite verhindert werden soll.

Abschließend kann gesagt werden, dass die Akupunktur mittels Akupunkturnadel den therapeutischen Bereich und den eingangs gespannten Bogen unterschiedlicher Behandlungsmethoden – von Hypnose über therapeutische Berührung, Mesmerischen Passes und Akupressur – vollumfänglich zu einem gelungenen Ende bringt. Die Akupunkturnadel dient quasi als „verlängerte therapeutische Hand". Derart können mittels Hypnoakupunktur tatsächlich zwei Seiten eines Therapiespektrums miteinander in Harmonie verbunden werden: Das gesprochene Wort mittels Hypnose im Unbewussten und die direkte Stimulation mit der Akupunkturnadel und die Beeinflussung über das Meridianverständnis der TCM. Das folgende Kapitel wird nun die Hypnoakupunktur in ihren Grundzügen erläutern.

VII. GRUNDLAGEN DER HYPNOAKUPUNKTUR

C. Kaindlstorfer, L. Dorfer

1) Einleitung zur Hypnoakupunktur

Im nun folgenden Teil des Buches wird gezielt auf die Hypnoakupunktur als Kombinationstherapie eingegangen. Hier werden die TCM-Inhalte, die fünf Elemente und die Meridiane aufgegriffen, auf den genauen Ablauf einer HA-Sitzung geachtet, die gemeinsamen Indikationen aus Hypnose und Akupunktur erarbeitet und im Speziellen dann bei den einzelnen Fallberichten auf die Trancearbeit eingegangen. Hypnoakupunktur vereint die beiden großen Lehren der TCM auf der einen Seite und der medizinischen Hypnose auf der anderen Seite. Die Hypnoakupunktur fungiert derart wie eine Brücke, welche die beiden Uferzonen erfolgreich verbindet und somit einen umfassenderen Zugang zu den Patienten ermöglicht. Für die Akupunktur bereichernd ist, dass in der tiefen Entspannung einer Trance viele Patienten und Patientinnen die eigenen Ressourcen besser wahrnehmen und dadurch erfahren können, wie Akupunktur auf einer tieferen Ebene zu wirken beginnt (das Eintauchen in einen Akupunkturpunkt, das Erleben der Meridiane, ... etc.). Gleichzeitig werden durch diese fokussierte Aufmerksamkeit der Trance gewisse übergeordnete Punkte (Kardinal- und Meisterpunkte) aktiv und können nach der Sitzung mittels RAC geortet werden. Zudem kann mittels Hypnose einer Nadelphobie sehr erfolgreich entgegengewirkt werden. Die medizinische Hypnose profitiert nun von der Akupunktur durch eine, von den Akupunkturnadeln bedingte, Fokussierung der Aufmerksamkeit auf die eigene Therapie und Heilung: Dies geschieht im therapeutischen Setting einer Hypnoakupunktur ganz automatisch, da Meridiane und Akupunkturpunkte durch Utilisieren und Verdeutlichen eine vermehrte und besondere Beachtung bekommen. Gleichzeitig wird alles, was nicht direkt zur Sitzung gehört, ausgeblendet. Ein Entfernen der Nadeln während der Hypnoakupunktur wird als Tranceverstärker genutzt und kann als eine leichte Entspannung, in der „alles zu fließen beginnt" utilisiert werden. Derart tauchen die Patienten tiefer in das eigene Unbewusste hinein. Neben diesen direkten und praktischen Einflüssen, welche die beiden Behandlungszugänge aufeinander auswirken, gibt es noch einen zusätzlichen, tieferen und dadurch eher indirekten Vorteil dieser Kombinationstherapie: Ein Krankheitsbild wird hier von zwei Seiten „in die Zange genommen" – so wird beispielsweise beim Tinnitus einerseits die Ursache des Geräusches mittels Akupunktur und den Funktionskreisen therapiert und zu beseitigen versucht, und andererseits wird seitens der Hypnose die Verarbeitung des Geräusches (welches vom Gehirn in genau der Frequenz des Defektes – im Innenohr bzw. im Übergang zur Radix cochlearis des N. vestibulocochlearis – erzeugt wird) im Unbewussten verändert. Derart können die beiden Behandlungsoptionen von Akupunktur und Hypnose wie zwei perfekt ineinandergreifende Zahnräder gemeinsam an der „Wurzel des Übels" anpacken. Im folgenden Teil der Einleitung zur Hypnoakupunktur wird nun zunächst die Fünf-Elemente-Lehre (als Grundlage der TCM und gleichzeitig essentieller Baustein für die Metaphern und dichterischen Sprachmuster der Hypnose) in den Ansätzen erläutert.

Diagramm – Übersicht über die 5 Elemente und deren Bedeutung

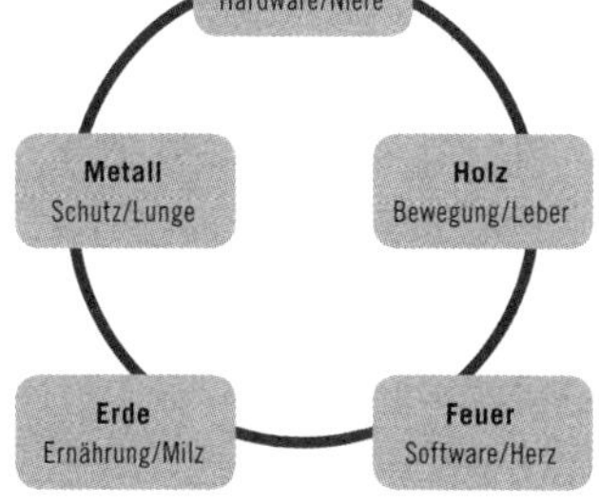

Anschließend wird anhand eines Blockschemas der Ablauf einer Hypnoakupunktursitzung beschrieben und Schritt für Schritt durchbesprochen. Derart werden die theoretischen Überlegungen der Einleitung in weiterer Folge mit einer Anleitung zur Praxis ergänzt.

2) Die Fünf-Elemente-Lehre

Der neue Abschnitt beginnt nun mit den sehr schönen und dichterisch-mystisch angehauchten Bildern der 5 Elemente. Auf diese alte Weisheit aufbauend wird die Brücke zwischen Metaphern und Suggestionen der Hypnose auf der einen Uferseite und den Meridianen und Punkten der Akupunktur auf der anderen Seite des Ufers errichtet.

Die Theorie zur TCM und den Wandlungsphasen wurde im Akupunktur-Teil des Buches ausführlich dargelegt und soll hier in einem kurzen Überblick wiederholt werden:
Die **Fünf-Elemente-Lehre** (chinesisch五行 wûxíng = Fünf Wandlungsphasen, japanisch 五行 gogyõ, koreanisch O Haeng 오행) ist ein ganzheitlicher Zugang zur Erfassung der gesamten Natur, welcher sich ursprünglich aus dem chinesischen Daoismus heraus entwickelt hat. In dieser ganzheitlichen Erfassung der Natur ist der Menschen als Teil des Gesamten mit eingeschlossen. Die Fünf-Elemente-Lehre beschreibt allgemeine Gesetzmäßigkeiten anhand von Metaphern, welche in der Trancearbeit verwendet werden können. Nach diesen Gesetzmäßigkeiten laufen die dynamischen Prozesse und Wandlungen des Werdens, der (Ver-) Wandlung und des Vergehens im Bereich alles Lebendigen ab. Bei den fünf Elementen handelt es sich um *Wasser, Holz, Feuer, Erde und Metall.* Aus ihren mystischen Eigenschaften heraus wurde auf die Beziehungen zwischen Himmel, Mensch und Erde geschlossen. Man verwendete also neben exakter Beobachtung auch erweiternde, dichterische Bilder und Metaphern – ein sehr wesentlicher Anknüpfungspunkt zur Hypnose.

Als weitere Beispiele dieser damaligen Weltbeschreibung können uns noch die folgenden dienen: Der Buddhismus benennt hier zum Beispiel die Elemente Erde, Wasser, Feuer, Luft und Leere als *Fünf Elemente.* Diese Lehre unterscheidet sich daher von der daoistischen. Die antike griechische Philosophie entwickelte eine Vier-Elemente-Lehre mit den Elementen Luft, Feuer, Wasser und Erde und teilweise dem Äther als Quintessenz, dem fünften Element. Im Gesamten gilt, dass diese fünf Elemente nicht statisch sind, sondern der ständigen Änderung und Umwandlung dynamisch unterliegen, und zudem in einer zeugenden und zehrenden Beziehung zueinander stehen.

Wasser	水 shuî	Betrachtung, Lageerfassung, Ruhe
Holz	木 mù	Aufbruch, Entwicklung eines Handlungsimpulses, Expansion, Steigen
Feuer	火 huõ	Ausgestaltung, dynamische Phase, Aktion
Erde	土 tû	wandelnd, umwandelnd, verändernd: Fruchtbildung
Metall	金 jîn	Reife, Kontraktion, Kondensation, Ablösung, Sinken

Die fünf Elemente stellen Wandlungsphasen von Prozessen oder Aktionsqualitäten dar. Es handelt sich daher nicht um Elemente im Sinne von Bestandteilen, sondern um Aspekte eines dynamischen Ablaufes, der als zyklisch erlebt und meist in einem fünfgeteilten Kreis im Uhrzeigersinn dargestellt wird.

Die Vorstellung organischer Prozesse als zyklisch bedeutet jedoch nicht eine stetige, monotone Wiederholung, sondern beinhaltet ebenso eine (im Westen meist linear gedachte) Evolution: **jeder Durchlauf des zyklischen Prozesses verändert die Ausgangslage für den folgenden Durchlauf.**
Die im Prozess wechselnden Phasen werden häufig an der Jahreszeitenfolge verdeutlicht:

- **Wasser** steht unten als ruhender Ausgangspunkt und wesentlicher Bestandteil jeder Dynamik, und entspricht dem Winter.
- **Holz** folgt als vorbereitende, expandierende Phase, (Vor)Frühling.
- **Feuer** bildet den Höhepunkt der eigentlichen Aktion; es steht für den Sommer.
- **Erde** steht für den wandelnden Aspekt, der im zyklischen Prozess Evolution bewirkt (etwa die Metamorphose hin zur Fruchtbildung) sowie den Spätsommer.
- **Metall** konzentriert und strukturiert die Aktion, dies gewährleistet die Wirkung der Aktion, entsprechend der Reifung im Herbst.
- Dem schließt sich wieder die Ruhephase (Wasser) an.

1. Nährungszyklus – erste Mutter-Kind-Regel

Jedes Element gibt seine Kraft an das nächstfolgende weiter, gebiert und ernährt es, wie eine Mutter Leben und Energie an das Kind weitergibt.

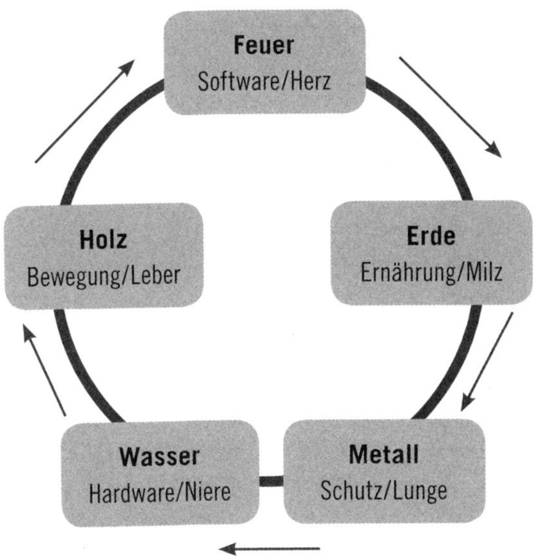

- Wasser nährt Bäume und Pflanzen (Holz).
- Holz lässt Feuer brennen.
- Asche (durch Feuer) reichert die Erde mit Nährstoffen an.
- Erde bringt Erze (Metall) hervor.
- Spurenelemente (Metall) beleben Wasser.

2. Schwächungszyklus – zweite Mutter-Kind-Regel

Jedes Element erlangt neue Kräfte, indem es dem vorherigen Element Energie entzieht und dieses schwächt, wie ein krankes Kind durch die Pflege der Mutter wieder zu Kräften kommt, die Mutter dabei aber Energie verliert.

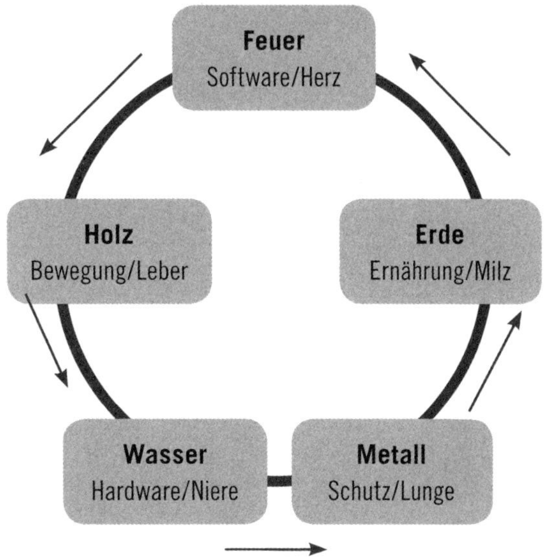

- Feuer verbrennt Holz,
- Holz saugt Wasser auf,
- Wasser korrodiert Metall,
- Metall zieht Mineralien aus der Erde, und
- Erde erstickt Feuer.

3. Kontrollzyklus – erste Großmutter-Enkelkind-Regel

Jedes Element kontrolliert das zweitfolgende

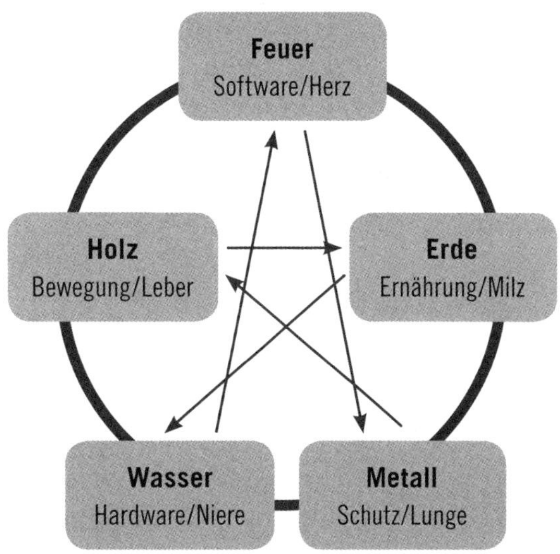

Element wie eine Großmutter auf ihr Enkelkind achtet, damit die Energieverteilung harmonisch bleibt und es zu keinen unkontrollierten Aufschaukelungen der Kräfte kommt.

- Wasser löscht Feuer.
- Feuer schmilzt Metalle.
- Eine Axt (Metall) spaltet Holz.
- Bäume und Pflanzen (Holz) entziehen der Erde Nährstoffe. Wurzeln halten die Erde zusammen.
- Staudämme (Erde) halten Wasser auf. Erde verschmutzt Wasser.

4. Rebellierender Zyklus – zweite Großmutter-Enkelkind-Regel

Jedes Element kann gegen das zweitvordere Element „rebellieren", wie ein störrisches Enkelkind gegen seine Großmutter aufbegehrt, dabei seine Energie schwächen und Krankheiten auslösen.

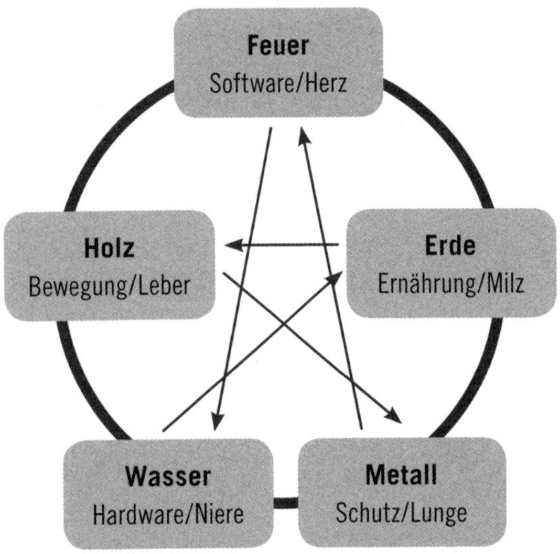

- Wasser weicht Erde auf (Erosion)
- Erde erstickt Holz,
- Holz macht Metall stumpf,
- Metall nimmt Hitze (Feuer) auf,
- Feuer verdampft Wasser.

ZUTEILUNG ZU BEISPIELHAFTEN KRANKHEITSBILDERN

Zudem kann eine ZUTEILUNG ZU DEN KRANKHEITSBILDERN im Sinne der Fünf-Elemente-Lehre erfolgen. Diese Zuteilung wird anschließend bei den Fallberichten genau erläutert und soll hier einmal kurz überblicksmäßig anhand 10 beispielhafter Indikationen der Hypnoakupunktur dargestellt werden:

1) Die **Raucherentwöhnung** entspricht dem Element **METALL**.
2) Der große Bereich des **Abnehmens/der Lebensstiländerung/der Ernährung/des Diabetes Mellitus** entspricht dem Element **ERDE**.
3) **Schmerzen** entsprechen je nach Dauer entweder dem Element **HOLZ** (akute Schmerzen), oder aber dem Element **WASSER** (chronische Schmerzen).
4) Der **Tinnitus** entspricht den Elementen **WASSER** und **HOLZ**.
5) **Angststörungen/Phobien**, beispielsweise die Nadelphobie (Akupunkturnadeln), entsprechen dem Element **WASSER**.
6) **Stress-Syndrome, psychische Unruhe** Schlafstörungen entsprechen dem **FEUER**.
7) Erkrankungen des **Magen-Darmtraktes** entsprechen je nach Ausprägung den Elementen **HOLZ, ERDE**, oder **METALL**.
8) **Asthma** entspricht dem Element **METALL**.
9) **Depressive Stimmungslage/Antriebslosigkeit** kann einerseits dem Element **FEUER**, aber auch dem Element **WASSER** entsprechen.
10) **Körperliche Verspannung** (u.a. WS/Kopfschmerz) und Erschöpfungssyndrome entsprechen beispielsweise den Elementen **HOLZ** und **WASSER**.

Umgekehrt entsteht dadurch die folgende

ZUTEILUNG ZU DEN ELEMENTEN:
Holz:
- Schmerzen
- Magen-Darmtrakt
- Körperliche und psychische Verspannung (u.a. WS/Kopfschmerz) und Erschöpfungssyndrome

Feuer:
- Stress-Syndrome, psychische Unruhen und Schlafstörungen
- Depressive Stimmungslage/Antriebslosigkeit

Erde:
- Abnehmen/Lebensstil/Ernährung → DM
- Magen-Darmtrakt

Metall:
- Raucherentwöhnung
- Magen-Darmtrakt
- Asthma

Wasser:
- Schmerzen
- Tinnitus
- Angststörungen/Phobien -> Nadelphobie (Akupunkturnadeln)
- Depressive Stimmungslage/Antriebslosigkeit
- Körperliche Verspannung (u.a. WS/Kopfschmerz) und Erschöpfungssyndrome

Diese Zusammenhänge lassen sich folgendermaßen bildlich darstellen:

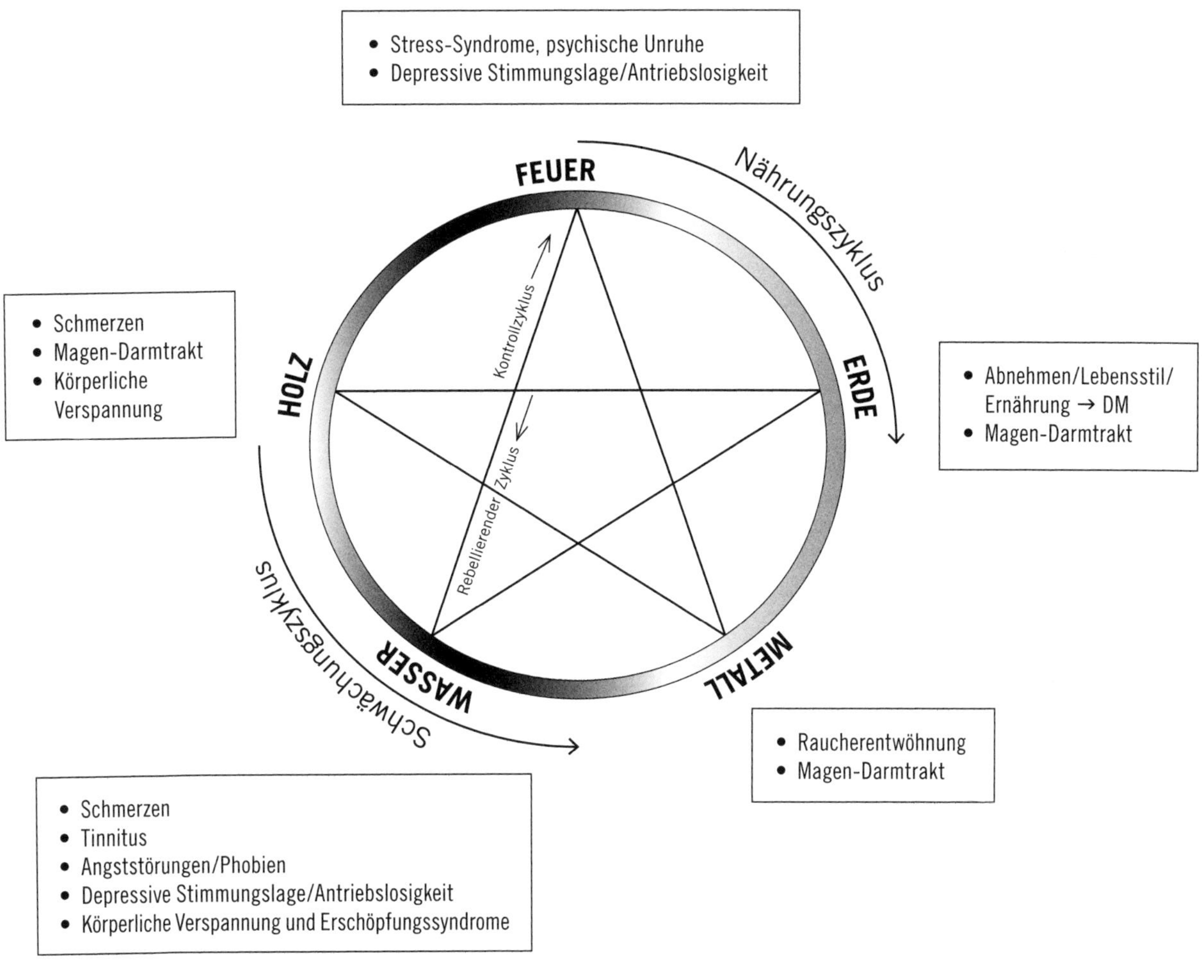

3) Der Ablauf einer Standardsitzung

Im Großen und Ganzen ist eine Hypnoakupunktursitzung in 10 einfachen Schritten aufgebaut, welche je nach Therapiedauer adaptiert werden können. Zudem gibt es einige fixe und einige variable Punkte, auf die nun im Folgenden eingegangen wird. Einen ersten Überblick ermöglicht das **Blockschema zur Hypnoakupunktur:**

BLOCKSCHEMA ZUR HYPNOAKUPUNKTUR (HA)

Erstellt und ausgearbeitet von Dorfer, Gasser, Kaindlstorfer

Variable Punkte

Die eigene Zeit, die im Praxisablauf für einen Patienten/eine Patientin zur Verfügung steht

Persönlichkeit des Patienten/der Patientin – ist eine Hypnose für diese Person grundsätzlich möglich?
→ **Cave:** Kontraindikationen zur ärztlichen Hypnose beachten!

Die Indikation, die der Patient/die Patientin mitbringt
→ und die bisherige Therapie

„Vier Hausübungen" = ein persönliches, individuelles Rezept wird den Patienten mitgegeben
1. Lebens- und Ernährungsratschläge
2. VIP-Punkt zur täglichen Akupressur
3. Selbsthypnose mit Kraftbild aus dem safe place
4. Energie-Umlauf-Mediation

Fixe Punkte

Schritt 1 bis 5: Einleiten und Hinführen

1. TCM-Anamese und Befunderhebung
2. Ressourcen des Patienten/der Patientin für die medizinische Hypnose herausarbeiten
3. Nadelung der geeigneten Akupunkturpunkte
4. Einleitung/Induktion
5. Den „Safe Place" mit TCM Bildern ansteuern

***TIPP 1:** Kommentieren des Verlaufes und Ablaufes in ruhiger „Trancesprache" wirkt bereits leicht Trance induzierend und ermöglicht eine angenehmere Nadelung!*

***TIPP 2:** Arbeiten nach der Meridianuhr: Entfernen der Nadeln im Meridianumlauf und beginnen mit dem Meridian, der gerade mit Chi versorgt wird!*

***TIPP 3:** Planen Sie Zeit für eine kurze Nachbesprechung und das Austesten der Punkte ein!*

Schritt 1 bis 6: Therapeutische Arbeit

6. TCM-Gedankengut
   Die 5 Elemente
   - Meridianumlauf: in einem befindet sich das Problem – alle helfen zusammen.
   - eventuell Regeln wie z.B. Mutter-Kind, etc ...
7. Nadeln entfernen
   - Die Punkte für Energieströme öffnen
   - Alles wird leicht und fließt angenehm
   - Tranceverstärkung
8. Trancearbeit
   - Therapeutisches Potential anhand der Ressourcen der Patienten betreuen
   - Suggestionen und Metaphern
   - Refraiming von Mustern
9. Rückführung der Trance
10. Testen:
    - Auffindung des VIP-Punktes über RAC, Druckschmerz oder auffälliges Gefühl an einem Punkt

Zunächst die variablen Punkte – diese sind je nach therapeutischem Setting unterschiedlich:

Die eigene Zeit, die im Praxisablauf für einen Patienten/eine Patientin zur Verfügung steht

Persönlichkeit des Patienten/der Patientin – ist eine Hypnose für diese Person grundsätzlich möglich?

Die Indikation, die der Patient/die Patientin mitbringt

„Hausübung" = Ein persönliches, individuelles Rezept wird den Patienten mitgegeben

Es können für die Hypnoakupunktur zwischen 15 Minuten und 1 ½ Stunden aufgewendet werden. Empfehlenswert ist es, die Trance über das Entfernen der Akupunkturnadeln hinaus bestehen zu lassen. Wenn also beispielsweise für die Nadelung normalerweise 25 Minuten verwendet wurden, so sollte die Hypnose mindestens 30 bis 35 Minuten andauern – mehr und länger ist natürlich problemlos möglich. Das Entfernen der Nadeln wirkt als Tranceverstärkung. Derart können die Patienten tiefer in die Entspannung eintauchen und Suggestionen besser verarbeiten.

Die Persönlichkeit des Patienten/der Patientin ist ebenso ein sehr variabler Punkt: Es ist je nach Persönlichkeitstyp abzuwägen, ob eine Hypnose erwünscht ist, oder ob es besser wäre, im normalen Gespräch hypnotische Suggestionen für das Unbewusste einzustreuen. Manchmal kann es auch sehr hilfreich sein, zunächst nur von Entspannungsübungen zu sprechen, welche nun die Akupunktur begleiten werden.

Nach einigen dieser Entspannungsübungen haben sich im Regelfall die meisten Vorurteile zur medizinischen Hypnose, welche von manchen Patienten genannt werden (Willenlosigkeit, ganz ausgeliefert sein, sich nicht mehr bewegen zu können, etc.), abbauen lassen. Die Hypnoakupunktur kann dann als solche vom Therapeuten/von der Therapeutin bezeichnet und angeboten, von den Patienten anerkannt und schließlich auch derart abgerechnet und entlohnt werden.

Es wurde im Hypnose-Teil dieses Buches bereits auf Indikationen und Kontraindikationen der Hypnose eingegangen. Diese sind bei den therapeutischen Überlegungen als wesentlicher Faktor miteinzubeziehen.
Gegebenenfalls kann es durchaus möglich sein, dass es Patienten gibt, die entweder für die Akupunktur und/oder für die Hypnose aufgrund der Kontraindikationen nicht geeignet sind.

Ein vierter variabler Punkt ist die Art und Weise, wie seitens der Patienten mit der „Hausübung" – der eigentlichen Therapie daheim, welche im behandlungsfreien Intervall erfolgen sollte – umgegangen werden kann: Es gibt Patienten, welche durchaus nicht in der Lage sind (aus welchen Gründen auch immer), daheim eine adäquate Eigentherapie zu fokussieren. Hier müssen individuelle Lösungen geschaffen werden, welche dem Ideal der Eigentherapie am besten entsprechen.

Dieses wird anschließend im zweiten Punkt „Eigentherapie: Selbsthypnose und Selbstakupressur" vorgestellt und praktisch erläutert.

Die fixen Punkte erläutern nun eine klassische „Standardsitzung" der Hypnoakupunktur:

1) TCM-Anamnese und Befunderhebung
2) Ressourcen des Patienten/der Patientin für die medizinische Hypnose herausarbeiten
3) Nadelung der geeigneten Akupunkturpunkte
4) Einleitung/Induktion
5) Den „Safe Place" mit TCM-Bildern ansteuern
6) **TCM – GEDANKENGUT**
7) Nadeln entfernen
8) **Trancearbeit**
9) Rückführung der Trance
10) Testen

1. **TCM-Anamnese und Befunderhebung:**
   Die TCM-Anamnese erarbeitet gemeinsam mit den Befunden von Zunge und Puls ein sehr genaues Verständnis von den Befindlichkeiten des Patienten/der Patientin. Bei der Hypnoakupunktur steht der TCM-Zugang im Vordergrund und die Akupunktur als minimalinvasive Therapie muss akribisch genau vorbereitet sein. Aufbauend auf die Anamnese und Befunderhebung kann ein Therapieprogramm erstellt werden, welches den Bedürfnissen der Patienten entspricht.

2. **Ressourcen des Patienten/der Patientin für die medizinische Hypnose herausarbeiten:**
   Je nach Lebenserfahrung haben die Patienten bereits unterschiedliche Ressourcen im Bewussten und Unbewussten gesammelt. Diese Erfahrungen werden gemeinsam mit den Patienten erarbeitet und für die Induktionstechniken und Suggestionen verwendet.
   Beispiele dazu währen Erfahrungen mit Autosuggestionen, autogenem Training, Yoga, Meditation, Urlaube, Reisen, Kraftplätze, Wanderungen, besondere Orte und Bilder, etc.

3. **Nadelung der geeigneten Akupunkturpunkte:**
   Im dritten Schritt erfolgt nun die Nadelung der herausgearbeiteten Akupunkturpunkte – ganz im Sinne der TCM-Lehre. Zusätzlich kann bereits hier die Atmung der Patienten utilisiert werden und deren Fokussierung auf den eigenen Körper erfolgen. Mehr und mehr kann sich so die Aufmerksamkeit auf die Therapie und den Weg der Heilung bündeln.

4. **Einleitung/Induktion:**
   Direkt an die Nadelung anschließend – beziehungsweise auch als fließender Übergang von der Utilisierung der Atmung und der Fokussierung auf die Punkte – erfolgt die eigentliche Trance-Induktion. Hierfür werden die Ressourcen der Patienten und geeignete Induktionstechniken aus dem Hypnose-Teil des Buches verwendet. Auch die Metaphern der Fünf-Elemente-Lehre können mit in die Induktion eingebaut werden.

5. **Den „Safe Place“ mit TCM-Bildern ansteuern:**
   Ziel der Induktionstechnik ist es, einen eigenen sicheren Raum zu erschaffen, welcher jederzeit leicht von den Patienten erreicht werden kann – der sogenannte „Safe Place“. An diesem Ort ist die Patientin/der Patient direkt und ganz bei sich geborgen und frei. Jede/r erlebt dieses Bild/diesen Ort anders und derart ist es von enormer Bedeutung, weit und offen zu formulieren. Zusätzlich sollen hier die TCM-Bilder verstärkt werden und eine wertschätzende Hinwendung zu den betroffenen Meridianen erfolgen.

6. **TCM – GEDANKENGUT:**
   Eine Wanderung durch den Meridianumlauf: In einem befindet sich das Problem – alle helfen zusammen. Zudem können bekannte TCM-Regeln wie zum Beispiel die „Mutter-Kind-Regel“ angewendet werden. Weiters können Metaphern der Fünf-Elemente-Lehre als Suggestionen in die Trance eingeflochten werden.

7. **Nadeln entfernen:**
   Das Entfernen der Nadeln wird in die Trance eingebaut und utilisiert. Dabei bewirkt das Entfernen der Nadeln ein Gefühl der Leichtigkeit, so, als ob alles zu fließen beginnen würde. Dieses „Öffnen der Punkte und Energieströme“ ermöglicht eine starke Trancevertiefung. Durch die Intervention und das Utilisieren der Tätigkeit kann die Patientin/der Patient in eine Freiheit eintauchen, die wie ein „Lösen der Akupunkturpunkte“ beschrieben wird.

8. **Trancearbeit:**
Nach der Vertiefung der Trance und dem Entfernen der Nadeln beginnt der eigentliche therapeutische Aspekt der medizinischen Hypnose: Die Trancearbeit. In Stellvertretergeschichten, bildlichen Reisen und suggestiven Erzählungen wird dem Unbewussten der Patienten gezeigt, welche neue Optionen und befreiende Lösungsansätze es erreichen kann. Türen werden geöffnet, neue Wege entstehen und Hindernisse verändern sich zu Treppen und Leitern in eine neue Zukunft. Alte Bilder und Verhaltensmuster bekommen einen neuen Rahmen und/oder werden außer Kraft gesetzt (Reframing). Die Bandbreite der therapeutischen Sprache ist unbegrenzt und jede Ärztin/jeder Arzt kann hier seine eigenen Geschichten und Reisen erstellen.

9. **Rückführung der Trance:**
Ein enorm wichtiger Punkt der Hypnoakupunktur ist die Rückführung einer Patientin/eines Patienten aus der Trance. Durch den Hinweis, dass die Zeit, welche man im Unbewussten verbringen kann, leider begrenzt ist, lässt sich eine Rückführung einleiten. Man kann dann die Patienten bitten, mit jedem Atemzug den eigenen Körper wieder deutlicher wahrzunehmen, die Stimme der Ärztin/des Arztes wieder klarer zu vernehmen und nach fünf weiteren Atemzügen wieder mehr und mehr in das „Hier und Jetzt" zurückzukehren. Positive Bilder können mitgenommen werden, während die Inhalte der Trance ins Unbewusste „absacken" und in Vergessenheit geraten – posthypnostische Suggestionen und Aufträge können derart ungestört vom bewussten Denken in der Tiefe zu arbeiten beginnen. Häufig berichten die Patienten von einer Verzerrung der Zeitwahrnehmung während einer Trance und davon, dass sie sich eigentlich kaum etwas merken konnten. Dies ist genau so erwünscht und vollkommen normal.

10. **Testen der Akupunkturpunkte:**
In einer Nachbesprechung können nun Akupunkturpunkte, welche während der Trance aktiv geworden sind, mittels Palpation/Akupressur, RAC, oder durch die Beschreibung der Patienten ermittelt werden. Die Austestung mittels RAC wird aber empfohlen, da ein Punkteprogramm, welches vor der Trance genau abgestimmt und ohne Störung im RAC gepasst hat, nun eben genau einen (erneut) aktivierten Punkt zeigen kann. Dabei handelt es sich zumeist um wichtige Punkte, wie Meisterpunkte, Kardinalpunkte, Quellpunkte, Sedierungspunkte und Tonisierungspunkte. Dieser VIP Punkt kann dann mittels Dauernadel gestochen, und/oder als „Hausaufgabe" für die Patienten zur Akupressur mitgegeben werden.

Tipps zum Umgang mit diesem Standard-Blockschema sind:

I. Das Kommentieren des Ablaufes der Sitzung in einer ruhigen, trancefördernden Sprache, welche selbst bereits leicht tranceinduzierend wirkt. Das ermöglicht eine sehr angenehme Nadelung.
II. Das Arbeiten nach der Meridianuhr – Entfernen der Nadeln im Meridianumlauf und beginnen mit dem Meridian, welcher gerade mit Chi versorgt wird.
III. Das Einplanen von genügend Zeit für eine kurze Nachbesprechung und das Austesten der Punkte.

Weitere praktische Tipps:

1. **Prozedere:**
Nach der Anamnese (in Bezug auf TCM und Hypnose) kann nach Nadelung der Punkte mit einer ersten Trance oder Entspannungsübung begonnen werden. Die Nadeln verbleiben etwa 15 bis 25 Minuten und werden dann als Trancevertiefung während der Hypnose entfernt. Anschließend an die Entfernung der Nadeln erfolgt die eigentliche Trancearbeit, welche folglich in die Rückführung mündet. Es

erfolgt noch ein Abschlussgespräch und die Testung der Punkte. Bei einer Doppelsitzung kann nun im Anschluss eine zweite Trance ohne Nadelung erfolgen, welche die Themen und Bilder der ersten Trance aufnimmt, und diese dann weiterführt. Ansonsten wird nun ein Plan für die Eigentherapie erstellt. Dieser kann anhand einer Patientenbrochüre (siehe unten) erläutert und individuell adaptiert werden.

2. **Behandlungsabstände:**
   Eine Behandlung kann an jedem darauffolgenden Tag erfolgen, ein Mindestabstand ist nicht zwingend erforderlich. Es sollte jedoch maximal ein Monat bis zur nächsten Sitzung vergehen. Ein Behandlungsabstand von 1-2 Wochen hat sich sehr bewährt, da in der Zwischenzeit Eigentherapie erfolgen kann, und die Patienten derart in einem regelmäßigen zeitlichen Intervall weiterbetreut werden können.

3. **Nebenwirkungen/Probleme:**
   Nebenwirkungen und Probleme wurden bereits im Akupunktur- und im Hypnose-Teil des Buches gemeinsam mit den Kontraindikationen beschrieben. Besonders zu beachten sind offenes Formulieren, eine geeignete Ausbildung für die medizinische Hypnose und die chinesische Akupunktur, die Arbeit streng nach Indikationen, eine saubere Dehypnose (Rückführung aus der Trance), eine vorangestellte schulmedizinische Abklärung der Symptomatik und die Beachtung der Kontraindikationen für die medizinische Hypnose.

4. **Veränderungen während des Therapieverlaufs:**
   Jede Veränderung während des Therapieverlaufs muss besprochen werden. Sowohl positive als auch negative Veränderungen können therapeutisch genutzt werden, und sind enorm wichtig für eine sichere und adäquate ärztliche Betreuung. Jede Trance ist einmalig – eine Aufzeichnung von Trancen und das Wiederverwenden von diesen Aufnahmen ist nicht zielführend und wird am Heilungsprozess der Patienten vorbeigehen. Es ist wichtig, alle Veränderungen zu besprechen und in jeder neuen Sitzung auch auf diese einzugehen. Nur so kann Schritt für Schritt und Stufe für Stufe eine Verbesserung eintreten. Nach dieser Einleitung zur Hypnoakupunktur wird nun im folgenden Teil genauer auf die besagte „Hausaufgabe für die Patienten“, die sogenannte Eigentherapie, eingegangen. Es folgen danach in einem dritten Punkt auch praktische Tipps und darauf aufbauend starten wir mit den 12 Fallberichten zu den einzelnen Krankheitsbildern.

4) Eigentherapie: Selbsthypnose und Selbstakupressur

D. Sonieva, C. Kaindlstorfer

Wenn nun eine Hypnoakupunktur-Therapie gestartet wird, so beschränkt sich diese nicht allein auf die Zeit der Patienten in der Ordination, sondern bedingt eine gezielte Weiterführung zu Hause. Diesem Punkt der „Hausaufgabe für die Patienten“ ist das folgende Kapitel gewidmet, welches mit einer kurzen geschichtlichen Einleitung sowie einer Zusammenfassung der Kerninhalte medizinischer Hypnose starten wird. Es geht darum, den Patienten klar zu verdeutlichen, dass sie selbst mit ihrem Engagement maßgeblich am Erfolg der Therapie beteiligt sind, und es von enormer Bedeutung ist, wie sehr sie selbst an ihrer Genesung arbeiten:

4.1. Einleitung

„Selbsthypnose“ ist ein Überbegriff für eine Reihe verschiedener Methoden selbstständig einen Trancezustand zu erreichen. Eine Trance ist ein besonderer Zustand rezeptiver Konzentration, der es erlaubt Gedanken und Empfindungen zu filtern und somit den Inhalt bewussten Erlebens zu verändern. In der Selbsthypnose ist es das Ziel, mit eigens angewandten Techniken, gewisse Bereiche des Selbstmanagements und Probleme psycho- oder somatischer Natur, zu kontrollieren. Hierbei sei erwähnt, dass es im Bereich psychosomatischer Leiden für die Hypnose nahezu keine Grenzen gibt. Der Körper steht unweigerlich mit der Psyche in Zusammenhang, und jede Veränderung in unserem Leben entspringt aus Gedanken. Diese Gedankengänge bzw. Glaubenssätze gilt es zu transformieren um unsere äußere Realität zu beeinflussen. Denn das Bild, das wir von uns selbst haben, übertragen wir auch nach außen. Somit ist unsere Einbildungskraft eng verknüpft mit der Außenwelt.

> *„We sow a thought and reap an act;*
> *we sow an act and reap a habit;*
> *we sow a habit and reap a character;*
> *we sow a character and reap a destiny"*
> *– Charles Reade*

4.2. Das bewusste & unbewusste Ich

Die Hypnotherapie, gemeinsam mit anderen alternativen Heilverfahren (CAM), erfreut sich weltweit immer größerer Beliebtheit bei Krankheitsbildern, die seitens der Schulmedizin im Hinblick auf Lebensqualität nicht zur Gänze gedeckt werden können (z.B. Burn-out Syndrom, chronische Schmerzen, Angstzustände). Dem Konzept der Selbstbemeisterung liegt das Verständnis des Unterbewussten nach Coué zugrunde, welches M. Erickson, der Vater der modernen Hypnotherapie, utilisierte.

Das bewusste und unbewusste Ich sind zwei Wesenheiten, die in jedem von uns vorhanden sind. Diese sind auch die Werkzeuge der Autosuggestion und vice versa. Während das Bewusste nur ein sehr eingeschränktes Gedächtnis hat, verzeichnet das Unbewusste jedes noch so geringfügige Ereignis in unserem Leben. Auch die Funktion oder Dysfunktion von Organen ist mit dem Gehirn verknüpft. Da die latenten Dysregualtionen aber nicht in das Bewusste aufsteigen bis der Schaden funktionseinschränkende oder schmerzhafte Zustände angenommen hat, wird davon ausgegangen, dass diese Informationen im Unbewussten wahrgenommen werden. Aus dieser Theorie schließe sich, dass das Unbewusste sich nur einzubilden braucht, dass ein Organ gut oder mangelhaft funktioniert, um dies auch Realität werden zu lassen. So ließen sich sämtliche psychischen und psychosomatischen Leiden erklären. Warum also bildet sich unser Unterbewusstsein ein, ein Organ funktioniere nicht? Das Unbewusste ist in jeder Hinsicht wohltätig, aber auch leichtgläubig und nimmt alles, was man ihm sagt, kritiklos hin. So entstehen „Bösartige unbewusste Autosuggestionen". Zur Entstehung bösartiger Autosuggestionen gibt es viele Beispiele, sie alle aber haben eines gemeinsam: Einprägungen (wie „Du bist aber auch tollpatschig!" oder „Ich war schon immer etwas kränklich") graben sich tief in das Unterbewusste ein und kreieren einen felsenfesten inneren Glaubenssatz, der somit unweigerlich zur äußeren Realität wird. Die „Wohltätige bewusste Autosuggestion" hat sich dafür als unfehlbares Gegenmittel erwiesen.

4.2.1. Autosuggestion

Die Autosuggestion nutzt die Leichtgläubigkeit des Unterbewussten aus, um das bewusste Erleben zu beeinflussen. Hierbei ist es allerdings wichtig, den Willen von der Einbildungskraft zu unterscheiden. Zu unserem Glück (oder Pech), unterliegt der Wille stets der Einbildungskraft, wenn diese in Konflikt geraten. Daher ist es eine absolute Voraussetzung, dass das Ausüben von Autosuggestion ohne Einmischung des Willens erfolgt. Die Aussage „Ich WILL, dass dieses Ereignis eintritt" geht immer mit einem unterbewussten Bild eines möglichen Misserfolges einher. Und da die Einbildungskraft im Widerstreit mit dem Willen immer die Oberhand gewinnt, wird das Erstrebte nicht nur nicht eintreten, sondern vielleicht genau das Gegenteil hervorrufen.

Auch ist die Ausschaltung jeglicher Gedanken – außer dem einen, suggerierten – notwendig, denn das Gehirn kann nur eine Aufgabe zu einem bestimmten Zeitpunkt verarbeiten. Diese Übung stellt auch schon die größte Herausforderung bei der Selbsthypnose dar. Das Erleben des gegenwärtigen Momentes und die Konzentration auf einen einzigen Gedanken durch das Ausschalten des bewussten Ichs, ist der Punkt, an dem die Autosuggestion wirksam wird. Das Erreichen dieses Zustandes ist deshalb für viele so schwierig, weil unser moderner Lebensstil eine gewisse „Kopflastigkeit“ hervorruft. Mit Kopflastigkeit sei hier der zensurierende Filter unseres bewussten Ichs gemeint, der dem in der Trance erwünschten Zustand eines „nicht wertenden, erweiterten Bewusstseins“ im Weg steht.

Diese Dominanz des wertenden Bewusstseins kann man mit folgenden Techniken unterbinden:

- Der feste Glaube an eine Sache, zu allem Trotze des kritischen Verstandes
- Langfristiges Wiederholen einer Autosuggestion

(hier steht die Monotonie und Langwierigkeit im Vordergrund)

Dabei ist es völlig in Ordnung eine einwiegende, mechanische und fast kindliche Ausdrucksweise zu haben, da sie die erwünschte Leere der Gedanken ermöglicht. Nach einer Weile verlieren die einzelnen Worte ihre Bedeutung für den Verstand des Hypnotisanden, was das kopflastige Bewusstsein ablenkt und Raum für das Unterbewusstsein schafft. Durch monotone Reize komme es zu einer universellen Bewusstseinssenkung mit ausgespartem Kanal für die Kommunikation mit dem Unterbewussten.

4.2.2. Induktionsformen nach Coué

Nach den Regeln der Trancesprache, ist es auch hier wichtig, dass während des monotonen Redeflusses, die richtigen Wörter hervorgehoben werden. Das laute Aussprechen ermöglicht es, die Suggestion mit Hilfe des auditiven Kanals zu verstärken. Es werden einige Beispiele angeführt, wie Coué, der Vater der Autosuggestion, die Induktionsformen gewählt hat: „Sagen Sie sich nur, alle Worte, die ich aussprechen werde, müssen sich in Ihrem Gedächtnis befestigen, sich ihm einprägen, sich dort eingraben, felsenfest darin haften, und müssen auch für immer bestehen, ihm eingeprägt und eingegraben werden, so, dass auch – auf eine ganz unbewusste Art und Weise – Sie und Ihr Organismus ihnen gehorchen müssen.“ Daraufhin folgt ein Text mit allen möglichen Wünschen betreffend der Lösung des Leides des Patienten, wobei stets ganze zusammenhängende Organsysteme angesprochen werden.

Aussagen wie:

> *„Sie werden auch wirklich gerne, sehr gerne essen ...“,*
> *„Die Aneignung der zugeführten Nährstoffe wird sich leicht vollziehen und Ihr Körper wird diese Stoffe ... in Leben umsetzen.“,*
> *„Ich füge hinzu, dass alle Ihre Organe gut arbeiten; ... Wenn eines von ihnen gegenwärtig nicht ganz normal funktioniert, so wird diese Abweichung vom Normalen jeden Tag etwas rückgebildet ... “*

Der Sinn dahinter besteht darin, dass auf solche Weise ein Organ heilen kann, ohne dass man selber weiß, dass es verletzt ist.

Die wohl effektivste Autosuggestion, die all diese Dinge beinhaltet, ist:

> *„Mit jedem Tage geht es mir in jeder Hinsicht immer besser und besser“.*

Es sollte ein Augenmerk auf „in jeder Hinsicht“ gelegt werden. Allgemein gehaltene Suggestionen sind wirkungsvoller als Sondersuggestionen da das Unbewusste selbst zu wissen vermag was genau gemeint ist. Dieser Satz ist die Grundformel sowohl als prophylaktische, als auch heilende Maßnahme, bei sowohl seelischen, als auch körperlichen Leiden. Dabei ist es unerlässlich, dass man diese Worte als erstes am Tag nach dem Erwachen, und als letztes am Abend, wenn man sich schlafen legt, 20-mal aufsagt. Als Hilfsmittel kann hier ein Faden mit 20 Knoten dienen, den man, wie ein Mönch beim Gebet, Knoten für Knoten durch die Finger gleiten lässt.

4.2.3. Autosuggestion als Allheilmittel

Die bewusste Autosuggestion ist das effektivste Werkzeug, das wir uns aneignen können, unabhängig von angeborenem Status und Ressourcen. Es ist ein „Allheilmittel", das so wirkungsvoll ist wie einfach, und gerade deshalb mit viel Skepsis entgegengenommen wird, wenn man von Heilungen spricht. Und gerade im medizinischen Bereich ist es auch ratsam, die Dinge mit einer gesunden Skepsis anzugehen. Zweifellos ist die bewusste Autosuggestion ein gutes Additivmittel zu jeder Therapie und womöglich das Mittel schlechthin bei manchen psychosomatischen Leiden. Gerade psychosomatische Krankheiten sind in unserer Bevölkerung in allen Altersklassen und Gesellschaftsschichten allzu häufig vertreten. Deshalb sollte idealerweise jeder Arzt, der mit Patienten zu tun hat, die Kunst der Suggestion beherrschen.

Aber auch im außermedizinischen Bereich ist die Fähigkeit, bewusste Autosuggestion zu betreiben, eine immense Bereicherung für jedermann. Wohltätige Autosuggestion, wenn auch nicht ganz bewusst, ist etwas, was jeder schon einmal gemacht hat, ohne sich deren Kraft bewusst zu sein. Wenn mit schwierigen Situationen konfrontiert, trösten wir uns instinktiv mit den Worten „Es wir alles wieder gut!". Und es benötigt lediglich etwas Routine, um diesen Satz in eine autosuggestive Lebensphilosophie umzuwandeln.

Diagramm – Autosuggestionen, ein Überlick

Selbsthypnose ist ein Überbegriff für eine Reihe verschiedener Methoden selbstständig einen Trancezustand zu erreichen.

Das bewusste und unbewusste Ich sind zwei Wesenheiten, die in jedem von uns vorhanden sind.

- Diese sind auch die Werkzeuge der Autosuggestion und vice versa.

Das Unbewusste ist in jeder Hinsicht wohltätig, aber auch leichtgläubig und nimmt alles, was man ihm sagt, kritiklos hin.

- So entstehen „Bösartige unbewusste Autosuggestionen".

Autosuggestion

- Die Autosuggestion nutzt die Leichtgläubigkeit des Unterbewussten aus, um das bewusste Erleben zu beeinflussen.

Induktionsformen nach Coué

- Die wohl effektivste Autosuggestion, die all diese Dinge beinhaltet, ist: *„Mit jedem Tage geht es mir in jeder Hinsicht immer besser und besser".*

Autosuggestion als Allheilmittel

- Wenn mit schwierigen Situationen konfrontiert, trösten wir uns instinktiv mit den Worten „Es wird alles wieder gut!".
- Und es benötigt lediglich etwas Routine, um diesen Satz in eine autosuggestive Lebensphilosophie umzuwandeln.

4.3. Eigenverantwortliche Therapie – Akupressur und Selbsthypnose

Aufbauend auf diese Erläuterungen zur Autosuggestion wird in diesem Kapitel des Buches verstärkt auf eine konkrete praktische Ausübung der therapeutischen Möglichkeiten im Rahmen der Hypnoakupunktur geachtet. Die Hyponakupunktur eröffnet den Patienten einen enormen Handlungsspielraum durch das Erweitern der eigenen Vorstellungshorizonte. Es handelt sich einerseits, seitens der Hypnose, um spezielle Induktionstechniken für die Selbsthypnose und andererseits, seitens der Akupunktur, um ganz besondere Akupunkturpunkte, welche akupressiert werden können. Zudem wird die Dokumentation der Erlebnisse und Fortschritte mittels Trance-Tagebuch erläutert.

Das Ziel ist, die Patienten mit ihrem gesamten Tagesablauf und Lebensrhythmus in die Therapie zu integrieren und sie bildlich gesprochen „mit an Board zu holen". Die folgenden Fragen dienen dazu als Leitschiene: Wie können Autosuggestionen und Selbsthypnose durch Akupressur verstärkt werden – bzw. umgekehrt, die Akupressur und die Wahrnehmung des Punktes, mittels Selbsthypnose intensiviert werden? Welche alltagstauglichen Ziele und Anwendungsmöglichkeiten gibt es hier für die Hypnoakupunktur?

Primär ist es so, dass nach einer Hypnoakupunktur-Sitzung durch Austestung mittels RAC, oder durch Feedback seitens der Patienten, ein VIP-Punkt aktiv geworden ist, welcher gefunden und wahrgenommen werden kann. Bei diesen Punkten handelt es sich immer um übergeordnete Punkte, also Kardinal-, Quell-, Tonisierungs-, Sedierungs-, oder Meisterpunkte. Dieser aktiv gewordene Punkt wird den Patienten zur Selbsttherapie mitgegeben. Man kann nun verschiedene Möglichkeiten wählen, welche auch auf die Anforderungen der Patienten adaptiert werden:
Einerseits gibt es die Möglichkeit, den Punkt mit einer kleinen Dauer-Klebenadel zu stechen, welche dann bis zur Ablösung des Pflasters auf dem Punkt bleibt und ihn stetig stimuliert – mit der zusätzlichen Option diesen Punkt 3 bis 5x pro Tag zu akupressieren, was durch die feine Nadel eine sehr intensive Stimulation des Punktes bewirkt.
Andererseits kann, vor allem bei sensiblen Patienten, auch ein „Ear Seed" (ein rundes, sehr festes Samenkorn auf einem kleinen Pflaster) aufgeklebt werden, welches dann von den Patienten 3 bis 5x täglich stimuliert (akupressiert) wird.

Weitere Möglichkeiten sind die einfache Anzeichnung des Punktes mit einem wasserfesten, hautverträglichen Stift und die reine, stündliche Akupressur – ohne weitere Hilfsmittel wie Nadel oder „Ear Seed". Akupressiert wird mit festen, kreisenden Bewegungen etwa eine Minute lang, wobei grundsätzlich die proximalen Fingergelenke besser zur Akupressur geeignet sind, als die Fingerspitzen.

Eine besondere Variante der Eigentherapie ist das *Pflaumenblütenhämmerchen* – ein leichtes, sehr dünnes Hämmerchen, welches vorne am Kopf sieben dicke Nadeln dicht nebeneinander montiert hat. Durch die enge Anordnung der Nadeln ergibt sich eine Stimulationsfläche und durch den elastischen, flexiblen Griff des Pflaumenblütenhämmerchens kann das Eigengewicht des Kopfes als Schwungmasse sanft und rhythmisch auf den Akupunkturpunkt geklopft werden. Durch dieses rasche Klopfen ergibt sich eine sehr intensive Stimulation mit Rötung des gesamten, den Punkt umliegenden, Hautareals und ggf. leichten Blutungen. Diese Stimulation sollte einmal täglich für etwa 1 bis 2 Minuten erfolgen. So wird seitens der Akupunktur, also mit diesen unterschiedlichen Methoden, eine adäquate Eigentherapie gewährleistet, da je nach Motivation und Konstitution der Patienten eine andere Variante der Punktstimulation gewählt werden kann.
Es wird dann seitens der Hypnose mit den Patienten ein stärkendes Bild/ein kraftvoller Ort erarbeitet, an den die Patienten in den Trancen

leicht und gerne zurückkehren können. Dieses Bild wird stark positiv besetzt und bekommt für die Patienten mehr und mehr die Bedeutung eines echten „Safe Place“, welcher ganz und gar ihnen allein zugänglich ist und als Kraft- und Inspirationsquelle dient. Dieses Bild wird den Patienten für die Eigentherapie mitgegeben und dient selbst bereits als eine erste Induktionstechnik zur Selbsthypnose:
Wie die weiter oben dargestellten Varianten der Autosuggestion, geht es auch hier um die Vorstellungskraft der Patienten. Diese werden gebeten, sich einmal am Tag (vorzugsweise in den Abendstunden) vorzustellen, wie es jetzt wäre, an diesem besagten „Safe Place“ zu sein – mit all ihren Sinneskanälen, mit all ihrer Wahrnehmung. Sie werden also von den Hypnoakupunkteuren eingeladen, selbst in Gedanken dieses Bild der Kraft und Freiheit anzusteuern und sich dort solange aufzuhalten, wie sie es selbst für richtig erachten. Dies ist eine Induktionstechnik. Weitere Induktionsmöglichkeiten zur Selbsthypnose sind die „Atem-Technik“, die „Kugelschreiber-Technik“ und die „Treppen-Induktion“.

4.3.1. Die Atem-Technik

Bei der „Atem-Technik“ wird der eigene Atem beobachtet und das Ein- und Ausströmen der Luft mit positiven Gedanken der Ruhe und Wertschätzung geschmückt. Zudem wird der Atemrhythmus immer ruhiger und tiefer, und die Patienten können sich vorstellen, wie die Luft durch die Luftröhre hinunter in die kleinsten Bereiche der Lunge strömt. Anschließend kann dieser angenehme und positive Luftstrom mit einer schönen Farbe gefärbt werden und so zu einem leuchtenden Energiestrom werden, welcher hinein- und hinausströmt. Dieser Energiestrom, oder -fluss füllt die Körpereigenen Energiereserven wieder bis zum Rand auf, lädt die eigenen Batterien und stärkt das Zusammenwirken von Körper, Geist und Seele. Dadurch entsteht ein „All-eins-Gefühl“ – eine Empfindung der Einheit, der Ruhe und des „Gesammelt-Seins“ in den Wahrnehmungen der Patienten. Von diesem Punkt weg können die tiefen Wünsche und Vorstellungen, sowie die Sehnsüchte nach Heilung Raum bekommen, und aus dem Unbewussten heraus neue Ideen und Lebenswege auftauchen, in die Ebene des bewussten Denkens.

4.3.2. Die Kugelschreiber-Technik

Die „Kugelschreiber-Technik“ ist eine Induktionsmethode, welche die körperliche Wahrnehmung benutzt, um die Patienten von außen nach innen zu leiten: In der Schreibhand wird ein Stift locker gehalten und die Aufmerksamkeit liegt ganz in dieser Hand, in den Fingern, im Kontakt zum Stift und darin, wie sich das alles anfühlt. Im nächsten Schritt soll diese Aufmerksamkeit mehr und mehr über die Handfläche, über den Handrücken und das Handgelenk hinauf in den Unterarm wandern. Dieses Gefühl wird weiter und weiter hinaufgeleitet – über den Ellbogen und den Oberarm hin zur Schulter – und kann sich auf diesem Weg in Hinblick auf Intensität, Qualität und sogar Farbe verändern. Die rechte Hand wird in dieser Induktionsmethode immer gefühlsloser werden. Dies erklärt sich durch die primär sehr verstärkte und gebündelte Aufmerksamkeit, welche nun weiter Richtung Schulter und Richtung Herz wandert, und somit weg von der Hand höher steigt. Dadurch entschwindet die Hand aus der bewussten Wahrnehmung, während sie jedoch unbewusst noch eine Aufgabe zu erfüllen hat: Den Kugelschreiber im „richtigen“ Moment auszulassen, loszulassen. Das Ziel der Induktion ist, dass diese wandernde Wahrnehmung mehr und mehr zu einem „Energie-Ball“ wird, welcher schließlich das Herz erreicht und mit jedem Herzschlag als stärkende Kraft in den Körper verteilt wird. Dies ist der Augenblick, wo die Patienten den Kugelschreiber loslassen können und sich eine neue Dimension der Wahrnehmung eröffnet – das Auslassen des Stiftes symbolisiert auch das Loslassen von der logischen und bewussten Alltagswelt und das Eintauchen in die unbewusste Wahrnehmung. Wie in der „Atem-Technik“ beschrieben, ist dies der Zeitpunkt, sich dem Heilungsprozess und den eigenen Ressourcen zu widmen und neue Gedanken aus den Tiefen des Unbewussten hochsteigen zu lassen.

4.3.3. Die Treppen-Induktion

Die „Treppeninduktion" schließlich verwendet eine imaginäre oder reale Treppe, welche die Patienten von der äußeren Wahrnehmung über zehn oder wahlweise 20 Stufen ins Unbewusste führt. Dabei kann zuerst mit den ersten gegangenen Stufen die Treppe selbst mit dem äußern Auge betrachtet werden, und dann, im weiteren Verlauf dieser Induktion, die Wahrnehmung nach „innen" wandern. Dies bedeutet, dass die Patienten mehr und mehr innere Gefühle der Wertschätzung und der eigenen Stärke imaginieren und diese Gefühle Stufe für Stufe (und Atemzug für Atemzug) mit in diese Entspannung/mit in diese Trance nehmen. Am Ende dieser Treppe kann sich dann eine Tür oder ein Gang öffnen, welcher in das innere, positive Bild (den „Safe Place") führt. Dort erweitert sich der bewusste Horizont und es wird, wie in den beiden vorangestellten Methoden, ein unbewusster Such- und Arbeitsprozess gestartet, welcher dieses Bild/diesen Ort mit neuen Gedanken und Wegen zur Genesung füllt.

Besonders hilfreich ist hier nun die Zusammenarbeit von Akupressur und Eigeninduktion: Die primäre Stimulation des Punktes bündelt die Aufmerksamkeit auf die eigentliche Therapie und auf das persönlich Ziel der Patienten. Es entsteht also eine unbewusste Erwartungshaltung auf Genesung und/oder Therapiefortschritt. Dadurch wird bereits der vergangene Tag in den Hintergrund gerückt und es entsteht Platz für die folgende Reise ins Unbewusste. Die Empfindung in diesem Punkt kann mit den unterschiedlichen Induktionstechniken (Atmung, Kugelschreiber und Treppe) verknüpft werden und wie ein Ausgangspunkt auf einer Landkarte dienen. Besonders wenn man als Hypnoakupunkteur stets beide Seiten der Therapie im Auge behält, kann man die Patienten auch für diesen Behandlungsschritt genau aufklären: Der Punkt ist eingebettet im zugehörigen Meridian, welcher wiederum im Umlauf der Meridiane und in den 5 Wandlungsphasen (den 5 Elementen und ihre Zusammenhänge) steht. Dadurch eröffnet der Patient mit der Stimulation dieses einen Punktes ein großes Tor, welches weitere Kanäle öffnet und derart umfassend seine Heilung fördert. Schließlich können direkt von diesem „Landkartenpunkt" ausgehend die Wege der Therapie meditiert werden und als stärkende Bilder in die Induktion mit einfließen. Beispielshaft kann so der Punkt Dickdarm 4 primär einmal in seinem Kontext als Meisterpunkt für die Nase und Meisterpunkt für Schmerzen, aber auch in seiner Bedeutung im Dickdarm-Meridian gesehen und den Patienten erläutert werden. Schließlich hat dann dieser Punkt auch Zugang zu der Elementelehre über die antiken Punkte und die Wandlungsphasen, sodass auch zu dem einen Punkt zugehörig ein Element mit all dessen Eigenschaften bildlich erläutert werden kann. Wichtig ist dieser Zusammenhang besonders in Hinblick auf die in der Hypnoakupunktur verwendeten Metaphern, da stärkende Bilder aus der Elementelehre den Patienten durch die Trancen tief im Unbewussten vertraut sind, und damit ein „therapeutisches Zahnrad" in das andere greift. Derart prägt die Akupressur die Selbsthypnose maßgeblich und beeinflusst den Therapiefortschritt nachhaltig.

Umgekehrt hat auch die Selbsthypnose einen großen Wert für die Akupressur, da die Patienten in den leichten Trancen der Selbsthypnose direkt mit diesem Spezialpunkt arbeiten können: Es ist beispielsweise sehr spannend, in die Meridiannetze einzutauchen und ihnen im Verlauf zu folgen – Punkt für Punkt, bis hin zu dem besagten Akupressurpunkt. Dieser kann sich dann im Sinne der therapeutischen Arbeit erweitern und selbst zu einer Metapher, beispielsweise einem Tor, werden. Durch die bewusste und unbewusste Ansteuerung des Punktes wird dieser stimuliert und ähnlich einer Laserakupunktur sanft angeregt. Zudem wird den Patienten verdeutlicht, dass im Gedankengut der TCM alles nach Harmonie und Gleichgewicht strebt und derart ein geschwächter Meridian gestärkt und ein überfüllter Meridian ausgeleitet werden kann, um derart im Gesamtsystem wieder Homöostase herzustellen.

Man wird nun bemerken, wie umfangreich Hypnoakupunktur zu fassen ist, da es weit nicht bei der reinen Behandlungssitzung bleiben muss, sondern darüber hinaus enormes Potential in den Selbstheilungskräften der Patienten liegt. Dafür ist es jedoch ganz besonders wichtig, dass diese zumindest in die Grundlagen der TCM (Meridanbegriff, Fünf-Elemente, ... etc.) eingeführt werden. Eine gemeinsame Schulung mehrerer Patienten ermöglicht – wie beispielsweise die Diabetikerschulungen in allgemeinmedizinischen Praxen – bei relativ geringem Aufwand und einem kleinen Unkostenbeitrag, eine Weiterbildung für die Patienten und eine Nutzbarmachung/Aktivierung des eigentlichen Potentials, welches in allen Menschen vorhanden ist: die Fähigkeit zur Selbstheilung.

Darauf sollte die Hypnoakupunktur letztendlich hinführen und seitens der Patienten besteht ein großes Interesse, aktiv an dem Genesungsprozess teilzuhaben. Es ist im Endeffekt die große, konträre Gegenüberstellung von einerseits der Schulmedizin und andererseits der Hypnoakupunktur, welche die Patienten aktiv werden lässt. Denn während sie bei ersterer eher als Konsumenten von Ratschlägen und Therapieplänen gesehen werden, und die Symptombeseitigung im Vordergrund steht, bietet die Hypnoakupunktur konkrete Lösungen für die Ursachenbehebung einer Krankheit. Dies beinhaltet den Vorteil der souveränen Mitgestaltung seitens der Patienten ebenso, wie den Nachteil des Zeitaufwandes einer ehrlichen und tiefen Auseinandersetzung mit dem eigenen Krankheitsweg. Sicherlich ist im umfassenden Feld der unterschiedlichen Therapieoptionen Platz für jede einzelne Behandlungsmethode und so unterschiedlich wie diese Zugänge sind, sind auch die Menschen, mit denen wir als Ärzte arbeiten. Die Hypnoakupunktur bietet hier in diesem Gesamtkontext einfach die Option einer komplett individuellen und auf die Bedürfnisse der Patienten angepassten Kombinationstherapie zweier, sehr alter und etablierter, Behandlungsmethoden von Akupunktur und Hypnose – vereint zu einer umfassenden und starken Therapie.

Das ist die eigentliche Grundmessage, welche man als Hypnoakupunkteur den Patienten auf ihrem Genesungsweg mitgeben kann: Die Behandlung in der ärztlichen Praxis dient der umfangreichen und zielgerichteten Vorbereitung auf die eigene Therapie zuhause – einer ganzheitlichen und tief greifenden Eigentherapie, wie sie in diesem Kapitel dargestellt wurde. Hypnoakupunkteure begleiten dadurch ihre Patienten auf diesem persönlichen Weg und bieten Hilfsmittel und Behandlungsimpulse, welche für die Patienten richtungsweisend sind. Im Zusammenhang mit der Eigentherapie ist es sehr hilfreich, die persönlichen Trance-Erfahrungen direkt nach der Selbsthypnose in einem „Trance-Tagebuch" niederzuschreiben. Dies kann nach persönlicher Vorliebe erfolgen und dient dann im nächsten Behandlungstermin in der Praxis den Hypnoakupunkteuren zur Evaluation der vergangen Therapieschritte. Derart kann die in der Ordination folgende Hypnoakupunktur zielgerichtet auf die Therapiefortschritte der Patienten adaptiert werden. Zusätzlich ist es für die Patienten ein Spiegel der eigenen Erlebnisse und des eigenen Fortschrittes – eine perfekte Einbindung der Compliance der Patienten, welche in dieser Form einzigartig ist.

4.4. Überblick Selbstmanagement und Entspannungsverfahren

Einige weitere bekannte Formen der Selbsthypnose sind:

- Mentaltraining
- Entspannungsverfahren (hierzu zählt das Autogene Training und die Progressive Muskelrelaxation nach Jacobson)
- Meditation

Die heilende Wirkung wird auch hier durch bewusste Autosuggestion erzielt. Eine Ausnahme bildet die Meditation, die einem anderen Ansatz zur Veränderung des körperlichen Empfindens folgt. Autosuggestionen sind dabei nicht notwendig und die positive Auswirkung auf die Gesundheit entwickelt sich aus der allgemeinen Gelassenheit, die durch eine Veränderung der Wahrnehmung des gegenwärtigen Momentes entsteht.

Mentaltraining

Im Mentaltraining wird die Definition der Autosuggestion nach Coué etwas ausgeweitet, und es werden im Gegensatz zum mantrischen Aufsagen eines bestimmten Glaubenssatzes, der primär über den akustischen Sinneskanal fließt, die restlichen Sinneskanäle miteinbezogen. Die Aufgabe besteht darin, in der Selbsthypnose das Bild der Zielvorstellung in allen Sinneskanälen (VAKOG) intensiv zu erleben. Die Wirkungsweise dabei besteht in der Aktivierung des kreativen Potentials (Erstellung eines Bildes des Sollzustandes auf mehreren Wahrnehmungsebenen) des Unterbewussten.

Dieses ist nicht zu unterschätzen und ist auch, wie oben erwähnt, der Grund für die vorzugsweise „offene" und verallgemeinernde Formulierung der Suggestionen; das unterbewusste Ich findet durch posthypnotische Aufträge von selbst Lösungsmöglichkeiten, die dem bewussten Ich unzugänglich geblieben wären.

Mögliches Vorgehen einer Selbsthypnosesitzung (im Allgemeinen):

1. Geeignetes Setting vorbereiten (bequemer, ruhiger Platz, eventuelle Störfaktoren beseitigen – z.B. Telefon)

2. Vertrag mit dem eigenen Unterbewussten abschließen über:
   - Die Dauer der Trance (vor allem die ersten Selbsthypnosen werden etwas länger brauchen, daher ist es sinnvoll sich viel Zeit zu nehmen)
   - Den Inhalt der Suggestion (offene, verallgemeinernde und positive Formulierungen verwenden, bzw. die Regeln der Trancesprache beachten. Das Unbewusste arbeitet in der posthypnotischen Zeit und findet von selbst den Weg zur Beseitigung des Problems.)
   - Bei unvorhergesehenen Störungen sofort wach und handlungsfähig zu sein

3. Induktion: Es bieten sich fast alle Induktionsformen an (die bereits erwähnten, Augenkatalepsie, Betty Erickson 5-4-3-2-1-Methode, progressive Muskelrelaxation, aber auch alternative Methoden, die in Trance versetzen, wie man sie z.B. aus der Meditation kennt).

4. Vertiefung: Von 10 bis 1 zählen und jede Zahl mit einem sukzessiven Versinken ins Tranceerleben verbinden. In manchen Anleitungen finden sich sehr blumige Beschreibungen wie z.B. bei der Treppeninduktion, die auch als Vertiefungsmaßnahme benutzt werden kann: „Schritt für Schritt, immer tiefer und tiefer". Oder auch die Vorstellung, dass die Augen nach hinten im Kopf versinken „wie Edelsteine in Watte" (das Versinken der Augen nach hinten weckt bei vielen die Assoziation mit dem Einschlafen).

5. Suggestion: Dem Unterbewussten zunächst einfache Aufgaben stellen, wie nachträgliches Wohlbefinden oder Konzentration. Später kann man sich komplexere Suggestionen ausdenken wie Selbstbewusstsein, Gesundheit, etc. Im Mentaltraining wird der Sollzustand auch mit Hilfe der VAKOG-Kanäle imaginiert, um ein intensives Erleben zu ermöglichen.

6. Zurückholen: Von 1 bis 10 zählen und „ganz im eigenen Tempo mit jeder Zahl immer frischer und erholter in den Wachzustand zurückkommen". Während der Rückholphase bietet es sich an, eine

posthypnotische Suggestion für künftige Trancesitzungen zu machen: „Die Trance gelingt mir mit jedem Mal immer leichter".

7. Tägliches Praktizieren:
   Über mehrere Wochen. Die Selbsthypnose ist nur durch konsequentes Üben möglich. Es ist völlig normal bei den ersten Sitzungen nicht die erwünschte Trancetiefe zu erreichen. Dabei ist es von großer Wichtigkeit, zu lernen sich von seinem befehlshaberischen, bewussten Ich abzugrenzen. Es ist nur möglich in Trance zu gehen, wenn man einen Zustand der freien Erwartungslosigkeit zulässt und nur mit dem Werkzeug der Einbildungskraft arbeitet.

Beim Mentaltraining kommen noch einige Punkte hinzu, die vor der Trance abgeklärt werden. Diese Übungen haben das Ziel, die Person intensiv mit dem Wunschziel zu konfrontieren:

- Sich des gegenwärtigen Zustandes und der eigenen negativen Autosuggestionen bewusst werden.
- Die Motivation und Bereitschaft für eine Änderung aufbringen
- Die Zielvorstellung definieren
- „Checkpoints" oder Teilziele festlegen
- Einen realistischen Zeitraum festlegen
- Eine Verträglichkeitsprüfung machen: Was verändert sich, wenn ich mein Ziel erreiche? Grundsätzlich geht alles, was wir uns vorstellen in Erfüllung. „In dieser Welt gibt es nur zwei Tragödien: nicht zu bekommen, was man sich wünscht und die andere, es zu bekommen" – Oscar Wilde.
- Die Suggestionen formulieren unter Berücksichtigung der Trancesprache. Für sich selbst persönliche Metaphern, bedeutsame Bilder und Symbole verwenden.
- Posthypnotische Aufträge schaffen (z.B. „Mit jedem Tag, an dem ich aufwache, komme ich meinem Ziel X ein wenig näher. Mit jedem Mal wenn ich in den Spiegel sehe, wird meine Gewissheit stärker, dass ich zum Zeitpunkt Y mein Teilziel Z erreicht habe.")

Hat man diese Punkte vorab geklärt, kann man mit der Induktion beginnen und das Procedere wie gewohnt abwickeln. Am Ende der Suggestionen soll man das Ziel „loslassen" um dem Unterbewussten Raum zu geben es zu verarbeiten.

Autogenes Training

Auch im Autogenen Training (AT) bleibt das zentrale Wirkungskonzept gleich. Es ändert sich lediglich die Ausführung. Es empfiehlt sich, das AT vorerst mindestens einmal von einer geeigneten, eingeschulten Person gezeigt zu bekommen. Es ist mittlerweile auch in der Schulmedizin als Standardverfahren überall auf der Welt als therapeutische Maßnahme anerkannt. Grund dafür könnte die somatisierende Natur der Übungen sein, die im Gegensatz zu reinen Imaginationsübungen und Trancearbeit, für den westlichen Mediziner besser „(be-)greifbar" ist.

Während es bei herkömmlichen Hypnosearten unbegrenzten Raum für Kreativität der Kombinierbarkeit bezüglich der Induktionsform, Vertiefungstaktik und Suggestionsformulierung gibt, wird beim AT eine gewisse Standardisierung beobachtet:

- Im Mittelpunkt steht die allgemeine Ruheformel
- Wärmeübungen
- Kälteübungen

Standard des Autogenen Trainings:
Jede Formel wird 5-10-mal wiederholt. Die zu hervorhebenden Worte sind unterstrichen:

1. Allgemeine Ruheformel: „ICH BIN GANZ **RUHIG** UND **ENTSPANNT**" (Die allgemeine Ruheformel wird zwischen jeder weiteren Übung eingebaut!)

2. Schwere-Übung: „ARME UND BEINE SIND **ANGENEHM SCHWER**" (Bei den Übungen, die Extremitäten betreffen, kann man das Gefühl von einer Extremität zur nächsten „wandern" oder „expandieren" lassen, durch die veränderte Formel:

„Mein rechter Arm ist angenehm schwer“,
„Mein linker Arm ist angenehm schwer“,
etc.)

3. Wärme-Übung: „ARME UND BEINE SIND **WOHLIG WARM** DURCHBLUTET“

4. Atmungsübung: „DIE ATMUNG GEHT **RUHIG** UND **GLEICHMÄSSIG**“
„MIT JEDEM ATEMZUG SINKE ICH **TIEFER** IN MEINE **ENTSPANNUNG**
MIT JEDEM ATEMZUG **TANKE ICH ENERGIE**
MIT JEDEM AUSATMEN **VERLASSEN SORGEN** UND **ÄNGSTE** MEINEN KÖRPER“

5. Herzübung: „DAS HERZ SCHLÄGT **RUHIG** UND **REGELMÄßIG**
DAS HERZ HAT **PLATZ UND SPIELRAUM**“

6. Sonnengeflechtübung: „DAS **SONNENGEFLECHT IST STRÖMEND WARM**
DIE WÄRME ERFÜLLT DEN GANZEN **BAUCHRAUM**“

7. Kälte-Übung: „DIE **STIRN** IST **ANGENEHM KÜHL**“

Zu Beginn sollte man sich auf das Erlernen von nur einer Übung konzentrieren. Dafür empfiehlt sich die Schwere- und Wärmeübung. Beherrscht man diese Übung, kann man zur nächsten übergehen usw.

Die Reihenfolge einer AT-Sitzung:
Allg. Ruheformel (x 5- bis 10-mal) → Schwere-Übung (x 5- bis 10-mal) → Allg. Ruheformel (x 5- bis 10-mal) → Wärmeübung (x 5- bis 10-mal) → usw. ... → Zurückholen mit Autosuggestionen → Kreislaufreaktivierung und Öffnen der Augen

Am Ende des AT nach dem „Zurückholen“ und den optionalen posthypnotischen Suggestionen (z.B. Erfrischung nach der Übung), sollte man den Kreislauf wieder „in Gang setzen“ mit energischen pumpenden Bewegungen der Arme und tiefen Atemzügen. Ist eine Wachheit nach dem AT aber nicht erwünscht (Einschlafhilfe), so ist dieser Schritt natürlich auszulassen.

Die Position
Bei der Durchführung sollte man eine für sich bequeme Stellung finden, ob im Sitzen oder im Liegen. Als bewährt hat sich der „Droschkenkutschersitz“ erwiesen. Diese seltsam wirkende Stellung hat den Vorteil, dass man, wenn man das AT beherrscht, es überall im alltäglichen Leben einsetzen kann. Allerdings ist sie für Menschen mit etwaigen Wirbelsäulenproblemen oder schlicht für Menschen, die diese Stellung als unbequem empfinden, nicht zu empfehlen.

Für die Droschkenkutscherhaltung setze man sich gerade an den Rand einer Sitzfläche. Die Füße stehen in einer natürlichen Position (Zehenspitzen leicht nach außen) mit der ganzen Sohle auf dem Boden, wobei die Knie annähernd im 90 Grad Winkel gebeugt sind. Dann lässt man den Rumpf langsam senkrecht in sich zusammensacken, sodass der Rücken krumm ist, der Kopf nach vorne hängt, es aber keine Fallneigung nach vorne gibt. Dann legt man seine Ellbogen locker auf die Oberschenkel und lässt die Hände mit den Handflächen nach unten hängen.

Diese Stellung wurde früher von Kutschern eingenommen um sich etwas auszurasten während sie auf ihre Fahrgäste warteten. Der Vorteil: man kann in dieser Stellung sogar schlafen, selbst wenn keine Rückenlehne vorhanden ist.

Progressive Muskelrelaxation nach Jacobson
Die Progressive Muskelrelaxation ist ein aktives Entspannungsverfahren, das durch den Wechsel von Anspannung und Relaxation eine Verminderung des Muskeltonus unter das normale Niveau aufgrund einer verbesserten Körperwahrnehmung erreicht. Diese Methode hat

sich vor allem bei Menschen mit gestörter Entspannungsfähigkeit und Zeichen körperlicher Unruhe wie Herzrasen, Schwitzen, Zittern und Muskelverspannungen als wirksam erwiesen.

Durchführung der Progressiven Muskelrelaxation:

- Eine bequeme Position einnehmen (evtl. Liegend)
- Gleichmäßig, ruhig und tief atmen
- Einen einzelnen Muskel oder Körperteil anspannen (z.B. Unterarm – Faust ballen, Bizeps/Brachialis – Arm beugen, Trizeps – Arme ausstrecken) bis ein leichtes Ziehen und eine deutliche Lagewahrnehmung (Propriozeption) spürbar wird. Die Dauer der Anspannung ist ca. 6 bis 7 Sekunden.
- Entspannen. Sich das Gefühl der Entspannung bewusst machen. (Dauer der Entspannung ca. 15 bis 20 Sekunden)
- Jeden Muskel/Körperteil auf diese Weise bearbeiten. Wird der erwünschte Entspannungseffekt beim ersten Mal nicht erreicht, Übung wiederholen.
- Am Ende eine Weile liegen bleiben und die Entspannung genießen. Tief und gleichmäßig ein- und ausatmen.

An dieser Stelle tritt vielleicht eine Trance ein. Sollte ein Zustand zwischen Schlaf und Wachsein eintreten, bei dem eine völlige geistige Leere entsteht, ist das Ziel der Entspannungstechnik erreicht. Es gilt diesen Zustand (also weder schlafen, träumen, noch wach sein) möglichst lange aufrecht zu erhalten, indem die Konzentration auf die Entspannung gerichtet bleibt. Hypnagoge Halluzinationen und ideomotorische Bewegungen, die man vielleicht vom Einschlafen her kennt, können einsetzen. Dieses Phänomen ist auch das Ziel aller Hypnoseverfahren. An diesem Punkt wirken Suggestionen besonders intensiv, indem sie ungefiltert tief ins Unterbewusste gehen und nachher vielleicht teilweise oder ganz vergessen werden, was nicht unbedingt unerwünscht ist. Vertiefte Erlebnisse und Erfahrungen können wie ganz von alleine auftauchen. Trance-Erlebnisse sind von Individuum zu Individuum verschieden und doch zeichnen sich manche Gemeinsamkeiten ab.
Vielleicht passiert es, dass man beobachten kann wie Gedanken an einem vorbeiziehen ohne dass man sich damit beschäftigt. Dieses Erlebnis ist auch in der Achtsamkeitsmethode der Meditation vorzufinden.

Meditation

Gesundheitsfördernde Wirkung

Um die heilende Wirkung der Meditation zu begreifen, muss vorerst das in der Meditation zentrale Konzept des abstrakten Begriffes „Gegenwart" verstanden werden.
Die Größe „Zeit" beschreibt die Abfolge von Ereignissen: das Fortschreiten der Gegenwart von der Vergangenheit zur Zukunft. Unsere Gedanken haben einen Anfang und ein Ende. Dazwischen gibt es einen Lückenzustand, eine erfahrbare Pause, in der weder der Gedanke, der der Vergangenheit angehört, noch der der Zukunft, präsent sind. Diese metaphysische Pause gilt es mittels der Kraft des Geistes zu verlängern um ein, scheinbares, „Anhalten" oder „Verlangsamen" der Zeit zu erlangen, was eine Umkehr/Anhalten des Alterungsprozesses bewirkt. Natürlich wird die physikalische Größe „Zeit" per se nicht verändert, zumindest nicht aus der äußeren Perspektive. Es wurde aber in einer Untersuchung von Benson in Boston beobachtet, dass regelmäßig Meditierende ein niedrigeres biologisches Alter aufweisen (in etwa um 5 bis 10 Jahre).
Ein weiterer Aspekt der gesundheitsfördernden Eigenschaften der Meditation ist laut Ludwig und Kabat-Zinn, dem Gründer der „Mindfullness Based Stress Reduction (MBSR)" (zu Deutsch, die „Achtsamkeitsbasierte Stressreduktion"), das bewusste gegenwärtige Erleben von Körperempfindungen, Gedanken und Emotionen, ohne ihnen eine positive oder negative Bedeutung zu geben. Auf diese Weise entsteht eine besondere, gelassene geistige Grundhaltung, die sich auch dementsprechend auf die Gesundheit auswirkt. Einer der physiologischen Mechanismen, der dies ermöglicht

ist die Hypothalamus-Hypophysen-Nebennierenachse.

In der Meditation fernöstlicher Religionen (Buddhismus, Hinduismus, etc.) wird das Ziel der „Erleuchtung" oder „Nirvana" durch den Zustand der „nicht wertenden Aufmerksamkeit oder Achtsamkeit" erreicht. Wobei Nirvana (von nir – „weg" und vá – „löschen") wörtlich „erlöschen" bedeutet und das höchste Ziel in diesen Religionen darstell. Dabei sei das „Erlöschen" das Ende des Wiedergeburten- bzw. Leidenszyklus, mit allen seinen falschen Vorstellungen vom Dasein (Ich-Sucht, Gier, Anhaften) und somit eine Erhebung des Spirituellen.
Es gibt viele verschiedene Methoden der Meditation und es ist völlig in Ordnung die Techniken der religiös verbundenen Meditationen für sein eigenes Wohl zu utilisieren ohne sich dabei zu irgendeiner Religion zu bekennen. Besonders in den letzten Jahrzehnten wurden viele Meditationstechniken in der westlichen Welt populär, die aus fernöstlichen Lehren inspiriert und adaptiert wurden. Um von Meditation per se sprechen zu können, müssen 5 Kriterien (nach Cardoso et al.) erfüllt sein:

1. Vorliegen einer spezifischen Technik: Die Technik muss klar definiert sein. In den meisten Fällen muss ein Lehrer/-in, Zen-Meister, etc. klare Anweisungen geben und seine Schüler begleiten. Obgleich die persönlichen Erfahrungen immer individuell sind, bleibt die Technik immer gleich.
2. Muskelentspannung: Ausnahmen bilden einige Meditationsarten, die Bewegung als Anker verwenden z.B. Tai Chi, Qigong. Aber auch diese Techniken können Muskelverkrampfungen lösen.
3. Mentale Entspannung: Nichts analysieren, nichts beurteilen, nichts erwarten.
4. Selbst herbeigeführter Zustand: Das Erlernen erfolgt zwar durch Anleitungen eines Lehrmeisters, der Zustand selbst aber wird eigens herbeigeführt und beendet.
5. Verwenden eines Ankers: Die Fokussierung auf einen Reiz, egal ob viszeral, visuell, auditorisch, etc. (Atmung, Kerze, Mantra).

Einteilung der Techniken
Eine konkrete Einteilung der Meditationstechniken in Kategorien ist zu komplex und würde den Rahmen dieses Buches sprengen, aber es zeichnen sich zwei wesentliche übergeordnete Strategien ab:

1. Fokussierte Konzentration (Aufmerksamkeit)
2. Offenes Beobachten (Achtsamkeit)

Bei der fokussierten Aufmerksamkeitsmethode konzentriert sich der Meditierende auf ein konkretes Objekt (monoton aufgesagtes Mantra, Atemfluss, eine Flamme), wobei der bewusste Gedankenfluss zum Stillstand kommt und eine Erweiterung des Bewusstseins erreicht werden kann.

Beim offenen Beobachten, also der Achtsamkeit gegenüber aller Eindrücke aus der Umgebung, wird eine Distanzierung (nicht wertendes Wahrnehmen) dieser Ereignisse angestrebt. Es entsteht somit eine Dissoziation: Trennung von Wahrnehmungs- und Gedankeninhalten. Durch die Dissoziation des Bewusstseins kann eine Beobachtung von Gefühlen und Gedanken erreicht werden, ohne daran selbst teilzuhaben. Dieses Phänomen bildet auch den Hauptgrund der Kontraindikation von Hypnose (im Allgemeinen) bei Menschen mit bekannten dissoziativen Störungen.

Transzendentale Meditation

Die Transzendentale Meditation (kurz TM) ist wohl die Meditationsart, zu der mit Abstand am meisten Literatur vorhanden ist. Grund dafür ist die von Maharishi Mahesh Yogi initiierte Bewegung, die ihren Anfang in den Berghöhlen des Himalayas hat und sich über die ganze Welt verbreitete. Nachdem er jahrelang in Einsamkeit gelebt hatte, beschloss er, wieder in die Zivilisation zurück zukehren, um sein Wissen mit den Menschen zu teilen.

Er ist Gründer der „Spirituellen Erneuerungsbewegung“, deren Organisation mittlerweile weltweit mehrere Zentren hat und zahlreiche Schulen, Colleges und Universitäten gegründet hat. Dadurch ist die TM die am besten wissenschaftlich untersuchte Meditationsform.

Bei der TM handelt es sich um eine abgewandelte Form des traditionellen Yoga. Yoga bedeutet „Eins-Sein“ mit der transzendenten, unmanifesten Ebene des eigenen Selbst (Atma). Die Technik ist Mantrabasiert, allerdings zählt die TM weder zur Technik der fokussierten Konzentration, noch zu der, der offenen Beobachtung aber gleichzeitig zu beiden. Das Mantra wirkt zwar als Anker aber eine Fokussierung darauf wird nicht empfohlen. Das Mantra ist eine Art Trägermedium, das der Aufmerksamkeit des Individuums ermöglicht, sich auf natürliche Weise in eine weniger aktive, stillere Ebene der mentalen Funktion zu verschieben. Die Aufmerksamkeit wird zu den ursprünglichen Stadien eines Gedankens hingewendet. Die Kraft eines Gedanken nimmt zu, wenn der Gedanke in seinem Initialzustand der Entwicklung wahrgenommen wird.

Es wird davon ausgegangen, dass die „Euphonie“ des Mantras die Wirkung der TM bedingt. Laut Maharishi kreieren Worte Vibrationswellen und die Qualität der Vibration eines Mantra soll der Vibration des Individuums entsprechen. Daher ist die Selektion eines Mantras für das bestimmte Individuum auch so wichtig und wurde von Maharishi „standardisiert“. Die TM kann man nur in bestimmten Kursen, von speziell von einem der vielen Zentren der Organisation ausgebildeten Lehrern, erlernen.

Buddhistische Zen-Meditation

Sie ist aus dem Zen-Buddhismus entstanden, der durch eine Verschmelzung des Buddhismus und Taoismus entstanden ist. Es gibt zwei große Schulen: die Schule des Soto-Zen und die des Riznai-Zen. Beide haben das Zazen gemeinsam: das Erlangen eines allgemeinen Beruhigungszustandes durch die Konzentration auf die Atmung im Lotus Sitz. In dieser traditionellen Meditationshaltung, sitzend, kann der Körper durch die senkrechte Haltung die Atmung besser wahrnehmen. Nach erfolgreicher Ausführung dieses Schrittes kann sich der Meditierende auf kognitive Übungen konzentrieren. Auch in dieser Meditationsform ist die Unterstützung eines Zen-Meisters erforderlich. Bei den kognitiven Übungen wird die Konzentration auf ein „Koan“ gelenkt. Ein Koan ist ein Rätsel, das durch logisches Denken nicht lösbar ist. Es ist sorgfältig konstruiert, scheinbar unsinnig, haben eine irrationale Wortwahl und/oder paradoxen Inhalt. Koans haben das Ziel die Grenzen des logischen Denkens nahe zu bringen, um das Bewusstsein von erlernten Anschauungen und Assoziationsketten zu befreien, Denkprozesse anzuhalten und die nichtverbale „Wirklichkeit“ zu erfahren. Wenn sich das Denken erschöpft hat, kommt die „Wirklichkeit“ und das ist die gesuchte Antwort. Einen ähnlichen Ansatz zum Erlangen einer Trance und Eröffnung des Unbewussten, wird auch in der modernen Hypnose beobachtet. Die Verwirrtechnik nach M. Erickson scheint über ähnliche neuropsychophysiologische Mechanismen zu laufen.

Eines der in der westlichen Welt bekanntesten Koans ist die Frage nach dem Geräusch einer einzelnen klatschenden Hand.

Beispiele für Koans:

Tao-hsin sprach zu seinen Schülern:
„Was sieht ein Käfer, was fühlt er?
Und ein Adler?
Und ein Staubkorn?“

Tao-hsin sprach zu seinen Schülern:
„Was weißt du sicher?“

Ein Schüler trat vor Tao-hsin und sagte:
“Gestern traf mich ein Blitz und alles wurde klar. Leider verliert sich diese Klarheit. Bitte hilf mir!“
Tao-hsin erwiderte:
„Eine Sekunde nach der Geburt, eine Sekunde vor dem Tod. Was siehst du?“

Eine besondere Art der Koans sind die Koan-Mu. Mu bedeutet „Nicht(s)/da ist nichts“, und ist die Antwort auf die Rätsel der Koan-Mu. „Mu“ ist zugleich eine Antwort und eine Nicht-Antwort. Man könnte „Mu“ (als Antwort) folgendermaßen interpretieren:
„Diese Frage entspringt einem Dualismus. Sie ergibt keinen Sinn und ist somit falsch gestellt und kann daher nicht mit ja oder nein beantwortet werden; denn man könnte aus unendlich vielen Standpunkten eine These einleiten, um diese Frage zu beantworten. All diese Möglichkeiten schließen einander nicht aus, entspringen letztlich mehr der Phantasie und bringen dich nicht weiter. Sie verblenden dich nur“.

Beispiel eines Koan-Mu:

„Ein Mönch fragte Joshu: Hat ein Hund Buddha-Natur? Joshu antwortete: Mu!“

Es gibt viele verschiedene Koans, die sowohl nach Schwierigkeitsgrad, als auch nach der Thematik des Fortschrittsstadiums auf dem Weg zur Erkenntnis des Zen-Schülers gegliedert sind. Das Begreifen des Koans erfolgt durch eine innere Realisierung und ist nicht zu verwechseln mit einer verstandesmäßigen Erfassung des Problems. Die individuelle Erkenntnis des Schülers würde auf Laien oft noch sinnloser wirken als das Koan selbst.
Kernelement des Zen ist das Misstrauen gegenüber Einsicht und Denken. Zen-Anhänger würden niemals dazu neigen es eine „Philosophie“ zu nennen, weil aus der Sicht des Zen, die Philosophie ein typisches Beispiel der diskriminierenden Funktion des Intellekts ist. Die negative Haltung gegenüber dem Verstehen (Intellektualismus) kann damit erklärt werden, dass ausschließlich die direkte Erfahrung der Wirklichkeit in ihrer Undifferenziertheit von Bedeutung ist. Diese Undifferenziertheit wird im Zen oft als „ursprüngliches Gesicht, das du vor der Geburt deiner Eltern hattest“ dargestellt. Diese „Reinheit“ des „ursprünglichen Gesichtes“ wird durch die diskriminierende Aktivität des Denkens befleckt.

Mindfullness Based Stress Reduction (MBSR)

Gründer des MBSR ist der Professor Jon Kabat-Zinn. Zeit seines Berufslebens engagierte sich der Molekularbiologe mit der Verbreitung der Praxis der Achtsamkeitsmethode in Medizin und Gesellschaft. Seine Forschung und Lehre behandelt die Zusammenhänge von körperlichen Vorgängen und geistigen Aktivitäten. Sein Programm der Mindfullness Based Stress Reduction ist ein 8-wöchiger Kurs, der eine Kombination aus Yoga und anderen Meditationsformen vermittelt. Teil jeder Übungseinheit ist der sog. „Body-Scan“. Das ist das achtsame Wahrnehmen des eigenen Körpers. Wie oben erwähnt, ist der gesundheitliche Effekt dadurch gegeben, dass das gegenwärtige bewusste Empfinden von Körper-, Gedanken- und Emotionen ohne jegliche positive oder negative Beurteilung erfolgt. Auf diese Weise wird eine besondere geistige Grundhaltung angestrebt, die den therapeutischen Erfolg bestimmt. Ursprünglich wurde die MBSR zur Therapie von Schmerzen entwickelt, mittlerweile aber hat sich diese Methode in einem sehr breiten Spektrum an Dysfunktionen als wirksam etabliert.

Bewegungsmeditation

Zur Bewegungsmeditation zählen das Tai Chi und Qigong. Sie benutzen die Bewegung an sich als Anker und haben den Zweck, die Verbindung zwischen Körper, Geist und Lebensenergie zu entwickeln. Sie sind aus der asiatischen Bewegungslehre entstanden und üben zum Teil auch die Funktion von Gymnastikübungen, wodurch die Stabilität und Beweglichkeit gefördert werden. Tai Chi ist eine (innere) Kampfkunst. Obgleich Tai Chi ursprünglich entwickelt wurde zur Selbstverteidigung im Nahkampf, gerät der Aspekt der Kampfkunst immer mehr in den Hintergrund und die Aspekte der Gesundheit, Meditation und Persönlichkeitsentwicklung treten immer mehr in den Vordergrund. Es gibt verschiedene Stile und Basisübungen, die aus Einzelbewegungen, Stand- und Atemübungen und Standmeditation bestehen. Durch das regelmäßige Praktizieren verändert sich die Körperhaltung, wodurch ungünstige Gelenksbelastungen aufgehoben oder vermindert werden. Manche Bewegungsabläufe sind sowohl dem Tai Chi als auch dem Qigong gemein.

In der Durchführung folgen klar umschriebene Bewegungen aufeinander in einem fließenden Übergang, wobei diese „Formen" (Bewegungsabläufe) einen Kampf gegen einen imaginären Gegner darstellen sollten. Das Hauptprinzip ist die Weichheit der Bewegungen und der damit verbundene Fluss der Lebensenergie „Qi" (oder Chi). Im Gegenteil zu anderen Kampfsportarten, die Krafttraining voraussetzen, besteht die Aufgabe des Tai Chi im möglichst widerstandslosen Ausführen der Technik, da der Qi-Fluss nicht behindert werden darf.

Qigong, wörtlich übersetzt als Kultivierung/Förderung (Gong) des Qi, ist dem Tai Chi sehr ähnlich, hat aber seine Wurzeln in der TCM und hatte von Anfang an den Zweck der Gesundheitsförderung. Die anfänglich nur für den chinesischen Kaiserhof zugängliche Technik ist mittlerweile weltweit verbreitet, wird in Asien an Schulen, Unternehmen und Universitäten alltäglich betrieben und wird heute immer mehr von der westlichen Schulmedizin anerkannt.
Wie auch im Tai Chi sind Atem-, Meditations-, Stand- und die fließende Ausführung von Bewegungsübungen zentral, allerdings wird Qigong allgemein langsamer ausgeführt als Tai Chi, da letzteres Elemente des Kampfsportes beinhalten kann. Die Übungen müssen mit viel Disziplin und Genauigkeit erfolgen und können daher nur mit Hilfe eines ausgebildeten Lehrers erlernt werden.
Durch die Veränderung der Körperhaltung, Lockerung und Anspannung bestimmter Muskelpartien und Entlastung der Gelenke werden Energiepunkte und dazugehörige Meridiane, wie man sie aus der Akupunktur kennt, angesprochen.

Diagramm – zur Zusammenfassung der Methoden

Mentaltraining

- Im Mentaltraining wird die Definition der Autosuggestion nach Coué etwas ausgeweitet und es werden im Gegensatz zum mantrischen Aufsagen eines bestimmten Glaubenssatzes, der primär über den akustischen Sinneskanal fließt, die restlichen Sinneskanäle miteinbezogen.

Autogenes Training

- Auch im Autogenen Training (AT) bleibt das zentrale Wirkungskonzept gleich. Es ändert sich lediglich die Ausführung.

Progressive Muskelrelaxation nach Jacobson

- Die Progressive Muskelrelaxation ist ein aktives Entspannungsverfahren, das durch den Wechsel von Anspannung und Relaxation eine Verminderung des Muskeltonus unter das normale Niveau, aufgrund einer verbesserten Körperwahrnehmung, erreicht.

Meditation

- Um die heilende Wirkung der Meditation zu begreifen, muss vorerst das in der Meditation zentrale Konzept des abstrakten Begriffes „Gegenwart" verstanden werden.

Transzendentale Meditation

- Die Transzendentale Meditation (kurz TM) ist wohl die Meditationsart, zu der mit Abstand am meisten Literatur vorhanden ist.

Buddhistische Zen-Meditation

- Sie ist aus dem Zen-Buddhismus entstanden, der durch eine Verschmelzung des Buddhismus und Taoismus entstanden ist.

Mindfullness Based Stress Reduction (MBSR)

- Gründer des MBSR ist der Professor Jon Kabat-Zinn. Zeit seines Berufslebens engagierte sich der Molekularbiologe für die Verbreitung der Praxis der Achtsamkeitsmethode in Medizin und Gesellschaft.

Bewegungsmeditation

- Zur Bewegungsmeditation zählen das Tai Chi und Qigong. Sie benutzen die Bewegung an sich als Anker und haben den Zweck, die Verbindung zwischen Körper, Geist und Lebensenergie zu entwickeln.

VIII. ERLÄUTERUNG DES GANZHEITLICHEN ZUGANGS DER TCM ZUM PATIENTEN UND DIE VERKNÜPFUNG ZUR HYPNOAKUPUNKTUR

H. Wieser, L. Rumpl, C. Kaindlstorfer, H. Brussee

Da es insbesondere bei psychisch labilen Patienten von großer Bedeutung ist auf deren Bedürfnisse und psychischen Besonderheiten einzugehen und diese dann Schritt für Schritt zu bearbeiten, wird anfangs kurz auf die Vorgehensweise des Konzepts von Rapports-Pacing-Leading eingegangen.

> *„Rapport herstellen ist wie Tango tanzen. Zwei Menschen begegnen sich, schwingen sich aufeinander ein und nach und nach übernimmt einer der beiden die Führung. So, dass sie perfekt miteinander tanzen können." – Dr. med. Charlotte Wirl*

Rapport wird als Basis jeder Hypnotherapeutischen Behandlung verstanden und wird dadurch aufgebaut, indem man einem Menschen in dessen Wertesystem begegnet. Dadurch lässt sich eine Beziehung aufbauen, die durch Harmonie, Gleichklang, Einverständnis gekennzeichnet ist. Dies wird dadurch gefördert, indem man dem Patienten von Anfang an das Gefühl der Wertschätzung und Herzlichkeit entgegenbringt, auf dessen Wünsche, Bedürfnisse, Emotionen eingeht und ihn in dessen Therapie mit einbezieht. Hierzu ist es wichtig den Patienten als Zeichen der Achtung um Rat zu fragen. Einerseits fördert dies das Gefühl der Selbstbestimmung (dem Arzt nicht ausgeliefert zu sein). Anderseits lenkt der Fragende das Gespräch und stößt dadurch selten auf Widerstand, wie dies durch Behauptungen der Fall wäre. Zu verschiedenen Fragetechniken sollen hier ein paar Beispiele aufgeführt werden:
Meinungsfragen: Was halten Sie davon? Glauben Sie, dass ...?

Informationsfrage: Würden Sie es vorziehen im Hintergrund eine entspannende Musik laufen zu lassen? Empfinden Sie die Temperatur als angenehm?

Alternativfragen: Ist es für Sie auf diese Weise oder auf diese Weise angenehmer? Können Sie sich leichter hier oder dort entspannen?

Versteckte Fragen: Weil Sie meinten, schon einiges über Hypnose/ Akupunktur gehört/ gelesen zu haben möchte ich Sie Fragen, welche Vorteile Sie gefunden haben? -> Patient berichtet von Positivem und baut somit eine „Ja-Haltung" zur Therapie auf.

Kontrollfragen: Dies sind Fragen, welche nur mit „Ja" oder „Nein" beantwortbar sind, und somit durch öfteres „Ja" sagen oder einer stillen Zustimmung zu einer Positiven Haltung (Yes-Set) von Seiten des Patienten führen. Je öfter der Patient zustimmt, desto leichter wird es ihm fallen sich entspannt der Therapie zu widmen. Zum Beispiel: „Gut, nun sind Sie ja nach längerem Warten bei mir in der Praxis angekommen. Möchten Sie Platz nehmen? Vielleicht sind Sie nun noch etwas aufgebracht/ nervös. Doch dies wird sich von Minute zu Minute abbauen, da Sie merken werden, wie angenehm eine Behandlung ablaufen kann (→ Erwartungshaltung steigert Effekt). So sitzen Sie nun auf dem Entspannungssessel. Fühlt sich dieser angenehm an? Gut, wenn Sie wollen, können Sie mir nun erklären, was Sie zu mir führt."

Verständlicherweise gibt es weitere Fragetechniken, doch wenn die oben genannten berücksichtigt werden, wird man beobachten, dass dem Patienten ein Gefühl der Sicherheit gegeben wird, welche die Therapie wesentlich erleichtert.

Wie zuvor erklärt wurde ist es von Bedeutung, den Patienten dort abzuholen wo er steht (Rapport herstellen). Man geht dann jedoch einen Schritt weiter und übernimmt dessen Wertesystem (Pacing), um ihn dann nach und nach subtil dorthin zu bringen, wo gut mit ihm gearbeitet werden kann (Leading). Hierfür wird versucht den Körper des Patienten zu spiegeln; die Atmung auf die des Patienten anzugleichen (1:1, 2:1, 1:2); die Stimme, Tonlage, Wortwahl und Rhythmus der Sprache an die des Patienten anzupassen und weiterhin ein „Yes-Set“ aufzubauen.

Hier knüpft die Traditionelle Chinesische Medizin (TCM) an, indem sie uns Werkzeuge liefert, um Menschen und deren „Wertesysteme“ zu erkennen, zu verstehen und dadurch besser auf das Individuum eingehen zu können. In der TCM werden Menschen in Organtypen eingeteilt, wobei jedem Typ spezifische Eigenschaften, Vorlieben, Verhaltensweisen etc. zugeteilt werden.

1) Die inneren Organe ZANG und ihre Beziehung zur Psyche

Die chinesische Lehre beschreibt 5 innere Organe, welche in ihrer Funktion hauptsächlich als „Bewahrer“ der Körperflüssigkeiten (QI oder JING) dienen. Das Interessante dabei ist, dass sie nicht als isoliert voneinander und zu ihrer Umgebung angesehen werden sollen, sondern einen Kreislauf bilden und von außen über das Meridiansystem beeinflussbar sind. Die Meridiane stellen somit den Kanal dar, über welchen man mittels Akupunktur direkt auf innere Organfunktionen eingreifen kann. Die TCM geht in ihrem Ansatz aber noch weiter. Sie schreibt den inneren Organen auch eine gegenseitige Beziehung zur Psyche zu, sie werden also gleichsam von ihr beeinflusst wie sie diese selbst beeinflussen. Das ebnet wiederum den Weg für hypnotherapeutische Ansätze und erlaubt in Kombination mit der Akupunktur gewisse Krankheitsbilder gleichzeitig von mehreren Seiten zu therapieren. Bevor auf die einzelnen Organe und deren typische Erscheinungsbilder (Organtypen) eingegangen wird, sollte noch ein kurzer Einblick auf die Wechselbeziehung der Organe untereinander und die besondere Rolle von Herz und Niere gegeben werden.

Nach den Vorstellungen der TCM gibt es eine innere Kraft, welche das Leben bedingt – SHEN. Dieses SHEN (im Übertragenen auch die Niere) bewahrt die Lebensessenz, das „JING“ auf. Es kann im Übertragenen als Fortpflanzungs- und Wachstumshormon verstanden werden, welches bei Dysregulation eine Störung sämtlicher innerer Organe hervorrufen kann. SHEN hat seinen Sitz/ Ursprung wiederum im „XIN“ (Herz), von wo aus es kontrolliert wird. So verhält es sich auch mit den anderen beiden unteren YIN-Organen, der Leber (Gan) und der Milz (Pi). Das Herz kristallisiert sich somit zum Zentralorgan für innere psychogene Faktoren heraus, es stellt praktisch den „Herr der inneren Organe und Gemütslagen“ dar. Gleichzeitig steht es aber auch in Abhängigkeit der ihm unterstellten Organe, denn sie ernähren es. Die Funktionen, welche die TCM den Organen zuschreibt, lässt nun einiges auf deren Auffassung von Krankheiten im Gesamten erkennen. Freilich ist es oft schwer den Gedankengängen der chinesischen Medizin zu folgen, wenn man sich einer rein schulmedizinischen Betrachtungsweise bedient, doch betrachtet man die bildliche, metaphorische Formulierung offener, kommt man oft auf überraschende Übereinstimmungen mit westlichen Anschauungspunkten. In diesem Fall wird dem Herzen der Sitz des Geistes zugesprochen, während die ihm sprichwörtlich unterstellten Organe das Animalische verkörpern. Gesundheit ist laut den Lehren der TCM

nur dann gegeben wenn die beiden Regelkreise sich im Gleichgewicht befinden, also wenn Körper und Geist harmonieren.
Ein Ansatz welcher sich daraus ergibt, und sicherlich in der westlichen Medizin weniger verfolgt wird, ist jener, dass nun alle Befindlichkeiten des Patienten auch in den Befund des Arztes einfließen müssen. Das heißt, empfindet der Patient sich als krank, so ist er krank und kann nicht ohne Weiteres wieder nachhause geschickt werden, nur weil der behandelnde Arzt für sich keine Krankheitszeichen entdeckt. Die TCM trachtet somit danach, in ihrer Behandlung sowohl den objektiven Befund des Arztes, als auch das subjektive Befinden des Patienten zu behandeln.

Dies schafft sie unter anderem dadurch, dass sie mit Hilfe der Meridian- und Segmentlehre innere Organe auf die Körperoberfläche projiziert und die inneren Organe wiederum in Bezug zur Psyche stellt. So lassen sich Angstzustände nach diesem Prinzip am besten durch eine Behandlung von Punkten beseitigen, welche der Niere zugeordnet sind, und hektische Zustände werden dem Organ Herz zugeordnet. Um festzustellen, welches innere Organ sich in einem dominanten oder geschwächten Zustand befindet, ist eine gute Menschenkenntnis und Beobachtungsgabe notwendig. Für das gesamte weitere Vorgehen stellt dieser Prozess aber das Fundament dar, weshalb man sich wirklich die Zeit und Ruhe nehmen sollte, den Patienten als Mensch vollständig erfassen zu können. Im Folgenden ist eine Zuordnung von inneren und äußeren Faktoren nach den 5 Organtypen gegeben, welcher sich die TCM bedient. Damit soll ein rasches Erfassen des individuellen Wertesystems des Patienten ermöglicht werden, um möglichst schnell den Rapport aufnehmen zu können:

2) Organtypen

Es gibt fünf Organtypen, wobei jedem Typ ein Element, eine Jahreszeit, Ausdrucksformen, Geschmacksrichtungen, anfällige Gewebe, spezifische Lebenszeit, spezielle Eigenschaften und vieles mehr zugeordnet wird. Es soll jedoch erwähnt werden, dass jeder Mensch aus Kombinationen der folgenden Typen besteht und somit erst die individuelle Person zum Vorschein kommt. In diesem Kapitel soll nur ganz oberflächlich auf diese Konstitutionstypen eingegangen werden, wobei Herz und Nierentypen aufgrund ihrer Besonderheit im Bezug zur Psyche detaillierter betrachtet werden. (Spendlingwimmer, 2001)

Leber

Dynamische, sportliche, spontane, kreative, lustige, zielgerichtete Personen, welche in ihrer Jahreszeit, dem Frühling, regelrecht aufblühen, sind Lebermenschen.

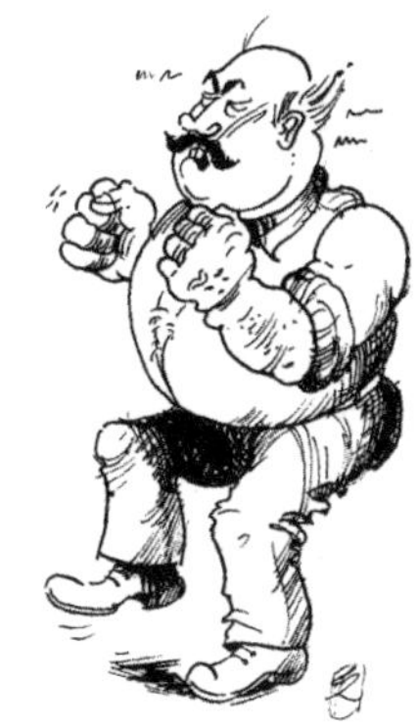

- Element: Holz – Lebermenschen sind jedoch anfällig auf Wind und können dadurch im Herbst ihre Dynamik verlieren, welche sich dann als Antriebslosigkeit äußert.
- Jahreszeit: Frühling
- Ausdrucksform: Wut, Aggression
- Eigenschaften: Der Lebermensch braucht (in Analogie zu Bäumen) seine Freiheit und Abstand, Toleranz und Respekt um sich entwickeln zu können.
- Fülle: Wenn ihm die vorhin genannten Eigenschaften nicht zugestanden werden und die dynamische Energie nicht fließen kann, äußert sich der Patient mit Aggression und Wut. Es ist deswegen von Bedeutung, einem Lebermenschen in der Behandlung stets mit Respekt und Toleranz zu begegnen, und Wut nicht mit Witzen besänftigen zu versuchen.
- Leere: Wenn der Lebermensch jedoch zu wenig Energie hat, äußert er sich in einer leisen Stimme, verhält sich ängstlich, benötigt Pläne und Strukturen, da es ihm schwer fällt flexibel zu sein.

Herz

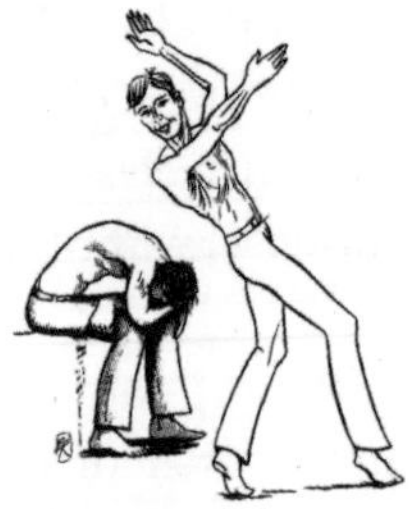

Dem Herzen kommt, wie bereits kurz erwähnt, in den Lehren der TCM eine ganz besondere Rolle zu, da ihm die Kontrolle von Kreativität und Konzentrationsfähigkeit zugesprochen wird. Somit symbolisiert es das Geistige im Menschen und bietet übergeordnet bei allerlei psychischen Beschwerden therapeutischen Zugang. Herzmenschen sind emotional, kreativ, können leicht lachen und haben bei ausgeglichenem Zustand sichtbar Lust und Freude am Leben. Sie können sich schnell ver- und entlieben und besitzen oft eine ausgeprägte Mimik.

- Element: Feuer
- Jahreszeit: Hochsommer
- Ausdrucksform: Höflichkeit, Liebe, Lachen, sprachliches Formulieren
- Fülle „Herzenergie": Hektik, Stress, übermäßiges „Schwätzen", Hysterie, Psychosen, Schlaflosigkeit
- Schwäche: Depression

Insbesondere Herzmenschen begegnet man mit höflicher, überlegter Wortwahl um Rapport aufzubauen.

Lunge

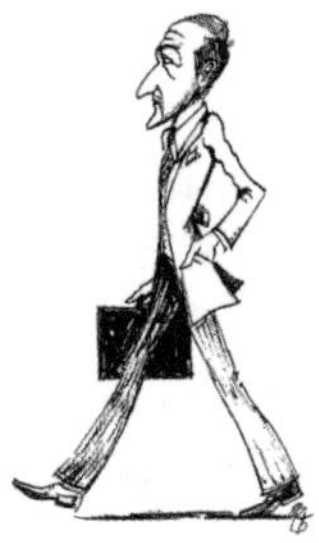

Der typische Lungentyp ist ein zynischer, isolierter unnahbarer Mensch, welcher Sterilität, Sauberkeit und Ordnung schätzt und lebt. Er lebt nach einem Rhythmus, ist im Tagesablauf sehr strukturiert und zieht sein Ding durch.

- Element: Metall
- Jahreszeit: Herbst (trockenste Zeit)
- Eigenschaften: Der Lungentyp schätzt hohe Werte, Gesetze, Gerechtigkeit und Dankbarkeit.
- Ausdrucksform: Trauer, Weinen
- Fülle: krankhafte Isolation im Gewohnten, Ordnungsfetischist
- Schwäche: Anfälligkeit für Trockenheit (Heizung im Winter), die sich in trockener Haut oder Angina zeigt. Hier hilft Meer, Bergluft oder Feuchtigkeit.

Niere

In der TCM wird dem Inneren Organ Niere die Aufgabe des Bewahrens von JING, der Lebenskraft zugesprochen. Demnach kommt diesem Organ und seinem Kreislauf eine sehr zentrale Stellung zu, auch was die Psyche anbelangt. Das chinesische Wort für Niere – SHEN – steht somit nicht zufällig auch für die Begriffe Geist oder Seele.
Nierenmenschen haben ein starkes Fundament, sind sozial, erdulden Härte, besitzen Durchsetzungsvermögen, besitzen ein ausgeprägtes Pflichtgefühl und einen starken Willen.

- Element: Wasser
- Jahreszeit: Winter
- Ausdrucksform: Angst, stöhnen
- Eigenschaften: In der Niere steckt die „Urkraft". Nierenmenschen stehen mit beiden Beinen im Leben und sind nur schwer außer Gleichgewicht zu bringen. Deshalb sind manifeste chronische Nierenerkrankungen aber auch schwer zu behandeln.
- Fülle: Zu viel Kälte (auch emotionale Kälte) macht ihm zu schaffen. Denn der Nierentyp schätzt besonders Zärtlichkeit und körperliche Wärme.
- Schwäche: Unterleibsprobleme, Kälteempfinden

Milz-Pankreas

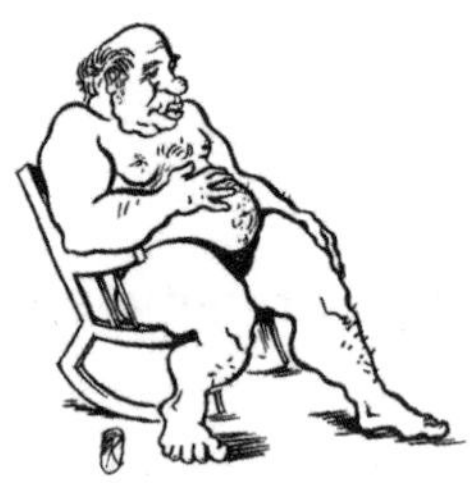

Milztypen sind sanft und gemütlich, manchmal lasch oder schwerfällig. Sie genießen gerne und können gerne stundenlang bei Kaffee und Kuchen zusammensitzen.

- Element: Erde (schwer, träge)
- Jahreszeit: Spätsommer
- Ausdrucksform: singen
- Fülle: Übergewicht, Appetit erhöht
- Schwäche: Appetitmangel, Ödeme, Bauchschmerzen, Bindegewebsschwäche

3) Die sedierende Akupunktur

In der Akupunkturbehandlung sind gemeinhin zwei gegensätzliche Stimulationsmethoden bekannt – tonisierend und sedierend. Dem gegenüber steht das Gegensatzpaar „XU – SHI" (Leere und Fülle), zwei Zustände, welche nach den Lehren der TCM ein Zuwenig oder Zuviel an Qi bezeichnen. Sowohl die Leere als auch die Fülle rufen ein Ungleichgewicht hervor, welches sich wiederum nach innen oder außen als Krankheit manifestieren kann. Die sedierende Technik hat die Aufgabe überschüssiges Qi oder andere Körpersäfte aus dem Körper zu leiten und wird demnach bei Fülle-Zuständen angewandt.

Will man an dieser Stelle mittels Akupunktur eingreifen ist es natürlich wichtig, das XU vom SHI unterscheiden zu können, also die Zustände diagnostisch zu bestimmen.

Diagnosestellung eines Fülle-Zustandes

Dabei muss man zu allererst zwischen der Konstitution und der Kondition des Patienten unterscheiden, also dem Allgemeinzustand vor sowie innerhalb der gegenwärtigen Erkrankung. Ein Mensch kann sich somit zwar konstitutionell in einem Fülle-Zustand befinden, aber durch ein plötzliches schweres Trauma äußerlich Leere-Zustände aufweisen. Der sogenannte SHI-Typ präsentiert sich der Konstitution nach als pyknisch bzw. athletisch, also belastbar und widerstandsfähig, der Kondition nach zeigt er sich lebhaft, laut sprechend und kräftig. Charakteristisch ist hierbei ein Typenwechsel nach Alterslage, da jüngere Menschen meist dem Fülle-Typ und ältere meist dem Leere-Typ entsprechen.

Dieser Einteilung entsprechend erscheinen auch klassische Fülle- oder Leere-Erkrankungen meist nach einem gewissen Schema. Erstere zeigen eine kurze Anamnese, plötzlichen Beginn und stürmischen Verlauf, sind nach westlichem Sprachgebrauch also eher in die Kategorie „akut" einzuteilen. Zwei in der TCM sehr geschätzte diagnostische Parameter, die Zungen- und Pulsdiagnose helfen auch hier zur Unterscheidung zwischen XU und SHI. In der Fülle imponiert die Zunge meist rotgefärbt, der Zungenkörper erscheint kräftig und es zeigt sich dicker, oft gelblicher Belag. Der Puls ist in der Regel kräftig, gespannt und nur schwer unterdrückbar.

Therapie des Fülle-Zustandes

Ist die Diagnose des Zustandstyps erstellt gibt dies konkrete therapeutische Hinweise bezüglich der Reizstärke, Reizart, dem Reizort und Behandlungsintervall.

Reizstärke

Da man gewillt ist, Qi abzuführen, bedient man sich wie bereits erwähnt eines sedierenden Reizes („XIE").Dieser ist charakterisiert durch ein starkes „de Qi" (Nadelsensation). Der Patient sollte deshalb während der Behandlung regelmäßig nach Ausdehnung und Stärke der Nadelsensation, befragt werden. Im Grunde stellt die richtige Deutung der hervorgerufenen Nadelsensationen und damit die sachgemäße Modulierung der Reizstärke, neben der richtigen Punktewahl den wichtigsten Faktor für eine gelungene Akupunktur dar und sollte daher keinesfalls vernachlässigt werden.

Reizart

Zur Art der Reizung ist zu sagen, dass hier mehrere Wege zum Ziel führen und grundsätzlich alle einem Gebot folgen: Das Qi folgt der Nadel, es lässt sich an ihr sammeln oder eine Richtung geben. Der erste Ansatz ist dabei die Geschwindigkeit des Nadelein- bzw. ausstichs. Hier gilt, dass das Qi der langsamen Nadelbewegung folgt, weshalb man bei der sedierenden Technik schnell ein- und langsam aussticht.

Eine weitere Möglichkeit ist, den natürlichen Qi-Fluss der Atmung zu beachten. Bei Inspiration füllt sich der Körper mit Umgebungs-Qi während er unter Exspiration Qi nach außen abgibt. Will man das Ausleiten des Qi's verstärken sollte man bei Inspiration ein- bei Exspiration ausstechen.

Um den ausströmenden Qi-Fluss nach der Nadelentfernung nicht gleich versiegen zu lassen empfiehlt sich die „öffnende" Entfernung. Dabei werden die Nadeln mit kreisenden Bewegungen entfernt und die akupunktierte Stelle wird dann noch einige Zeit offen belassen. Im Gegensatz dazu neigt man bei der tonisierenden Akupunktur dazu die Stelle zu „schließen" indem man nach der Nadelentfernung den betroffenen Punkt noch kurz akupressiert.

Die Kratztechnik vermag zu guter Letzt die hergestellte Flussrichtung noch zu verstärken indem man mit dem Zeigefinger entlang der Nadel streicht. Hierbei ist es wichtig der Richtung des Flusses zu entsprechen, also beim sedierenden Akupunktieren mit dem Finger vom Körper des Patienten weg zu streichen.

Reizort

Zum Reizort kann grundsätzlich gesagt werden, dass man sich vorwiegend Fernpunkte bedient, da betroffene Körperregionen bei Fülle-Symptomatik meist sehr stark schmerzen. Man bedient sich dabei meist Punkten auf der kontrolateralen Körperseite. Auch die Ohr- und Handakupunktur von XI-Grenzpunkten findet des Öfteren Anwendung (sogenannte Hua-Tuo Punkte).

Reizintervall

Dem Krankheitstypus sowie der Konstitution des Patienten entsprechend ist der Behandlungsintervall bei Fülle-Symptomatik eher klein, also zwischen ein bis drei Tagen angelegt, da die betreffenden Vorgänge schnell vonstattengehen und die Widerstandskraft des Behandelten es auch meist zulässt.
Um einen therapeutischen Erfolg durch Akupunktur zu erzielen sind laut Dr. C. Kornacker zwei Dinge der Akupunktur von Bedeutung: Zum einen die Kontrolle des gewünschten Nadelsitz mittels direkter affirmativer Zustimmung des Patienten, wie die von Gleditsch beschriebene „Very-Point-Methode" (Gleditsch, 2002).

Zum anderen die Anwendung hypnotherapeutischer Techniken, wie z.B das Aufsuchen des „sichersten und geschütztesten Ortes („Safe place")", noch während des Setzens der Akupunkturnadeln, und das Verweilen in dieser induzierten Entspannung für die Dauer der Akupunturbehandlung. (Dr. Kornhacker, 2004).

4) Safe place

Als „Safe place" wird in der Hypnotherapie ein Ort beschrieben, an welchem sich der Patient völlig wohl und entspannt fühlen kann. Dieser Ort existiert nur im Kopf des Patienten und kann real oder irreal sein, wobei der Patient meist mit Hilfe des Hypnotiseurs zu diesem Ort gelangt. Diesen Ort kann der Patient über verschiedene Induktionsmethoden oder direkt erreichen. Dazu soll zum Verständnis in aller Kürze ein Beispiel aufgeführt werden: „Da Sie nun die Akupunkturnadeln und deren Wirkung im Körper verspüren, kann es ganz angenehm sein sich vorzustellen wie man vor einem großen Tor steht ... Vielleicht können Sie das Tor genauer betrachten ... Details erkennen ... Genau ... Je genauer Sie es beobachten, desto entspannter fühlen Sie sich ... Betrachten Sie aus welchem Material es besteht ... und dann, wenn es Zeit ist, können Sie das Tor öffnen ... Vielleicht befinden Sie sich nun an einem wunderschönen Ort ... einem Ort, an dem Sie sich wohlfühlen können ... Betrachten Sie die Dinge in der Umgebung ... mit allen Einzelheiten ... Vielleicht können Sie einen Geruch wahrnehmen ... oder vielleicht hören Sie etwas Bestimmtes ... Gut so ... All dies wird Ihnen helfen, immer tiefer in diese Entspannung hinein zu gleiten ... Diesen Ort, kennen nur Sie

... Sie können jederzeit zurückkommen, wenn Sie es möchten."
Hier wurde ein kurzes Beispiel aufgeführt, wobei dieses endlos weitergesponnen und über die ganze Akupunkturbehandlung aufrecht gehalten werden kann. Am Ende ist jedoch wichtig, den Patienten wieder durch das Tor zurückzuführen, sodass er wieder voll und ganz im Hier und Jetzt ankommt.

5) Refraiming

Unter Reframing (= Umdeutung) versteht man, die eigenen Erfahrungen des Patienten, auch die unbewusst gewordenen, so zu reorganisieren und neu miteinander zu verknüpfen, dass Ereignisse, die einst als Begrenzungen erlebt wurden, zu Ressourcen für das heute nötige Wachstum werden. (Keil, 2011) Man versucht also, einem Problem oder Symptom eine andere (positive) Bedeutung zu geben. Mittels des alternativen Kontextes wird also erkannt, dass etwas nicht schlecht ist, sondern nur relativ schlecht zu der einen Situation passt – und ganz gut zu einer anderen. (Keil, 2011) Dies kann einerseits durch konkretes, logisches Aufklären oder Erfragen funktionieren. Anderseits können aber auch Anekdoten, Stellvertretergeschichten Problemen eine neue Bedeutung geben. Hierbei könnte man von anderen Personen berichten, welche ähnliche Probleme hatten (fördert Yes-Set; „Ich bin nicht allein"), und wie diese die Probleme erfolgreich ablegen konnten. Des Weiteren kann von Müttern erzählt werden, die in gewissen Situationen in welchen ihr Kind bedroht wird, jegliche Angst und jeglichen Schmerz vergessen.

Oder auch von Indianern, welche Schmerz ausblenden können. Hierfür sollte erwähnt sein, dass die Geschichten nicht unbedingt logisch sein müssen, denn diese indirekt eingeflochtenen ideodynamischen Suggestionen führen, auch ohne formale Induktion von Trance, zu automatischen unbewussten Suchvorgängen und dadurch zu einer Linderung der Beschwerden. Des Weiteren kann es helfen, wenn sich der Patient im Rahmen einer Hypnotherapeutischen Sitzung/ Hypnoakupunktur, ein Landschaft vorstellt, die seiner Angst entspricht. Dabei soll er auf Details achten und diese evtl. beschreiben. Er kann sich dann auch ein Tier vorstellen, welches gut zu seiner Angst passt, und auch auf dieses in dieser Landschaft eingehen. Danach wird dem Patienten von einer zweiten Landschaft berichtet, in welcher das Problem nicht auftreten könne. Wieder wird auf Details eingegangen, um den Fokus weiter auf die Trance zu lenken. Dabei soll sich der Patient auch hier ein (Kraft-)Tier vorstellen, welches dieses Problem nicht haben kann. Zu allerletzt kann man die zwei Tiere miteinander reden lassen und so evtl. eine Dissoziation des Problems erreichen.

Auch hier soll erwähnt werden wie wichtig es ist, den Patienten via Fragen aktiv teilnehmen zu lassen. Zum Beispiel: „Ihre Angst ist mehr als berechtigt! Wie glauben Sie, kann man diese verringern? Was würden Sie sich wünschen, dass jetzt passiert?"

DDr. Thomas Ots beschreibt Depression und Angst folgendermaßen: „Depression und Angst sind Krankheiten, bei denen psychische und leibliche Phänomene in einer festen Beziehung zueinander stehen. Dies bedeutet auch, dass psychische Phänomene durch leibliche Korrelate verstärkt werden können und umgekehrt. Hier setzt die chinesische Medizin an: Die Verminderung leiblicher Phänomene ist oft der Beginn einer psychischen Besserung. Als Beispiel: Die Angst wird u.a. durch Herzrasen und Palpitationen getriggert. Dabei ist es unwichtig, was diese leiblichen Phänomene ausgelöst hat. Gelingt es, Herzrasen und Palpitation – z.B. durch den Einsatz von Du 20, He7, Pe6, einiger psychotroper Punkte der Ohrakupunktur wie 100 – zu vermindern, verringert sich auch das spezifische Angstgefühl ..." (DDr. Ots, 2004)

Diagramm – Zusammenfassung der ganzheitlichen Erläuterungen

In der TCM werden Menschen in Organtypen eingeteilt

Die inneren Organe ZANG und ihre Beziehung zur Psyche

- Nach den Vorstellungen der TCM gibt es eine innere Kraft, welche das Leben bedingt – SHEN. Dieses SHEN (im Übertragenen auch die Niere) bewahrt die Lebensessenz, das „JING“ auf.
- Gesundheit ist laut den Lehren der TCM nur dann gegeben, wenn die beiden Regelkreise sich im Gleichgewicht befinden, also wenn Körper und Geist harmonieren.

Organtypen

- Leber
- Herz
- Lunge
- Niere
- Milz-Pankreas

Die sedierende Akupunktur

- Diagnosestellung eines Fülle-Zustandes
- Therapie des Fülle-Zustandes

Safe place

- Als „Safe place“ wird in der Hypnotherapie ein Ort beschrieben, an welchem sich der Patient völlig wohl und entspannt fühlen kann.

Refraiming

- Unter Reframing (=Umdeutung) versteht man, die eigenen Erfahrungen des Patienten, auch die unbewusst gewordenen, so zu reorganisieren und neu miteinander zu verknüpfen, dass Ereignisse, die einst als Begrenzungen erlebt wurden, zu Ressourcen für das heute nötige Wachstum werden.

6) Psychisch harmonisierende Punkte

Vorweg sollte klargestellt werden, dass die Akupunktur nicht dazu geeignet ist, schwere psychische Erkrankungen wie zum Beispiel eine Schizophrenie zu therapieren. Vielmehr hat die Stimulation der gesetzten Nadeln einen allgemein aufhellenden, ja manchmal sogar euphorisierenden Effekt. So wird bei äußeren Erkrankungen meist die psychische Komponente mittherapiert und zum Beispiel leicht depressive Verstimmungen können neben dem Grundleiden kuriert werden. Trotzdem sind in der chinesischen Medizin einige Punkte bekannt, welche die Psyche besonders stark zu beeinflussen vermögen. Sie können an dieser Stelle als psychisch harmonisierende Punkte zusammengefasst werden, da sie bei zahlreichen Symptomatiken zum Einsatz kommen und meist ein Basisprogramm darstellen, welches bei neurasthenischen Erkrankungen aller Art gegeben werden kann. Im Folgenden sind die Punkte ihrer Meridianen beziehungsweise außerordentlichen Gefäßen zugeordnet.

Herz-Meridian

- **H3 – kleines Meer (auch Punkt der Lebensfreude)**
  - o Lok.: bei gebeugtem Ellbogen zwischen dem medialen Ende der Ellbogenfalte und des Epicondylus medialis
  - o Fkt.: reguliert das Herz-Qi, macht die Meridiane durchgängig und klärt den Geist SHEN
  - o Ind.: bei Schwindel und Verwirrtheitszuständen

- **H5 – Verbindung nach Innen**
  - o Lok.: 1 Cun über der transversalen Handgelenksfalte radial der Sehne des Musculus flexor carpi ulnaris
  - o Fkt.: Hauptpunkt für die Regulation und Stärkung des Herz-Qi, beruhigt SHEN
  - o Ind.: leichtgradige Depression

- **H7 – Tor der Götter**
  - o Lok.: proximal des Os pisiforme in der Vertiefung radial des Sehnenansatzes des Musculus flexor carpi ulnaris
  - o Fkt.: löst Qi-Stagnation, klärt das Herz-Feuer, Mangel- und Blut-Hitze und beruhigt SHEN
  - o Ind.: durch seelische Anspannung entstandene Unruhe und Angstzustände, psychovegetatives Syndrom, Konzentrations- und Merkschwäche, Schlafstörung und Hyperaktivität

- **H9 – Punkt der Lebensfreude, geringer Ansturm**
  - o Lok.: 2 mm medial und proximal des daumenseitigen Nagelwinkels des kleinen Fingers
  - o Fkt.: Tonisierungspunkt am Herzen
  - o Ind.: Depression, psychische Schwächen, Krisen

Blasen-Meridian

- **B10 – Himmelssäule (Grundgerüst der Kopfschmerzbehandlung zusammen mit G20)**
  - o Lok.: Im Nacken, in der Vertiefung des lateralen Ansatzes des Musculus Trapezius an der Linea Nuchae
  - o Fkt.: macht Meridiane und Netzgefäße durchgängig, stärkt den Kopf und befreit die Sinne
  - o Ind.: Kopfschmerzen und Schlaflosigkeit

- **B18 – Transport-(Yu-)Punkt zur Leber**
  - o Lok.: 1,5 Cun lateral der hinteren Medianlinie in Höhe der Dornfortsatzunterkante des 9. Brustwirbels
  - o Fkt.: reguliert Leber und Gallenblase, beruhigt SHEN, beseitigt Leber-Qi-Depression
  - o Ind.: psychovegetatives Syndrom, Schlafstörungen, Schwindel und chronische Müdigkeit

- **B20 – Yu-Punkt zur Milz**
  - o Lok.: 1,5 Cun lateral der hinteren Medianlinie auf Höhe der Dornfortsatzunterkante des 11. Brustwirbels
  - o Fkt.: reguliert und tonisiert Milz und Magen, nährt das Blut, transformiert Feuchtigkeit und Schleim
  - o Ind.: körperlicher Erschöpfungszustand, Schlaflosigkeit, Schwindel und Palpitationen bei Qi- und Blut-Mangel

- **B21 – Yu-Punkt zum Magen**
  - o Lok.: 1,5 Cun lateral der hinteren Medianlinie auf Höhe der Dornfortsatzunterkante des 12. Brustwirbels
  - o Fkt.: reguliert und stärkt die Mitte, harmonisiert den Magen
  - o Ind.: Verdauungsstörungen

Magen-Meridian

- **M36 – göttlicher Gleichmut**
  - o Lok.: einen Querfinger lateral der vorderen Tibiakante und 3 Cun unterhalb des Apex Patellae
  - o Fkt.: reguliert und tonisiert Magen, Milz und Darm, zerstreut Ansammlungen, befreit und reguliert Qi- und Blut-Zirkulation der Meridiane und Netzgefäße
  - o Ind.: Immunstimulation, Qi-Tonisierung bei Erschöpfungszuständen oder Schwindel

Lenkergefäß

- **LG4-Lebenstor**
  - o Lok.: Unterhalb des Dornfortsatzes des 2. Lendenwirbels
  - o Fkt.: stabilisiert die Nierenessenz JING
  - o Ind.: behandlungsresistenter starker Kopfschmerz

- **LG13 – Weg der Töpfer**
  - o Lok.: unterhalb des Dornfortsatzes des 1. Brustwirbels
  - o Fkt.: beseitigt äußere pathogene Faktoren
  - o Ind.: Kopfschmerz und Hitze-Syndrome

- **LG16 – Palast des Windes**
  - o Lok.: 1 Cun über dem hinteren Haaransatz, direkt über der Protuberantia Occipitalis
  - o Fkt.: klärt die Sinne und stärkt das Gehirn
  - o Ind.: Kopfschmerz, Aphasie und Schwindel

- **LG20 – „Polarstern"**
  - o Lok.: in der Mitte auf Scheitelhöhe
  - o Fkt.: aktiviert den Geist
  - o Ind.: Insult, Durchblutungsstörungen, Konzentration, Magenschmerzen, geistige Unruhe

Konzeptionsgefäß

- **KG6 – Meer des Qi**
  - o Lok.: 1,5 Cun unterhalb des Bauchnabels
  - o Fkt.: stärkt das Yang und Ursprungs Yuan-Qi, tonisiert und zirkuliert Qi im ganzen Körper, reguliert Qi und wärmt den unteren San Jiao
  - o Ind.: starke Erschöpfungszustände, mentale schwäche, Depression und Angstzustände

- **KG15 – Taubenschwanz (zusammen mit LG19 das „Bellergal der Akkupunktur")**
  - o Lok.: 0,5 Cun unterhalb des Processus Xiphoideus
  - o Fkt.: beruhigt SHEN, reguliert den Qi-Fluss in der Brust, reguliert gegenläufiges Magen-Qi und leitet Hitze aus
  - o Ind.: starke Angstzustände, Unruhezustände, Herzrasen und Tobsuchtsanfälle

- **KG17 – „Zentrum der Brust"**
  - o Lok.: Mitte des Brustbeins am 4. ICR
  - o Fkt.: Reunionspunkt + Reflexpunkt für den Thorax
  - o Ind.: Psychosomatischer Hauptpunkt, Asthma, Beklemmung, Trauma, Störungen der Lungen und Herzfunktion

7) Beispielhafte Behandlung häufiger psychischer Dysregulationen unserer Gesellschaft

Der hektische Lebenswandel unserer modernen Gesellschaft und die ständige Überflutung unserer Sinne hat eine Reihe gängiger Krankheitsbilder geschaffen, welche mittels Akupunktur teilweise vortrefflich zu behandeln sind.

Kopfschmerz

Nach den Lehren der TCM können Kopfschmerzen durch innere sowie äußere Faktoren ausgelöst werden, wobei im Folgenden auf letztere eingegangen wird. Basispunkte zur Behandlung sind einerseits die vegetativ wirksamen Punkte B10 (Vagus-aktivierend) und G20 (Sympathikus-aktivierend), andererseits die sogenannte Punktekombination „Bellergal der Akupunktur", welche sich aus KG15 und LG19 zusammensetzt.

Kopfschmerz durch aufsteigendes Leber-Yang
Dieses Krankheitsbild entspricht der westlichen Diagnose eines Spannungskopfschmerzes. Die TCM sieht den Ursprung dieses Symptoms in einer YIN-Schwäche, vor allem der Niere, was zu einem relativen YANG-Überschuss des in Beziehung stehenden Organs, der Leber führt. Dies trifft vornehmlich Menschen, welche von feurigem, impulsivem Temperament sind und in ihrer Begeisterung oft „mit dem Kopf durch die Wand rennen". Da hierbei die Leber und das Herz zu dominant sind, werden in der Therapie die jeweiligen Quellpunkte (Le3 und H7) behandelt, um überschüssige Energie abzuleiten. Emotional steht diese Art des Kopfschmerzes mit Zorn, Aggression oder

Ärger in Beziehung und tritt meist im Bereich der Schläfe auf.

Kopfschmerz durch Qi-Schwäche
Dieser Kopfschmerz steht in Beziehung zu den westlichen Symptomen Eisenmangel und Hypotonie. Laut TCM liegt diesem Kopfschmerz ein genereller Energiemangel zugrunde, die Betroffenen zeigen dabei auch meist zahlreiche andere, kleine Krankheitssymptome und fühlen sich schwach. Der Kopfschmerz präsentiert sich beständig, diffus und geht oft mit Konzentrationsschwäche einher. Die Therapie sieht demnach vor allem eine Stärkung des QI vor, was vor allem mit den Punkten KG12, KG6, LG19, M36, Lu7, Di4, B20 sowie G20 erreicht werden soll.

Kopfschmerz durch Nieren-Schwäche
Die folgende Symptomatik ist eng mit neurasthenischen Beschwerden und einem Schwächegefühl verbunden. Die Lebenskraft, welche der chinesischen Lehre nach ihren Sitz in der Niere hat, ist vermindert und ruft beim Betroffenen ein Gefühl der Sinnlosigkeit und Antriebslosigkeit hervor. Der Schmerz ist vor allem im Nacken und Hinterkopf lokalisiert und geht oft mit einem Schwindelgefühl einher. Es gilt, das YIN der Niere zu stärken: B60, B23, B10, Lu7, MP6.

Kopfschmerz durch Feuchtigkeit-Schleim
Bezogen auf ein westliches Krankheitsbild zeigt sich hierbei eine Verbindung zur Depression. Der Kopf wird hierbei als vollgefüllt und schwer empfunden, der Schmerz tritt vor allem an der Stirn auf. Hierbei sollte vor allem die Milz gestärkt werden, weshalb die Punkte M1, M8, M40, KG6, KG12, G20 und PaM9 bevorzugt werden.

Neurasthenische Beschwerden

Bei dieser Problematik, welche den häufigsten Auslöser für Psychosomatosen darstellt, kann sehr gut auf eine Reihe der psychisch harmonisierenden Punkte, zumindest als Basisprogramm zurückgerufen werden. Der Begriff Neurasthenie, welcher im heutigen Sprachgebrauch kaum mehr verwendet wird umfasst hauptsächlich Krankheitsbilder psychischer Erschöpfungszustände, welche heutzutage begrifflich voneinander getrennt sind. Auch in der chinesischen Medizin finden sich unter diesem Begriff eine ganze Reihe von verschieden Ausprägungen mit jeweils unterschiedlicher Ursache. Ihnen allen ist jedenfalls gemein, dass sie ihren Ursprung in einem seelischen Ungleichgewicht nehmen. So liegt nach Sicht der TCM eine Störung eines der drei Funktionskreise Herz-Milz, Herz-Leber oder Herz-Niere vor und klarerweise werden dabei therapeutisch neben den oben genannten vor allem Punkte verwendet, welche in Beziehung mit dem jeweiligen Funktionskreis stehen.

Beschwerden mit Kreislauf- und Verdauungs-Symptomen (Herz und Milz)
Der Betroffene fühlt sich schwach und schwerfällig, zeigt sowohl Freudlosigkeit, welche auf eine Störung des Herzens schließen lässt, als auch ein sattsames Genügend sein, was wiederum auf eine Dysregulation der Milz hinweist. Punkte, welche die betreffenden Systeme stärken sind einerseits die jeweiligen Basispunkte H7 und MP6, sowie die Zusatzpunkte MP3, B15 und B20.

Beschwerden mit Kreislauf- und Durchblutungsstörungen (Herz und Leber)
Hierbei zeigt sich das zum vorherigen Bild gegensätzliche Problem der Überspannung, körperlich sowie psychisch. Betreffende Personen wirken in ständiger Kampfbereitschaft, was sich oft in Muskelverspannungen, vor allem in der Nackengegend, äußert. Punkte, welche den Leberkreislauf beeinflussen, indem sie Energie ableiten sind unter anderem Le2 und Le3 (Hitze-Punkt und Quell-Punkt), B18 und B19 (Zustimmungspunkte von Leber und Gallenblase).

IX. SCHMERZ, EIN IDEALES ANWENDUNGSGEBIET FÜR HYPNOAKUPUNKTUR

K. Pekovits, A. Pinter, C. Kaindlstorfer

1) Schmerzbeeinflussung durch Hypnose

Schmerzmanagement

Die Behandlung von Schmerzen mittels Hypnose zählt zu den ältesten Behandlungsgebieten der Hypnose. Besonders in den beiden Kriegen des letzten Jahrhunderts erlebte die hypnotische Schmerztherapie wegen fehlender Analgetika eine unfreiwillige Blüte. Milton Erickson war Situationsbedingt ein Meister des hypnotischen Schmerzmanagments, da er selbst aufgrund seiner Erkrankung mit Großen Schmerzen zu kämpfen hatte, diese aber durch Autohypnose sehr gut unter Kontrolle zu bringen wusste.

Heutzutage gilt die Schmerzbekämpfung via Hypnose nur noch dann als indiziert, wenn schulmedizinische Methoden versagen, oder sie als additives Verfahren Anwendung findet. Hauptsächlich wird sie bei psychosomatischen und Phantomschmerzen erfolgreich eingesetzt. Voraussetzung für eine solche Behandlung, eine hypnotherapeutische Intervention, ist allerdings eine komplette schulmedizinische Abklärung, um eventuell heilbare Ursachen auszuschließen. Stellt sich bei dieser heraus, dass es sich um einen Signalschmerz handelt, ist eine hypnotische Intervention abzulehnen.

Durchführung

Bei der hypnotischen Schmerztherapie steht paradoxer Weise die Assoziation mit dem Schmerz im Vordergrund, um somit eine Trance zu erzeugen.
Bei dem folgenden Dialog zwischen Arzt und Patient wird nicht darauf abgezielt, Schmerzfreiheit zu erlangen, sondern neue Ressourcen zu entdecken und Bewältigungsstrategien zu entwickeln. Der Patient wird gebeten es sich gemütlich zu machen, und es wird ein entsprechender Rapport hergestellt. Nun bittet der Therapeut den Patienten, sich ganz genau auf seinen Schmerz zu konzentrieren.

Dann stellt der Therapeut dem Patienten diverse Fragen, um dem Schmerz verschiedene Eigenschaften zu verleihen:

- Farbe?
- Temperatur?
- Form?
- Oberflächenbeschaffenheit?
- Klang?
- Geschmack?

Es können auch noch weitere Eigenschaften erfragt werden. Dadurch wird eine assoziative Trance durch Abfrage eines „imaginierten VAKOGs“ erreicht.
Nun kann damit begonnen werden, dass die verschiedenen Eigenschaften des Schmerzes verändert werden. Die Auswahl der Reihenfolge sollte danach erfolgen, wie der Patient auf die einzelnen Wahrnehmungen reagierten. Je stärker die Reaktion, desto wahrscheinlicher wird der Patient bereit sein, sich auf das Experiment einzulassen. Diese Übung kann der Patient auch alleine wiederholen.

Bei Bedarf kann auch eine zweite Übung angehängt werden.

Zu Beginn bittet der Arzt den Patienten, sich ein Tier vorzustellen, das genau dasselbe Problem hat wie der Patient. Alleine die Imagina-

tion sollte wieder zu einer Trance führen. Nun soll der Patient das Tier beschreiben (es kann auch ein Fabelwesen sein), z.B. wie es sich fühlt oder wie es aussieht. Im zweiten Schritt soll sich ein Patient ein Tier vorstellen, das dieses Problem nicht hat und auch nicht bekommen könnte. Wieder werden Tier und Umgebung beschrieben, um herauszufinden welche Eigenschaften das Tier hat, die es gegen das Problem immun machen.
Das gesunde und das kranke Tier werden zusammengebracht. Nun bittet man das Tier, dem anderen sein Geheimnis mitzuteilen. Es wird besprochen, was das kranke Tier verändern könnte, damit es ihm besser geht oder es gesund werden kann.

Diese Übung führt in vielen Fällen zu einem Aha-Erlebnis bei dem Patienten. Auch hier soll darauf hingewiesen werden, dass das Wissen schon die ganze Zeit in sich getragen wurde und dass es noch vieles gibt, das entdeckt werden kann.

Viele Sportler verfügen über die Fähigkeit, einen Wettkampf trotz einer Verletzung fortsetzen zu können. Sie spüren den Schmerz erst, nachdem die Anspannung und psychische Erregung, in die sie durch ein Spiel oder einen Wettbewerb versetzt waren, abgeklungen sind. Diese bemerkenswerte Fähigkeit, die Stärke des empfundenen Leidens selbst beeinflussen zu können, ist ein Beispiel für Macht des Geistes. Letztendlich ist der Geist ausschlaggebend, wie viel Leid ein Schmerz verursacht. Hypnose nutzt diese mentale Stärke, um im Falle einer Verletzung die affektive Komponente des Schmerzes zu lindern.

Hypnose wurde schon vor hunderten von Jahren als Heilmethode eingesetzt und zählt zu den ältesten Techniken der Schmerzkontrolle. Da sie besonders geeignet ist, Veränderungen im Bereich der unwillkürlichen Reaktionen und des subjektiven Erlebens hervorzurufen, besteht ein Indikationsschwerpunkt im Anwendungsbereich Schmerz. Hypnose kann sowohl bei akuten als auch bei chronischen Schmerzen eingesetzt werden. Bei ersteren haben die Schmerzen meist eine eindeutige organische Ursache und verschwinden wieder, sobald diese beseitigt ist, nach relativ kurzer Zeit. In diesen Fällen (z.B. Sportverletzungen jeglicher Art) zielt Hypnose mit symptombezogenen Strategien auf eine direkte momentane Schmerzreduktion ab. Demgegenüber stehen chronische Schmerzzustände, wie etwa Rückenschmerzen durch Muskelverspannungen oder Gelenksbeschwerden, die lang andauernd, rezidivierend und häufig unklarer Genese und nicht nur durch organische, sondern auch durch Faktoren auf kognitiver, affektiver oder Verhaltensebene mitbedingt sind. Hypnose stellt dabei ein umfassenderes psychotherapeutisches Vorgehen dar, das nicht nur das Symptom alleine, sondern auch schmerzaufrechterhaltende Ursachen behandelt.
Daraus geht hervor, dass grundsätzlich zwei klinische Anwendungsformen der Hypnose zu unterscheiden sind:

Die problembezogene Hypnotherapie
Im Unterschied zu dem nachfolgend beschriebenen Behandlungsansatz, berücksichtigt diese, bei chronischen Schmerzen gebräuchliche Methode, Bedingungen, die den Schmerz nicht abklingen lassen und hat primär die Problembewältigung zum Ziel. Typisch hierfür ist, dass Menschen noch lange leiden, obwohl die Heilung eigentlich schon eingetreten sein müsste. In diesen Fällen ist mit dem Schmerz oft ein Sekundärgewinn verbunden, also irgendein Vorteil – die Sympathie und Zuwendung anderer, eine gute Entschuldigung, um sich vor unangenehmen bzw. belastenden Aufgaben zu drücken oder schlechte Wettkampfergebnisse zu rechtfertigen. Manchmal liegt dem chronischen Schmerz auch eine gravierende Problematik, möglicherweise im Sinne eines unverarbeiteten Erlebnisses, zugrunde. Die Behandlung zielt darauf ab, in Hypnose den Sekundärgewinn aufzudecken bzw. ins Bewusstsein zu rücken, und Lösungen zu erarbeiten oder das Problemmaterial zu aktivieren

und, falls nötig, positiv zu verändern, damit es bewältigt werden kann. Dabei wird zunächst mittels hypnotischer Exploration, Altersregression oder ideomotorischer Befragung versucht, eine problematische Szene aus der Erinnerung oder Phantasie wachzurufen. Nachdem ein oder mehrere Probleminhalte entdeckt wurden, wird mit verschiedenen Interventionstechniken (imaginative Umstrukturierung, Umdeutung, wiederholte Konfrontation mit negativen Inhalten etc.) versucht, eine Bewältigung einzuleiten, sofern sich diese nicht schon spontan vollzogen hat. Konnte das psychische Problem erfolgreich aktiviert und bewältigt werden, kann davon ausgegangen werden, dass es auf kognitiv-affektiver Ebene gelöst und nicht mehr schmerzaufrechterhaltend wirksam ist.

Die symptombezogene Hypnotherapie

Diese Strategie wird bei akuten Schmerzen angewandt, setzt am Schmerzerleben an und zielt auf Schmerzbewältigung ab. Für den Einsatz der symptombezogenen Behandlung sind das Vorliegen eines Organbefundes und das Fehlen einer Problematik, die den Schmerz aufrechterhält Voraussetzung. Die symptombezogene Hypnotherapie wendet kognitive und sensorische Strategien an, um eine Schmerzlinderung herbeizuführen. Mit Hilfe von Amnesie, Altersregression oder symbolischer Transformation wird versucht, schmerzunverträgliche Einstellungen, Erinnerungen oder innere Bilder hervorzurufen und so über die kognitive Ebene eine Veränderung der Schmerzwahrnehmung zu erreichen. Sensorische Methoden, wie Analgesie, Verschiebung oder Substitution beeinflussen hingegen die Empfindungsebene, indem Gefühle wie Taubheit oder ein Wandern des Schmerzes suggeriert werden.

Hypnosemethoden zur Schmerzbehandlung

Analgesie und Anästhesie

Dabei wird das Vorhandensein schmerzunverträglicher Gefühle wie Taubheit und Kälte suggeriert und auf diese Weise versucht, im betreffenden Körperteil entweder die Schmerzempfindung oder überhaupt jegliche Empfindung zu blockieren. Ein Standardverfahren besteht darin, zuerst Empfindungslosigkeit in einem schmerzfreien Körperteil, meistens in der Hand (Handschuhanästhesie), zu erzeugen und durch Berührung der Schmerzstelle mit dieser Hand die Anästhesie dorthin zu übertragen.

Verschiebung

Ebenfalls kann der Schmerz auf eine andere, weniger kritische oder empfindliche Körperstelle umgelenkt werden, wo er dann besser ertragen werden kann, weniger behindernd oder störend ist und eher als Erleichterung empfunden wird. Eine Variante der Verschiebung ist die Verteilung von Schmerzen, etwa gleichmäßig auf den ganzen Körper, wodurch er deutlich abgeschwächt wird.

Substitution und Umdeutung

Hier geht es darum, den Schmerz oder einzelne Schmerzqualitäten durch eine andere besser verträglichere Empfindung zu ersetzen, oder mit positiven Inhalten und Gefühlen zu verknüpfen, um Erleichterung zu schaffen. So kann beispielsweise ein brennender Schmerz als Hitzegefühl, wie man es beim Sonnenbaden oder nach einem leichten Sonnenbrand am Strand verspürt, uminterpretiert werden.

Amnesie

Wirken sich Schmerzen stark psychisch aus und tritt der Schmerz in Attacken auf, wobei die schmerzfreien Intervalle durch Erwartungsangst geprägt sind, ist es sinnvoll die Schmerzepisoden in Vergessenheit geraten zu lassen, damit jede neue auftretende völlig überraschend für den Patienten kommt.

Partielle und totale Dissoziation

Falls sich der Schmerz in einer Extremität befindet, kann man mitunter ein Gefühl der Losgelöstheit oder Nichtzugehörigkeit dieses Körperteils induzieren. Ebenso kann der Klient dazu gebracht werden, sich selbst an einem angenehmen Ort zu visualisieren und den eigenen schmerzenden Körper zeitweilig zu verlassen.

Es ist anzunehmen, dass dadurch eine Umlenkung der Aufmerksamkeit erfolgt und vom Schmerzort und -geschehen abgelenkt wird.

Zeitverzerrung
Hier wird versucht, dem Patienten schmerzfreie Phasen subjektiv verlängert bzw. Phasen der Schmerzen verkürzt erleben zu lassen.

Altersregression
Dabei wird der Klient in einen früheren, noch schmerzfreien und emotional positiv besetzten Lebensabschnitt zurückversetzt, um für einen gewissen Zeitraum Linderung zu schaffen.

Symbolische Transformation
Diese imaginative Strategie zielt darauf ab, eine symbolische Repräsentation des Schmerzes in Form eines inneren Bildes zu entwickeln, um dieses dann durch kognitive Umstrukturierung positiv zu verändern. Mit Hilfe dieser Technik verändert sich häufig sowohl die Schmerzqualität als auch dessen Intensität. Meistens lassen sich sensorische Empfindungen leichter visualisieren, wenn man sich ein Vehikel (z.B. Luftblasen die aufsteigen und davonfliegen) oder andere Symbole für die intendierte Veränderung einfallen lässt (z.B. das Bild eines elektrischen Schaltkreises mit einer Kontaktunterbrechung als Symbol für die Schmerzbahnen). Oft ist es effektiver kein Schmerzbild vorzugeben, sondern den Patienten selbst eines entwickeln zu lassen, indem man ihn auffordert dem Schmerz eine Form, Farbe oder ähnliches zu geben. So kann man beispielsweise den Schmerz im Arm als schwarze, zähe Flüssigkeit visualisieren, die von dort weg rinnt und an den Fingerspitzen abtropft.

Wie deutlich wurde, ist die Methodenauswahl sehr vielfältig und welche Strategie bei einem Patienten am erfolgreichsten ist, findet man nur durch Ausprobieren verschiedener Methoden heraus.

Hoppe stellte in einer Prozessstudie über die Wirksamkeit kognitiver Strategien in der hypnotischen Analgesie fest, dass der Behandlungserfolg positiv mit der Häufigkeit von intrahypnotisch auftretenden bildhaften Vorstellungen der Schmerzbewältigung zusammenhing, und negativ mit dem Auftreten von schmerzbezogenen Gedanken, problematischen Erinnerungen oder Bildern (Negativkognitionen). Bei den bildhaft erinnerten oder phantasierten Szenen handelt es sich um prozesshafte Vorstellungen, die wie ein innerer Film vor dem geistigen Auge des Betrachters abliefen. Hohe hypnotische Suggestibilität, die Evozierbarkeit innerer Bilder, ein geringer Anteil an Negativkognitionen und ein hoher Anteil an positiven Vorstellungen der Schmerzbewältigung sprachen für einen günstigen Behandlungsverlauf. Weiters stellte man fest, dass erfolgreiche bildhafte Bewältigungskognitionen meist von einer positiven momentanen Empfindungsveränderung im schmerzenden Körperteil begleitet waren, negative Kognitionen dagegen kaum. Insgesamt sprechen diese Ergebnisse für einen kognitiv-sensorischer Zusammenhang und belegen die Beteiligung eines kognitiven Wirkfaktors an der hypnotischen Schmerzlinderung durch symptombezogene Strategien.

Diese Folgerung wird auch von Ergebnissen anderer Experimente gestützt, die deutlich machen, dass Suggestionen der Schmerzfreiheit dann besonders wirkungsvoll sind, wenn sie von ganz bestimmten kognitiven Strategien begleitet werden, wie z.B. nur angenehme Imaginationen aufkommen zu lassen, um sich so vom Schmerzgeschehen abzulenken oder gedanklich zu distanzieren.

Insgesamt zeigen klinische Untersuchungen übereinstimmend, dass gedankliche Bewältigungsstrategien und reduzierte Katastrophisierung wesentliche Elemente der hypnotischen Schmerzreduktion sind.

Auf der Suche nach weiteren Erklärungen für die analgetische Wirkung der Hypnose, fand man heraus, dass die Schmerzwahrnehmung möglicherweise auf mehreren, voneinander entkoppelten, kognitiven Ebenen stattfindet. Unter Hypnose treten nämlich mit großer Wahrscheinlichkeit die physiologischen Korrelate des Schmerzes auf, werden jedoch so verarbeitet und gefiltert, dass im Bewusstsein das Schmerzgefühl als solches nicht decodiert wird.

Aufgrund zahlreicher Experimentalergebnisse kann man zusammenfassend sagen, dass Hypnose generell eine sehr erfolgreiche Interventionsmöglichkeit zur Schmerzkontrolle darstellt. Gerade im Hochleistungssport können sehr schnell geringe aber stark schmerzende Verletzungen wie Prellungen oder Zerrungen auftreten. Hypnose kann den Einsatz von Schmerzmitteln ergänzen oder sogar völlig ersetzen. Somit kann die Gefahr des Auftretens von unerwünschten Arzneimittelreaktionen gemindert werden bzw. müssen beim alleinigen Einsatz von Hypnose keinerlei Nebenwirkungen in Kauf genommen werden.
Ein weiterer Vorteil der Hypnose besteht darin, dass der Schmerz fast augenblicklich gelindert und durch (posthypnostische) Suggestionen zur Beschleunigung des Heilungsprozesses die Genesungszeit verkürzt werden kann. Oft ist es sinnvoll, Sportlern Selbsthypnosetechniken beizubringen, um es ihnen zu ermöglichen, Schmerzen selbst zu verringern. Durch Eigensteuerung des Schmerzverhaltens und der Auslöser, können sie sich selbst und die Umgebung beeinflussen. Somit wird auch der Schmerz erträglicher, wenn die Betroffenen das Gefühl haben, einen gewissen Einfluss auf ihn zu haben. Bei all dem ist aber zu berücksichtigen, dass Schmerz oft ein nützliches Symptom und gewöhnlich ein Warnzeichen des Körpers ist, das einen auffordert bestimmte Bewegungen zu vermeiden, dem Körper eine Pause oder Ruhe zu gönnen, oder andere grundlegende Aspekte der Regeneration und Erholung – wie Stretching, Massagen, gesunde Ernährung, Ausgleichssportarten etc. – nicht zu vernachlässigen.

So nützlich es auch ist, Schmerzen mittels Hypnose zu verringern, sollte man sich doch im Klaren sein, bevor man sie manipuliert, dass es ethisch nicht vertretbar ist, den Schmerz auszuschalten, damit ein Sportler einen Wettkampf oder Sportart fortsetzen kann, wenn dadurch möglicherweise ein irreparabler organischer Schaden entstehen könnte (siehe Schmerzbezogene Hypnosetechniken).

Dissoziation

Dissoziation bedeutet soviel wie Trennung. Dabei ist der Patient nur passiver Teil des Geschehens. Der Schmerz wird bei dieser Methode vom Patienten getrennt, Voraussetzung dabei ist eine gute Suggestibilität.

Assoziation

Bei der Assoziation wirkt der Patient aktiv mit und wird den Schmerzen gegenübergestellt. Eine fokussierte Aufmerksamkeit entsteht. Der Patient soll den Schmerz beschreiben, durch hypnotische Sprachmuster wird dieser verändert und somit auch dessen Empfinden (vgl. Knipfer/Koch/Durchdenwald 2006, S. 487).

Diagramm – Schmerzen Behandlungsmethoden

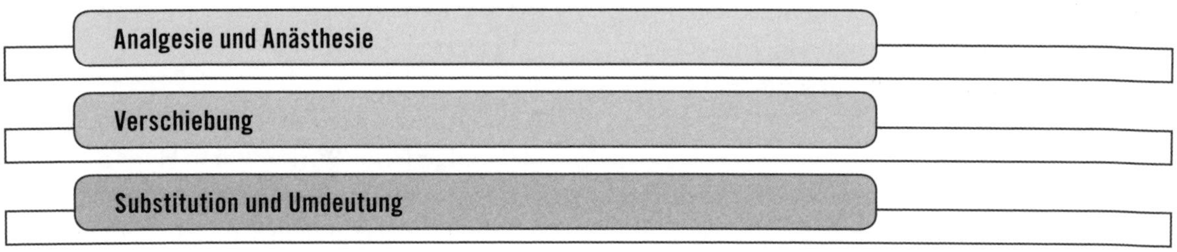

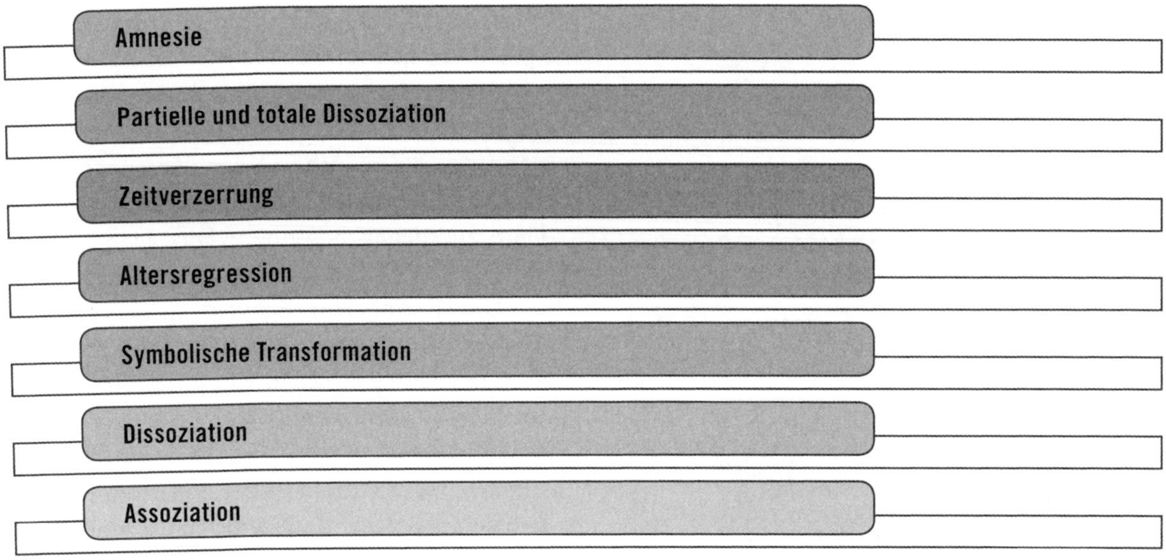

2) Kinderhypnose

Induktionstechniken

„Stell dir vor, du bist ein Zauberer, eine Hexe oder eine gute Fee, und du nimmst das Kind während der zahnärztlichen Behandlung mit in deine Zauberwelt oder entführst es in eine Welt voller Abenteuer ... Dort können Tiere fliegen ... rückwärts um die Wette laufen ... Kinder sich die Rückseite des Mondes anschauen ... auf Riesenhimbeeren wandern ... auf Fabelwesen reiten ... und die Behandlung einfach geschehen lassen“ (Schoderböck 2009, S. 1).

Wie man sieht, ist Kinderhypnose sehr ideenreich und phantasievoll.

Eine Art von Kinderhypnose ist uns allen bekannt: ein Kind verletzt sich, weint, läuft erschrocken in die Arme seiner Mutter und möchte getröstet werden. Die Mutter beruhigt es, spricht leise und einfühlsam mit ihm, hält es ihm Arm und lässt die momentanen Schmerzen vergessen. In dieser Situation werden bereits schon hypnotische Muster verwendet (vgl. Hollander 1982, S. 597).

Bei der Anwendung von Kinderhypnose in der Zahnarztpraxis muss zuerst ein Rapport aufgebaut werden. Beispielsweise kann man dem Kind sagen, dass man weiß, dass es Angst verspürt, aber man erklärt ihm jeden einzelnen Schritt und ist ganz vorsichtig (vgl. Schoderböck 2009, S. 7).

Durch besondere Grifftechniken, die sich schon bei den Indern als Chakren (Energiezentren) bewährten oder bei den Chinesen als Akupunktur, werden Kinder leichter im Trancezustand gehalten.

- Die Hand: Das Kind wird gefragt, ob dessen Hand angeschaut werden dürfe. Wenn sich die Hand des Kindes nicht von alleine senkt, sieht der Arzt, ob sich das Kind in einem Trancezustand befindet, oder nicht.
- Der Bauch: Das Auflegen der Hand auf den Bauch des Kindes wirkt beruhigend und entspannend.
- Die Brust: Die Hand befindet sich in der Brustregion des Kindes und der Herzschlag wird dadurch beobachtet. Der Arzt kann dem Kind sagen, dass es sein Herz ruhig langsamer schlagen lassen kann.
- Der Scheitelbereich: Die Handinnenfläche werde sanft auf den Scheitel gelegt. Diese Haltung bewirkt weniger Schmerzen im Bereich des Oberkiefers.
- Die Stirn: Durch Berührung der linken Hand mit dem „dritten Auge“ kann eine

Einschränkung der Sensibilität festgestellt werden.

- Die Unterlippe: Durch Kontakt des Daumens im Bereich der Mentalfalte kann die Speichelsekretion verringert werden.
- Die Schläfe: Sie ist eine wirkungsvolle Region, durch die man durch richtige Stellung der Hände viele positive Effekte erzielen kann (vgl. Schoderböck 2009, S. 9, 10).

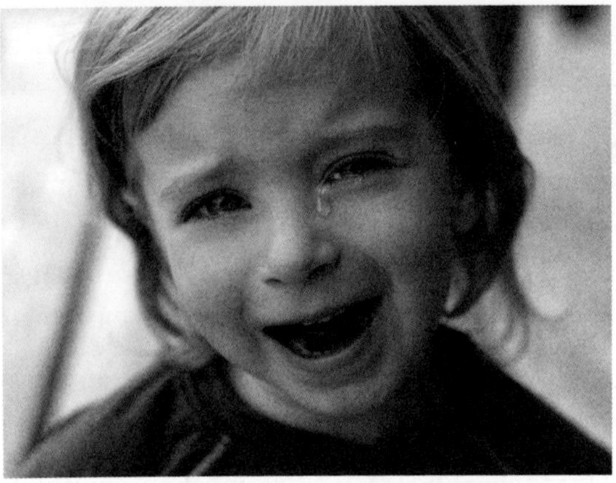

Bei der Kinderhypnose ist die Zauberinduktion sehr eindrucksvoll und wird besonders gerne bei der ersten Hypnosesitzung eingesetzt. Das Kind wird zunächst nach seinem Lieblingstier gefragt, das es auch genauer beschreiben muss. Auch die Größe muss es mit der Hand anzeigen, dadurch wird bereits eine Katalepsie der Hand hervorgerufen.

Das genannte Tier wird gelobt und die Phantasie des Kindes wird bestätigt. In weiterer Folge wird gefragt, ob der kleine Patient nun zu zaubern beginnen möchte. Im Regelfall antworten die Kinder mit einem „Ja", um von der anstehenden Behandlung abzulenken.

Das Kind soll sich nun sein Lieblingstier z.B. im Wald vorstellen, es wird immer wieder gefragt, ob es das Tier mit geschlossenen Augen sehen kann, bis es wieder mit „Ja" antwortet. Die Zauberhand kommt jetzt zum Einsatz, die Hand des Kindes wird zur bewährten Zauberhand. Damit ist es in der Lage, das vorgestellte Tier nach vorne und hinten, zur Seite und auch im Kreis zu lenken. Diese Bewegungsmuster werden eine kurze Zeit lang geübt, bis die Frage kommt, was geschieht, wenn seine Zauberhand das Tier nach oben bewegt. Die meisten Kinder sagen, dass ihre Tiere zu fliegen beginnen. Das Tier bewegt sich auf eine Wolke zu und es fängt zu regnen an. Durch eine Handbewegung bewegt das Kind die Regenwolke zur Seite, nun muss es aber getrocknet werden. Ein guter Zeitpunkt um die OP-Lampe einzuschalten und gegebenenfalls mit der Polymerisationslampe zu arbeiten. Nach Abschluss der Behandlung wird dem Kind gesagt, dass sein Tier bereits sehr müde ist und auf der Erde landen wird. Somit kann es sich auf den nächsten Phantasiebesuch mit der Zauberhand freuen (vgl. Schoderböck 2009, S. 16, 17).

Man muss immer bedenken, dass sich Schmerzen bei Kindern nicht nur körperlich, sondern auch seelisch manifestieren (vgl. Evans 2008). Die Ampelinduktion, eine gern angewandte Methode, wird im nächsten Beispiel gezeigt.

Fallbeispiel

Jakob L., 7 Jahre, Karies 55 mesial

„Jakob, du kennst doch eine Ampel?"

Der Arzt nimmt seine linke Hand und lässt ihn damit einen Mundspiegel halten. (Das Kind wird in die Behandlung miteinbezogen, alle Schritte werden genau erklärt und er wird langsam und vorsichtig an das Geschehen herangeführt) „Wenn alles in Ordnung ist, dann ist die Ampel grün, so wie sie jetzt ist, wenn dir etwas weh tut, dann legst du deine Hand zu deiner gegenüberliegenden Schulter und schaltest sie auf rot um, dann hör ich sofort auf" (Der Arzt verspricht Pausen, die das Kind selbst bestimmen kann, die Angst wird somit drastisch verkleinert).

Der Arzt zeigt es dem Kind vor.

„Ich werde dir alles ganz genau erklären, von unserem Ferrari (rotes Winkelstück, für Präpa-

rationen notwendig), unserem Traktor" (wichtig für die Entfernung von Karies).
Er achtet darauf, dass das Kind ständig die linke Hand in der Luft hält, damit er weiß, wie es dem Kind geht. Er zeigt alles am Finger des Kindes vor und beginnt.

„Du kennst doch den Zirkus, da ist ein kleiner Löwe, der ganz weit den Mund aufmachen kann. Ja genau, so wie du, so ist es gut.

Nun wird mit dem Bohren begonnen, das Kind schaltet die Ampel auf rot um und er hört sofort auf (durch die Pause fühlt sich das Kind ernst genommen und verstanden).

„Wir werden den Zahn einschlafen lassen, er ist nämlich ganz müde, ich gebe dir eine Salbe auf dein Zahnfleisch, das dauert aber ganz lang, bis dein Zahn wirklich schläft."

Der Arzt verwendet Oberflächenanästhesie und erinnert das Kind immer wieder mit ruhiger und gelassener Stimme an den Zirkus und an den kleinen Löwen mit dem großen Mund. In der Zwischenzeit bereitet die Assistentin die Lokalanästhesie vor, ohne dass das Kind die Spritze sieht.

„Wenn ich dir in das Zahnfleisch zwicke, dann spürst du das, das ist irgendwie ein ganz komisches Gefühl, am besten du machst die Augen zu, weil der Zahn ja auch schon müde ist".
Er nimmt die Spritze in die Hand und verabreicht sie ganz, ganz langsam und vorsichtig.
„Dein Zahn ist schon sehr müde, noch nicht müde genug, es dauert einfach etwas länger, bis er ganz tief und fest schläft (Dem Kind wird das Gefühl vermittelt, dass es was Besonderes ist und dass sich der Arzt ganz viel Zeit für es nimmt).

Wenn du genau hinhörst, vielleicht hörst du ihn ja sogar schnarchen, hör einmal ganz genau hin ... ja genau so, so ist es gut ... schlafen ... schnarchen ... müüüüüde ..."

Als der Behandler fertig war, ließ er Jakob wegen des schlechten Geschmacks mit Himbeersaft ausspülen.
Er hat das Kind immer wieder gelobt und bestätigt, wie toll es das macht.
„Nun kommt wieder der Ferrari, den ich dir vorhin gezeigt habe.
Der Ferrari fährt ein paar Runden, einmal auf und einmal ab und das Wasser spritzt, aber das Wasser saugt der Elefantenrüssel (der Sauger) weg, du weißt ja, wir haben ja zuvor einen Ausflug in den Zirkus gemacht."
Ständig achtet er auf die „Ampel".
„Nun will der Traktor auch ein paar Runden fahren, der macht allerdings „rumpeldipumpel". Er fährt auf und ab, bis ihm das Benzin ausgeht, bis der Kariesteufel weg ist."
Der Arzt legt eine Matrize an und beschreibt es als Mantel.

Nun wird die definitive Füllung gemacht, wobei jeder Schritt genau erklärt wird. (Das Vertrauen des Kindes wird durch die ständige Konversation aufrechterhalten).
Nach Abschluss der Behandlung wird das Kind nochmals gelobt und es darf sich etwas aus der Überraschungslade aussuchen, weil es so brav war.

Ein wesentlicher Faktor bei einer Hypnosesitzung ist nach deren Beendigung eine Dehypnose. Der Patient wird im Hier und Jetzt begrüßt und ist wach und ausgeruht.
Dr. Schoderböck holt beispielsweise seine kleinen Patienten mit einem kräftigen Händedruck aus der Trance (vgl. Schoderböck 2009, S. 23).

Zu den Ausnahmefällen zählt die so genannte Schreitrance

Dabei werden die Eltern des Kindes genauestens aufgeklärt. Auch die anderen Patienten im Warteraum werden über die Behandlung informiert. Das Kind wird zunächst in eine Trance versetzt und ihm wird gesagt, wenn ihm etwas weh tut, soll es sich durch lautes Schreien melden. Immer lauter und lauter soll es schreien, so laut es nur kann. Durch dieses ständige

Lärmen kommt es zu einer Überladung im Gehirn, weil gleichzeitig sehr viele Informationen darauf einwirken und der Schmerz dadurch kaum zu registrieren ist. Durch das laute Schreien kommt es zu einer Überlastung aller Sinneskanäle.

Im Rahmen der Behandlung wird die Lautstärke „reguliert". Dem Kind wird gesagt, dass es ruhig lauter schreien kann, oder auch leiser, höher, oder tiefer. Wichtig dabei ist, den kleinen Patienten immer wieder Lob auszusprechen. Folgendes Beispiel zeigt das Rückholen aus der oben genannten Schreitrance:

„Du hast das ganz toll gemacht.
Hast du auch etwas gespürt?"
Kind: „Das hat so weh getan!"
„O.k. War das mehr ein Drücken
oder ein Ziehen?" (Refraiming)
„Ein Drücken!"
„Wie viel hast du gespürt?
Zeig mir das mal mit den Händen."

Die meisten Kinder zeigen mit ihren Händen in liegender Position einen Abstand von einen halben Meter, diese Distanz wird festgehalten (Katalepsie der Hände), indem beide Handgelenke kurz berührt werden.

„Was spürst du jetzt? Zeig es uns!"
Der Abstand verringert sich.
„Wieviel spürst du auf der anderen Seite?
Zeig es uns!"

Die Hände des Kindes berühren nun einander.

„Toll! So und nun nimm das Gefühl von der guten Seite und gib es auf die andere, wo du etwas gespürt hast" (Schoderböck 2009, S. 25).

Dem Kind wird vorsichtig gezeigt, wie es seine Hand von der schlechten Seite zur guten bewegen soll. Dieses Vorgehen passiert nun drei Mal.
Jetzt kann das Kind entlassen werden und es darf sich ein Spielzeug für seine Tapferkeit aus der Überraschungsbox aussuchen (vgl. Schoderböck 2009, S. 25).

Der Unterschied zwischen hypnotisierten Erwachsenen und hypnotisierten Kindern liegt darin, dass sich Erwachsene viel leichter durch schöne Erlebnisse in Trance lenken lassen, beispielsweise durch den Gedanken an einen schönen und entspannten Urlaub am Meer. Kinder hingegen achten viel mehr auf das äußere Geschehen, das im Hier und Jetzt passiert. Auch die Körpersprache ist bei Kindern von besonderer Bedeutung, da sie mehr darauf achten, als auf Worte, die zu ihnen gesprochen werden. Es ist ihnen möglich, sehr schnell einen Trancezustand zu erreichen. Durch ständige Beschäftigung und Reden kann dieser auch aufrechterhalten werden, allerdings bedarf dies eine Menge an Erfahrung, da die kleinen Patienten auch schnell wieder aus der Trance herauskommen (vgl. Zernikow 2009, S. 380, 381).

Fallbeispiel – Anästhesie

„Hast du eigentlich schon einmal gehört, dass jeder einzelne deiner Zähne einen Mund hat, der einmal offen ist und einmal zu? Und dieser Mund kann auch essen, oder trinken ... sowie du, ja genau ... und weißt du auch, dass wenn dein Mund meine Marmelade isst, dass dein Zahn gar nichts spürt, wenn der Traktor und der Ferrari kommt? Die Marmelade schmeckt nach Erdbeere, oder nach Birne, auch Apfel kannst du dir auch aussuchen ... und damit wir den Zahn austricksen können, geben wir ihn danach einfach einen Strohhalm, damit er die gute Marmelade dann auch schlürfen kann ... ja genau so, so ist es gut ... und damit es der Zahn beim Einschlafen auch gemütlich hat, holen wir ihm einfach ein Kuschelkissen, das Kissen ist ganz groß und hat fast keinen Platz in deinem Mund, merkst du das, wie eng das ist? Aber der Zahn fühlt sich wohl und kann guuuuuuut schlafen, ganz ruhig und entspannt ... wer weiß, vielleicht kannst du ihn ja hören, schnarcht er vielleicht, oder vielleicht hörst du, wie laut er atmet?" (vgl. Zernikow 2009, S. 383, 384).

Durch die große Vorstellungskraft der Kinder ist es möglich, von den oben genannten Geschichten zu erzählen und diese in die Behandlung mit einfließen zu lassen (vgl. Zernikow 2009, S. 380, 381).

3) Akupunktur bei Schmerzpatienten

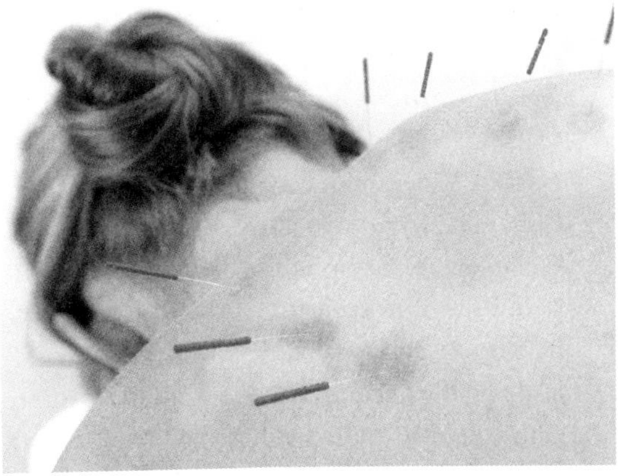

Viele Konsultationen in allgemeinmedizinischen Praxen sind Patientinnen und Patienten mit chronischen, oft therapieresistenten Schmerzen. Der Leidensdruck und die Verzweiflung ist bei diesem Patientengut sehr hoch, sodass einige bereits das gesamte schulmedizinische Therapiespektrum (und diverse Interventionen) hinter sich haben. Die Traditionelle Chinesische Medizin (TCM) stellt für diese Menschen schließlich oft eine der letzten Anlaufstellen dar. Die 5-Elemente-Lehre und das Konzept der Meridiane und der Akupunkturpunkte fasst die Schmerzpatienten in ein gesamtes und ganzheitliches Behandlungskonzept ein. Das zugehörige Element ist vor allem beim chronischen Schmerz entweder das **Wasser**, oder (und hier vor allem bei Schmerz-Spitzen) das Element **Holz**. Zugehörige Meridiane sind hier Niere/Blase und Leber/Gallenblase.
Bezogen auf die Hypnoakupunktur sind vor allem die zu den Elementen zugeordneten Einteilungen und Beschreibungen als Metaphern aufgrund der sehr bildhaften Sprache der TCM sehr wertvoll. Hier entspricht dem Element Wasser unter anderem als Witterung die Kälte, als Yin-Organ die Niere und als Yang-Organ die Blase. Weiters gilt als Sinneseindruck das Hören mit dem Sinnesorgan Ohr, und das Körpergewebe sind die Knochen. Assoziiertes Gefühl ist die Furcht, die Lautäußerung ist das Seufzen und bei den Körperflüssigkeiten gehört der Urin zum Element Wasser. Dem Element Holz entspricht als Witterung der Wind, das Yin-Organ ist die Leber und das Yang-Organ die Gallenblase. Der zugehörige Sinneseindruck ist das Sehen mit dem Sinnesorgan Auge. Das dem Holz entsprechende Körpergewebe sind die Sehnen und das Gefühl ist der Zorn, mit der Lautäußerung des Geschreis. Hier sind es die Tränen, die als Körperflüssigkeiten das Element Holz widerspiegeln. Diese und weitere Beschreibungen sind hilfreich bei der Trancearbeit, da viele der Patienten unbewusst bereits bei der ersten Konsultation mit hohen Erwartungen an die TCM, und damit auch an die Akupunktur und die 5-Elemente-Lehre, in der Praxis erscheinen.

Auch wenn diese Vorgänge nicht bewusst ablaufen, so spricht das Unbewusste der Patienten bei den, in einer Hypnoakupunktursitzung folgenden, Induktionstechniken und Interventionen sehr stark auf assoziierte Metaphern aus der Gruppe der zugehörigen Elemente, wie oben beschrieben, an.
Nach den Grundlagen der Schmerztherapie sind es nun vor allem die speziellen Aspekte der Schmerztherapie seitens der Akupunktur die, patientenbezogen und im Rahmen von Anamnese und Status, für den Erfolg der Therapie entscheidend sind. Folgende Krankheitssyndrome sind in der TCM als **Differentialdiagnosen für Schmerzpatienten** relevant:

1. *Eine **Qi-Stagnation** mit Spannungsschmerzen ohne genaue Lokalisation.* Hier werden Akupunkturpunkte gestochen, welche das Qi bewegen. Beispiele hierfür sind: Di4, Le3, Le13, Le14 und

Bl18 in einer ableitenden Nadelungstechnik gestochen.

2. *Eine* ***Blut-Stagnation*** *mit einem scharfen und stechenden Schmerz fixer Lokalisation.* Diese wird einerseits an den Lokalpunkten mit Mikroaderlass beseitigt (beispielsweise mit einer Lanzette) und andererseits über die Punkte Bl17, Le3, Le4 und MP6 (bewegt Blut in den Fuß-Yin-Meridianen) therapiert.
3. *Bei* ***Kälte*** *ist ein krampfartiger Schmerz mit Kältegefühl beschrieben, welcher sich meist auf Wärme bessert.* Bei diesem Krankheitsbild kann beispielsweise die Mitte mit einer stärkenden Nadeltechnik von KG12 und Ma25 erwärmt werden. Die Kombination mit MP6, Bl20, MP4, LG4, Bl23, Ni7 und Ma36 stärken die Milz.
4. *Bei* ***Hitze*** *entsteht ein brennendes Schmerzgefühl, welches sich in der Regel durch Kälte bessert.* Akupunkturpunkte werden entweder stark ableitend genadelt, oder wie bei der Blut-Stagnation, mittels Mikroaderlass der folgenden Punkte behandelt: 3E3, Dü3, Ni10, Ma45, Bl54, LG20 und Di11.
5. *Ein* ***Fülle-Syndrom*** *zeigt einen akuten, heftigen Schmerzreiz. Dieser ist scharf-schneidend und Druck verschlechtert, während Bewegung eine Verbesserung bewirkt. Ein* ***Mangel-Syndrom*** *beginnt schleichend, dumpf und ist beständig. Druck und Ruhe bessert diesen Schmerz.* Die Yuan-Quell-Punkte der Yin-Organe können bei Schwäche-/Mangelzuständen das zuständige innere Organ stärken. Die Nadelung ist bei Mangel stärkend und bei Fülle ableitend. Bei Fülle-Syndromen vertreiben die Yuan-Quell-Punkte der Yang-Organe äußere pathogene Faktoren. Derart stärken sie das zugehörige Yang-Organ. Ein weiterer Ansatz ist eine Therapie über die ***Luo-Punkte.*** Hier kann bei Fülle-Syndromen mit Qi-und Blut-Stagnation ebenfalls mit Mikroaderlass therapiert werden. Lu9, Di4, Ma42, Mp3, He7, Dü 4, Bl64, Ni3, KS7, 3E4, Gb40 und Le3 sind die Luo-Punkte. Lu7, Di6, Ma40, Mp4, He5, Dü 7, Bl58, Ni4, Pe6, 3E5, Gb37 und Le-5sind die ***Yuan-Punkte.***
6. *Bei* ***Feuchtigkeit*** *und* ***Schleimretention*** *ist dem Schmerz ein Schweregefühl zu eigen.* Punkte, welche die Feuchtigkeit transformieren und verteilen sind unter anderem Ni3, KG2, Ma36, Ma28, Lu9, Mp6, KG6, KG12, Ma40, 3E10 und KG11. Hilfreich kann hier auch eine Förderung der Diurese mit Punkten wie MP9, Bl53, Bl28 und KG9 sein.
7. ***Qi-Mangel, Blut-Mangel*** *und* ***Nieren-Yin-Mangel*** *zeigen ein Leeregefühl, ähnlich einem Vakuum.* Das Therapieprinzip ist hier einerseits eine Stärkung des Nieren-Yin, eine Klärung der begleitenden Mangel-Hitze und eine Beruhigung des Geist-Shen. Beispielhafte Punkte hierfür sind Bl23 und Ni3 zur Stärkung der Niere in Kombination mit He6 und Ni6 vor allem zur Förderung des Nieren-Yin. Weitere Punkte in diesem Symptomkomplex sind Ni10, Ni9, KG4, KG1 und MP6.
8. **Kopfschmerzen** sind je nach Schmerzlokalisation entweder Störungen im *Yangming-Meridian* (Magen und Dickdarm – bei Schmerzen im Bereich von Stirn und Augenbrauen), im *Shaoyang-Meridian* (Gallenblase und Dreifacher-Erwärmer – bei Schmerzen im Temporalbereich und im Taiyang), im *Taiyang-Meridian* (Dünndarm und Blase – bei Schmerzen occipital und nuchal) und im *Jueyin-Meridian* (Leber – bei Schmerzen in der Scheitel-Region).
9. **Flankenschmerzen** entsprechen im Sinne der TCM meist einer Leber-Störung, während **LWS-Schmerzen**, sowie **Lumboischialgien**, Feuchte-Kälte-Störungen, Qi- und Blutstagnationen und Nieren-Mangel-Syndromen zugeordnet werden. **Bauchschmerzen** sind epigastrial Milz- und Magenstörungen und im Unterbauch Störungen in Niere, Blase, Dickdarm und/oder Dünndarm.

Die Akupunkturpunkte bei diesen Schmerzsyndromen sind aufgeteilt in Lokal-/Regionalpunkte und Fernpunkte. Für weitere Punkteprogramme und Kombinationsmöglichkeiten wird auf Lehrbücher der TCM und der Chinesischen Akupunktur verwiesen.

4) Fallbeispiel Schmerz

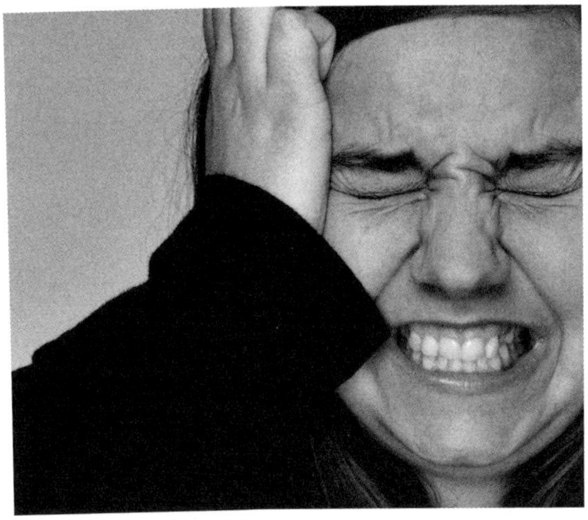

Anamnese: Herr H. 65 Jahre alt – Seit über 40 Jahren leidet Herr H. unter stärksten Gelenks-, Muskel-, und Knochenschmerzen von etwa 8-9 auf der Schmerzskala von maximal 10 Punkten. Der Schmerz imponiert als eher dumpf, wie eine drückende „Leere", ähnlich einem Vakuum. Zusätzlich bessert leichter Druck und Massage die Symptomatik. Zudem hat der Patient seit über 30 Jahren Verdauungsprobleme mit wechselnden Zuständen von Obstipation und Diarrhoe. Als Grunderkrankung wurden Borrelien ausfindig gemacht. Es imponiert eine Neuroborreliose, alle drei Borrelienstämme sind positiv und therapieresistent. Kein Ansprechen auf Antibiotikagabe. Dem Patienten wurde gesagt, er müsse mit dem Schmerz zu leben lernen. Er ist mit großem Leidensdruck und tiefer Verzweiflung bei mir vorstellig geworden.

Status:
Zunge: *Zungenkörper:* straff, Ränder aufgeworfen, *Farbe:* gerötet, leicht livide, am Zungenrand kleine Blutungen und Teleangiektasien, *Belag:* im hinteren Areal (Niere) gelblich, auf der gesamten Zunge wenig, dünner Belag, gestaute Unterzungen-Venen

Puls: *Kraft:* gespannt vor allem in der Leberlokalisation (Mitte links), schwach in der Nierenposition vor allem links (Nieren-Yin), *Frequenz:* beschleunigt (als Zeichen des Yin-Mangels), *Ebene:* tiefer Puls.

Diagnose: Leber Qi-Stagnation (beinahe jedes Schmerzsyndrom beinhaltet eine Leber-Qi-Stagnation), Nieren-Yin-Schwäche (erkennbar an den Knochen- und Gelenksschmerzen, am Puls und am Zungenbefund), Lungen-Qi-Schwäche (mit dem Symptom der Immunschwäche und der chronischen Borrelien-Belastung)

Therapieprogramm

Akupunktur:
Therapieprinzip: (jede einzelne Diagnose muss in der Therapie berücksichtigt werden): *Leber-Qi harmonisieren, Nieren-Yin-aufbauen, Lungen-Qi-stärken*

Allgemeine Regel zur Punkteauswahl: Im Folgenden werden viele Punkte, die alle therapeutisch passend wären, angeführt. Aber nur die aktiven Punkte werden der folgenden Auswahl entnommen, das heißt nur die Punkte, die druckschmerzhaft sind oder mit Hilfe des RACs bestätigt werden können. Diese aktiven Punkte werden genadelt. Die individuelle Auswahl der Punkte kann von einer Sitzung zur anderen wechseln. Daher empfehle ich, jedes Mal die gesamte Liste der Punkte zu prüfen und die aktiven Punkte in Ihrer Karteikarte zu vermerken, damit Sie eine lückenlose Dokumentation der Therapie erreichen.

a) **Lokale Punkte:** im Bereich der aktuellen Schmerzen, mit sedierender Stichtechnik, eventuell zarte Elektrostimulation der gestochenen Punkte in der Art, dass ein Stromverlauf entlang der Meridiane entsteht. Anwendung der Zangentechnik, das heißt, dass genau gegenüber des punctum maximum des Schmerzes (Triggerpoint) ein zusätzlicher Punkt hinzugefügt wird. Damit kann der Schmerz bildlich in die Zange genommen werden. Über die „Zange" kann hervorragend eine Stromstimulation angewendet werden.

b) **Fernpunkte:** Luo Punkte bei akuten Schmerzsituationen, wobei der Luo-Punkt des gerade betroffenen Meridians gemeinsam mit dem Quellpunkt des gekoppelten Meridians gegeben wird. Lungen-Qi-Stärkung: Lu 9, Lu 7, der Wasserpunkt Lu 5, Di 11 als Tonisierungspunkt am gekoppelten Meridian, Nieren-Yin Aufbau mittels Ni 3, Ni 6 (zur zusätzlichen psychischen Beruhigung), Ni 10, KG 3, KG 4. Harmonisierung der Leber mittels Le 2, Le 3 (am wahrscheinlichsten), Le 4, Bl 18 und Le 14.

c) **Übergeordnete Punkte:** Kardinalpunkte aufgrund des langen und hartnäckigen Verlaufs der Erkrankung: Gb 41 und 3E5, die Antischmerzpunkte Di 4 und Ma 36.

Hypnosebeispiel

„Ich bitte dich, dass du dir einmal vorstellst, dass du vor einem anmutigen und wunderschönen Baum stehst, einem Baum, der so mächtig und kraftvoll für dich wirkt, dass du ihn genauer betrachten kannst, so kannst du einmal zu Boden blicken, vor deinem inneren Auge einmal vorstellen, wie der Untergrund dort ist und wie es für diesen Baum sein mag, mit seinen Wurzeln tief verankert zu sein, in diesem Untergrund, so als ob du selbst nachvollziehen könntest wie das wäre, wenn du mit den Fußsohlen ein klein bisschen einsinken würdest, dieses riesen Netzwerk aus Leitbahnen und Wurzeln, ganz klein von Aufzweigungen, dient diesem Baum dazu mehr und mehr zu wachsen, zu gedeihen, kannst deinen Blick weiter nach oben wandern lassen, wo der Stamm beginnt aus dem Boden herauszutreten, und du kannst deine Hand einmal an die Rinde dieses Baumes legen und versuchen, einmal zu spüren wie die Rinde, die Unebenheiten sich anfühlen auf deiner Handfläche und wie die Kraft diese strömende Energie, diese Lebenskraft dieses Baumes, all die guten Stoffe aus der Wurzel hinaus und hinauf in die Krone des Baumes leitet, so kannst auch du einen Blick heben, hinaufblicken; die Äste beginnen sich vom Stamm abzuspalten, sich aufzuzweigen immer weiter, immer kleiner, kleinere Astgabeln bis zu den kleinsten Zweigen und dir einmal vorzustellen wie im Laufe der Jahreszeiten sich diese Krone, und dein Schmerz verändert, während der Stamm ... er selbst bleibt, du selbst bleibst ... und die Zeit der Blüten, der Blätter, die Zeit der Früchte, der Samen und dann schließlich in eine Zeit der Kahlheit, des Winterschlafs übergeht und tagein, tagaus trotzdem dieser Energiefluss von der Erde hinauf, hoch in den Himmel gegeben ist, das kann richtig angenehm sein, nach so langer Zeit, wieder einzutauchen in die innere Wahrnehmung deiner selbst, alleine oder begleitet, behütet jedenfalls von deinem Kraftfeld, von dem, was dich trägt auf deinem Lebensweg, das auch diesen Baum gedeihen lässt in Vollkommenheit, in einer Schönheit, die einen Menschen staunen lässt, sodass du die Hand ein klein bisschen hineinfließen lassen kannst durch diese Rinde hindurch und dabei selbst dir vorstellst, wie es sein mag, ein Baum zu sein, so kannst du dich jetzt beginnen zu verwurzeln, dich in diesen Boden einpflanzen und deine Fersen hineinfühlen in die Erde, du kannst dir einmal vorstellen, wie es wäre und dazu lade ich dich ein, einmal die Energie des Bodens, die Urkraft dieser Natur über die Fußsohle aufzunehmen und hinaufströmen zu lassen über deinen Baumstamm, über deine Beine höher fließen zu lassen – wie ein Fluss aus Kristallwasser, der deine Schmerzspitzen wegwaschen wird, ... durch die Akupunkturpunkte hindurch, über die Meridiane hinein in den Rumpf, in den Bauch, als ob jemand eine Lichtquelle angeschaltet hätte in dir, mit funkelnden Sternen so wunderschön, so erleuchtet kann diese Urkraft dich durchfluten und hinaufströmen in dein Herz, sodass es dir warm wird und jeder Atemzug kann diese Kraft verteilen über den Stamm in die Äste, deiner Arme und hinauf in die Krone, über den Hals einströmen in das neuronale Netzwerk all deiner Nervenzellen, all der unterschiedlichen Zentren, des Ruhezentrums, aber auch, das ist ganz besonders nämlich das Schmerzzentrum, vielleicht fällt dir auf, dass es Bereiche gibt, wo diese Äste frei sind und der Saft fließen kann, da gibt es Bereiche, die sind von Schmerzen blockiert und wenn wir nun einmal so einen Knotenpunkt herausnehmen, dann lade ich dich einfach einmal ein, dort die Türe zu öffnen und hineinzuschweben in diese Welt, die in diesem Knotenpunkt gespeichert ist ...

Der Patient kann nun – in dieser tiefen Trance einmal erleben, wie sich seine tägliche Schmerzwirklichkeit auf einzelne Knotenpunkte verlagert. Derart kann dieser allgemeine, immerfort stark beeinträchtigende, Schmerz verlagert werden. Wie die Jahreszeiten den Baum verändern, so kann plötzlich auch dieser Schmerz einmal verändert werden:

... so, als ob du hineinfallen würdest in eine Leichtigkeit, hineinfallen würdest in ein Bild, das du bereits sehr gut kennst, da ist diese Wiese und diese Mauer, all die Felsen mit den Problemsteinen, mit den Schmerzsteinen ... und da ist auch dein Lebenshaus neben dran und manche Menschen können nun, wenn sie möchten, diese Problemsteine und Schmerzsteine formen und sie als Bausteine in Frieden einbauen oder einbetonieren in ihr Lebensfundament – einen und dann den anderen oder den nächsten oder vielleicht doch diesen – du weißt schon, den du schon so lange hast – vielleicht passen auch ein paar Teile gar nicht in den Keller dieses wunderschönen Hauses oder können als Baustein nicht verwendet werden, wenn du möchtest, kannst du diese in den Korb des Heißluftballons legen, den du auch bereits von deinen kleinen Reisen in die unendlich große Tiefe – sehr gut – schon sehr schön kennengelernt hast und so kannst du, wenn du möchtest, die Steine aufteilen in Bausteine und in Steine, die du am liebsten wegschickst, aufteilen in diese beiden Gruppen, sodass sie, wie der Korb des Ballons, mehr und mehr füllt und auch das Haus verstärkt das Fundament ...

Hier wird mit der Tranceerfahrung des Patienten aktiv gearbeitet: Das Lebenshaus als Bild, der Keller und das Fundament mit den Bausteinen als Metapher verwendet, gibt dem Patienten die Möglichkeit, sich aktiv für eine Verarbeitungsstrategie zu entscheiden – auch der Heißluftballon ist ein solches Bild und der Korb mit den Problem- und Schmerzsteinen dazu die Metapher, denn der Korb entfaltet die Möglichkeit, „unpassende Steine" zu entfernen:

... komplett, mehr und mehr du selbst werden darfst, lass dir Zeit dabei, es ist gar nicht so einfach, aber mit Hilfe ... durchaus schaffbar und wie du weißt, ist es gar nicht notwendig genau den Worten zu folgen, sondern vielmehr einzutauchen in ein meditatives Gefühl, das wie ein Bild sein kann, ein Gespräch in deinem Innersten ... wo du dem gegenüber stehst, der dir helfen wird, deinen Lebensweg weiter nach vorne blickend und alle Dinge, die geschehen sind, gefestigt – sehr gut – eingebaut, vielleicht magst du mit ihnen gemeinsam einmal zusehen, wie sich dieser schwere Korb mit einem großen Heißluftballon langsam vom Untergrund dieser Wiese abheben kann, und indem der Ballon nach oben zieht, sich mehr und mehr von euch entfernt ... der Schmerz leiser wird ... sich zu verändern beginnt ... weniger wird ... sehr gut ... und noch weniger ... leichter und die Schmerzfarbe sich wandelt ... genau, jetzt ... sehr gut... mehr und mehr und immer weiter fließ ... wie der Atemrhythmus leichter wird, wird dieser Ballon ganz selbstständig sich von dir mit einem Gleiten entfernen und immer kleiner werden, während du ihm nachblickst ... früher oder später, nachdem alles erledigt ist, ... es sind Augenblicke, die du nun ganz dafür verwenden darfst, von diesem Felsen der Probleme Steine zu verwenden, um aktiv nach vorne zu blicken, um tiefer zu sinken, und während dein Geist tief versinkt, steigt der Ballon höher, so kannst du dir vorstellen, dass mit diesem Höhersteigen deine Arme, die mittlerweile Zweige eines leichten Lebensbaumes sind, ebenfalls leicht werden, dass die eine oder andere Hand beginnen kann, ganz unmerklich abzuheben, und während du selbst noch gar nicht weißt, welche Hand leichter ist, kann sich dein Unbewusstes bereits entscheiden, mit dem Höhersteigen der Hand wird die Leichtigkeit zunehmen, so, als ob du selbst einen Ballon um dein Handgelenk gebunden bekommst, der dich am Handgelenk zuerst nur ganz ruckweise und leicht auf der einen Seite mehr nach oben zieht, und mit jeder Wahrnehmung der Leichtigkeit ...

Die Armelevation bewirkt nun auch in der kinästhetischen Wahrnehmung eine „Bejahung" des Erlebens in Trance – es wird spürbar, dass sich in dieser Trance etwas verändern wird:

... immer freier werden von den Schmerzen der Vergangenheit ... wirst du mehr ankommen in dir, so kann die Hand die ganz feinen Bewegungen fortführen, während der Rest des Körpers, und vor allem dein Geist, tiefer sinkt, so weit nach innen blickt, dass du mit der eigenen Seele verbunden mit der Seele des Baumes gemeinsam im Wind und in den Sonnenstrahlen wahrnimmst, wenn du nach oben schaust, wie über dir der freie Himmel sich öffnet, wenn die letzten Gedanken wie Wolken vorüberziehen um dann aufzureißen und einen blauen, strahlenden Himmel der Freiheit über dir zu öffnen, und wenn es Nacht wird, und die Sterne auf dich herunter leuchten, fliegst du hinauf in die Vergangenheit all dieser Sterne ... kannst deinen Blick hinausfließen lassen, während die Arme noch leichter – sehr gut – mehr und mehr deinem eigenen Tempo ...

Es erfolgt nun eine Weiterführung der Trancearbeit und die Induktion der Trance wechselt mit dem Entfernen der Nadeln hin zu neuen Suggestionen, welche die eigentlichen Bilder im Unbewussten festigen und verstärken:

... früher oder später und um diese angenehme Leichtigkeit, das Schweben des Blickes hinaus wie ein Lichtstrahl noch zu verstärken, möchte ich dir die Nadel entfernen und einmal bei der rechten Seite beginnen, dass du durch diesen Zug nach außen ...bis zum Ellbogen ... jedes einzelne gezogene ... und immer leichter und mit jedem Punkt freier wird – sehr gut – dass nun alles fließt ... über die Fingerspitzen und über diese Leichtigkeit nach vorne strömen darf, werden die Augen entspannter, du kannst auch diese Energie als Baum dorthin lenken um alles zu unterstützen, was dir gut tut ... sehr gut ... und auf der linken Seite ebenfalls durch einen Zug nach außen – all das wahrnehmen und auch hier alles zu fließen beginnen darf, alles leicht wird, alles hinaus ins Universum strömt, und auch bei deinen Beinen zuerst auf der rechten Seite wieder durch diesen Zug nach außen immer mehr alles fließt und alles leicht wird – sehr gut machst du das – du kannst dich selbst als Baum einmal vorstellen, wie fest verankert im Leben du bist mit all deiner Erfahrung und in dir die Sehnsucht spürst, ganz du selbst zu sein als der Mensch, der du wirklich in deinem Innersten ganz authentisch erfahrbar sein kannst ... so wie auf der linken Seite durch den Zug nach außen alles fließt, alles leicht wird, so als ob man sich selbst die Hände reicht, kannst du ganz für dich einmal beginnen die frohe Botschaft der Liebe in dein Herz hineinfluten zu lassen ... während der Blick hinaus strömt durch die Galaxien und an den Sternen und Planeten vorbei, du selbst dich so verbunden spürst mit diesem Universum, schmerzfrei, der Natur, der Schöpfung um dich herum, dich als kleinen Baustein schätzen lernst und dabei die Freiheit hast, auch frei von deinen Schmerzen zu werden, eben weil du weißt wie sehr du als deine innerste Kraft ... genau ... völlig authentisch wahrnimmst in einem Strom aus Wärme, deinem Glücksgefühl, du immer mehr von diesen Knotenpunkten in den Ästen des Lebensbaumes entdecken kannst und wie bereits vorher kannst du bei jedem Knotenpunkt, den du findest, eine Türe öffnen und hineintreten und dann in seinem Innersten spüren, warum dieser Knoten immer noch aktiv ist und welche Knoten du lösen und von wo du dich loslösen kannst ... so kann jeder die Freiheit im Herzen tragen, in jedem noch so engem Raum den freien Herzschlag, den freien Atem und eine Sicherheit und Ruhe ausstrahlen, die er aus der innersten Wahrnehmung spürt ... immer tiefer, mit jedem Atemzug noch tiefer und mit jedem Atemzug noch tiefer hinein sinkst und das Gefühl auf einem schneebedeckten, wunderschönen, glitzernden Hang zu stehen, auf die Wälder zu blicken, hinab ins Tal und hinauf Richtung Gipfel zu schauen, und dann weiter zu marschieren, Schritt für Schritt auf dem weichen, glitzernden Schnee zu stapfen ... und dadurch immer weiter und weiter zu gehen, den Frieden, die innerste Freiheit ganz tief in dein Herz zu lassen, sodass du in jeder Situation deines Lebens, in jedem Augenblick Anschluss hast an deine innere Selbstwahrnehmung und du genau an diesem Punkt verspürst, dass du Kraft, Energie ausstrahlst, egal wie beengend die Lebensumstände sein mögen ... und du weiter, tiefer einsinken kannst ... die Freiheit im Herzen und die Lebensenergie kreisen zu lassen, während die frische Luft, der glitzernde Tag im Freien, der Pulverschnee, deine Langlaufschi, die mit gleitenden Schritten dich auf diesen Weg begleiten und jetzt lade ich dich ein, dir vorzustellen, dass du tatsächlich auf einen Gipfel kommst und anstatt eines Gipfelbuches, in das du dich sonst eintragen würdest, liegt völlig offen und frei dein Lebensbuch, das kannst du dir jetzt einmal sofort, wie du es in deinen Gedanken konstruieren würdest, im Lebensbuch mit deinem Einband einer Einleitung sogar ...

Über das Hobby des Patienten wird nun ein weiteres Bild kreiert: anstelle des Gipfelbuches ein Lebensbuch als Metapher verwendet, in das der Patient nun seine neuen Erfahrungen und Beschlüsse notieren kann:

... dein Lebensbuch, das als Symbol für dein gesamtes Leben dient und dich begleitet dein Leben lang ... und wenn du auf diesem Gipfel oben dann das Buch aufschlägst, dann gehe behutsam damit um, mit einem liebevollen Blick, denn es sind deine Erlebnisse und Erinnerungen, die dich als Menschen ausmachen ... lass dir einmal Zeit mit dieser Vorstellung, dass bereits alles, was du erlebst hast, niedergeschrieben wurde und es daher einfach nur von diesem Gedankenexperiment dir die Möglichkeit gibt, Dinge, die in diesem Buch stehen als gegeben anzunehmen ... so wie diese Borrelieninfektion ... sehr gut ... immer mehr und tiefer hineinzublicken, immer weiter, immer mehr und noch tiefer, sodass dein Unbewusstes nun ganz tief verankern kann, die Veränderung der Wahrnehmung zu all den Dingen, die passiert sind bis zum heutigen Tag, vor allem während den Schmerzspitzen, so lade ich dich ein, dich getragen zu fühlen und geborgen und mehr und mehr ganz als du selbst aus diesem Baum heraus aufzutauchen, mehr und mehr als du selbst, so wie du bist, und deinen Energiespeicher dort anzufüllen, über deine Handflächen und über die Fußsohlen alles aufzunehmen, was dir gut tut, sodass die innere Batterie wieder vollgeladen wird, der Tank bis oben hin gefüllt mit Kostbarem ...

Nach der Verankerung wurde dem Patienten eine langsame Rückführung zu dem ersten Bild (der Baum) ermöglicht und schließlich erfolgte die behutsame Ausleitung aus der Trance:

... und so lade ich dich ein, deinen Körper beginnst du wieder mehr und mehr zu spüren, deine Arme und Beine und deren Stellung im Raum, genauso wie deine Fingerspitzen, Zehenspitzen während alles in die Tiefe sinkt, kannst du das Schöne und Gute mitnehmen, so lade ich dich ein, vielleicht noch fünf tiefe Atemzüge zu nehmen und mit jedem Atemzug wieder mehr zurückzukehren ins Hier und Jetzt und dann nach dem letzten Atemzug wieder deine Augen zu öffnen und wieder ganz anzukommen – hier in diesem Raum – sehr gut machst du das …"

Herr H. hatte hier seine neunte Hypnoakupunktur-Sitzung. Mit jeder Trance hatte sich seine Schmerzwahrnehmung in der Farbe, der Intensität und auch der Qualität verändert und war nach der sechsten Sitzung mehr zu einem dumpfen, gelben Kratzen in zwei Gelenken geworden. Dieses Kratzen hat dann mehr und mehr abgenommen und ist nach dieser Sitzung nur noch ein leichtes Jucken gewesen. Der Haupt-Akupunkturpunkt für Herrn H. war der Punkt Di4 und als Bild hatte er zu Beginn den Lebensbaum, dann die farbigen Knoten und zuletzt dann das Lebensbuch am Gipfel seines Berges. Die Therapie ist damit soweit abgeschlossen und der starke Schmerz zu einem leichten Jucken verwandelt worden. Herr H. hat jedoch die Trance und seine Bilder so sehr genossen, dass er von sich aus gerne weiterhin einmal im Monat zu einer Hypnoakupunktur kommen möchte.

5-Elemente-Lehre und Meridiane: Das zugehörige Element für Herrn H. ist entweder **Wasser**: mit der Witterung: Kälte; dem Yin-Organ: Niere; dem Yang-Organ: Blase; dem Sinn: Hören; dem Sinnesorgan: Ohr; dem Körpergewebe: Knochen; dem Gefühl: Furcht; der Lautäußerung: Seufzen; der Flüssigkeit: Urin und dem Meridian: Niere; Oder aber das Element ist **Holz**: mit der Witterung: Wind; dem Yin-Organ: Leber; dem Yang-Organ: Gallenblase; dem Sinn: Sehen; dem Sinnesorgan: Auge; dem Körpergewebe: Sehne; dem Gefühl: Zorn; der Lautäußerung: Geschrei; der Flüssigkeit: Tränen und dem Meridian: Lebermeridian und/oder Gallenblasenmeridian;

Metaphern zum Thema Schmerzen:
- Farbskala verändert sich von Rot zu Grün
- Ton wird von schrill und einschneidend zu einer eigenen Melodie
- Schmerzqualität verändert sich zu einem leichten Jucken
- Lernen, Schmerzspitzen ganz unbewusst „wegzuatmen"

Diagramm – Zusammenfassung der TCM-Krankheitssyndrome

- Qi-Stagnation mit Spannungsschmerzen ohne genaue Lokalisation
- Blut-Stagnation mit einem scharfen und stechenden Schmerz fixer Lokalisation
- Kälte ist ein krampfartiger Schmerz mit Kältegefühl
- Bei Hitze entsteht ein brennendes Schmerzgefühl
- Fülle-Syndrom zeigt einen akuten, heftigen Schmerzreiz
- Mangel-Syndrom beginnt schleichend, dumpf und ist beständig
- BEI Feuchtigkeit und Schleimretention ist dem Schmerz ein Schweregefühl zu eigen
- Qi-Mangel, Blut-Mangel und Nieren-Yin-Mangel zeigen ein Leeregefühl

X. ERNÄHRUNG UND KÖRPERGEWICHT

C. Kaindlstorfer, R. Gasser

1) Einführung

Ein großer Teil aller Erkrankungen beruht auf falscher Ernährung. Dies beginnt bei der Zufuhr von Allergenen und reicht über Nahrungsmittelunverträglichkeit (z.B. Laktoseintoleranz) bis zu Mangelernährungen (z.B. Vitamine, Mineralstoffe, Spurenelemente etc.) und vieles mehr. Fette und faserarme Kost begünstigt z.B. die Entwicklung der Arteriosklerose, dadurch kommt es zu einer schlechteren Organversorgung mit Blut und Sauerstoff (z.B. Myokardinfarkt, Insult, PAVK etc.). Zusätzlich wird auch das Entstehen von Malignomen gefördert. Aber auch die übertriebene Betonung und zwanghafte Verfolgung der Idee von „gesunder Ernährung" geht an der Realität vorbei und hat sogar ein neues Krankheitsbild heraufbeschworen: „Orthorexia nervosa", das zwanghafte Bemühen, bei der Nahrungsaufnahme alles richtig zu machen. Im Rahmen dieses Krankheitsbildes wurde beschrieben, dass es sich vorwiegend bei Frauen, in der höheren Bildungsschichte wiederfinde. Übertriebenes Sich-informieren, oft falsche Ratgeber, unseriöse Fachliteratur und wertlose Information aus sogenannten „Frauenzeitschriften", welche die Seiten zwischen Werbeinseraten, Modeanzeigen und Beauty-Artikeln füllt, in den letzten Jahren sogar oft als Anti-Aging- aber zumeist doch als gesunde Abnehm-Diäten verkauft.

Unter der Annahme, dass in der Ernährung der Schlüssel zu einer Vielzahl von Erkrankungen liegt, lässt sich voraussagen, dass Ernährung auch den Verlauf des Alterungsprozesses beeinflusst. Ein Schlüsselsatz für die Ernährung: „Nicht was Sie essen ist für Sie gut, sondern vor allem was Sie nicht essen." Dieser Satz, geführt von schlichter Beobachtung der Häufung von übergewichtigen Patienten im kardiologischen Umfeld, war, wie sich im Laufe der letzten Jahre herausstellte und wissenschaftlich nachvollzogen werden konnte, mehr als richtig. Sagt nicht schon die Volksweisheit: „Frühstücken wie ein Kaiser, mittagessen wie ein König und abendessen wie ein Bettelmann." Die erdrückende Evidenz der Bedeutung von „dinner-cancelling" im Zusammenhang mit „longevity" folgte während der letzten Jahre Schlag auf Schlag. Hatte ich mich einerseits immer schon für die „Geheimrezepte" der rüstigen Überneunzigjährigen interessiert, war ich andererseits auch immer über das Unspektakuläre verwundert, das den Antworten der Betroffenen innewohnte: „..das ganze Leben wenig gegessen und viel gearbeitet (Anmerkung des Verfassers: viel gearbeitet = körperliche Bewegung) ..." alternative Antworten: „... immer wenig gegessen und geistig rege ...".

Genau so unspektakulär ist der Schlüssel zum Geheimnis der idealen Ernährung: Abendessen streichen, leichte Kost, angelehnt an die mediterrane Ernährung. Und genauso unspektakulär sollte eine seriöse Ernährungsberatung und – unterstützung durch den Hypnoakupunkteur sein.

Oft entstehen auch durch die Presse geschürte unbegründete Ängste vor bestimmten Nahrungsmitteln, es kommt zu einer Einengung des Denkens und einer Fixierung auf bestimmte Nahrungsmittel. Dies kann bis zu wahnhaften Vorstellungen und Verfolgungsängsten gehen (Beispiel „genverseuchtes Essen", „gespritztes Obst", „zerstörte Vitamine", „Dosenessen", „zu viel Yin im Essen", ...). Andererseits wird durch genaues Überlegen, wie viel Vitamine, Spurenelemente, Kalorien etc. in jeder Speise vorhanden sind, jede Freude am Essen genommen. Häufig ist Orthorexia nervosa auch verbunden mit dem Vorsatz, bestimmte, als schlecht bewertete Eßgewohnheiten zu verändern, was in der Folge oft zu einer sehr einseitigen Ernährung führt, z.B. bei Vegetariern, die nicht in der Lage sind (z.B. durch berufliche Gegebenheiten), konsequent alternative Proteinquellen zu sich zu nehmen, wie Soya, Nüsse etc. Essstörungen aller Art finden sich am häufigsten bei überdurchschnittlich intelligenten Frauen, so die Fachliteratur, kommt aber auch zunehmend bei Männern vor.

Der Körper kann gelegentliche Ernährungsentgleisungen gut ausgleichen, ständig wiederholte Ernährungsfehler jedoch führen früher oder später zu einer Erkrankung. So ist der Organismus in der Lage, übermässig zugeführtes Fett oder Alkohol abzubauen und zu verarbeiten.

2) Die Nahrungsinhaltsstoffe

Wie aus zahlreichen Untersuchungen hervorgeht, ist ernährungstechnisch ein ausgewogenes Verhältnis der einzelnen Bestandteile essentiell. Die Verabreichung höherer Konzentrationen von einzelnen Komponenten, seien es Flavonoide, Antioxidantien, bestimmte Vitamine, Öle, Fette etc. hat, bis auf ganz wenige Ausnahmen – ich verweise hier auf die Omega-3-Fettsäuren – im Sinne von Monosubstanzinterventionen in den besten Fällen Kontroversen, in den meisten allerdings nur Erfolglosigkeit hervorgebracht. In anderen Worten, die Erwartungen blieben unerfüllt. Ob es sich um das Ende von Vitamin E durch HOPE oder von Vitamin C durch die Heart Protection Study handelt, Grüntee-Trials, und andere mehr, fest steht, dass Monointerventionen bezogen auf Langlebigkeit, KHK und Tumorerkrankungen kaum eine brauchbare Evidenz zeigten. Nicht einmal gezielte Cholesterin-senkende Interventiosstudien brachten respektable Erfolge. Es scheint vielmehr die Ernährungsmatrix zu sein, innerhalb welcher eine Ausgewogenheit der Bestandteile und deren Zusammenspiel das Entscheidende sind. Dafür sprechen die großen Ernährungsinterventionsstudien, allen voran jene, welche sich mit der mediterranen Diät auseinandersetzen. Die Komplexität idealer Ernährung liegt in deren Zusammensetzung, welche eigentlich nur durch eine vielseitige, ballaststoffreiche, fettarme Ernährung gegeben ist. Ob sich diese Anlehnung an die mediterrane Diät phylogenetisch aus der Wiege der Menschheit im afrikanischen Kontinent ergeben hat, kann nicht eindeutig belegt werden. Nachgewiesen sind durch die Humangenetik jedoch einige interessante Faktoren: die Laktoseintoleranz stellt den ursprünglichen, gängigen Zustand des Menschen dar. Die Laktosetoleranz hingegen hat sich vor etwa 30.000 Jahren als Punktmutation am Indischen Subkontinent entwickelt und hat sich, ab dem zaghaften Beginn der Viehzucht und Niederlassung in ruraler Gemeinschaft, als Überlebensvorteil herausgestellt. Prinzipiell stammen alle Laktosetoleranten, also der Großteil unserer Bevölkerung, von jenem einen indischen Vorfahren ab, der zufällig vor 30.000 Jahren diese Mutation entwickelte – durch Selektion.

Die Ernährungsmatrix, an welcher sich nun der optimierte Ablauf des Lebens aufhängt, ist ebenfalls ein Uraltprodukt der Selektion. Um den Gedankengang weiterzuverfolgen muss auch verstanden werden, dass es nicht nur individuell vorteilhafte Mutationen gibt, sondern auch populationsspezifische, welche für das Einzelindividuum ungünstig sind, für die Population aber günstig, und so der Population das Überleben sichern, während das einzelne Individuum einen offensichtlichen Schaden davon nimmt.

Man darf also annehmen, dass die Ernährungszusammensetzung ein Sammelsurium von Vektoren und Traktoren darstellt, welche die Möglichkeit der Langlebigkeit unter bestimmten Voraussetzungen erlauben, unter anderen Voraussetzungen aber das Leben verkürzen können, je nach den vorhandenen Umständen und Ressourcen. Es spielen Geruch und Geschmack von Speisen sicherlich eine Rolle, welche man sich durch Metaphern in der Hypnose zunutze machen kann, vgl. VAKOG (z.B. für deren Aufschlüsselung; vgl.: mir läuft das Wasser im Mund zusammen), wie die Jahreszeit und die Umgebung („vgl.:"seasonal variation") und Tageszeit der Einnahme (dinner-cancelling). In anderen Worten, auch das Brimborium, von welchem die Nahrungsaufnahme umgeben ist, spielten eine Rolle („iss nicht so schnell, das ist ungesund …"). Es ist nicht damit genüge getan, zu wissen, dass bestimmte Nahrungsinhaltstoffe, wie Vitamin E, eine antioxidative Wirkung haben und dann davon auszugehen, dass die Zufuhr dieses einen Vitamins einen Einfluss auf die Infarktrate oder die Lebenserwartung hat.

Ein sehr interessanter Versuch, das Matrixproblem zu lösen geht in Richtung „functional food". Monro beschreibt die Möglichkeit, einzelne Ernährungskomponenten durch gesundheitsbezogene Endpunkte zu definieren, wobei versucht wird, eine konsumentenfreundliche Terminologie zu entwickeln, welche Ausdrücke wie „Wichtigkeit, Unabhängigkeit, Wert, Genauigkeit, Robustheit, Sensitivität, etc." in Zusammenhang mit wissenschaftlicher Bewertung, Referenznahrungsmitteln bzw. ökologischen Gesichtspunkten verwendet. Es wird versucht, der Bevölkerung bestimmte funktionelle, ernährungsbezogene Daten zu vermitteln, welche das Kaufverhalten beeinflussen sollen. Tabellarische oder gruppenspezifische Merkmale haben sicher einen großen Wert bezogen auf primärpräventive, bevölkerungsbezogene Maßnahmen. Ein Beispiel dafür ist die Ernährungsintervetion in Nordkarelien, wo eine bekannt hohe Herzinfarktsterblichkeit herrschte und über einen Zeitraum von mehreren Jahrzehnten durch gezielte, bevölkerungsspezifische Intervention bzw. durch Markierung von Lebensmitteln, Aufklärung und Erziehung in Schulen das Ernährungsverhalten geändert wurde, und die Infarktrate in dem genannten Zeitraum in Nordkarelien um etwa 70 Prozent abnahm.

3) Sprengung festgefahrener unbewusster Programme und Ernährung

Die oben bezeichnete Strategie (Nahrungsmittelergänzungen) ist aus dem Gesichtspunkt der „Ernährungslogik" verständlich, beruht nicht auf Interventionsstudien und ist individuell abgestimmt, allerdings ohne umfassende wissenschaftliche Beweislage – es bewegt sich sozusagen die gesamte strategisch konzipierte Nahrungsmittelergänzung im Windschatten von TENOS (tested experience, not only speculation) einerseits (kielgeholt vom Flaggschiff „Ernährungswissenschaften"), andererseits im Bereich „intuitionistischer Logik" (vgl. Gödel).

Wobei TENOS hier evolutionstheoretisch aus der Doppelhelix stammt (tested by evolution; Anmerkung des Verfassers: selbst Crick war der Helix gegenüber kritisch – 1974) und nicht aus der ernährungswissenschaftlichen Intervention verstanden wird. Ungemach entsteht bei den Autoren gegenüber allen Formen der Ernährungswissenschaft bzw. Nahrungsmittelergänzung aufgrund rezenterer Überlegungen welche auf diversen Quanten- und biophysikalischen Beobachtungen basieren (vgl. photon sucking <„The mechanism under considerations describes the capacity of a system to use phase information in order to store and distribute energy." F.A. Popp>: dabei handelt es sich um einen Mechanismus innerhalb biologischer Systeme, welcher es ermöglicht, Lichtquanten zu speichern bzw. evtl. auch diesen innewohnende Quanteninformation. So hat z.b. eine sonnengereifte Tomate eine andere Photonenemission als eine lagergereifte. Oder vgl. auch die kurze Beschreibung im Kapitel Quantenphysik/Anti-Aging über Quantenbioholographie – Miller 2002, Sidorov 2001 siehe dort – der Grundgedanke dahinter ist, dass DNA als holographischer Projektor akustischer und elektromagnetischer Signale agiert und somit die Quintessenz für Information eines Quanten-Biohologramms enthält. Jedes biologische System erhält seine Organisation anhand eines komplexen elektrodynamischen Feldes, welches wiederum durch die physiochemischen, atomaren Komponenten determiniert wird, und diese Komponenten in Verhalten und Orientierung ebenso beeinflusst. Ungemach, da wir bereits in der simplen pharmakologisch-molekular ausgerichteten (bedachten und beschlossenen) Ernährungsintervention ratlos sind (vgl. Vitamindispute/ Vitaminkapitel), den Gesamtkomplex der grob physikalischen Ernährungsmatrix nicht verstehen, allerdings den laut Teilchenphysik sich dahinter noch ausbreitenden Informationsraum nicht einmal erahnen. Ungemach, da niemand weiß, ob sonnengereifte Früchte nicht nur mehr Vitamine und Flavonoide transportieren, sondern noch etwas anderes, Messbares, aber Unverstandenes (vgl. Popp). Ohne Nahrungsmittelergänzungsinterventionsstudien ist alles diesbezügliche nur „behauptende Kraft“ (vgl. Frege)/Behauptung. Was bleibt, ist die epidemiologische Prüfung und konsekutive Intervention aufgrund einer Hypothese (aufgrund empirischer Erfahrungen; a mind‘s naked eye). Genau das erfüllt die Lyon-Studie von de Lorgeril. Bei allen anderen Formen von Ernährungsempfehlungen entsteht Ungemach: not based on evidence; based on some evidence; based on evidence, but not understood.

4) Öle, Fette und Cholesterin

Allgemeines

Öle und Fette sind wesentliche Bestandteile unserer Ernährung, sind lebenswichtig und es wäre unmöglich darauf zu verzichten. Sie spielen eine große Rolle im Stoffwechsel, bei der Wärmeerzeugung, beim Herstellen bestimmter Hormone, für den gesamten Arachidonsäurestoffwechsel, die Gerinnung und Blutplättchenfunktion, den Aufbau der Zellmembranen, Energiespeicher und -transport, die Gehirn- und Nervenfunktion etc. Also unverzichtbar und dennoch gefährlich. Vergleichbar mit dem Potential der Kernspaltung.

In der Nahrung vorhandene Fette kommen als Fettsäuren im wesentlichen in Form von 3 Gruppen vor: gesättigte (SFA), einfach ungesättigte (MUFA) und mehrfach ungesättigte (PUFA) Fettsäuren. Die Einteilung erfolgte aufgrund der Zahl der Doppelbindungen zwischen den Kohlenstoffatomen. Die Zusammensetzung der Nahrung im Bezug auf den Gehalt der einzelnen Fettsäuren beeinflusst einerseits den Cholesterinspiegel, andererseits die Entwicklung arteriosklerotischer Veränderungen der Gefäßwand.

Gesättigte Fettsäuren

Gesättigte Fettsäuren stammen vorwiegend von tierischen Quellen wie Fleisch, Delikatessen wie Wurst und Milchprodukten, können aber auch pflanzlichen Ursprungs sein und im Kokosfett oder Palmöl und bestimmten Formen der Margarine vorkommen. Gemessen an den Ernährungsgewohnheiten der österreichischen Bevölkerung ist es erstaunlich, was der Organismus an „Fettbelastung“ aushält. Der Verzehr von gesättigten Fettsäuren führt zu einem Anstieg von LDL im Serum. Bereits die Sieben-Länder Studie, welche über einen Zeitraum von 10 bis 25 Jahren geführt wurde, gab erste Hinweise darauf, dass der Anteil von gesättigten Fettsäuren in der Ernährung in Zusammenhang mit der koronaren Mortalität steht, vor allem aber, dass es bestimmte nationale Ernährungsformen sind, welche in Summe zu einer Reduktion des kardiovaskulären Risikos führen, wobei sich ein Nord-Südgefälle innerhalb Europas abzeichnete, was den Grundstein für die Mediterrane Diät in der kardiovaskulären Primärprävention legte. In großen Studien konnte allerdings die Reduktion von gesättigten Fettsäuren, alleine in der Ernährung, keine durchschlagenden Erfolge feiern: der erwartete Effekt auf Serumlipidwerte bzw. auf kardiovaskuläre Mortalitätszahlen blieb aus, wobei es einen Unterschied machte, ob die gesättigten Fettsäuren durch einfach und mehrfach ungesättigte Fettsäuren oder durch Kohlenhydrate ersetzt wurden. Nur bei Studien welche mindestens über zwei Jahre geführt wurden, konnten geringfügige Effekte gesehen werden.

Ungesättigte Fettsäuren

Bei den ungesättigten Fettsäuren sind nicht alle Kohlenstoffatome mit Wasserstoff „gesättigt" und daher Doppelbindungen vorhanden. Je nachdem, wie viele es sind, ist von „einfach" oder „mehrfach" ungesättigten Fettsäuren die Rede. Da der Körper keine ungesättigten Fettsäuren bilden kann, sind sie essentielle Nahrungsbestandteile. Fette, welche vorwiegend aus ungesättigten Fettsäuren bestehen, sind bei Zimmertemperatur übrigens flüssig. Über einfach ungesättigte Fettsäuren gibt es nur wenig Literatur. Die Mehrzahl der Untersuchungen, sowie Subgruppenanalysen zeigen, dass der Ersatz von gesättigten Fettsäuren durch einfach ungesättigte Fettsäuren vorteilhaft für das Koronarsystem ist. Aus den Untersuchungen geht auch hervor, dass die vermehrte Einnahme von einfach ungesättigten Fettsäuren imstande ist, die Serumkonzentrationen von HDL zu heben. In der Nurses' Health Study konnte gezeigt werden, dass bereits eine Steigerung der Einnahme von einfach ungesättigten Fettsäuren um fünf Prozent einen marginalen, günstigen Effekt auf die koronare Herzerkrankung hat. Quellen ungesättigter Fettsäuren: Öle – besonders wertvoll sind Oliven- und Rapsöl.

5) Pharmakologisch wirksame wichtige Pflanzeninhaltsstoffe:

PHYTOCHEMICALS – BIOLOGISCH AKTIVE SUBSTANZEN IN PFLANZEN

Phytochemicals sind Stoffe, welche in Pflanzen vorkommen und an anderen Organismen, auch an Menschen, biologisch aktiv sind. Diese Stoffe geben der Pflanze Farbe, Geschmack und dienen auch zur Abwehr gegen andere Krankheitserreger und Aggressoren.
Beispiele dafür sind: das Brennnesselgift, das die Brennnessel davor schützt, angegriffen und von Tieren gefressen zu werden; das Penicillin, das von Schimmelpilzen gebildet wird, um diese vor Bakterien zu schützen; die Flavonoide, welche in Zitrusfrüchten, Beeren und vielen anderen Pflanzen vorhanden sind und z.B. eine antioxidative Wirkung haben. Im Laufe der Phylogenese hat sich der Organismus diese, in Pflanzen enthaltenen, biologisch aktiven Substanzen zu Nutze gemacht, und sie mehr oder weniger aktiv in seinen eigenen Metabolismus eingebaut.

Ein anderes Beispiel für Phytochemicals wären die Opiate, die sich der Mensch erst viel später zu Nutze gemacht hat, um bestimmte psychische Zustände zu erreichen, aber auch, um Schmerzen auszuschalten, oder die Inhaltsstoffe der Cannabis-Pflanze, welche von verschiedenen Völkern verwendet werden, um außergewöhnliche psychedelische Wirkungen zu erzielen. Zu allen Zeiten der Phylogenese, bis herauf in die Gegenwart (suchen nach Phytochemicals durch die Pharmaindrustrie im Regenwald), haben sich die Organismen auf solche biologisch aktive Stoffe, welche von anderen Organismen produziert werden, verlassen und eingestellt.
Die Forschung der letzten Jahrzehnte hat mehr und mehr Einblick in die einzelnen Gruppen von Phytochemicals gegeben. Phytochemicals, also biologisch wirksame Pflanzeninhaltsstoffe, sind in der Natur im Überfluss vorhanden und können durch Hitzeinwirkung kaum zerstört werden (Vergleiche in Teeinhaltsstoffe).
Die Untersuchung solcher Stoffe erfolgt mittels biochemischer Analysen, physiologischen Untersuchungen an multizellulären Präparaten und in Zellkulturen sowie direkt an Menschen. Allen voran liegen epidemiologische Studien, Quotenstudien, Case-Control-Studien, Untersuchungen vor und nach spezifischen Einnahmen und Behandlungen (Beispiel Vitamin E – Hope Trial). Die wichtigsten Anti-Aging Wirkungen der Phytochemicals liegen in deren antioxidativer Wirkung, der Modulation von reparativ wirksamen Enzymen des Körpers, der Stimulation des Immunsystems und einer antibakteriellen und antiviralen Aktivität. Wie z.B. beim Olivenöl und seinen Inhaltsstoffen,

finden sich auch Wirkungen wie verminderte Plättchenaggregation, Beeinflussung des Cholesterinspiegels von HDL und LDL, eine antihypertensive Wirkung usw.
Phytochemicals können aber auch die im Körper vorhandenen Hormonspiegel und deren Zusammenspiel beeinflussen. Beispiel dafür sind die Phytoöstrogene, die vor allem im Rahmen der klimakterischen Beschwerden deutlich an Bedeutung gewonnen haben.

Antioxidantien

Antioxidantien wurden in den letzten Dekaden immer wieder als ganz entscheidende Faktoren für die Zellalterung, für die Entwicklung der arteriosklerotischen Erkrankungen, aber auch für die Entstehung von bösartigen Turmorerkrankungen genannt. Im Bereich des Alterungsprozesses, insbes. der Haut und der Gefäße wird der Oxidation eine große Bedeutung zugeschrieben, aber auch entzündliche Erkrankungen, Kataraktentwicklung usw. hängen sehr eng mit oxidativen Prozessen zusammen. Oxidative Prozesse in der Zelle sind die Grundlage des Lebens, können aber auch diverse unglückliche Auswirkungen haben. Vor allem LDL-Partikel sind besonders anfällig auf oxidativen Stress, welcher einerseits multiple proatherogene Effekte nach sich zieht, andererseits Monozyten aktiviert, die dann als Makrophagen letztendlich zu Schaumzellen werden und im atherogenen Prozess eine große Rolle spielen.

Phytochemicals der mediterranen Diät

Da in verschiedenen Untersuchungen nachgewiesen werden konnte, dass die mediterrane Diät, welche reich an Obst, Gemüse, Beeren, Früchten, Nüssen, Olivenöl etc. ist, die kardiovaskuläre Mortalität, aber auch die Gesamtsterblichkeit absenken konnte, hat man die einzelnen Bestandteile genauer untersucht. Man konnte so z.B. zeigen, dass Flavanoide, vor allem in Zitrusfrüchten und Beeren vorhanden, das Andocken von Hormonen an die Zelle verhindern können, Sulphoraphan welches im Brokkoli vorkommt, die Synthese von bestimmten antikarzinogenen Enzymen des eigenen Körpers aktivieren kann und Karzinogene aus der Zelle transportieren kann. Ein anderer Stoff der untersucht wurde, ist das in der Sojabohne vorhandene Genistein. Dieses hemmt die Kapillarbildung in Tumoren.
In Cruciferen (Kreuzblütlern) vorhandene Indole, steigern die Immunabwehr. Saponine verhindern die Teilung von Karzinomzellen. P-Coumarinsäure, welche in Tomaten vorhanden ist, hat eine spezifische Interaktion mit potentiellen Karzinogenen.

Viele Phytochemicals induzieren auch Enzyme zur Zellregeneration und verhindern die Anlagerung toxischer Moleküle an die DNA, wie z.B. das Capsiazin, welches im Pfeffer vorhanden ist. Bezogen auf kardiovaskuläre Erkrankungen sind vor allem die pflanzlichen Sterole, die Flavonoide und pflanzliche Schwefelverbindungen experimentell eingehend untersucht worden. So senkt z.B. das Beta-Sitosterol und das Sitostanol den Cholesterinspiegel (durch Zunahme von LDL-Rezeptoren) um etwa 10 Prozent. Triterpenalkohole hemmen die hepatische Cholesterolesterase. Tocotrienole inhibieren die HMG Coenzym A-Reduktase.

In einer Untersuchung von Carluccio konnte gezeigt werden, dass die Phytochemicals, welche in Olivenöl und Rotwein die Hauptrolle spielen – vor allem das Oleuropein, Hydroxytyrosol, Tyrosol, die Linolsäure und das Resveratrol – die wesentlichen biologisch wirksamen Phytochemicals sind. Sie haben diese Substanzen experimentell an stimulierten Endothelzellen untersucht, und konnten an diesen eine reduzierte Monozytenadhäsion sowie eine Verringerung der VCAM-1 mRNA-Expression sowie die veränderte Expression des Proteins selbst feststellen. Mechanismen dafür laufen vermutlich über das Aktivator Protein 1 und möglicherweise über GATA Bindungsstellen. So gelang der experimentelle Nachweis, dass Olivenöl und Rotwein Antioxidanzien in Konzentrationen, welche mit der Nahrung aufgenommen werden, auf Transkriptionsebene die endotheliale Adhäsionsmolekülexpression hemmt, was mitverantwortlich sein dürfte für die anti-arteriosklerotischen, protektiven Wirkungen von Olivenöl und Rotwein.

POLYPHENOLE

Eines der großen Probleme ist die eingeschränkte bzw. sehr unterschiedliche Bioverfügbarkeit der Polyphenole. So werden z.B. von Flavonolen nur 17 bis 50 Prozent im menschlichen Darm resorbiert, ähnliches gilt für Katechine. Manche der Stoffe werden überhaupt nach oder während der Aufnahme metabolisiert. Durch die Metabolisierung wiederum gehen manche antioxidative Wirkungen verloren. Das Problem der Überprüfung ist auch die Heterogenität der Stoffe, und dass es über ihren Metabolismus und über ihre Bioverfügbarkeit sehr wenig Daten gibt. Polyphenolen wird im Rahmen des kardialen Anti-Aging ein wesentlicher Effekt nachgesagt, ausgehend davon, dass sie einen bedeutenden Anteil in der mediterranen Ernährung ausmachen. Dabei handelt es sich um hoch potente Antioxidantien, die durch Chelatbildung mit Eisen und Kupfer als Radikalfänger wirken. Sie hemmen die LDL-Oxidation und hemmen über eine Beeinflussung des endothelialen NO die Plaqueruptur. Die antioxidative Wirkung ist im Labor höher als die von Vitamin C und Vitamin E. Zu den Phenolen gehören u.a. Flavone, Flavonole, Katechine, Stilbene und die Anthocyanine. Wichtige Vorkommen von Flavonoiden sind im Tee, Zwiebel, Soja, Wein und Schokolade.

PFLANZLICHE STEROLE

Die wesentlichen pflanzlichen Sterole kommen in der europäischen Durchschnittsernährung in bemerkenswerten Mengen vor. Am häufigsten findet sich Betasitosterol, das sich nur geringfügig vom normalen Cholesterin unterscheidet. Bereits in den 50er- und 60er Jahren hat man herausgefunden, dass die Beimengung von Sitosterol oder Gemischen von Sterolen zur Nahrung in Tierexperimenten antiarteriosklerotische Wirkungen zeigte.

Phytoöstrogene

Es gibt Hinweise, dass sekundäre Pflanzenstoffe aus der Gruppe Phytoöstrogene ein Einsatzgebiet im Rahmen von klimakterischen Beschwerden haben. Phytoöstrogene zeigen hier wertvolle Eigenschaften, allerdings erst, wenn der Östrogenspiegel abzusinken beginnt. Die Einnahme von Sojamehl und Leinsamen, z.B. bei Frauen nach dem Klimakterium, konnte das Zellwachstum der Vaginalschleimhaut verstärken. Dies wird als Zeichen einer östrogenen Wirkung gesehen. Phytoöstrogene finden sich in einer großen Zahl verschiedener Naturprodukte, so im Sojamehl, im Getreide, Leinsamen, Brokkoli, Karotten, Rotklee, Kichererbsen, Johannisbeeren und anderen.

Diagramm – Pflanzliche Inhaltsstoffe (Phytochemicals der mediterranen Diät)

Phytoöstrogene

Pflanzliche Sterole

Polyphenole

Antioxidantien

Beispiele

- Flavanoide, vor allem in Zitrusfrüchten und Beeren
- Sulphoraphan, im Brokkoli
- Das in der Sojabohne vorhandene Genistein
- P-Coumarinsäure, welche in Tomaten vorhanden ist
- Capsiazin, im Pfeffer
- ... etc.

6) Aminosäuren

Nicht nur die o.g. Phytochemicals spielen in der Anti-Aging Ernährung eine Rolle, sondern auch die Aminosäuren, insbesondere die essentiellen Aminosäuren und darunter gibt es wieder bestimmte, welche das Wohlbefinden im höheren Lebensalter beeinflussen. Als erste zu nennen wäre die Glutaminsäure. Glutaminsäure selbst ist im Organismus in großen Mengen vorhanden. Sie ist keine essentielle Aminosäure, wird aber vom Körper nur in kleinen Mengen hergestellt. Sie ist wesentlich für den Gehirnstoffwechsel und das Immunsystem. Eine verringerte Produktion bzw. Aufnahme führt zu einer vermehrten Infektanfälligkeit und zu Störungen im Metabolismus, sowie zu Störungen in der Muskelfunktion und im Aufbau des Muskels. Auch im Zusammenhang mit der Mitose, dem Zellwachstum und Reparaturmechanismen spielt die Glutaminsäure eine große Rolle.

7) Spurenelemente

Zu den wesentlichsten Spurenelementen, welche der Mensch braucht, um einen normalen Alterungsprozess zu erleben, gehören Zink, Eisen, Molybdän, Mangan, Selen, Chrom, Kupfer, Brom, Jod.

1. Selen

Normalerweise sollte der Mensch am Tag um die 50 µg Selen zu sich nehmen. Mit zunehmendem Alter sinkt der Plasmaspiegel an Selen ab. Selen ist an verschiedenen immunologischen Prozessen beteiligt, ist Co-Faktor und Co-Enzym im Rahmen unterschiedlicher reperativer Prozesse. Selenmangel spielt auch eine Rolle im Zusammenhang mit Prostata-, Colon- und Bronchial-Karzinom. Selen ist auch beteiligt an der Infektabwehr.

2. Zink

Der tägliche Bedarf an Zink liegt zwischen 8 und 10 mg. Bei älteren Menschen findet sich häufig ein Zinkmangel, der sich zuerst nur als Appetitlosigkeit und verzögerte Wundheilung sowie verminderte Infektabwehr zeigt. Auch für die Sehkraft spielt Zink eine Rolle. Allerdings ist Zink in hohen Dosen wiederum ungünstig; bei Langzeitzinküberdosierung kommt es zu Anämie, Leukopenie, Neutropenie, weiters zu Bauchschmerzen, Diarrhoe,

Schwindel und Übelkeit, einer Supression des Immunsystems und einer sekundären Erniedrigung der Kupferwerte.

3. Eisen
Sehr häufig liegt bei Vegetariern und älteren Menschen ein Eisenmangel vor. Auch bei Frauen tritt gehäuft Eisenmangel im Zusammenhang mit der Menstruation auf. Eisensupplementierung sollte nur aufgrund von entsprechenden Blutbestimmungen erfolgen.

4. Kupfer
Der Kupferbedarf liegt bei ungefähr 1 bis 2 mg pro Tag. Bei Menschen eine sehr seltene Mangelerscheinung, jedoch im Alter kommt es manchmal zu einem Anstieg von Kupferplasmaspiegel, welche selbst proatherogen sind.

5. Chrom
Der Tagesbedarf liegt zwischen 50 und 100 µg. Mit zunehmendem Alter sinkt der Spiegel ab. Chrom spielt bei einer Vielzahl von zellulären Prozessen eine Rolle und findet sich im Normalfall ausreichend in der Ernährung.

8) Mediterrane Ernährung und Anti-Aging

Aufgrund sehr unterschiedlicher Mortalitätsdaten im kardiovaskulären Bereich (siehe Herzkreislauf-Kapitel), bezogen auf die regionalen Ernährungsunterschiede in Europa, kam man schon bald nach Publikation der 7-Länder Studie zu dem Schluß, dass die mediterrane Ernährungsweise in Zusammenhang mit der Häufigkeit an kardiovaskulärer Mortalität stehen müsste und hat versucht, bestimmte Ernährungsmerkmale zu systematisieren bzw. als Interventionsstudie die kardioprotektiven Merkmale als solche zu etablieren. Dies vor dem Hintergrund, dass Studien, welche nur auf Cholesterinreduktion beruhten eher marginale Erfolge zeigten. Richtungsweisend war in diesem Zusammenhang die Arbeit von de Lorgeril, der in einer prospektiven, randomisierten Studie an insgesamt über 600 Patienten zeigen konnte, dass eine mediterrane Ernährung, welche reich an alpha-Linolensäure, Obst, Gemüse, Ballaststoffen und Meeresfisch war, einen besonders günstigen Effekt auf kardiovaskuläre Ereignisse bei Patienten mit KHK ausübt: Im Sinne von Sekundärprävention wurden Patienten nach Myokardinfarkt randomisiert, eine Gruppe erhielt die oben genannte mediterrane Diät, die andere Gruppe eine normale, cholesterinarme Diät. Die Studie dauerte fünf Jahre. Die genaue Zusammensetzung der Nahrungsbestandteile der beiden Gruppen ist aus Tabelle 1 ersichtlich. Interessant ist, dass wesentliche Parameter wie Serumlipide, Blutdruck und Body-Mass-Index in beiden Gruppen ähnlich blieben. In der Gruppe, welche die mediterrane Diät erhielt, waren Plasmaalbumin, Vitamin E und Vitamin C erhöht, dafür war die Granulozytenzahl gegenüber der Kontrollgruppe etwas erniedrigt. Die kardiale Mortalität in der mediterranen Diät-Gruppe betrug nach fünf Jahren nur etwa ein Fünftel der kardialen Mortalität in der Vergleichsgruppe. Auch die Gesamtsterblichkeit war unter mediterraner Diät deutlich verringert. Zahlreiche Folgeuntersuchungen und Analysen der einzelnen Nahrungsmittelbestandteile folgten. Die mediterrane Diät unterscheidet sich von der gängigen mitteleuropäischen Ernährung folgendermaßen: Viel weniger Fleisch und tierisches Fett, aber sehr viel mehr Olivenöl, mehr Seefisch, viel mehr Obst und Gemüse, deutlich mehr Hülsenfrüchte und Ballaststoffe. In den meisten Fällen genügt eine Verschiebung der prozentuellen Anteile der einzelnen Nahrungsmittel für eine Ernährungsumstellung – dies vermeidet auch Psychopathologien wie Orthorexia nervosa. Interessant ist eine im Lancet erschienene Studie von Singh et al., die zeigte, dass eine auf indische Verhältnisse adaptierte Diät, welche reich an alpha-Linolensäure ist, ebenfalls einen wesentlich besseren kardioprotektiven Effekt hat, als herkömmliche cholesterinarme Diäten.
In einer umfassenden Übersichtsarbeit weisen Sacks und Katan (2002) auf mehrere Umstände

hin: Sie zeigen auf, dass dietätische Maßnahmen ebenso viel Gewicht in der Reduktion der kardiovaskulären Diät haben, wie die medikamentöse Therapie mit Lipidsenkern und Antihypertensiva. Das Ersetzen von gesättigten und trans-ungesättigten Fettsäuren durch einfach und mehrfach ungesättigte Fettsäuren führt zu einer Senkung von LDL sowie zu einer Verringereung des LDL/HDL-Quotienten, fettarme Diäten reduzieren LDL und HDL und Diäten mit einem hohen Anteil an Omega-3 Fettsäuren wirken antiarrhythmisch bzw. antithrombotisch, Antioxidantien tun das Ihre: Egal, wie man es dreht und wendet, es kommt auf die individuell gestaltete Ernährungsmatrix an. Die Autoren kommen ebenfalls zu dem Schluss, dass nicht die mediterrane Diät per se der Schlüssel zum Erfolg gegen die koronare Herzkrankheit ist, sondern eine bestimmte Matrix, das Verwenden bzw. Weglassen bestimmter Nahrungskomponenten und dass es viele Wege gäbe, individuelle Diäten zu erstellen, welche an die Gegebenheiten der jeweiligen Länder oder Bevölkerungen und deren Gewohnheiten angepasst sein sollten, um diese umsetzbar zu machen. „Diese potentielle Unterschiedlichkeit", so die Autoren wörtlich, „ist das Entscheidende, um Menschen aller Völker und Kulturen weltweit in die kardiovaskuläre Primärprävention einzubinden."

Die mediterrane Diät führt auch, konsequent verfolgt, zu einer Gewichtsreduktion. Dafür werden nicht nur die verringerten Mengen an gesättigten Fettsäuren, sondern auch eine appetitzügelnde Wirkung von Olivenöl verantwortlich gemacht. In Österreich hat die Adipositas in den vergangenen zehn Jahren um rund 30 Prozent zugenommen. Bei einem deutlichen Gefälle von Ost nach West beträgt die Prävalenz derzeit 16 bis 11 Prozent. Übergewicht führt zu metabolischem Syndrom mit allen implizierten kardiovaskulären Folgeerkrankungen, Gelenksproblemen und gestörten Bewegungsabläufen, Schlafapnoe, Unfruchtbarkeit, beeinträchtigter körperlicher und geistiger Leistungsfähigkeit sowie gehemmter Immunabwehr – und einem erhöhten Risiko für bestimmte maligne Tumorerkrankungen. Die gesundheitlichen Schäden durch Übergewicht verursachen exorbitante Kosten.
Der Nutzen einer Verringerung von Übergewicht ist eindeutig belegbar. Eine Gewichtsreduktion von 0,5 bis 9,0 Kilogramm bewirkt:

- kardiovaskuläre Mortalität: minus 9 %
- Gesamtmortalität: minus 20 %
- malignomassoziierte Mortalität: minus 37 %
- diabetesassoziierte Mortalität: minus 44 %.

Der gesundheitliche Gewinn einer Verringerung von Übergewicht lässt sich auch je Kilogramm Gewichtsverlust umlegen.

9) Dinner Cancelling

Im Tierversuch hat sich gezeigt, dass konstanter Nahrungsmangel die Anfälligkeit für altersassoziierte Erkrankungen senkt und die Lebenserwartung um bis zu 40 Prozent erhöht. Eine mögliche Erklärung dafür könnte sein, dass der geringere Energieumsatz auch eine geringere Belastung durch Sauerstoffradikale mit sich bringt, da diese besonders bei der oxidativen ATP-Bildung entstehen. Der oxidative Stress wäre also kleiner, die Reparaturmechanismen effektiver, die Insulinsensitivität höher, die Glykierung geringer und alles in allem ein hypometabolischer Zustand erreicht. Auch Menschen dürften unter Kalorienreduktion älter werden. Die Bewohner der japanischen Insel Okinawa zum Beispiel, nehmen rund 40 Prozent weniger Kalorien zu sich als andere Japaner, und haben den höchsten Anteil an Hundertjährigen.

Aufgrund zirkadianer Rhythmen scheint eine gezielte Kalorienreduktion während der Nacht besonders effektiv zu sein. Der Schlüssel dazu heißt „Dinner Cancelling", womit der Verzicht auf Nahrungsaufnahme nach 17 Uhr gemeint ist. Ohne einen vollen Magen als Energiereservoir läuft in der Nacht ein intensiverer Regenerationsprozess ab, so die Annahme. Weiters ist das Dinner Cancelling ein NADH-Booster. Zuätzlich diskutierte günstige Effekte sind im Bereich der neuro-endokrinen Signaltransduktion, der Redox-abhängigen Transkription, über eine Stabilisierung des Genoms durch besseren Erhalt der Repair-Mechanismen etc. Damit ist, dem heutigen Stand des Wissens zufolge, Verzicht auf das Abendessen die beste Anti-Aging-Strategie im Rahmen der Ernährung. Realistischerweise und im Hinblick auf die soziale Funktion des Abendessens empfehlen Experten zwei Dinner-Cancelling-Tage pro Woche, das aber konsequent. Für Menschen mit einem regelmäßigen Lebensrhythmus empfiehlt es sich, die Abendmahlzeit jeden Abend um fünf Minuten früher einzunehmen, als am Vorabend, so merkt der Organismus gar nicht die Umstellung und das befürchtete abendliche Hungergefühl bleibt aus und Dinner-Canceling wird lebbar.

10) Abnehmen/Lebensstilveränderung Fallbeispiel

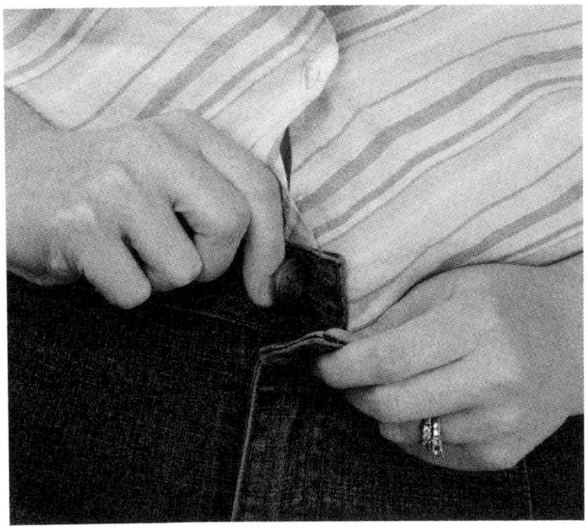

Anamnese: Frau M. 57 Jahre alt – zuletzt ein BMI von 42,1 errechnet – hat bereits nach eigenen Angaben 24 verschiedene Diät- und Therapieprogramme absolviert. Sie berichtet von vielen Dingen, die sie eigentlich gerne erreichen würde, als bereits geschaffte „Tatsachen", die sie nach eigenen Angaben ja bereits durchführen würde. Beispielsweise viel Sport betreiben, eine ausgewogene Ernährung halten, etc. De facto konnte sie das aber nie adäquat umsetzen, und es ergab sich seit nunmehr sieben Jahren eine stetige und alljährlich eine Gewichtszunahme von etwa 5-8 KG, weiters ständig begleitender Spontanschweiß. Als Begleiterkrankungen unter anderem arterielle Hypertonie, Hypercholesterinämie und Hyperlipidämie, ein Typ II Diabetes Mellitus sowie eine langjährige Raucheranamnese. Einzig glaubhaft verändert hatte die Patientin ihr Rauchverhalten – sie sei nach 30 Pack-Years nun bereits seit drei Jahren Nichtraucherin. Die anderen Punkte ihrer Anamnese waren ein Wunschdenken der Patientin, also ein Zustand, den sie gerne erreichen würde. Dies gibt Aufschluss über zwei wesentliche Dinge: Die Motivation der Patientin, tatsächlich etwas umzusetzen (der Schritt, rauchfrei zu werden) und eine klare Zielvorstellung (Sport und Ernährung zu optimieren).

Status:
Zunge: *Körper:* deutlich geschwollen mit Zahneindrücken, *Farbe:* blass, *Belag:* sehr feucht, fadenziehend, leicht schaumig

Puls: *Kraft:* kräftig, voll, schlüpfrig, vor allem in der rechten, mittleren Position (Milz), *Frequenz:* langsam, *Ebene:* tiefer Puls

Diagnose: Milz-Qi Schäche (Symptome: Adipositas, Schleim, Denkstörungen, metabolisches Syndrom), Lungen-Qi Schwäche (Symptom: Spontanschweiß), Schleim, Yin-Fülle

Therapieprogramm

Akupunktur:
Therapieprinzip: Milz-Qi stärken und Milz-Yang anregen, Lungen-Qi stärken, Schleim ausleiten, Yin-Fülle ausleiten

a) **Lokale Punkte:** Als lokale Punkte werden die Shu-Mu Punkte der Milz und der Lunge verwendet, die über den cutivisceralen Reflexbogen direkt auf die Organe wirken: Bl 20 – Le 13 sowie Bl 13 – Lu 1

b) **Fernpunkte:** Am Milzmeridian werden getestet die Punkte MP 2, 3, 4, 5 (Trockenheitspunkt, sehr wahrscheinlich), MP 6 und 9, am gekoppelten Magenmeridian Ma 36, 40, 41, für die Lunge Lu 9, 7, 5 und Di 11

c) **Übergeordnete Punkte:** KG 17 und MP 21 zur psychischen Stabilisierung, MP 9 und Ma 40 zum Ausleiten des Schleims, MP 9 leitet auch übermäßiges Yin aus, He 9 zur geistigen Anregung und zu Stärkung der „Mutter", denn der Herzmeridian tonisiert die Milz über die Mutter-Kind Regel.

Hypnosebeispiel

„Heute möchte ich dir als erste Selbsthypnosetechnik – sozusagen die Basistechnik – einmal zeigen, wenn du an einem Abend von der Arbeit heimkommst und für dich wirklich einen Ort gefunden hast, wo du Ruhe finden kannst, ob du dir eine Musik reinlegst oder nicht, ist ganz dir selbst überlassen. Es soll ein Ort sein, wo du dich gemütlich hinlegen kannst, die Augen schließen kannst und du vielleicht durch einen Wecker oder Handy eine Uhrzeit einstellst – eine halbe Stunde oder dreiviertel Stunde – die das ganze dann beendet. Also nach diesem Ablauf, nach dieser Zeit ist das Ganze wieder fertig – und wenn du dich dann hinlegst, dann fängst du einmal bewusst an zu atmen, auf die Atmung zu schauen und zwar so zu atmen, dass du wirklich einmal die Grenze der Lunge mit jedem Einatmen spürst – vorne und auf der Seite und auch hinten, rundherum hat die Lunge Grenzen ... mal beobachten, wie weit sie atmen kann, mit jedem Atemzug kannst du mehr in dich hineinfühlen und einmal schauen, wie sich die Lunge verschiebt, größer wird, sich ausdehnt und dann ganz locker wieder zusammen fällt, und so ist es auch mit unserem Körpergewicht – jede Sekunde neu, und doch ... und dann kannst du noch mit deinen inneren Gedanken einfach Gutes und Neues einatmen und Ruhe in diesem Augenblick und all das was am Tag war, alles was stressig war, ausströmen lassen, verschiedene Situationen, die dir vielleicht in den Sinn kommen, bewusst hinausatmen, du kannst richtig fest ausatmen, aber ansonsten sollte das noch alles ganz passiv sein, ganz leicht geschehen – diesen Atemfluss, das ist alles noch der bewusste Teil und da spielt es noch gar keine Rolle wie weit deine Gedanken noch kreisen, weil es die Einstimmung ist und du kannst es jetzt genau so direkt mit mir mitmachen ...

Die Patientin lernt nun, dass es durch diesen Zugang in die Trance einen direkten und bewusst gesteuerten Einstieg gibt, der dann verwandelt wird und sich in die inneren Bilder einer Trance vertieft. Derart kann sie den Alltag vorüberziehen lassen, den Stress hinausatmen und freier und leichter werden. Zudem hat die Patientin die Suggestion, dass die Lunge und deren Ausdehnung sich ebenso wie das Körpergewicht ständig verändert – dass diese Veränderung zum Leben dazugehört. Das ist Trancelogik – im logischen Denken hat das Körpergewicht absolut nichts mit der Lunge und der Atmung zu tun, im Unbewussten werden so jedoch innere Suchvorgänge gestartet und im „Yes-Set" dieser Situation kann die Patientin auch diesem Paradoxon zustimmen.

... einmal wirklich alles Gute einatmen, die Ruhe, die Entspannung und dann den heutigen Tag hinausströmen lassen, dann lade ich dich ein, so wie du daliegst, mit den geschlossenen Augen, diese Dunkelheit, die da ist, das quasi vor deinem inneren Auge ... zu betrachten ... sehr gut – und eine Farbe kann mehr und mehr beginnen, präsent zu werden – eine Farbe, die du dir einfach aussuchen kannst und die zuerst klein und dann immer größer den ganzen Blickhorizont, links und rechts und oben und unten, mehr und mehr auszufüllen beginnt, diese Farbe kann ganz bestimmte Eigenschaften haben, pulsierend wie so eine Energie, sie kann wärmend oder kühlend auf dich wirken, du kannst dir vorstellen, dass sich die Farbe zwischen Augapfel und Augenlid genau in dem Spalt, wo der Tränenfilm sich über das Auge ausbreitet, dass dort diese farbige Kraft mit allen Eigenschaften, die für dich angenehm sind ... nun mehr und mehr der Atemrhythmus schon selbständig geworden ist, dieser ruhige Fluss, dass du mit jedem Ein- und Ausatmen fast so wie die Wellen in einem Ozean, diese Gezeiten von Ebbe und Flut, dieses Strömen der Luft kann diese Farbe mitnehmen auf dem Weg von den Augen hinab, einmal nach hinten in die Ohren hinein und dann über den Nacken in die Lunge, sodass dieser Strom, dieser Fluss von den Augen weg hinabströmt über den Hals, und nun stell' dir einmal vor, wie es wäre, wenn du die Atmung über die Grenzen der Lunge hinaus weiter tragen kannst, dass mit jedem Einatmen auch die Luft in den Bauchraum strömt – dorthin, wo du Veränderung möchtest ... sehr gut machst du das ... – ... und ein bisschen in die Schultern und so auch diese angenehme Kraft in dir, diese Energie von oben herab, fast wie Kristallwasser über die Schultern strömt und hinunter in deinen Bauch – mit jedem Atemzug kannst du nun bewusst deine Gedanken so steuern, dass du weiter und tiefer atmest, in die Arme und über die Ellbogen hinunter in den Unterarm bis nach vorne, mit jedem Atemzug wirst du die Grenze deines Körpers an den Fingerkuppen, den Fingerspitzen erreichen und genau so auch über den Bauchraum in das Becken und über den Bereich des Beckens hinab in die Beine fließt und bis über die Knie hinunter, die Unterschenkel und über die Füße nach vorne strömt, jeder Atemzug, und da kann das Bild der Farbe, diesen farbigen Strom Linien fließen sehr hilfreich sein, so kann diese farbige Kraft auch unten bei deinen Zehenspitzen ankommen und auch so die Grenze deines Körpers darstellen – wie die Brandung am Meer über Jahre und Jahrtausende hinweg das Ufer formt, diese Landschaft verändert, kann auch die Übung des Atmens deine Körperlandschaft verändern, kann deinem Körper die Möglichkeit geben, Dinge und Parameter ganz neu einzustellen – dein Verhalten, dein Gewicht, deine Motivation ... genau – um so zu mehr Kraft zu kommen und auch den härtesten Tag sauber zu verarbeiten, damit er nicht als Gewicht hängen bleibt, und auch bestehendes Gewicht kann so jetzt, wenn du möchtest, abgeatmet werden ...

Diese Reise durch den Körper ermöglicht der Patientin einen neuen Zugang zu der eigenen „Körpergrenze" – Ihre Körperlandschaft (bildlich gesprochen) hat wie die Kontinente der Erde ihre eigenen „Uferzonen" – diese verändern sich mit den Gezeiten von Ebbe und Flut und können so auch nachhaltig verändert werden. Sie kann, wenn sie möchte nun unbewusst einen neuen Weg einschlagen – eine Entwicklung: Wie aus einer Raupe, die zunächst noch gefräßig ist, kann ein leichter und anmutiger Schmetterling entstehen!

... während das Bewusste hier an seine Grenzen gerät, beginnt in diesem Bereich nun die Wahrnehmung von dem Unbewussten heraus und so kannst du, ganz unbewusst, die Atmung weiter führen, die Wellen der Energie fließen lassen und nun über die Grenzen deines Körpers hinaus, über die Fingerspitzen und Zehenspitzen hinausatmen, man kann sich vorstellen, dass man in einen Raum hinein atmet, in deinen innersten Raum, den du bereits kennen gelernt hast auf deinen anderen Reisen, der immer wieder auch anders ausschauen kann ... und auch heute einfach so ist, wie er für dich gerade passend wäre – nun stell dir vor, dass diese Farbe hineinfließt in diesen Raum, mit jedem Atemzug sich mehr und mehr wie ein Bogen beginnt aufzuspannen über die Zehenspitzen und Fingerspitzen hinauf, wie ein Bogen, den man zieht mit jedem Atemzug höher und höher, und dieser Bogen kann schließlich zu einem farbigen Kreis werden, der oben über deine Augen, über die Stirn wie warme Sonnenstrahlen der im Gesicht wieder einströmen und diesen Kreislauf erneuern, mit jedem Atemzug stellst du somit die Verbindung her zwischen deinem innersten Raum der Ruhe und der Freiheit, und der derzeitigen körperlichen Situation, sodass dieser Energiekreis immer mehr zu fließen beginnt, genau – stell dir einmal vor wie es wäre, wenn du dort eine kleine, kleine Raupe beobachtest – dort in diesem Raum ... und wie sie auf einem Blatt sitzt und in ihrer eigenen Art und Weise isst und isst ... und wie sie dabei größer wird und schließlich, als sie ausgewachsen ist, immer dicker wird und immer runder ... genau ... und während sich diese leuchtende Energie immer mehr ausbreitet und diesen Raum erfüllt, kannst du dir im Unbewussten einmal vorstellen, wie es damals war, als du selbst noch ungeboren warst im Mutterleib, über die Gefäße, die dich ernährt haben, alles Gute aufgenommen hast, ganz automatisch, und die Schadstoffe, Produkte des Körpers, abgeben konntest ... so kann man sich das ungefähr vorstellen mit diesem inneren Raum, diesem Energiefluss, du selbst bist, wie der Embryo geborgen und beschützt ist, der farbige Fluss ... und nun stell dir einmal vor, dass sich ein Embryo auch verändert – genau, sehr gut – so wie sich auch diese runde Raupe verändern kann, sich verwandeln kann und sich einpuppt ... und dabei reglos und starr wird ... sehr gut, ganz tief entspannt ... und so die Gefäße, der Raum, dieses Universum – das ist der Ort, der uns ernährt, der uns Lebensraum gibt auf dieser Welt, und an dem du alles abgeben kannst, was dich stört, all die Hüllen, all die Anspannung, all das, was dir zu viel ist und was du zur Zeit noch wie einen zusätzlichen Rucksack durch das Leben trägst ...

Die Geschichte von der Raupe wird hier ganz langsam mit eingebaut und gleichzeitig werden dem Unbewussten unterschiedliche Türen geöffnet: So kann man mehr essen, aber dafür auch mehr Sport betreiben, oder man kann gleich viel essen, aber dafür andere Dinge, oder man kann weniger essen ... Es gibt viele Möglichkeiten, das eigene Körpergewicht zu verändern und die Patientin kann unbewusst einen dieser Wege ergreifen.

... während du oben über deine Augen und über die Stirn all die Früchte und all das Gute unserer Erde, des Universums aufnehmen kannst, ein regelrechter Fluss, der da fließt, der alle Zellen umspült, fast wie Kristallwasser so klar, und um diesen Fluss zu verstärken, kannst du verschiedene Dinge einbauen in diesen Kreislauf, zum Beispiel deinen Lieblingsbaum, sodass die Energie über dessen Wurzeln und Stamm hinauf fließt und so noch verstärkt, mit noch mehr Kraft, zurückfließen kann in dich oder Bilder, die du kennst aus deinen Erlebnissen oder aus einem Urlaub, wo du dich ganz wohl gefühlt hast, denn auch die positiven Erinnerungen aus deinem Leben können all die Dinge verbessern, die jetzt gerade störend sind und weil die Augen der Punkt der Aufnahme dieser Kraft sind, profitieren sie als aller erstes von diesem Fluss, du tust damit auch deinem Auge und der Sicht der Dinge, mit denen du auf die Welt blickst, etwas sehr Gutes während die Akupunktur auf einer tieferen Ebene noch die Körpersysteme dahinter verändert – sehr gut machst du das – du kannst diesen Energiekreis darauf steuern einmal höher, einmal tiefer, sodass er einmal mehr durch die Mitte fließt, einmal mehr über die eine Seite oder die andere, dort wo das Gewicht deines Lebens gerade jetzt stärker ist, kann es durch diesen leichten Fluss leichter und freier werden ... So, wie aus der Starre des Kokons eine wundervolle Verwandlung geschieht ... so kann es auch bei dir werden ... so, als ob du eine Türe schließen würdest, die das Gewicht dämpft ... und gleichzeitig öffnet sich eine andere Türe und ein bezaubernd schöner Schmetterling fliegt in seiner ganzen Grazie und Leichtigkeit hindurch ... probiere ruhig ein bisschen aus wie sich der Raum deines Innersten verändert mit den unterschiedlichen Farben und wie die Ruhe jede Zelle erneuert, erfrischt, so, als ob du eintauchen würdest wie ein Taucher in einen Ozean, so, als ob du selbst schweben würdest in einem unendlich kostbaren Meer, das dich trägt, das dir alles gibt an Leichtigkeit, indem du frei bist von den Schutzwällen und Mauern, die sonst im täglichen Leben gerne aufgebaut werden und so du dir selbst gegenüber trittst in diesem Innersten und einmal ganz authentisch wahrnehmen kannst, wo du gerade stehst und wo du weiter hin möchtest – sehr gut machst du das – immer weiter, immer tiefer in die Entspannung, so, als ob du dich fallen lassen würdest in dieses Universum wie ein Lichtstrahl so wunderbar leuchtend oder wie Kristallwasser ...

Es erfolgt die tiefe Weiterleitung in die eigenen, innersten Trancebilder und die Induktion wird nun durch das Entfernen der Akupunkturnadeln beendet und in die eigentliche Trancearbeit vertieft:

... mit jedem Atemzug in dem Bereich, wo es benötigt wird und um diesen Fluss zu verstärken und die Leichtigkeit von der du dich loslösen kannst und all den inneren und äußeren Vorstellungen, werde ich dir die Nadeln, oben am Kopf beginnend, entfernen, und so die Flussrichtung nach unten noch verstärken, sodass du zuerst auf der Stirn durch diesen Zug nach außen ganz leicht eine nach der anderen und auch zwischen den Augenbrauen – sehr gut – du spüren kannst, wie dort ganz von selbst, ganz angenehm wie eine kleine Massage die Augen einströmend mit jedem Atemzug, und in weiterer Folge nach hinten fließend zu den Ohren, du auch zuerst rechts durch den Zug nach außen und nach innen – sehr gut – frei von den Nadeln im Kopfbereich deinen Atemkreis und diesen Fluss hinab in den Hals sickern lässt, in den Nacken und über die Schultern zuerst nach rechts, diesen Zug nach außen, alles leicht wird und alles fließt, die Handgelenke nach vorne und über die Fingerspitzen grenzenlos hinab, hinaus in die unendliche Weite deiner innersten Wahrnehmung und so auch auf der linken Seite, durch diesen Zug nach außen mehr und mehr dieser Fluss der Leichtigkeit – sehr gut – bis nach vorne über die Handgelenke alles leicht wird, alles fließt, fast wie schweben, und auch die Beine hinab zuerst auf der rechten Seite durch diesen Zug nach außen, eine nach der anderen und auch hier alles hinab fließen darf, die Veränderung deiner Wahrnehmung und auch auf der linken Seite kann durch diesen Zug nach außen der Energiekreis und diese farbige Kraft verstärken und alles nach unten fließen über die Zehenspitzen hinaus alles leichter werden, während du die belastenden Dinge loslässt, kannst du jetzt frei von allen Nadeln dich ganz entspannen und in diesem entspannten Zustand noch viel intensiver spüren wie über die Augen diese Farbe fließt ... Ich bitte nun dein Unbewusstes, mit aller Entschiedenheit den eigenen Lebensweg befreit neu zu gestalten – so kannst du zum Beispiel in Zukunft mehr essen, aber dafür auch mehr Sport betreiben, oder du kannst gleich viel essen, aber dafür andere Dinge, ... oder – wenn du das möchtest – auch weniger essen ... genau, sehr gut – Es gibt viele Möglichkeiten, das eigene Körpergewicht zu verändern und du kannst nun unbewusst einen dieser Wege ergreifen ... Und aus der Umgebung, aus dem Universum um uns herum, kannst du alles Positive aufnehmen, kannst deinen Energietank auffüllen ...

Nun wird die Patientin langsam wieder aus der Trance zurückgeholt:

... und somit kannst du auch jederzeit selbst entscheiden, wann es an der Zeit ist zurückzukehren, ganz allmählich, wenn du die Atmung wieder mehr und mehr an deine Fingerspitzen zurück bringst und an die Grenzen deiner Zehen über die Fußsohle und über die Handfläche ... sehr gut ... immer mehr wie Ebbe und Flut, und diesen Bogen kleiner werden lässt bis du schließlich nur mehr innerhalb der neuen Grenzen deines veränderten Körpers atmest, diese Wellen nicht mehr über die Fingerspitzen hinaus in deinen innersten Raum schwappen, sondern kehrt machen und an den Punkt, wo die Haut der Fingerkuppen, der Zehenspitzen ... ganz neu gestaltet ... – sehr gut – die Grenze zwischen Bewusst und Unbewusst ... genau ... während von oben die Energie immer noch den Speicher füllt, den Akku auflädt, fast wie bei einer leeren Batterie, die alles Gute aufsaugt, das der Energietank bis oben hin voll wird mit Kraft und mit Ruhe, und währenddessen kann deine Atmung sich immer mehr zentrieren und zurückfließen zu deiner Lunge, über die Unterarme und Unterschenkel über Knie und Ellbogen und über Oberschenkel und Oberarme hinein in den Körperstamm, das Becken, die Schulter und über den Magen hinauf und über das Herz hinein, die Grenzen deiner Atmung wieder bei deinen Lungengrenzen ankommen ganz in deinem eigenen Tempo ... und ansonsten kann das Geräusch eines Weckers, den du dir gestellt hast, auch ein Zeichen sein, dass diese Phase beginnt, wo du wieder mit dem Körper atmest und wo du die Atmung in den Raum hinein, in die Tiefe sinken lässt, all die Wahrnehmungen, all die Bilder in dir verankern darfst und nun mit einem vollen Energiespeicher wie nach einem langen, erquickenden Schlaf, in aller Ruhe du wieder mehr und mehr die Stellungen deiner Arme und Beine im Raum wahrnimmst, meine Stimme wieder klarer wahrnimmst und so vielleicht mit fünf tiefen Atemzügen in deinem eigenen Tempo zurückkehrst ins Hier und Jetzt oder nach dem letzten Atemzug dann wieder die Augen öffnen kannst und auch die ganz entspannt wieder erholt sind – sehr gut machst du das ...

Die Patientin war zur zweiten Sitzung gekommen und hat aktiv nach einer Selbsthypnosetechnik gefragt. Sie praktiziert Yoga und stößt körperlich an ihre Grenzen – daher ist die Motivation zur wirklichen Veränderung sehr groß. Die Trance selbst wurde dann nachbesprochen und der Punkt MP6 herausgetestet und der Patientin mitgegeben. Als Bild hat sie den wunderschönen Schmetterling sehr gut annehmen können – mit diesem möchte sie nun weiterarbeiten. Es wurden dann in Folge noch sechs weitere Sitzungen im Abstand von jeweils 2 Wochen absolviert und der Punkt veränderte sich zu MP9. Auch das Bild änderte sich – in den Trancen wurde die Patientin mehr und mehr zu einem Greifvogel – und sie veränderte über den gesamten Zeitraum nachhaltig und dauerhaft ihre Ernährungsgewohnheiten, sowie ihren Lebensstil.

5-Elemente-Lehre und Meridiane

Das zugehörige Element für Frau M. ist **Erde**: mit der Witterung: Feuchtigkeit; dem Yin-Organ: Milz; dem Yang-Organ: Magen; dem Sinn: Schmecken; dem Sinnesorgan: Mund; dem Körpergewebe: Muskeln; dem Gefühl: Verlangen; der Lautäußerung: Gesang; der Flüssigkeit: Speichel und dem Meridian: Milz/Pankreas

Metaphern zum Thema Abnehmen/Lebensstil:

- „Zwiebelschälen“
- Körpergewicht auf einer Waage einstellen (wie RR oder Herzfrequenz und Atemfrequenz)
- Aus dicker, alles verschlingender Raupe wird leichter, wunderschöner Schmetterling
- Schmelzender Eisberg
- Aus Winter wird Frühling

Diagramm – Zusammenfassung Abnehmen

Öle, Fette und Cholesterin

Pharmakologisch wirksame wichtige Pflanzeninhaltsstoffe

Aminosäuren

Spurenelemente

- Chrom
- Kupfer
- Eisen
- Zink
- Selen

Mediterrane Ernährung und Anti-Aging

Dinner-Cancelling

XI. RAUCHERENTWÖHNUNG

R. Gasser, S. Wiltschnigg, P. Praxmarer, C. Kaindlstorfer

Raucherentwöhnung ist die wohl bekannteste therapeutische Nutzung der Hypnose. Allerdings sollte hier vor jeder Hypnose ein weit verbreiteter Irrglaube ausgeräumt werden. Nämlich, dass der Hypnotiseur im Stande wäre, das Rauchen einfach „wegzuhypnotisieren". Es steht vielmehr das Entdecken von Ressourcen des Patienten im Vordergrund.

Dass Rauchen in der Liste der „beliebtesten" Suchtmittel sehr weit oben steht, ist kein Geheimnis. Die Folgen der Nikotinabhängigkeit wie beispielsweise Bluthochdruck, Arteriosklerose, KHK, COPD etc. sind nun auch schon einige Zeit bekannt. Trotz dieser abschreckender Folgen gibt es weltweit ungefähr 1,3 Milliarden Raucher. Als Nichtraucher und sportlich sehr aktiver Mensch lehne ich das Rauchen ab. Mir fällt es immer noch sehr schwer zu verstehen, warum Menschen rauchen. Auch wenn ich den Mechanismus, der im menschlichen Körper für die Sucht verantwortlich ist kenne, fehlt mir das Verständnis warum Menschen so etwas machen.
Sehr viele Raucher sind mit ihrer Sucht unzufrieden und wollen davon loskommen, oder den Konsum zumindest reduzieren. Vor allem diese Menschen gilt es zu unterstützen und den für Sie besten Weg zu finden, die Abhängigkeit hinter sich zu lassen. Mit dem Wunsch, die Sucht loszuwerden ist schon einmal ein sehr wichtiger Schritt getan, dieser ist nämlich die Voraussetzung für eine erfolgreiche Entwöhnung durch Hypnose.

1) Rauchen und Lifestyle

Zusätzlich zum Ziel das Rauchen aufzugeben ist es wichtig, auch die begleitenden Lebensgewohnheiten zu durchleuchten, und eventuell auch dort zu versuchen, Veränderungen zu erzielen. Es ist bekannt, dass Übergewicht und die damit verbundene falsche bzw. ungesunde Ernährung, sowie vermehrter Alkoholkonsum, Stress, Bewegungsmangel usw. häufig mit Rauchen assoziiert sind. Da diese Verhaltensweisen ebenso schwerwiegende Folgen auf die Gesundheit haben können, sollten diese Probleme auch in die Behandlung und Betreuung mit einfließen.

2) Strategien für die Hypnose

Wie kann man einen Menschen nun mit Hypnose dazu bringen das Rauchen aufzugeben? Wie schon oben erwähnt ist es sehr wichtig, dass der Wille zum Aufhören besteht. Und da sich ein Patient, wenn er eine Hypnosepraxis besucht, schon damit auseinandergesetzt hat und mit dem Willen hingeht, durch diese Maßnahmen das Rauchen hinter sich zu lassen, stehen die Chancen nicht schlecht. Das heißt: Der entscheidende Schritt zum Stoppen muss vom Patienten selber kommen und als Therapeut versucht man, ihm den Weg dorthin so gut es geht zu weisen. Die Aufgabe des Hypnotiseurs ist es nun, diese Motivation und Kraft im Inneren des Menschen zu ergründen und ihm zu helfen, diese zu verstärken und, wie es im Buch beschrieben wird, „die Kugel ins Rollen bringen" um Hindernisse aus dem Weg zu Räumen. Dabei darf der Patient aber nicht erwarten, dass er von seinem Laster schon nach einer Sitzung befreit sein wird. In den meisten Fällen bedarf es mehrere Sitzungen um den Patient auf eine komplette Lebensstilveränderung vorzubereiten und seine Bereitschaft dafür zu vergrößern.
Wichtig ist, dass Erzwingungsversuche, die vom Patienten selbst ausgehen, in der Rau-

cherentwöhnung mittels Hypnose keinen Platz haben. Der Patient würde sich dadurch nur in alte Verhaltensmuster zurückbringen die vorher auch nicht funktioniert haben, und in vielen Fällen nach Tagen bis Monaten scheiterten. Ein Erklärungsversuch für den großen Erfolg der Hypnose lautet, dass Patienten das Gefühl haben, die Sucht und der Drang zum Rauchen gehe von einer inneren, nicht bezwingbaren Kraft aus. Genau mit diesem Inneren beschäftigt sich auch die Hypnose, denn in der Trance wird Kontakt mit dem Unbewussten aufgenommen. Diese Ausführung führt häufig zu einer großen Akzeptanz der Patienten für die Hypnose.

Ein weiterer Kniff in der Hypnose ist die Kommunikation mit bestimmten Körperteilen. Diese Körperteile können zum Beispiel die durch den Ruß verdreckte Lunge mit den Bronchien (→ Fallbeispiel am Ende) sein, oder die „Raucherhand". In der Hypnose wird dann Versucht, zu erkennen, warum die Zigarette so wichtig ist, und dann ist das Ziel, das vorhandenen Verhalten durch ein gesünderes zu ersetzen. Dabei kann man zum Beispiel das halten einer Zigarette mit dem halten der Zahnbürste jeden Morgen verknüpfen und dem Unbewussten mitgeben, dass jedes Mal wenn man die Zahnbüste in der Hand hält, die Kraft verstärkt wird, die das Rauchen beenden will. Diese Maßnahme wird übrigens posthypnotische Suggestionen genannt.

3) Selbsthypnose

Selbsthypnose kann zusätzlich zu anderen Maßnahmen auch ein wichtiges Instrument darstellen. Dabei wiederholt der Patient die Selbsthypnose immer wieder ritualhaft und verfestigt dadurch die Suggestionen. Der Patient tauscht sich in der Selbsthypnose mit dem Unbewussten durch gedankliche Unterhaltungen aus (in Form von Selbstgesprächen in seinem Inneren). Dabei kann man sich zum Beispiel selbst sagen, dass die wichtigen Suggestionen wie von selbst umgesetzt werden und diese auf ihre eigene Art und Weise wirksam werden ... Diese Abläufe können auch mithilfe von dafür produzierten CD's und DVD's erweitert werden. Dadurch kann das in den Therapiesitzungen Erarbeitete wiederholt und gefestigt werden.

4) Faktoren die den Erfolg beeinflussen

Agee und Holroyd zeigten in ihren Metaanalysen, welche Faktoren sich günstig auf die Abstinenzrate auswirkten. Dazu zählen mindestens 3 bis 5 Sitzungen, und individuell auf den einzelnen Patienten bezogene Suggestionen die eine Ich-Stärkung bewirken. Auch die Erfahrenheit des Therapeuten, die Willenskraft des Patienten und der Charakter der Motivation spielen eine Rolle. In schwierigen Phasen half oftmals die Möglichkeit des Telefonkontakts mit dem Therapeuten und weiterführende Selbsthypnosen für zuhause. Auch die Wichtigkeit der Unterstützung der Familie und Freunde dürfen nicht vernachlässigt werden. Subjektive Erfahrungen können mit Effektivitätsstudien leider nicht erfasst werden, daher kann darüber nichts gesagt werden.

5) Erfolgsquoten

Die Wirksamkeit der Hypnose bei der Raucherentwöhnung ist gut belegt. Unter Einbeziehung des Rauchstopps und der Dauer der Abstinenz kann man von einer durchschnittlichen Erfolgsrate von 25 % sprechen. Dieser Wert liegt zwar im gleichen Bereich wie professionelle Entwöhnungsprogramme, wenn man aber bedenkt, dass bei über 90 % aller Raucher eine definitive Suchtproblematik vorliegt, ist das ein beeindruckender Erfolg! Es ist nicht ganz einfach, die Erfolge von den professionellen Entwöhnungsprogrammen mit denen der Hypnose zu vergleichen, da die verschiedenen

Behandlungsformen auch teilweise ganz andere Gruppen von Patienten ansprechen. Für viele, bei denen andere Maßnahmen versagt haben, ist Hypnose die letzte Hoffnung. Dadurch sammeln sich bei Hypnotiseuren möglicherweise häufige die schweren Fälle. Wie schon oben erwähnt spielt es auch eine Rolle, wie individuell ein Programm auf den jeweiligen Patienten zugeschnitten ist, und wie suggestibel diese Person ist. Ein wichtiger Punkt ist, dass die erarbeiteten Konzepte eine nachhaltige Strategie beinhalten, was leider nicht immer der Fall ist.

6) Weitere unterstützende Maßnahmen

1. „Endlich Nichtraucher" mit Allen Carr: Allen Carr ist ein britischer Mediziner der Bücher verfasst hat, die durch positive Motivation und die richtige Einstellung die Raucherentwöhnung fördern sollen. Inzwischen werden auch im deutschsprachigen Raum Seminare angeboten.

2. Nikotinersatztherapie: Diese Art der Therapie beruht auf einer Nikotinsubstitution über Kaugummis, Inhalatoren, Tabletten, Pflaster oder Nasensprays, und soll das Auftreten von Entzugserscheinungen verhindern. Die Dosierungen werden zu Therapiebeginn auf die Menge des Tabakkonsums abgestimmt und dann mit Fortdauer der Therapie immer mehr vermindert. Häufige Fehlerquellen dieser Methode stellen eine Unterdosierung und zu kurze Einnahme dar. Für die optimale Erfolgschance wird eine Therapiedauer von drei bis sechs Monate angegeben.

3. Anti-Raucher-Pille: **Zyban** ist ein Medikament, das ursprünglich als Antidepressivum entwickelt wurde, und von der American Food and Drug Administration als Mittel der Wahl zum Rauchstopp auf den Markt gebracht wurde. Es ist bisher das einzige nikotinfreie Medikament für die Raucherentwöhnung. Der Wirkstoff ist Bupropion, mit der Wirkung einer Hemmung der Dopamin-Wiederaufnahme. Dadurch hemmt es das Verlangen nach Nikotin und das Auftreten von Entzugserscheinungen. Die Einnahme ist jedoch mit Nebenwirkungen behaftet: Schlaflosigkeit (42%), Mundtrockenheit (13%), Ängstlichkeit, Obstipation und in seltenen Fällen Krampfanfälle. **Champix**, mit dem Wirkstoff Vareniclin, ist das neueste Präparat zur Raucherentwöhnung. Die Wirkung beruht auf einem partiellen Antagonismus am nikotinergen Acetylcholinrezeptor, und es dockt am gleichen Rezeptor wie das Nikotin an. Dadurch wird der stimulierende Genuss von Nikotin nicht entfaltet und der Belohnungseffekt sinkt. Nebenwirkungen können Übelkeit, Erbrechen, Kopfschmerzen, Schlaflosigkeit und eine veränderte Geschmacksempfindung sein.

4. Verhaltenstherapie: Rauchen ist ein Verhalten, das über lange Zeit antrainiert wurde und auch wieder verlernt werden kann. Die Verhaltenstherapie beruht auf dem Prinzip der 5 „A":
   a. **Ask:** Anamneseerhebung über den Konsum
   b. **Advide:** Ratschläge zum Stoppen des Rauchens
   c. **Assess:** Beurteilung der Motivation und des Willens des Patienten mit dem Rauchen aufzuhören
   d. **Assist:** Hilfestellung wie Beratung und Einschulung auf die Medikamenteneinnahme
   e. **Arrange:** Organisatin und Management für die Rückfallprophylaxe.

5. Stationärer Therapieaufenthalt: Für Patienten mit sehr schwerer Abhängigkeit, die bereites an Folgeerscheinungen leiden (Herz-Kreislauf-Erkrankungen, Schlaganfall, COPD, ...) gibt es die Möglichkeit einer stationären Therapie. Diese Therapieform wird am „Josefhof" in Graz seit

1997 angeboten. Die Dauer des stationären Aufenthalts beträgt ca. drei Wochen.

6. Impfung: Ein ganz neuer Ansatz in der Therapie, der aber noch nicht zugelassen wurde, beruht auf einer aktiven Immunisierung, die eine Antikörperbildung gegen Nikotin bewirkt, sodass die Nikotinmoleküle mit den Antikörpern zu so großen Gebilden verschmelzen, dass sie die Blut-Hirn-Schranke nicht mehr überwinden können. So ist es dem Nikotin nicht mehr möglich, seine Wirkung im ZNS zu entfalten.

7) Fallbeispiel

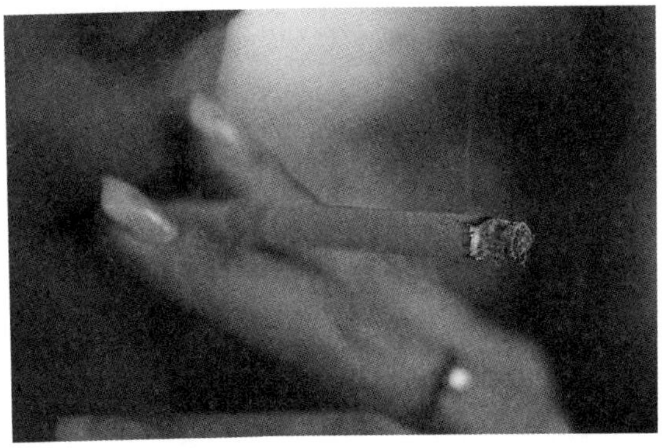

Der Fall beschreibt eine 40 Jahre alte Frau, die seit ihrem 14. Lebensjahr raucht, zurzeit etwa 1 ½ Schachteln pro Tag. Bei der Anamnese wird die Patientin gebeten, zu beschreiben wie sie ihre erste Zigarette geraucht hat. Sie erzählt mit sehr plastischen Angaben, dass sie mit einer Freundin hinter einer Mülltonne versteckt das erste Mal geraucht hat. Ihre „Raucherhand" ist die rechte, während die linke die „Autofahrerhand" ist. Zu ihren Freizeitbeschäftigungen gehören Laufen und Wandern.

Die Methodik des Reframings in diesem Fall: Die Patientin wird in eine Bildtrance geführt welche in einer Herbstlandschaft stattfindet, wobei Klarheit, reine Luft und Licht beschrieben werden (Verbindung zu ihren Hobbys: Wandern, Laufen). Dann wird dieses Bild mit dem eigenen Körper assoziiert und beschrieben, wie bei jedem Atemzug reine klare Luft in die Lungen strömt. Dunkelheit, Rauch und Verschmutzung werden mit den Suggestionen durch die neueren ersetzt.

Gestartet wird mit eine Beschreibung, die dem Unbewussten die Möglichkeit gibt, mit der Sucht umzugehen. Dabei wird suggeriert, dass Sucht ein Gesicht von Liebe ist. Die gesamte Liebe, die man geben kann, wird mit einem Kräfteparallelogramm verglichen, wobei jede Kraft in eine andere Richtung zieht. In diesem Fall entzieht die Sucht mit ihrer sehr starken Kraft anderen Bereichen ihre Kraft. Es gibt jedoch die Möglichkeit, diese Kraft umzuwandeln und einem anderen Bereich wieder zukommen zu lassen. Auf diese Weise wird diese starke Kraft der Sucht positiv verwendet, da sie in eine andere Form umgewandelt werden kann, wie zum Beispiel in die Liebe zu nahen Angehörigen oder Tieren (=Reframing).

Dann sagt der Hypnotiseur noch: *„... und während das bewusste Denken oft nicht (=Negation) ganz versteht, wie so etwas möglich sein kann, weiß das Unbewusste längst, wie diese Freiheit erreicht werden wird ..."*

Diese Umwandlung der Sucht stellt ein sehr starkes Instrument dar. Bei der Patientin wurde dann noch eine Reise ins Innere ihrer Lunge, in die Bronchien, in der Trance beschrieben. Dabei soll sich die Patientin vorstellen, wie sie sich, wie ein Reisender in ihren Bronchien befindet, und sieht, wie mit jedem Zug von der Zigarette der Rauch und Dreck in ihre Lunge einströmt, und diese immer mehr und mehr verdreckt und vergiftet wird. Dann wird der Patientin Zeit gegeben, sich zu entscheiden, von nun an nur mehr saubere und frische Luft einzuatmen, damit die Lunge mit jedem Atemzug heller und gesünder werden kann. Dann wird die Patientin aufgefordert ein Zeichen zu geben, wenn die Entscheidung vom Unterbewussten getroffen wurde. Sie erwidert es mit einem Heben des Zeigefingers.

Des Weiteren wird suggeriert, dass der Inhalt dieser Trance jedes Mal beim rauchfreien Aufwachen am Morgen verstärkt und erneuert wird (= Posthypnotische Suggestion). Die Patientin soll das Gefühl der Freiheit wieder spüren, das sie von der Zeit kennt, bevor sie hinter der Mülltonne ihre erste Zigarette geraucht hat. Sie soll sich auch in ihrer Vergangenheit dafür entscheiden diese Freiheit für den Rest ihres Lebens beizubehalten (=Reframing), und das nochmal mit dem Heben des Zeigefingers bestätigen.

Raucherentwöhnung bei einem männlichen, 30-jährigen Patienten ohne andere Risikofaktoren

Der Patient wird gebeten sich einen Stuhl auszusuchen, indem er glaubt bestmöglich in eine Trance gelangen zu können. Dann spricht der Therapeut über das Autofahren, über den Führerschein und über die Atmung des Patienten, und versucht damit ein gutes Yes-Setting aufzubauen.
Der Therapeut spricht dann weiter über längere Autofahrten und kommt weiters zu dem Thema Träumen. Dann folgt der Satz: „Jemand hat einmal geträumt, dass er in einem Tal wandert". Darauf folgt eine möglichst offene Beschreibung, wie es in diesem Tal so aussehen könnte. Später kommt dann eine Umwandlung von jemand → diese in der Personenbezeichnung. „Und diese Person, die dies träumte, war umgeben von Nebel, war im Nebel". Weiters beschreibt der Therapeut unscheinbare Zeichen, denen man folgen könnte, um aus diesem Nebel rauszukommen. Er führt den Patienten aus dem Tal hinaus, und beschreibt, wie gut man hier durchatmen kann [synchronisiert mit den Atemzügen des Patienten]. Dann lässt er den Patienten aufwachen und macht gleich einen spontanen Themenwechsel um 1) mit dem Thema wieder zurück zum Beginn der Therapie zu gehen, und damit einen Schleier über die Zeit in Trance zu legen, was die unbewusste Arbeit über dieses Thema fördern soll. 2) Führt der Therapeut den Patienten sowohl örtlich als auch zeitlich weit weg von der aktuellen Situation – was nachdrücklich die potentielle Amnesie fördert.

Die Raucherentwöhnung durch Hypnose lässt sich grob in 3 Schritte einteilen:

1. Das Vorgespräch:

Bei telefonischer Terminvereinbarung kann das Telefonat bereits zur Einleitung der Therapie genutzt werden. Erickson gab seinen Patienten vor dem ersten Termin immer die Aufgabe, auf einen kleinen Berg in der nähe seiner Praxis zu gehen, um Rückschlüsse auf die Motivation des Patienten zu ziehen.

Dieses Prinzip kann man sich auch heute zunutze machen, indem man dem Patienten vor dem ersten Termin bereits Aufgaben gibt. Zum Beispiel auf einem Berg zu gehen, und während des Gehens soll sich dieser Gedanken darüber machen, was für Vorteile ihm das Rauchen bringt, denn es muss davon ausgegangen werden, dass das Rauchen dem Patienten einen Nutzen bringt, auch wenn dieser nicht immer offensichtlich ist. Dieser Nutzen muss aber, um eine erfolgreiche Entwöhnung möglich zu machen, Wertschätzung erfahren.

Zusätzlich bekommt der Patient noch eine Aufgabe, die sich direkt mit dem Rauchen befasst. Falls der zu Therapierende beispielsweise im Auto raucht, kann man ihn auftragen, alle Rauchutensilien aus diesem zu entfernen.
Diese Aufgaben geben dem Therapeuten bereits die Möglichkeit, die Motivation des Patienten einzuschätzen. Falls ein Patient keine eigene Motivation mitbringt oder nicht aus eigenem Willen seine Sucht beenden möchte, wird auch die Hypnose keinen Erfolg bringen. Dessen sollte man sich als Therapeut immer bewusst sein, und dies auch offen ansprechen.

2. Die erste Sitzung:

Hat der Patient die Aufgaben des Vorgesprächs gemeistert, kann die erste Sitzung folgen. Diese hat relativ gesehen den geringsten Nutzen für die Therapie. Hier kann man die Vorteile des Rauchens besprechen und soll diese auch für sinnvoll und legitim erklären. Diese werden dann notiert.

Anschließend werden Vorteile gesammelt, die der Patient hätte, würde er nicht mehr rauchen. Hier sollte man allerdings den Wortlaut „Mit dem Rauchen aufhören“ nicht verwenden, sondern zum Beispiel „Nicht mehr mit dem Rauchen anzufangen“. Dies impliziert, dass der Patient bereits den ersten Schritt getan bzw. angefangen hat, nicht mehr zu rauchen. Auch diese Vorteile werden notiert.
Mit Hilfe der beiden eben erstellten Listen wird nun eine Trance induziert, die einerseits ressourcen- und lösungsfördernd sein soll, andererseits auf indirekte Weise Denkanstöße geben kann, wie die Vorteile von Liste 2 diejenigen von Liste 1 ersetzen könnten. Allerdings sollte dabei eher von einer Hypnose und nicht einer Trance gesprochen werden, weil der Patient ja wegen einer Hypnosetherapie kam.

Alternativ oder zusätzlich dazu kann eine „Analogietechnik“ verwendet werden. Dabei erkundigt sich der Therapeut nach einer Tätigkeit, die der Patient besonders gut beherrscht. Es werden Fähigkeiten und Eigenschaften gesammelt, die für diese Tätigkeit notwendig sind. Dem gegenüber stellt man etwas, das der Patient nicht so gut kann, nämlich nicht wieder mit dem Rauchen anzufangen. Nun fragt man, als wäre es selbstverständlich, ob ihm denn noch nicht aufgefallen sei, dass beides doch völlig dasselbe sei. Alle Eigenschaften, die man für seine gut beherrschte Tätigkeit braucht, kann man auch dafür verwenden, nicht wieder mit dem Rauchen zu beginnen. Hiermit wird dem Patienten vermittelt, dass die benötigten Eigenschaften und Fähigkeiten bereits in ihm sind. Des Weiteren können die hier erworbenen Erkenntnisse in eine Trance eingeflochten werden.

Zum Abschluss wird dem Patienten gesagt weiter zu rauchen, aber drei Tage vor der nächsten Sitzung damit aufgehört werden soll, sodass der Therapietag der vierte rauchfreie Tag ist.

Mit dieser Methode kann man unterscheiden ob der Patient ein Habitueller- oder Suchtraucher ist. Ein Habitueller oder auch Gewohnheitsraucher wird die drei rauchfreien Tage in den meisten Fällen problemlos bewältigen, einem Suchtraucher wird dies allerdings nicht ohne Weiteres möglich sein. Hier ist zusätzlich zur Hypnotherapie eine Psychotherapie empfohlen, da das Rauchen mit einem tiefer sitzenden Problem assoziiert ist.

3. Die zweite Sitzung:
Hier findet die eigentliche Entwöhnungstrance statt, welche oftmals etwas länger dauert, da sie rein vom Patienten gesteuert wird. Es kann entweder nur die Trance, oder aber zusätzlich ein ressourcenorientiertes Verfahren angewandt werden, eine sogenannte Timeline, welches aus dem Bereich des NLP kommt.
Hierfür wird benötigt: Seil, vier Stück verschiedenfarbiges DIN A4 Papier, Stifte und 3 Spielfiguren; Der Patient wird gebeten, das Seil, dessen Enden ein chronologischer Anfang und Ende zugeordnet wird, so am Boden zu platzieren, dass es dem Gefühl nach seinem bisherigen Leben entspricht. Irgendwo in der Mitte bildet man eine Schlaufe, welche das hier und jetzt symbolisiert.

Als nächstes wird mit der ersten Figur das Jetzt, also der Zeitpunkt der Krise bestimmt. Die zweite Figur markiert eine Stelle, an der die Krise bewältigt sein wird. Die Dritte markiert den Zeitpunkt, an dem das Problem längst vergessen sein wird, das „Futurum II“. Nun folgen 10 weitere Schritte, während denen man sich entlang des Seiles entlangbewegen kann, um in der Zeit zu „reisen“:

1. Man stellt sich mit dem Patienten zum „Moment der Krise“:

   „Wie fühlt sich das an?“ „Wie ist die Wahrnehmung?“

2. Man stellt sich mit dem Patienten zum Moment „Krise bewältigt“:

   „Wie fühlt sich das an?“ „Wie ist die Wahrnehmung?“

3. Man stellt sich mit dem Patienten zum Moment „Krise längst vergessen":

   „Wie fühlt sich das an?" „Wie ist die Wahrnehmung?" Alle Ressourcen, die man braucht, liegen wohl schon in der Kindheit. Man geht zurück und „holt" sie.
4. Der Patient wird gebeten sich eine Szene aus seiner Kindheit vorzustellen, in der er richtig gute Stimmung hatte. Diese soll er auf einem der Blätter skizzieren und dieses dann an den richtigen Platz an der Zeitlinie legen.
5. Die drei verbleibenden Blätter sollen noch mit „Da war ich zum ersten mal so richtig stolz auf mich", „Da habe ich meine erste Krise bewältigt" und „Da bin ich Experte" beschriftet werden, und ebenfalls an den richtigen Stellen der Zeitlinie platziert werden.
6. Nun soll der Patient alle vier Blätter in die Krise legen. Dem Patienten soll es möglich sein, alle Blätter mit den Füßen berühren kann. Man stellt die Frage: „Wie ist die Wahrnehmung jetzt?"
7. Mit dieser Wahrnehmung geht man zu „Krise bewältigt". Man fragt: „Wie ist's vorstellbar?"
8. Dann geht man zum Futurum II. Wieder fragt man: „Wie ist's vorstellbar?" Vielleicht braucht der Patient noch was aus der Vergangenheit. Nun kann ein „Informationsfluss zwischen Zukunft und Vergangenheit" stattfinden. Der Patient, der sich gerade im Futurum II befindet, kann seinem „vergangenen Ich" Wünsche, Ideen etc. schicken.
9. Man geht wieder zurück in die Krise: „Wie fühlt sich das an?" Dann wieder zu „Krise bewältigt".
10. Der Blick von außen: „Fängt auch dein bewusstes Denken etwas damit an?"

Durch diese Intervention werden wieder verborgene Ressourcen des Patienten mobilisiert und ihm wird aufgezeigt, dass er bereits Krisen in seinem Leben erfolgreich bewältigt hat. Dies wird mit den positiven Ereignissen (3 Zettel mit erstes mal stolz, da bin ich Experte, richtig gute Stimmung) durch Zusammenführung im Hier und Jetzt gekoppelt. Des Weiteren ist es interessant, welche Ideen das „Ich im Futurum II" an das „Ich in der Krise" übermitteln kann. Während des gesamten Prozesses ist es wichtig, den Patienten zu begleiten, aber nicht zu führen. Dieser Prozess kann sehr viel Zeit in Anspruch nehmen, die ihm auch gewährt werden sollte.

Nun folgt die eigentliche Trance:
Vor Beginn der Trance schließt man einen Vertrag mit dem Patienten, dass nichts absichtlich gemacht werden darf, also dass der Patient sich die Zeit nehmen und alles unbewusst geschehen lassen soll.

Eine Raucherentwöhnung erfolgt normalerweise mittels Armlevitation. Hier sollte man individuell die im bisherigen Verlauf der Therapie gewonnenen Informationen utilisieren.

Das Grundkonzept besteht darin, den beiden Armen, und dem Patienten selbst, eine gewisse Rolle zuzuweisen. Man geht davon aus, dass die Nichtraucherhand (vorher sollte erhoben werden, ob der Patient mit der linken oder rechten Hand raucht) immer schon wusste, wie das Nichtrauchen geht. Nun soll sie es der Raucherhand beibringen. Hier muss der Raucherhand wieder viel Wertschätzung entgegengebracht werden. Zum Beispiel:" Niemand raucht, weil er blöd ist."

Der Patient selbst übernimmt die Rolle des Managers. Er erteilt der Nichtraucherhand den Auftrag der Raucherhand beizubringen, wie man nicht raucht.

Nun induziert man eine Levitation des Nichtraucherarmes. Man spricht eine Weile mit und über die Hand und erklärt, dass diese ja schon immer wusste, wie man rauchfrei ist, aber immer von der Raucherhand überstimmt

wurde und ihr unfreiwilliger Helfer war (Feuerzeug etc.). Man schließt eine Koalition mit der Nichtraucherhand und dem Patienten.
Nun wechselt der Behandler die Seiten und induziert auch hier eine Levitation, die allerdings etwas länger dauern kann. Ist die Hand erhoben, wird das bisherige Verhalten der Raucherhand wertgeschätzt, aber auf die eben geschlossene Koalition hingewiesen und dass es nun Zeit sei, zu lernen. Die linke Hand wird gebeten, der rechten beizubringen, wie man rauchfrei ist.
Nun wird eine Zigarette genommen, welche die „Letzte Zigarette in Ihrem Leben symbolisiert". Sie wird zwischen Zeige- und Mittelfinger der Raucherhand geklemmt. Wieder wird die Nichtraucherhand gebeten der Raucherhand beizubringen rauchfrei zu sein. Durch ideomotorische Bewegungen wird die Zigarette bald fallen gelassen. Dieser Vorgang wird so lange wiederholt, bis die Zigarette von der Raucherhand nicht mehr festgehalten werden kann.

Die Intervention ist damit abgeschlossen.
Nun kann suggeriert werden, dass die beiden Hände sich annähern dürfen, wie zur Versöhnung.

Diagramm – Strategien zur Raucherentwöhnung

Rauchen und Lifestyle

Strategien für die Hypnose

- Motivation und Kraft im Inneren des Menschen wecken
- Patienten auf seinem Weg leiten und begleiten
- Selbsthypnose

Weitere Maßnahmen und Optionen

- „Endlich Nichtraucher" mit Allen Carr
- Nikotinersatztherapie
- Anti-Raucher-Pille
  - Zyban
  - Champix
- Verhaltenstherapie
  - Prinzip der 5 „A"
- Stationärer Therapieaufenthalt
- Impfung

8) Fallbeispiel HYPNOAKUPUNKTUR zur Raucherentwöhnung

Anamnese: Herr H, 62 Jahre – seit seinem 17. Lebensjahr Raucher mit derzeit 45 Packyears, hat schon einige Optionen versucht, um aufzuhören. Darunter Nikotinpflaster, e-Zigarette, Nikotinkaugummi und eine Selbsthilfegruppe. Die Hypnose war für ihn stets nur Scharlatanerie, sein Kardiologe hat ihm allerding diese Therapieoption empfohlen und Akupunktur kennt er von seiner Frau – bei der habe das damals ganz gut funktioniert. Dementsprechend war Herr H. gewillt, es mit der Raucherentwöhnung zu versuchen.

Status:
Zunge: *Körper:* klein, *Farbe:* rot – vor allem im Lungenareal, *Belag:* wenig, trocken, klebrig, gelblicher Belag im Lungenareal

Puls: *Kraft:* etwas schwacher Puls an der Lungenposition (rechts vorne), *Frequenz:* beschleunigt, *Ebene:* tief

Diagnose: Lungen-Yin Schwäche

Therapieprogramm

Akupunktur:
Therapieprinzip: Lungen-Yin aufbauen

a) **Lokale Punkte:** Lu 1 – Bl 13, KG 17
b) **Fernpunkte:** Lu 5 (=Wasserpunkt), 7, 9 (=Feuchtigkeits-/Erdepunkt), 10 (=Feuerpunkt), Di 4, 11 (zur Hitzeausleitung = „Punkt der tausend Nadelstiche"), MP 3, 6, 9 zur Stärkung der Mutter und zur Befeuchtung der Atemwege
c) **Übergeordnete Punkte:** Yin Guppen-Luo Punkte MP 6 und KS 5, Yin-Kardinalpunkte Lu 7 – Ni 6, psychisch entspannende Punkte wie Le 3, LG 20 und KG 24, MP 21, KG 17

Hypnosebeispiel

Ich lade dich ein, so wie du daliegst, die Augen gemütlich geschlossen hast, dass du mehr und mehr wahrnimmst wie du von Kopf bis Fuß, in den Fingerspitzen bis zu den Zehenspitzen, jeder einzelne deiner Knochen und jede einzelne deiner Muskelgruppen und Form und der körpereigenen Schwere und während die Arme und Beine ein bisschen einsinken in diese Matratze, lade ich dich ein, die reine Atmung fließen zu lassen, sodass du mit jedem Atemzug, mit jedem Einströmen der Luft in deine freien Lungen und mit jedem Ausatmen mit deinem eigenen Rhythmus dir einmal vorstellst, wie du an diesem Wochenende die unterschiedlichen und auf jede ganz besondere Art und Weise einzigartigen Kastanien in deinem Park, die Form, die Farbe, diese glatte Oberfläche, die Blätter dort an diesem besonderen Ort ... in deinen Gedanken dorthin zurück kehrst, dich aus dem Rahmen der Zeit heraus, dich in eine Zeitlosigkeit stellst und ganz hier ankommen darfst, nach einem langen Tag und all die Gedanken wie Wolken am klaren, dunstfreien Himmel vorüberziehen damit du frei wirst von innen, frei diese Bilder, diese Erinnerung ganz tief in dir zu spüren und weil du aus dir selbst heraus bereits kennst, was in diesem inneren Ort möglich ist, kannst du in der Struktur, der Linie, der Formen einmal die Grenzen der Umrisse sich verändern, verfließen lassen, hin zu einem bunten Bild während du weiter atmest und du eintauchst in eine Ruhe, in eine Stille eintauchst in eine angenehme Oase des Friedens ...

Der Patient kommt zur zweiten Sitzung der Raucherentwöhnung, es wird also an die Tranceerfahrungen angeknüpft, und das Bild der ersten Trance (von der rauchenden, qualmenden Stadt hinaus aufs freie Land, hin zu einem wunderschönen Kastanienbaum) weiterverwendet. Derart wird mit Metaphern und Suggestionen der Patient in die endgültige Entscheidung, jetzt für immer rauchfrei zu sein, begleitet:

... weil du dort so lange bleiben darfst wie du möchtest, kannst du ein bisschen mehr deine Sammelleidenschaft, diesen schönen Tag, diese Erinnerung zu spüren wie die Schritte durch das Laub deine eigenen Spuren hinterlassen, die Spuren in deinem Leben, du mit jedem Schritt, den du gehst, einzigartig nur für dich ganz persönlich eine Farbe hinterlässt oder wie die buddhistischen Mönche sagen, der Mensch hinterlässt auf der Welt einen Duft oder einen Klang und wenn man sich die unendliche Größe des Universums einmal vorstellt, gelangt man rasch an die Grenze der eigenen Vorstellungskraft und im Zuge all dieser Jahrmillionen ist wohl das Leben eines einzelnen Menschen wirklich kaum mehr als ein Duft oder ein Klang und weil du den Geruch einer Zigarette schon sehr gut kennst, weißt du auch, dass es wohl kaum ein guter Duft sein mag, aber vielleicht spürst du in deinem Innersten, so als ob man die Zwiebel einer Frühlingsblume im Herbst einsetzt, die über den Winter ruht und dann langsam zu erwachen beginnt – vielleicht ist es auch mit diesem Geruch ... so wie mit dieser Zwiebel, die so lange gleich bleibt bis man sie einpflanzt, vielleicht war es lange genug Herbst und Winter und in deinem innersten Wahrnehmungshorizont erwacht diese Zwiebel zu neuem Leben, öffnet die Hüllen, sodass die Knospen heraus ein kleiner Triebling ... ganz klein und zart behutsam aber doch mit der Kraft zur vollen Blüte, bereits von Beginn an, und so kann der Klang und der Duft deines Lebens, wenn es Frühling ist, zu etwas Neuem werden, etwas Schönerem, Lebendigerem – diese Angewohnheit, die du beschreiben kannst in allen unterschiedlichen Facetten der Wahrnehmung, kann nun auf eine ganz wundervolle Art und Weise ihre Bedeutung komplett und dauerhaft verändern, es kann mehr Raum bekommen und auch wenn es absurd klingt, einen Augenblick lang auf die Bühne, den Vordergrund der Wahrnehmung gestellt werden, das einmal ganz genau anzusehen wie ein Rockstar im Scheinwerferlicht – vielleicht möchtest du von diesem Gestank ... wie bei einer Frucht, die man schält, all die Schalenteile wegnehmen, damit das übrig bleibt, das wie der Duft einer Frühlingsblume in dir angenehm und schön ist, vielleicht kann es sein, dass man sich vorstellt, dass es einen Behälter gibt, wie der Korb eines Heißluftballons, in den man die Schalenteile hinein und alles was einen stört dort hingeben darf, sodass auf dieser Bühne nur noch der Teil, der gebraucht wird, in diesem Augenblick während alles was dich stresst, alles was dich stört und daran hindert genau ganz und gar du selbst zu sein, daran hindert nun für alle Zeit deines Lebens rauchfrei zu sein, mit diesem Heißluftballon abhebt,

Alles Beengende – so auch die Sucht des Rauchens – kann nun verwandelt und aufgelöst werden. Die negativen Aspekte der Zigarette (Qualm, Gestank) werden durch neue Bilder (Blumenduft, Schönheit, Freiheit, ...) ersetzt:

... ein Heißluftballon, der mehr und mehr höher steigen kann ... genau ... um sich von dir voller Freiheit zu entfernen, all die Dinge ziehen zu lassen, die es Wert sind in die Unendlichkeit deiner Wahrnehmung, wie ein keiner Punkt im Nichts, zu verschwinden ... sodass ein ganz günstiger Schutzwall der innersten Wahrnehmung, dir die Möglichkeit gibt, einfach einmal sich bildlich vorzustellen, dass das Leben wie ein Buch ist, wo es vorne und hinten einen Deckel gibt wie eine Klappe, so wie das Leben vorne und hinten eine Grenze hat, die Geburt auf der einen Seite, im Deckband sozusagen, deinen ersten Atemzug und irgendwo ganz weit zum Schluss beim Nachwort, das Ende des Buches, welches unendlich viele Seiten hat, so, wie du auch unendlich viele Erinnerungen hast und Wahrnehmungen hast und so wie das Leben, an dem du teil hast und das du bist und lebst, so ist es auch mit diesem Buch, so hast auch du Anteil an jeder Seite, an jedem Wort, an jedem neuen Buchstaben, der in diesem Augenblick hinzukommt, du bist Teil der Füllfeder, Teil der Tinte, des Materials, Papiers, jeder Seite aber neben dir gibt es in diesem Lebensbuch auch andere Autoren, die ihre Farbe hinterlassen, wie bei einem guten Krimi gibt es ganz bestimmt spannende Seiten und schöne Dinge, wie in einem Roman, der einem gut gefällt, es gibt aber auch Dinge und Seiten, die nicht so schön, die unangenehm sind, aber auch sie wurden gelesen von dir, wurden geschrieben von dir in diesem Lebensbuch und es kann ganz angenehm sein, wenn man nach vorne blickt und einfach einmal sieht, dass vor einem leere Seiten sind, die darauf warten mit neuen Erlebnissen gefüllt zu werden – neue, leere Seiten und dass all das, was man bereits erlebt hat, was man gelesen hat, ausreichend ist, wenn man es einmal liest und so nicht wieder und wieder um die selben Dinge kreisen muss, denn wenn man ein Buch noch einmal liest, dann nur, weil es einem sehr gut gefällt weil alles was neu ist noch viel spannender, viel kostbarer erscheinen mag, so gibt es mit jedem Augenblick des Lebens, mit jedem Wort, mit jedem Buchstaben die ganz starke Verbundenheit, auch ja jedes Wort zu lesen, nicht etwa Teile des Buches auszulassen, so wie auch im Leben jedes kleinste Erlebnis gelebt werden muss, jede Situation, die für dich wichtig ist wahrgenommen zu werden, nicht einfach ausgelassen wird, den Augenblick, dein Tag übersprungen werden kann, sondern du vielmehr ganz aus dir selbst heraus aus dem Unbewussten deiner innersten Wahrnehmung spüren kannst, dass ab einer bestimmten Seite das Rauchen begonnen hat, du merken wirst, dass ab einer bestimmten Seite sich das verändert hat zu diesem Qualmen, Stinken, Zerstören und dass es jetzt in deiner Zukunft in diesem Augenblick möglich ist, neue Worte zu schreiben, neue Wahrnehmungen dem hinzuzufügen – Veränderung – sehr gut, mit jedem Buchstaben, jeder noch so kleinen Linie kannst du früher oder später …

Nun wurde das Unbewusste direkt angesprochen und zur Aktivierung der eigenen Ressourcen animiert: Selbst neue Zeilen im Lebensbuch zu schreiben und sich damit selbst neu zu definieren (rauchfrei und von allen Süchten gelöst).

… dein Lebenswerk, sehr gut, sodass du vielleicht spürst, wo die kostbaren Dinge in diesen Wahrnehmungen deines Körpers stecken, wo denn die Sonne ist, die diesen Schatten geworfen hat, die diese Sucht über deinen Körper gelegt … genau und deinen Blick weiterschweifen – loslassen … und mit deinem Gesicht zur Sonne dich wendest, spürst wie dich dieses angenehme Gefühl der Wärme, der Geborgenheit durchstrahlen kann diese rote, orange Wahrnehmung einer kraftvollen, unglaublich kostbaren Energie, die du aufnehmen kannst über jedes Pore deiner Haut, über jeden Nervenast und über jedes kleinste Gefäß, sodass es zusammenläuft über immer dickere Gefäße, immer zentralere Nervenbündel bis dort zu deinem Herzen sich die Kraft der Ruhe als ganz, ganz kostbares und dir eigenes Gut, weil nur du alleine Zugang hast zu all diesen Dingen … so kannst du das Bild dieses Buches immer tiefer sinken lassen und jedes Mal, wenn du es wieder zur Hand nimmst und aufschlägst, wirst du dich im Hier und Jetzt finden, in dem Augenblick, in dem du authentisch dein Leben lebst und mit jedem Schritt deine Farbe hinterlässt auf diesem Erdball auf dem du als Mensch den Herbst genießt, so wie du es an diesem Wochenende ganz verspielt, dir angenehm sehr gut, so kannst du dich zu deinem Lieblingsbaum stellen oder setzen, kannst dich anlehnen an seinem Stamm und Teil dieses Baumes werden, wenn dich seine Energie durchströmt wie Kristallwasser so klar, so kann das Rauschen des Wassers ein viel schöneres Geräusch sein, so wie du auch beschreibst, dass ein Klang wie eine Maschine ein angenehmeres Geräusch ist – ich lade dich ein, noch ein bisschen weiter zu gehen und dir einmal vorzustellen, wie angenehm der Klang deines Lebens, so wie die buddhistischen Mönche es beschreiben in der innersten Schönheit deines Daseins klingt, wie er dich erfüllt wie ein Gong, der zuerst laut vibriert, leiser werdend, fast wie ein Kerzenlicht eine große Halle ausfüllen kann einen Widerhall erzeugt im Universum deiner innersten Körperwelt …

Hier erfolgt dann die Entfernung der Akupunkturnadeln als Tranceverstärkung und im folgenden Teil wechselt die Induktionstechnik hin zur eigentlichen Trancearbeit – der stille Vertrag mit dem Unbewussten, nun für alle Zeit rauchfrei zu sein:

… und an diesem Klang noch ein bisschen mehr in die Stille zu tragen, die dir gut tun darf und diese Körperwahrnehmung der Leichtigkeit, rauchfrei zu sein, wo die Grenzen des Körpers verschwinden und verschwimmen können noch zu verstärken, möchte ich dir die Nadeln entfernen und so dieses Gefühl der Spannung ganz loszulassen, so kannst du zuerst rechts bei deinem Arm, beim Ellbogen durch den Zug nach außen und nach vorne, im Handgelenk spüren wie alles leicht wird, alles zu schweben beginnt, zu fließen beginnt, so, als ob dir ein Ballon ums Handgelenk gebunden wird, der diese Hand ein klein bisschen hebt, vor deinem inneren Auge, und so auch links beim Ellbogen durch diesen Zug nach außen und nach vorne, alles schwebt und leicht wird und du auch dort einen Glücksballon um dein Handgelenk genau der die Leichtigkeit der Arme wie eine leichte Schwere so sein lässt, wie du es gerade wahrnimmst und auch bei den Beinen, beim Knie auf der rechten Seite durch diesen Zug nach außen bis nach vorne und über die Zehenspitzen hinaus, du eintauchst in die Freiheit und Schwerelosigkeit des inneren Friedens, in die Geborgenheit, wo man sich selbst die Hände reicht und sich auffängt in der Tiefe des absolut kostbarsten innersten Raums, und so auch beim linken Bein durch diesen Zug nach außen bis nach vorne, alles fließt über die Zehenspitzen hinaus leicht schwebend, und du dich vielleicht noch dunkel daran erinnerst an diese Bühne, den Scheinwerfer und deinen Lebensklang während du weiter und die Farbe der Energie, dieses Baumstammes, sehr gut, und schließlich auch zwischen den Augenbrauen und über die Stirn hinauf durch diesen Zug nach außen, und die letzte Nadel jetzt, du dich durchströmen lässt von diesem Kristallwasser ... das dich trägt und durchfließt wie ein Lebensstrom, wo du dich noch ein klein bisschen erinnern magst an das Buch deines Lebens oder aber auch mehr und mehr erinnern darfst, dass alles, was du wahrnimmst, Veränderung ist ... die Muskeln sich verändern und noch tiefer entspannst loslassen wirst oder später im Nackenbereich ... die Gesichtszüge, die Muskeln der Arme und Beine, die Bauch- und Rückenmuskeln all das ein klein bisschen löst und jede Zelle durchströmt wird mit dieser Kraft ...Eine Kraft die dir im Unbewussten jetzt ermöglicht, einen Vertrag mit dir abzuschließen – einen Vertrag, der dich zum Nichtraucher, der dich für alle Zeit rauchfrei werden lässt. Wenn du bereit bist, so bitte ich dich um ein Zeichen mit deinem – ... genau ... – mit deinem kleinen Finger, ... sehr gut machst du das – und tiefer und immer tiefer verankert sich diese freie Entscheidung einer tiefen Freiheit ...

Der Patient gab direkt nach den Worten „... so bitte ich dich um ein Zeichen ...“ eine ideomotorische Bewegung: der kleine Finger seiner Raucherhand (Raucherhand und Nichtraucherhand waren zwei Metaphern der ersten Trance bei der ersten Sitzung – es wurden dort die positiven Eigenschaften der Nichtraucherhand auf die Raucherhand übertragen) zuckte zweimal zur Bestätigung dieses „Paktes“. Danach erfolgte abschließend die Rückführung aus der Trance:

... so lade ich dich ein, all diese neuen Erfahrungen, diese neuen Seiten dieses wundervollen und unendlich großen Buches tiefer sinken zu lassen, weil du dir vorstellen kannst, dass selbst alle Bibliotheken der Welt nicht Platz bieten können für dieses Lebensbuch, das seit deinem ersten Atemzug und bereits davor dich begleitet und sich wie ein roter Faden durch alles hindurch, dein Lebensgeist, deine Stärke, wo du dich selbst einmal wahrnehmen darfst mit all deinen Stärken, aber auch deinen Schwächen so wie du als Mensch vor dir selbst stehst, du einfach einmal denkst, so ist es gut, genau so, während dich der Baum kannst du deinen inneren Energietank ganz auffüllen, kannst du deine leere Batterie wie einen Akku wieder laden und den Speicher bis zum Rand mit allem Guten aus der Erinnerung aus diesem schönen Wochenende, das Gefühl frei zu sein von allem, was an Grenze zuvor da war, alles tiefer sinken zu lassen wie unter einem Nebel, einem Herbstnebel, der dich mehr und mehr auch deinen Körper wieder spüren lässt von Kopf bis Fuß, der dich wahrnehmen lässt, wie du daliegst von den Zehenspitzen bis zu den Fingerspitzen, der dich spüren lässt, dass du selbst so unheimlich tief entspannt wie ein rundes Rad in einem Einklang mit der Melodie deines Lebens, mit diesem Lebensduft, sehr gut, und da die reale Zeit, die wirkliche Zeit – so unwirklich sie auch scheinen mag – in der wir im Unbewussten verbleiben können, begrenzt ist, lade ich dich ein, alles noch viel tiefer sinken zu lassen und aus diesem Baum heraus noch alles Gute aufzunehmen und dich wieder mehr und mehr in deinem eigenen Körper zu orientieren, sodass du vielleicht jetzt noch fünf tiefe Atemzüge in deinem eigenen Rhythmus nimmst und dabei wieder immer mehr und mehr zurückkehrst ins Hier und Jetzt und nach dem fünften Atemzug ganz entspannt wieder die Augen öffnen kannst und wieder da bist ... in diesem Raum ... sehr gut machst du das ... genau ...

Dieser Patient zeigte in dieser Sitzung eine enorme Veränderung des Zeitgefühls – nach seiner Einschätzung hat er nur kurz fünf Minuten über sein letztes Wochenende nachgedacht – tatsächlich waren es 45 Minuten, die der Patient in Trance verbracht hatte. Er wirkte gut ausgeruht, jedoch noch etwas verwirrt – dies legte sich dann in der Nachbesprechung, und in der abschließenden Testung lies sich kein Punkt mehr ausfindig machen. Zwischen erster und zweiter Sitzung war der Tonisierungs- und Quellpunkt Lu9 heraustestbar gewesen – dieser war dem Patienten gemeinsam mit einer Bergwanderung als stärkendes Bild zur Eigentherapie nach Hause mitgegeben worden. Zwischen den beiden Sitzungen waren drei Wochen vergangen. Ich habe den Patienten neun Monate später erneut kontaktiert und mich über sein Rauchverhalten erkundigt – er berichtete mir, dass er einmal im Jahr, zu Silvester eine Zigarre rauche (was er vorher nicht ausstehen konnte) und ansonsten komplett rauchfrei sei. Dies bestätigte dann auch ein Jahr später seine Ehefrau, welche wegen einer anderen Geschichte zu mir kam und ebenfalls mit Hypnoakupunktur behandelt werden wollte.

5-Elemente-Lehre und Meridiane:
Das zugehörige Element für Herrn H. ist das **Metall:** mit der Witterung: Trockenheit; dem Yin-Organ: Lunge; dem Yang-Organ: Dickdarm; dem Sinn: Riechen; dem Sinnesorgan: Nase; dem Körpergewebe: Haut und Haar; dem Gefühl: Trauer; der Lautäußerung: Weinen; der Flüssigkeit: Schleim und dem Meridian: Dickdarm;

Metaphern zum Thema Rauchen:

- Spaziergang von der Stadt in die Natur
- Vergangenheit in weite Ferne rücken
- Befreiung von Ankettung
- Wanderung auf einen Berg
- Wind der Veränderung
- Altes vs. NEUES Leben
- Raucherbein, Probleme
- Stellvertretergeschichten
- Utilisieren von Erlebnissen und Geschichten
- Reise in eine rauchfreie Kindheit
- Kartenspiel mit den Organen

Diagramm – Zusammenfassung Rauchen

Das Vorgespräch:

- Telefonat bereits zur Einleitung der Therapie nutzen.
- Erickson gab seinen Patienten vor dem ersten Termin immer die Aufgabe auf einen kleinen Berg in der nähe seiner Praxis zu gehen, um Rückschlüsse auf die Motivation des Patienten zu ziehen.
- Dieses Prinzip kann man sich auch heute zunutze machen, indem man den Patienten vor dem ersten Termin bereits Aufgaben gibt.

Die erste Sitzung:

- Hat der Patient die Aufgaben des Vorgesprächs gemeistert, kann die erste Sitzung folgen.
- Die Vorteile des Rauchens besprechen und notieren.
- Die Vorteile sammeln, die der Patient hätte, würde er nicht mehr rauchen. Auch diese Vorteile werden notiert.
- Trance, die einerseits ressourcen- und lösungsfördernd sein soll, andererseits auf indirekte Weise Denkanstöße geben kann, wie die Vorteile von Liste 2 diejenigen von Liste 1 ersetzen könnten.

Die zweite Sitzung:

- Hier findet die eigentliche Entwöhnungstrance statt, welche oftmals etwas länger dauert, da sie rein vom Patienten gesteuert wird.
- Es kann entweder nur die Trance, oder aber zusätzlich ein ressourcenorientiertes Verfahren angewandt werden, eine sogenannte Timeline, welches aus dem Bereich des NLP kommt.

XII. PSYCHISCHE PROBLEME

C. Kaindlstorfer, A. Maget, K. Zwanzger

Viele Menschen arbeiten unter Bedingungen, die sie schlichtweg unglücklich machen. Mobbing am Arbeitsplatz, fehlende Entwicklungsmöglichkeiten, unangenehme Vorgesetzte, schwere anstrengende Tätigkeit, zu geringe Bezahlung und vieles mehr kann zu ernsten Stresserscheinungen und, nicht selten, zur lebensbedrohlichen Herz-Kreislauf-Erkrankung (Herzinfarkt) führen.

Der Begriff „Managerkrankheit", der in den Siebzigerjahren geprägt wurde, betraf damals nur eine kleine Gruppe von Menschen. Der drohende Verlust des Arbeitsplatzes und zunehmende Anforderungen in einer immer schnelllebigeren Zeit, haben aus uns allen „Manager" gemacht. Durch Mobbing am Arbeitsplatz entstehen jedes Jahr Milliardenschäden für die Wirtschaft. Den Konflikten am Arbeitsplatz zu entkommen, ist sehr schwer. Stresshormone werden aufgestaut und entfalten ihre zerstörerische Wirkung auf Herz und Kreislauf.
Inspiriert durch das Buch von Wolfgang Martynkewicz „Das Zeitalter der Erschöpfung" sollen in Teilen dieses Textes die Themen psychische Erschöpfung, Sinnfindung und hypnotische Intervention mit Akupunktur, im Sinne der Hypnoakupunktur, in Einklang gebracht werden und Lösungsansätze aufgezeigt werden. So wird anfangs auf psychologische und psychiatrische Entitäten eingegangen. Danach soll anhand von Biografien über die Probleme zur Zeit der Jahrhundertwende referiert werden, um zuletzt verschiedene Fälle auf mögliche Hypnoakupunktur-Interventionen hin zu beleuchten.
In seinem Buch über die Überforderung des Menschen durch die Moderne skizziert Martynkewicz, mit teils sehr tiefgehenden Analysen, das Schwinden und drohende Zerbrechen der individuellen Integrität unter dem Einfluss einer immer fordernder und hektischer werdenden Moderne. Anhand einiger Biografien sowie Schilderung der bedeutendsten gesellschaftlichen Strömungen vermag der Autor ein eindrucksvolles Bild zu zeichnen, von der Angst des Einzelnen, sich im Malstrom einer gewandelten Welt aufzureiben und den Versuchen, dieser Entwicklung entgegenzuwirken.
Auch wenn Martynkewicz sich bei seinen Schilderungen großteils auf die Ereignisse des späten 19. und frühen 20. Jahrhunderts bezieht, so haben seine Beobachtungen und Schlüsse doch erschreckende Aktualität und Relevanz für unser gegenwärtiges Erleben.
War es im ausgehenden 19. Jahrhundert noch die Neurasthenie, welche sich zur Modekrankheit auswuchs und epidemisch auszubreiten schien, so sehen wir uns heute einer überwältigenden Fülle an Patienten mit Burnout-Symptomatik, Depressionen und chronischem Erschöpfungssyndrom gegenüber.

In einer Presseaussendung der Wyeth-Lederle Pharma Gmbh ist hierzu zu lesen: „Weltweit sind 121 Millionen von der Krankheit betroffen. Bis zum Jahr 2020 werden nach Schätzungen der WHO (World Health Organisation) Depressionen nach Herz-Kreislauf-Erkrankungen den zweiten Platz einnehmen. Laut WHO-Zahlen verursachen Depressionen mehr volkswirtschaftlichen Schaden als Aids, Krebs und bewaffnete Konflikte.

Weltweit erkranken rund 20 Prozent der Gesamtbevölkerung an einer Depression. Davon sind 4,2% von einer schweren, 7,3 Prozent von einer mittleren und 5,6 Prozent von einer leichten Depression betroffen."

Auch die Burnoutrate nimmt beängstigende Ausmaße an. Hier ist beim österreichischen Bundesverband für Psychotherapie zu lesen:

„Da es sich bei Burnout nicht um ein klar definiertes Krankheitsbild handelt, gibt es keine wissenschaftlich genauen Angaben über die Häufigkeit dieses Phänomens. Einzelne Studien sprechen aber für eine enorme Verbreitung und für einen generellen Anstieg von psychischen Störungen mit Auswirkungen im Arbeitszusammenhang. Fast 30 Prozent der Beschäftigten im Gesundheits- und Sozialwesen sind Burnout-gefährdet (Gewerkschaft der Privatangestellten, 2009); 1 Mio Österreicher gelten als Burnout-gefährdet. 80 % der 14- bis 65-Jährigen, das sind 1,5 Mio Österreicher, leiden unter Stress. 3 Mio Österreicher leiden unter Schlafstörungen"

Hinzu kommen weltweit etwa 17 Millionen vom chronischen Erschöpfungssyndrom betroffene Menschen. Zu beachten ist auch, dass es sich hierbei lediglich um offizielle Zahlen handelt, die Dunkelziffer dürfte noch einiges höher liegen. So wird etwa im Buch „Duale Reihe Psychiatrie, Psychosomatik und Psychotherapie" darauf hingewiesen, dass etwa 30% der Patienten in allgemeinärztlichen Praxen eine psychische Erkrankung haben. Besonders häufig hierbei Depression, Angsterkrankungen und Alkoholismus. Auch zeigten Untersuchungen zur Versorgung depressiver Patienten im primärärztlichen Bereich, „dass nur etwa 50% der Depressionen erkannt, und von diesen wiederum nur etwa die Hälfte im Sinne der heutigen international geltenden Therapieempfehlungen behandelt werden."

Um die Jahrhundertwende brachte Sigmund Freud im Zuge der von ihm entwickelten Psychoanalyse den Begriff von der „Flucht in die Krankheit", also den primären Krankheitsgewinn durch Abschottung vor einer nicht mehr zu ertragenden Realität, auf. In Anlehnung an diesen Begriff spricht Martynkewicz von einer in heutiger Zeit stattfindenden „Flucht in die Erschöpfung". „Erschöpfung wird als Abwehr gedeutet – Abwehr einer überkomplexen Welt, die das Ich gefährdet." In der immer stärker werdenden Technologisierung jener Zeit sieht sich der Mensch einer Überlast an Reizen und Information ausgesetzt, welche seine Fähigkeit zu sinnvoller Verarbeitung übersteigen. Man fühlt sich durchdrungen von der Außenwelt, unfähig, die eigene Integrität zu wahren und sich unerwünschter äußerer Beeinflussung zu entziehen. Wer heutzutage fünf Minuten darauf verwendet analytisch und kritisch fernzusehen, sich Werbeplakate genauer anzusehen oder einer politischen Rede zu folgen, der wird feststellen, dass diese Überreizung in der heutigen Zeit keineswegs weniger, sondern umso mehr geworden ist. Einzig diese Überladung ist es heute, die uns unmöglich macht, dieser Fülle von Diktionen zu folgen, welche auf sämtlichen Sinneskanälen von früh bis spät auf uns niederprasseln. Wir verschmelzen immer mehr mit unserer Umgebung, lassen zu, dass Äußeres nach innen dringt und gehen sogar weiter; kehren unser Innerstes nach außen, präsentieren es oft bereitwillig vor einem breiten Publikum im Heischen nach Aufmerksamkeit und Bestätigung. Die Statistik verzeichnet derzeit etwa 1,4 Milliarden Facebooknutzer. Social Media ist omnipräsent und es ergießt sich ein endloser Strom von Informationen über Befindlichkeiten, Urlaube, politische Meinungen, Beziehungsdramen sowie Essgewohnheiten – samt zugehöriger Bilder, versteht sich – ins Netz. Es gibt keine Heimlichkeiten mehr. Freud spricht hier von der Umwandlung „vom Heimlichen zum Unheimlichen".

Doch worin liegt der sagenhafte Erfolg dieser Unternehmen begründet? Lässt er sich wirklich pauschal mit dem allgemeinen menschlichen Geltungsbedürfnis, dem Hang zum Exhibitionismus begründen? Persönlich sehe ich die Gründe vielmehr darin, dass in einer immer steriler und kälter werdenden Welt der Mensch nach wie vor nach Zuneigung und Wärme hungert. In unserer Leistungsgesellschaft ist das öffentliche Zeigen von Gefühl und Empathie regelrecht verpönt. Die Massen flüchten sich daher in die digitale Surrealität, in welcher plötzlich der Austausch von Nettigkeiten und psychosozialen Streicheleinheiten stattfindet. Ein „Gefällt mir“ ist schließlich ohne größere Überwindung verteilt.

Und diese Leistungsgesellschaft ist es auch, die ihre Wurzeln im 19. Jahrhundert hat. So etwa der Leipziger Arzt Daniel Schreber 1855: „Der Mensch ist bestimmt zur Tätigkeit. [...] Die süße Würze des Lebens ist nur ein Lohn des Tätigseins.“

Das Herausstreichen solcher „deutscher Tugenden“, das glorifizieren der „Berufsarbeit“ stellt den Versuch dar, eine vermeintlich verweichlichende Gesellschaft von der Geißel der Neurasthenie, welche man im Müßiggang begründet sieht, zu befreien. Ein Leiden, das nicht mehr allein vermeintlich zartbesaitete Gemüter wie Künstler und Literaten befällt, sondern immer mehr auch unter „normalen“, einfachen Bürgern wie Kellnern oder Dienstboten zu grassieren scheint. Auch hierfür sieht etwa der Nervenarzt Paul Möbius „für den an Schwäche und Müdigkeit leidenden Menschen die rechte Arbeit als Hauptheilmittel“.

Die Welt rückte immer näher zusammen und der einfache Mensch musste sich mit Dingen auseinandersetzen, die dieser immer schnellere und genauer messbare Puls der Zeit mit sich brachte. So bestand nun plötzlich das Risiko, einen Zug zu versäumen, oder einen wichtigen Termin nicht genau einzuhalten. Vor der Entwicklung der Taschenuhr ein Umstand, der dem normalen Bürger befremdlich vorkommen musste. In dieses moderne „Nomadentum“ sieht Martynkewicz die heutige Menschheit gedrängt, zwischen Meeting in Tokio und Konferenz in München schläft der Topmanager von heute im Flugzeug und lebt aus dem Koffer. Den Ansprüchen der modernen Arbeitswelt gewachsen zu sein, bedeutet enorme Robustheit gegenüber Stress, Flexibilität, Bildung, Intelligenz, körperliche Fitness und nicht zuletzt das ständige Streben nach mehr.
Gegen den Stress bei der Arbeit hilft vor allem Training: Wenn Sie morgens trainieren, haben Sie genug Endorphine (Wohlfühlhormone), um den Tag gelassen zu nehmen, wenn Sie nach der Arbeit trainieren, können Sie die Stresshormone des Tages abbauen.

Konzentrieren Sie sich während der Arbeitszeit vor allem darauf, Ihre Arbeit gut zu machen. Seien Sie nachsichtig mit Ihren Vorgesetzten und Kollegen und versuchen Sie deren Schwächen, Neurosen und Ängste zu verstehen. Seien Sie großzügig mit Lob und Anerkennung. Mein Vater sagte oft: „Lob und Freundlichkeit sind die billigsten Geschenke, um andere Menschen glücklich zu machen.“ Wenn es gar nicht mehr funktioniert, suchen Sie sich am besten eine andere Arbeitsstelle. Warten Sie damit nicht, bis Sie ernsthaft krank geworden sind.

Machen Sie es wie ein nasser Hund: Schütteln Sie Ihre Arbeit ab, sobald sie Ihren Arbeitsplatz verlassen. Nehmen Sie nichts mit nach Hause. Und wenn Sie am Feierabend, Wochenende oder im Urlaub an Ihren Arbeitsplatz denken, denken Sie nur an Ihre netten Kollegen und nur an das, was Ihnen bei der Arbeit Freude macht. Nehmen Sie sich bewusst Zeit für Ihre Familie, Ihre Freunde und Ihre Gesundheit. Wenn Sie zum Workaholic neigen, brauchen Sie ein starkes Hobby, das Sie effektiv auf andere Gedanken bringt.

Anfang des 20. Jahrhunderts will Werner Sombart in der Psyche von Unternehmern, wie etwa Werner von Siemens, Tugenden wie „Erwerbstrieb und Unternehmungsgeist, Bürgerlichkeit und Rechenhaftigkeit“ sowie das „Sinnen nur auf Prosperieren“ als ausschlaggebende Faktoren des Erfolges erkennen.

Was wir in unserem Alltag aber auch brauchen und womit wir gegenseitig nicht sparen sollen, ist Anerkennung. Dieser scheinbar belanglose Lebensbereich ist in Wirklichkeit einer der mächtigsten überhaupt. Das Streben nach Anerkennung beeinflusst unser ganzes Denken, Handeln und unseren Gemütszustand. Fehlende Anerkennung macht unsicher und depressiv. Fast alles, was Menschen tun, tun sie, um Anerkennung zu bekommen – und interessanterweise gesteht sich das kaum jemand gern ein. Durch Anerkennung kann man Menschen führen und steuern wie ein Modellflugzeug. Durch Anerkennung schafft man sich Freunde und Beliebtheit. Durch einen spürbaren Wechsel zwischen Anerkennung und Kritik („Zuckerbrot und Peitsche") entstehen Abhängigkeiten. Anerkennung sucht man überall, im Beruf, beim Sexualpartner, bei Spiel und Sport, durch Statussymbole wie Markenkleidung, Auto, Haus usw.

Das Anerkennungszentrum, eine kleine Ansammlung von Gehirnzellen, muss ständig mit positiven Impulsen gespeist werden, um Antrieb und Wohlbefinden des Gemütslebens zu steuern. Manche Menschen sind stärker abhängig und getrieben von ihren Anerkennungszellen. Sie verbrauchen ihre Kraft und Energie, um Positionen wie Bürgermeister, Fernsehstar oder Klinikvorstand zu erreichen. Ihre tägliche Anerkennungsdosis ist hoch. Andere Menschen sind weniger abhängig von ihren Anerkennungszellen und begnügen sich mit der Anerkennung ihrer Familie und ihrer Freunde. Abhängig von Anerkennung sind wir alle, ohne Ausnahme.

Versuchen Sie einmal, den ganzen Tag zu beobachten und zu analysieren, was Sie aus echter Notwendigkeit tun und sagen, und was, um Zustimmung oder Anerkennung zu erhalten. Schon nach einigen Tagen des Beobachtens und Analysierens wird langsam eine Veränderung des Gemütszustandes einsetzen, die allmählich zu einer wachsenden inneren Freiheit im Denken, Sprechen und Handeln führt. Wenn man in dieser Übung weiter fortgeschritten ist, entsteht ein Zustand, den man auf englisch als „equanimity" (Gleichmut, Gelassenheit) bezeichnet. Kultivieren Sie diese Geisteshaltung und befreien Sie sich langsam von der Qual, Ihr Leben in Abhängigkeit vom Streben nach Anerkennung zu führen, wie ein Ochse, der am Nasenring gezogen wird.

Doch auch Gegenbewegungen entstehen in der damaligen Zeit. So erheben die Literaten des späten 19. Jahrhunderts die nervöse Schwäche geradezu zum noblen „Medium einer ästhetischen Weltsicht" Künstlertum und Krankheit gehören zusammen, der gesunde Mensch gilt gemeinhin als banal. Auch hier kann man sich erinnert fühlen an die heutige Gesellschaft, in der Burnout und andere psychische Leiden von einigen fast schon zum guten Ton gehörig angesehen werden. Dem Burnout haftet der Adel einer Überarbeitung und selbstlosen Opferung der eigenen Ressourcen bis zum Kollaps an.

So schnell die Idee vom edlen Neurotiker aufkam, so schnell war sie auch wieder vergessen. Gemeinhin wurde der Kraftmensch als höchstes Ideal gefeiert, das Streben nach körperlicher Gesundheit als bestes Heilmittel für geistige Leiden propagiert. Ganz von der Hand zu weisen ist der Gedanke wohl auch nicht.

Ich erlaube mir einen persönlichen Rückblick auf so manchen Abend, als ich nach einem intensiven Fußballtraining körperlich ausgelaugt in meinem Bett lag. Diese angenehme Erschöpfung in dem Wissen gut gearbeitet zu haben, erzeugte in mir durchaus eine Zufriedenheit. Auch wird jeder Mensch, welcher das Glück hat in einem erfüllenden Beruf zu arbeiten an Situationen zurückdenken können, welche sein Selbstwertgefühl bekräftigten.

Welche Folgen es jedoch haben kann, wenn körperliche Konstitution und Ansprüche an sich selbst zu stark auseinanderdriften, zeigt das Beispiel Friedrich Nietzsche. Die rigorose Einstellung Nietzsches körperlicher Unzulänglichkeiten gegenüber streicht schon folgendes Zitat recht gut heraus: „Wenn ein Philosoph krank ist, so ist es beinahe schon ein argumentum gegen seine Philosophie."

Im folgenden Abschnitt werden nun einige psychische Krankheitsbilder im Sinne der Hypnoakupunktur anhand von Fallberichten erläutert:

1) Stress, Unruhe, Erfolgsdruck

Anamnese: Frau S, 19 Jahre – seit etwa 5 Jahren (Beginn der Oberstufe) im Dauerstress, kaum Zeit für sich, keine Pause, wurde von den Eltern stets darauf gedrillt, die Beste in der Klasse zu werden und hatte ein tägliches Arbeitspensum von 16 bis 18 Stunden. Die etwa sieben Stunden Schlaf waren stets traumlos und nur knapp ausreichend. Jetzt, im zweiten Semester ihres Studiums in Graz, hat sie zwar Abstand von den Eltern, aber dennoch enormen Druck, erneut die Beste zu werden. Seit ihrem Umzug nach Graz hat Frau S. starke Nackenschmerzen und Verspannungen im ganzen Wirbelsäulen-Bereich und ebenfalls keine Minute am Tag, die nicht durchgeplant ist. Eine gute Freundin hat sie auf dieses Ungleichgewicht in ihrem Leben aufmerksam gemacht und ihr geraten, sich Hilfe zu organisieren.

Mit dem Blick auf die Uhr meinte sie dann in der ersten Sitzung, dass sie nun da wäre und wir doch rasch loslegen sollten – sie habe noch viel zu tun ...

Status:
Zunge: *Körper:* straffer Zungenkörper, leicht zittrig, Ränder aufgeworfen, *Farbe:* livid-rot, an den Rändern rote Makulae, *Belag:* im hinteren Areal (Niere) dicker Belag, leicht gelblich, Unterzungenvenen massiv geschwollen

Puls: *Kraft:* kräftig, füllig, gespannt wie eine Saite, an der Leberposition (Mitte links), *Frequenz:* beschleunigt, *Ebene:* tief

Diagnose: Leber-Qi Stagnation (Perfektionismus, Überforderung, Leistungsdruck, muskuläre Verspannungen), Nieren-Yin Schwäche (Mangel an Schlaf und Regeneration), Herz-Yin Schwäche (allgemeine psychische Unruhe)

Therapieprogramm

Akupunktur:
Therapieprinzip: Leber-Yin und -Blut aufbauen, Nieren-Yin stärken, Herz-Yin tonisieren

a) **Lokale Punkte:** sedierende Akupunktur an den lokalen Verspannungen und den Triggerpunkten. Bl 18 und Le 14 als Shu-Mu der Leber
b) **Fernpunkte:** Le 2, 3, 4, 6 und 8. Ni 3, 6 und 10. He 5, 7. Dü 3, Bl 58
c) **Übergeordnete Punkte:** Entspannung über LG 20, KG 24, 17, MP 21, Le 3, 4, 13, Gb 34, Ma 36. Yin Gruppen-Luo Punkte KS 5 und MP 6 oder Yin Kardinal-Punkte wie Lu 7 – Ni 6

Allgemeine Maßnahmen: Lebensstil-Korrektur, Massage, Physiotherapie

Hypnosebeispiel

Dieser jungen Patientin habe ich zuerst in dieser ersten Sitzung eine „VAKOG-Trance" als Entspannungsübung angekündigt, um einmal zu erfahren, welche Sinneskanäle sie besonders ansprechen. Zudem konnte ich hier beobachten, ob sich die leistungsorientierte Patientin leicht oder schwer „fallen lassen" kann:

... Ich lade dich ein, die Augen gemütlich zu schließen und dir mit den Gedanken einen Ort auszusuchen, der für dich ganz eine angenehme Erinnerung auslöst, das kann gerade heute oder letzte Woche gewesen sein oder auch schon länger her, nimmst du in den Bildern Platz, bleibst bei diesem Ort und beginnst einmal mit den Augen, mit dem inneren Auge die Formen, die Farben wahrzunehmen, so wie sie damals an diesem Ort erlebbar waren, immer mehr einmal hineinzuspüren, den Blick schweifen lassen und auch für so unscheinbare Kleinigkeiten ein Auge über haben, in der Nähe all die Objekte, auch in der Ferne, und dann einmal zum nächsten Sinn überzugehen, dem Gehör und neben dem Ticken der Uhren, das mehr und mehr ... weil es immer gleichmäßig ist, in den Hintergrund wandert, kann es Geräusche an diesem Ort geben, die mit dem inneren Ohr wahrgenommen werden, die typisch für dieses Situation sein können, ich lade dich ein, wirklich einmal genau in dich hinein zu hören, den eigenen Atemrhythmus wahrzunehmen – sehr gut – und dann zum nächsten Sinn überzugehen, dem Fühlen und Spüren, der Arme – genau – der Beine, die Muskeln, die Gelenke aber auch die Empfindungen, die dieser Ort auslöst, die Wahrnehmung einmal ganz einzutauchen in dieses stimmige Bild, in die Ruhe vielleicht ein klein bisschen sogar schon zu spüren, dass dieser Platz ein Ort der Kraft für dich sein kann und dann zum nächsten Sinn überzugehen, dem Geruchssinn, sich einmal vorzustellen, was an diesem Ort für Gerüche – genau – so jeder Platz ganz eigene Gerüche, die man wahrnehmen kann und schließlich dann zum letzten Sinneskanal überzugehen ... dem Geschmackssinn, einfach einmal zu schauen und zu schmecken, welche Geschmäcker von diesem Ort nach deinem Geschmack sein könnten oder was sonst geschmackvolles in Verbindung mit dem Platz in deinen Gedanken kommen kann und all das aufzunehmen und einmal in sich hineinspüren, welcher Sinneskanal, welcher Typ man eigentlich ist, wo es einem leichter fällt, einzutauchen und so lade ich dich ein, mit den nächsten fünf Atemzügen wieder auf die Liege zurückzukehren und noch einmal kurz die Augen zu öffnen und wieder ganz da zu sein

Nach dieser kurzen Reise erfolgte das Feedback:

Wie geht es dir denn am besten von den Wahrnehmungen her? Bist du eher so ein visueller Typ, der gerne sieht? Wo hast du dir jetzt leichter getan? „Beim Fühlen“ oder ...

... Und anschließend wird die nächste Entspannungsübung angekündigt:

Die nächste Übung geht schon ein bisschen tiefer und nun bitte ich dich, wieder die Augen zu schließen – genau – einmal mit den geschlossen Augen nach links und rechts zu schauen, hinauf und hinab, die Augen noch fest zukneifen und dann lockerlassen und in dieses Schwarz, in das man da jetzt hineinschaut, sich einmal eine pulsierende Energie oder so einen pulsierenden Ball vorzustellen, der kann ruhig eine eigene Farbe haben, kann die Farbe auch wechseln, das spielt gar keine Rolle, ich lade dich nun ein, die Aufmerksamkeit ganz auf diesen Ball zu richten, diesen Energieball, der auch kurz ... so wie es für dich in Ordnung, ist zu einem persönlichen Begleiter werden kann, der gar keinen bestimmten Mustern entsprechen muss, sondern aus deiner eigenen Phantasie heraus entsteht, ich bitte dich nun, die Wahrnehmung wieder auf die eigene Atmung zu richten und dir einmal vorzustellen, dass über die Nase hinab bis in die Lungen eine Autobahn ist, die die Luft leitet, zuerst über den Einstrom verteilt bis in die entferntesten, kleinsten Teile, ... und du richtig spüren kannst, wie sich Brustkorb und Bauchdecke etwas heben, um dann im eigenen Rhythmus wieder hinaus und hinabzusinken, sodass dieser Atemstrom, fast so ist, als ob man über das Meer hinaus schaut, wo die Wellen an den Strand rauschen, die Füße umspülen und wieder zurückfließen, so als ob es auf ewig zurückfließen würde in den Ozean, und dann aber mit dem selben Rhythmus, der selben Kraft wieder ans Ufer zuströmen, wenn du mit diesem Bild atmest, kann die Atmung schon sehr, sehr tief und entspannt ...

Die Aufmerksam wird nun im Folgenden immer mehr und mehr von außen nach innen gerichtet:

... und mitten am Tag wie heute frei machen kann, von all den Alltagsdingen, frei von dem, was sonst im Vordergrund steht, damit man jetzt nur die Wärme spürt, sich darauf einlässt nun diese Energiekugel mit dem Atemrhythmus zu verbinden und so einen Energiestrom zu erzeugen, der von dieser Kugel weg, dieser pulsierenden Kraft über die Stirn und über den Kopf strömt, über den Hals, den Nacken hinunter fließt in das Herz hindurch, es wie Kristallwasser golden erleuchtet, mit jedem Atemzug, und so kannst du tiefer atmen und weiter atmen über die Lungenflügel hinaus in den Bauchraum, und über die Schultern hinaus in die Arme, und die Energie mit jedem Atemzug spürbar weiterleiten in das Energiezentrum, in den Bauchnabel, sodass auch dort ein Energieball entsteht, die Achse der Kraft zwischen den Augen und dem Bauchraum knisternd, fast wie Strom, aber angenehmer, tiefer, entspannender so, als ob sich alle Muskelgruppen lösen würden, ganz entspannt die Wirbelkörper, jeder einzelne von der Halswirbelsäule hinab in die Brustwirbelsäule mit jedem Atemzug weiter – sehr gut machst du das – auch in die Lendenwirbelsäule hinein und dann auch über das Becken, die Organbereiche des Beckenraums durch diese Kraft weiter fließt in die Beine hinein, das linke Bein aber auch, unbewusst natürlich, in das rechte bis hinab diese Energie fließen zu lassen, gleichberechtigt dürfen in dieser inneren Wahrnehmung beide Seiten des Körpers diesem Energiekreislauf angehören und teilhaben an der Kraft der Atmung, das rhythmische Heben und Senken, das Einströmen von allen guten Dingen, die dich beseelen, die innere Ordnung stärken und das Hinausfließen von all den Dingen, die du abgeben möchtest, die Angespanntheit ausatmen, den Stress ausatmen, all die Wahrnehmungen, eine nach der anderen, von dieser langen Liste, während das Einatmen alles Gute hinein führt in den Körper, kann das Ausatmen jede Zelle befreien, all die Ansammlungen lösen und noch einen Schritt weiterzugehen, lade ich dich ein, ein klein bisschen tiefer zu atmen, sodass sie die Wahrnehmung ganz an die Fingerspitzen gehen und ganz an die Zehenspitzen und dann den logischen Verstand auf die Seite zu schieben ...

In den inneren Bildern kann nun das Unbewusste direkt angesprochen werden und die Leistungsorientiertheit und Zielstrebigkeit des logischen Denkens darf mehr und mehr in den Hintergrund wandern – es entsteht ein Platz, ein Raum – der sogenannte „Safe Place" der Patientin:

... und so lade ich dich nun ein, in diesem einen Punkt mit dem nächsten Atemzug die Grenze der Fingerspitzen und der Zehenspitzen zu überschreiten, in die Unterlage aber auch in einen Raum hinein zu gehen, der ganz tief in deinem Innersten ist, der innerste Ort, ... spannend, was es da alles geben kann, es ist ein Platz nach deinen Bedürfnissen, um endlich grenzenlos und doch im aller kleinsten der inneren Wahrnehmung, da hinein kannst du nun vorsichtig in deinem Atemrhythmus und dieser Energie, der pulsierenden Kraft langsam Atemzug für Atemzug eintreten, kannst ihn erkunden, mal schauen, mal spüren, einmal fühlen, wie dort die Temperatur ist, die Oberfläche des Bodens beschaffen ist, genug Feuchtigkeit und auch ob dich die Wärme der Sonne dort erreicht oder was dir sonst gut tut, ob der Raum eingerichtet ist oder leer oder Abteilungen hat oder wie das Universum in Galaxien zerfällt, alles ist möglich in diesem Raum und du kannst mit jedem Atemzug tiefer hineinatmen an diesen Ort, an dem du komplett frei bist von allem, was sonst stört, weil er dir Platz gibt für die guten Dinge, die schönen Dinge, die Wärme eines neuen Tages, die Stärke und Kraft, die geistige Wachheit und so kannst du weiteratmen, mit jedem Atemzug vor dir einen Bogen aufspannen, der diesen Raum mehr und mehr durchquert, der sich vor dir erhebt, immer weiter, bis er schließlich wieder deine Stirn erreicht, ein Bogen aus knisternder Energie, pulsierend wie dein Herzschlag, rhythmisch, der deine Atemzüge stark so wie dein Unbewusstes in dir die Stärke gibt, all die Dinge fallen zu lassen so wie ein Taucher, der eintaucht in den Ozean der Freiheit, kannst du eintauchen und mit diesem Bogen einen Kreis bilden, sodass er über deine Stirn, durch deinen Körper hindurch und über die Zehenspitzen und Fingerspitzen hinaus in diesen Raum einen Bogen spannst, und einen Energiekreis erzeugst, der dich durchfließt wie Kristallwasser, wunderbar, so wunderschön wie ein Regenbogen und Stärke und innerlich befreien, sodass mehr und mehr mit jedem Atemzug alles Gute über deine Stirn endlich hinein fließt wie ein sanfter Nieselregen oder eine zärtliche Massage, die deine Zellen umspült wie Kristallwasser so klar und sanft, und aufmerksam du dir selbst gegenüber diese liebevolle Zuneigung gibst, die dich befreit von oben über den Schultergürtel in den ganzen Körper hinein, während du nach unten alles hinausfließen lassen kannst in den Raum, so wie eine Fabrik Abflüsse hat, hat auch der Körper es immer wieder einmal nötig die Flüsse hinauszuleiten, die störend waren, so lade ich dich ein, wirklich teilzunehmen an diesem Kreislauf, dessen Achse ganz durch dich hindurch fließt und dir die Chance gibt, mehr und mehr loszulassen in dieser zweiten Übung bereits schon ein klein bisschen tiefer in diesen gigantischen Raum, in dieses kostbare Potential einzutauchen und Teil zu haben – sehr gut –

Die Patientin zeigte starke Trancezeichen und war ganz in ihren innersten Bildern angelangt. Alle Anspannung schien von ihr abgefallen und die Atmung war tief und ruhig. Die Induktion wird nun durch das Entfernen der Nadeln beendet und die eigentliche Trancearbeit beginnt:

... um nun diese Wahrnehmung zu erleichtern, zu verstärken, möchte ich dir die Nadeln entfernen, eine nach der anderen, sodass zuerst oben am Kopf durch einen leichten Zug nach außen – sehr gut – du jetzt alles von oben intensiver, tiefer in dich hineinströmen lassen kannst, in deinen Körper, zuerst einmal alles in deine rechte Seite leitest, deine rechte Seite stärkst, sodass über deine rechte Schulter, deinen rechten Oberarm, über den Ellbogen hinab in den Unterarm bis in das Handgelenk du durch diesen Zug nach außen bis nach vorne – sehr gut – wie ein sanfter Strom nun über die Fingerspitzen hinaus, Schritt für Schritt, alles hinausströmen lassen kannst, die gesamte rechte Seite und dann die Aufmerksamkeit langsam auf deine linke Seite zu richten, den Atemzügen, diesen Energiekreis, links durch die Schulter fließen zu lassen, über deinen linken Oberarm, den Ellbogen in den linken Unterarm hinein, sodass auch dort mit einem leichten, ganz angenehmen Zug nach außen bis nach ganz vorne alles fließt, alles strömt und leicht wird, federleicht, schwerelos fast wie ein Astronaut im Weltall abgehoben, weit weg und Schritt für Schritt seinen eigenen Weg geht, sodass für beide Hände jetzt alles leicht geht, ganz sanft alles hinaus fließt, während von oben immer mehr Gutes nachströmt, immer mehr Stärkendes, immer tiefer und angenehmer und so auch hinab über den Brustbereich in den Bauchraum über dein Becken ganz langsam in die Oberschenkel, so kannst du nun die Wahrnehmung, die du spürbar auf der linken Seite hast, auch gleich übertragen, unbewusst, gleichzeitig auf die rechte Seite, sodass alles gemeinsam nach unten fließt ... in beide Oberschenkel, beide Knie und in beide Unterschenkel hinein, dass nun durch diesen Zug nach außen bis ganz nach vorne alles fließt, auf beiden Seiten alles leicht wird und du deinen ganzen Körper durchströmst mit dieser Kraft, mit dieser Stärke, sodass es gar nicht notwendig ist ... genau ... jedem meiner Worte genau zu folgen, aber vielmehr frei von allen Nadeln, dich ganz fallen zu lassen in diesen Energiekreis hinein, der dich durchströmt, da lade ich dich ein, dass du dir dabei einmal das Bild eines großen Heißluftballons vorstellst, mit einem großen, mächtigen Korb, in diesen Heißluftballon kannst du alles hineinlegen, was sich verändern darf, das dich weiterbringen soll ... sehr gut – so kannst du in der Trance kurz die Augen öffnen, wenn ich bis drei gezählt habe – du scheinbar wach wirst und diesen Heißluftballon betrachten kannst – eins – währen du in Wirklichkeit tief an deinem inneren Ort bist – zwei – deine Wahrnehmung der inneren Bilder dich noch tiefer führen und – drei – du deine Augen öffnen kannst, den Heißluftballon betrachtest ... sehr gut, und dann einfach nur wieder die Augen zu schließen, langsam Atemzug für Atemzug, immer mehr weiter einzutauchen, einzusinken in diesen Kreislauf und das Bild des Ballons vor dem inneren Auge, den Korb einmal berühren ...

Dieses kurze „Erwachen“ aus der Trance, das Öffnen der Augen und das Erlebbarmachen des eigenen Ballons bewirkt im Unbewussten letztendlich eine starke

Trancevertiefung – die Überleitung ist von Suggestionen geprägt und die Patientin ist sehr gut mitgegangen.

... rundherum zu gehen, genau anzusehen ... es ist im Leben fast so, als ob man den eigenen Rucksack abnimmt, den man im Leben gepackt hat und ganz schwere Steine heraus nimmt, kannst du nun Stein für Stein einer Sache, die du verändern möchtest, nehmen ... und den Stein hineinlegen in diesen Korb, da gibt es größere Steine und kleinere Steine, einen nach dem anderen ... lass dir ruhig Zeit dabei, während du umschlossen und durchströmt wirst von dieser Kraft, diesen Kreislauf und deinen Atemrhythmus wieder findest, der dir die Kraft gibt, Stein für Stein diesen Riesenkorb zu füllen bis oben hin mit den Dingen, die man loslassen möchte, so kannst du im Unbewussten dich gemütlich auf eine angenehme, wunderschöne Blumenwiese legen und kannst zusehen wie der Heißluftballon langsam abhebt, höher steigt und mehr und mehr mit all den Lasten sich von dir entfernt, immer weiter und höher steigt, immer kleiner wird, bis er irgendwann in der Unendlichkeit dieses innersten Raumes verschwinden wird, lass dieses Bild ganz tief in dich hineinsinken, das es verankert wird im Unbewussten ...

Es kommt zur Rückführung aus der Trance:

... und du mit deiner Atmung aus diesem Kreislauf, aus diesem Fluss der Kraft wieder einen Bogen werden lässt, der nun mit jedem Atemzug kleiner wird, mit jedem Atemzug weniger weit geht, ein Bogen, der nun wieder zu deinen Zehenspitzen zurückkehrt, zu deinen Fingerspitzen zurückkehrt, sodass du nun mit jedem Atemzug wieder mehr deinen eigenen Körper wahrnehmen kannst, und wieder eintauchst über die Fingerspitzen und über die Zehenspitzen, deine Wahrnehmung nach oben leitest, die Kraft hinauf leitest über die Unterschenkel ganz langsam und über die Unterarme, über deine Knie- und Ellbogengelenke, sodass sich alles sammelt in deinem Energietank, wenn dieser Energiespeicher vollgefüllt wird mit stärkenden Dingen, und über die Oberschenkel mit jedem Atemzug auch über die Oberarme hinauf und über Becken und Schulter hinein strömt das Zentrum und dann mit jedem Herzschlag wieder ausgetrieben, hinausgeleitet zu werden, sodass du deinen ganzen Körper wieder voll und ganz wahrnehmen kannst und auch jetzt lade ich dich wieder ein, mit fünf Atemzügen wieder ganz zurückzukehren in deiner eigenen Zeit, sodass du nach dem fünften Atemzug wieder die Augen öffnen kannst, wieder ganz da bist im Hier und Jetzt – sehr gut ...

Anschließendes Gespräch: Feedback über die zweite „Übung" und Erläuterung, dass das bereits eine gute Trance war, dass sie sehr gut mitgegangen ist. Das wichtigste Bild für die Patientin war das Liegen auf einer Blumenwiese und dabei zuzusehen, wie ein Ballon mit belastenden Dingen langsam höher steigt und verschwindet. Nach dem Austesten erfolgte eine Besprechung zum Akupunkturpunkt, He7, und in weiterer Folge dann zur „Hausübung". Die Patientin war ebenfalls sehr engagiert – wir hatten acht Sitzungen über vier Monate hinweg, und währenddessen blieben Akupunkturpunkt und Bild konstant – die Erlebnisse und Bilder rund um diese Blumenwiese herum veränderten sich aber, und die Patientin wurde mit jeder Sitzung unbeschwerter und freier. Derart konnten wir nach den acht Sitzungen eine gelungene Abschlusstrance abhalten und den Fall der Patientin – nun befreit von ihren eigenen Zwängen – als erfolgreich behandelt abschließen.

5-Elemente-Lehre und Meridiane:

Das zugehörige Element für **Frau** S. ist das Feuer: mit der Witterung: Hitze; dem Yin-Organ: Herz; dem Yang-Organ: DüDa; dem Sinn: Sprechen; dem Sinnesorgane: Zunge; dem Körpergewebe: Blutgefäße; dem Gefühl: Freude; der Lautäußerung: Gelächter – auch übertriebenes; der Flüssigkeit: Schweiß und dem Meridian: Herz;

Metaphern zum Thema Stress-Syndrome:
- An den See der Heilung gehen
- Die Quelle der Ruhe entdecken
- Sich am Wasser des Lebens laben
- Den stärkenden Lebensbaum berühren
- Den inneren Akku aufladen
- Den Energietank bis oben hin füllen

2) Körperliche Anspannung, Unruhe

Anamnese: Herr P, 52 Jahre – seit 8 Jahren läuft laut eigenen Angaben körperlich alles nur noch „so halb" – er sei stets muskulär angespannt und unruhig, oft verkrampft und sportlich kaum noch aktiv. Früher war er Leistungssportler im Schwimmverein, beruflich konnte er als Bademeister den Sport gut mit seiner Arbeit verbinden und auch in seiner Ehe war, laut seiner Anamnese, damals noch alles normal gelaufen.

Nun sei er seit acht Jahren geschieden und habe den Beruf damals aus „persönlichen Gründen" wechseln müssen – er ist seither als Hausmeister in diversen Gemeindebauten tätig und fühlt

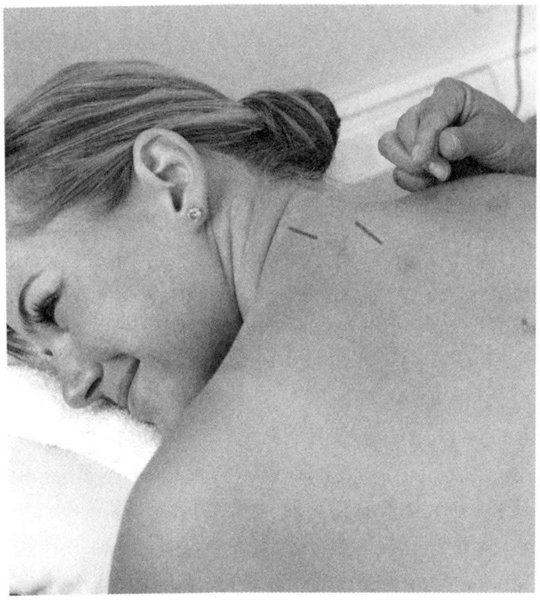

sich jeden Abend nach einem Arbeitstag wie gerädert. Seine aktuelle Lebensgefährtin sei auf der „Alternativen-Schiene", wie er es bezeichnet, und habe ihn dazu gedrängt einmal etwas anderes als nur die Medikamente zu versuchen – darum sei er nun hier und hofft auf eine rasche Besserung seiner Beschwerden.

Status:

Zunge: *Körper:* straffer, etwas zittriger Zungenkörper, Ränder aufgeworfen, *Farbe:* lividrot, an den Rändern rote Makulae, *Belag:* im hinteren Areal (Niere) dicker, gelblicher Belag, Unterzungenvenen geschwollen

Puls: *Kraft:* kräftig, füllig, gespannt wie eine Saite an der Leberposition (Mitte links), die hinteren Positionen schwach, *Frequenz:* beschleunigt, *Ebene:* tief

Diagnose: Leber-Qi Stagnation (unruhig, verkrampft, gerädert), Leber-Qi Schwäche (Erschöpfung, Lustlosigkeit, überfordert), Schwäche der Gallenblase (massive Schmerzen der Sehnen und Muskeln), Nieren-Qi Mangel

Therapieprogramm

Akupunktur:

Therapieprinzip: Leber harmonisieren und Leber-Qi aufbauen, Gallenblase stärken, Niere tonisieren

a) Lokale Punkte: Shu-Mu von Leber und Niere Bl 18 – Le 14 sowie Bl 23 – Gb 25. Sedierende Akupunktur an den lokalen Schmerzpunkten, Schröpfen, Gua-Sha

b) Fernpunkte: Le 2, 3, 4, 6, 8, Gb 20, 34, 40, 41, 43, Ni 3, 6, 7, 10, Lu 7, 9, KG 12, 17,

c) Übergeordnete Punkte: Kardinalpunkte Gb 41 – 3E 5 oder Dü 3 – Bl 62. Spasmolyse mit Le 3, Dü 3, Gb 34, LG 20

Hypnosebeispiel

Ich lade dich ein, wahrzunehmen mit welchem leichten, angenehmen Druck eigentlich während all dieser Entspannung die Augäpfel ... geschlossen, mit einem leichten Druck des Augenlids, welches ganz sanft auf den Augen draufliegt, einmal einfach wahrzunehmen und diese leichte Wärme zu spüren ... Damit wie du, an diesem Bereich, vielleicht auch ganz unwillkürlich einmal der Blick ruhen darf, so, als ob du auf eine angenehme Landschaft schauen könntest, die erfüllt wird von den Farbtönen, die für dich angenehm sind – nachdem du diese kleine Reise bereits schon öfters gegangen bist, kannst du von selbst mit deiner Atmung einmal spüren, wie es sein mag von dort in diese Landschaft einzutauchen – die du selbst mit deinem Atemstrom entstehen lässt, und so lade ich dich ein, einfach einmal anzukommen – hier auf diesem für dich schon vertrauten Platz ... und einmal zu spüren, wie schwer eigentlich die Arme und Beine sein können ... vor allem nach einem langen Tag wie heute, kann es so angenehm sein mit dieser Ruhe, und dieses Bild, hineinzutauchen, dass früher oder später ganz von selbst der Atemfluss fast wie die Wellen eines Meeres, wo die Gezeiten von Ebbe und Flut, rauschend die Brandung vielleicht genau dem entspricht, was aus dem Unbewussten deines innersten Klangs heraus wahrgenommen wird, ein entspannendes Rauschen der Wellen, und so kann auch das Strömen der Atmung gehört werden, du kannst bei dir selbst hören wie der Luftzug durch die Nase einströmt und wieder hinaus fließt ... und so wie die Wellen eines Ozeans über die Jahre und Jahrhunderte hinweg die Küste formen, die Felsen verändern, kann auch deine Gedankenreise durch den Atem, jedes Mal aufs Neue geformt – sich verändern zu einem schönen Baum, der an diesem besonderen Ort sein darf, oder ob es vielleicht wie beim bereits bekannten Tempel mit den Formen bleibt, oder ob du aus Kristallwasser einen lebendigen Fluss erzeugst, liegt ganz in der kreativen, innersten Kraft des unbewussten Denkens und Fühlens...

Der Patient hat in dieser Sitzung bereits durch vier Vorsitzungen einen sehr großen Erfahrungsschatz, auf den er nun zurückgreifen kann. Die Therapie schlägt gut an bei ihm und die letzten Wochen waren geprägt von einer „frühlingshaften Aufbruchsstimmung". Derart wird nun in dieser fünften Sitzung ein größerer Behandlungskreis abgeschlossen, bei dem der Patient in den 14-tägigen Abständen zwischen den Sitzungen sehr motiviert war und mit der Eigentherapie gute Fortschritte erzielen konnte.

... so lade ich dich ein, einmal den Gedanken und den innersten Bildern zu folgen, sodass sich die Atmung nun über das zentrale begrenzende der Lungen, des Bauchraumes hinaus erweitert, damit du mit jedem Einatmen weiter atmen kannst in deine Arme hinein, in deine Beine hinein, bis du bei deinen Fingerspitzen angekommen bist, bei den Zehenspitzen ... und nun kannst du diese Wärme und Farbe vor deinem inneren Auge über beide Augenlider nach innen strömen lassen und ebenfalls hinab in den Körper, und mehr und mehr in ein Bild hinein, in ein Gleichnis, das dir gut tut und tiefer in dir strömt, so kannst du diese Grenzen der Finger und Zehen nun erweitern, sodass ganz von selbst sich ein Kreislauf wie ein Bogen vor dir aufspannt, der über deine Augen in den Kopf hineinströmt in dich, dich durchflutet mit Licht, mit Kristallwasser so klar ... eine Energie die jeden falsch angefertigten Schutzwall niederreißen kann, du dich durchströmen lassen kannst von Glück, noch mehr Raum bekommst ... der jede Zelle umspült und alle Organe durchläuft, der alles mitnimmt was stört, die ganze Verspannung aus deinem Rücken herauszieht, aus deinem Nacken herauszieht und der das Geräusch, dieses Klingen fortspült und so wie die Spülung langsam leiser wird und alles mitnimmt, kannst auch du über die Fingerspitzen und Zehenspitzen hinaus alles strömen lassen, was du los werden möchtest, mit jedem Atemzug, während es in diesem Raum in diesem Bild, in das du mehr und mehr eintauchen darfst – ich lade dich ein, diese Schwerelosigkeit aus ganzer Seele zu genießen, die Leichtigkeit des Friedens und dieses Gefühl bei dir selbst anzukommen – ein sehr schönes, glückliches Gefühl, Zeit für dich zu haben und alles wie in diesem Ballon von damals abzugeben und ihn auf Reisen zu schicken ganz, ganz weit weg, bis in die Unendlichkeit ... ein Kreislauf der wie der Lebens-

oder Wasserkreislauf immer eine Veränderung ist, so wie auch Ebbe und Flut deines Ozeans in dir Veränderung des selben, des gleichen Dinges sind, und sich nur die Felsen, die Küste verändert, so kann die Energie noch auf einer tieferen Ebene strömen, genau so, wie die Akupunktur auf einer noch tieferen Ebene wirken kann, so kannst du dich durchfluten lassen und immer mehr und mehr durch diesen Raum, durch diesen Ort und mit diesem Gefühl ganz durch dich hindurch, dir die Hand reichen und dich umarmen in Geborgenheit und Ruhe, die dich so wohlig warm wie das Schweben im Wasser selbst oder in der Schwerelosigkeit des Weltalls wie ein Lichtstrahl ... mit dem du reisen kannst, so ein ganz kleines Teilchen, mit dem du unglaublich schnell von einem Ort zum anderen, von einem tieferen Bild zum nächsten noch tieferen und so auf deinem Weg einmal sich die Möglichkeit eröffnet, eine der alten Türen zu verschließen und die Anspannung außen vor zu lassen, sich von diesem Schmerz zu verabschieden und viel mehr in der Ruhe des angenehmen Rauschens des Meeres oder aber in der Stille der Gedanken deiner eigenen Melodie, sodass sich neue Türen für dich öffnen, Tore durch die du hindurchschreiten kannst, weil du das Kostbarste in diesen inneren Wahrnehmungen bist, das Zentrum deiner innersten Welt ...

Der Patient hat nun im Unbewussten an all die Punkte der letzten Trancen anknüpfen können, und so für sich im Unbewussten bereits einen oder mehrere Lösungswege parat, die nun in die praktische Umsetzung erlebbar gemacht werden müssen:

... so wie die Planeten um die Sonne kreisen, so kreist deine Körperwahrnehmung um das Zentrum deiner Energie, durch diesen Strom lernst du mehr und mehr die Zellen sich durchfließen lassen, auch im Kleinsten, in den einzelnen Zellen – auch im Gehirn, in den Muskeln, den Gelenken einfach überall – kann dieser Lebensfluss alte Mauern niederreißen und du kannst noch ein bisschen tiefer in die Ruhe, die Müdigkeit einsinken, und dir einmal vorstellen wie es wäre, wenn nun wie eine Energiesäule über das Becken und das Steißbein und Kreuzbein hinauf zu entstehen beginnt, sich sammelt und dann über die Lendenwirbelsäule wie Kristallwasser, so klar und so angenehm, Wirbelkörper für Wirbelkörper in deinem eigenen ganz persönlichen Tempo hinauf wanderst und während dieser Wanderung können sich die Muskeln seitlich der Wirbelsäule mehr und mehr entspannen, und über die Brustwirbelsäule nach vorne auch über die Rippen eine Verbindung bis nach ganz vorne herzustellen, und Wirbelkörper für Wirbelkörper einen nach dem anderen hinaufzuwandern ... und vielleicht an manchen Stellen auf der linken Seite länger zu verweilen, sodass wirklich jede einzelne Faser und jede Zelle die Zeit bekommt, sich zu entspannen und tiefer in Trance zu gehen, sodass die ganze Muskulatur deines Nackens bis hinauf und auch in den Kopf hinein sich alles loslöst und sich eine neue Wahrnehmung über dieses angenehme Rauschen, wie der Wind in den Blättern deines Baumes in deinem Park ... so kannst du dich mehr und mehr in diesem Kreis wieder erkennen, denn du selbst bist es, der durch die Atmung von oben über den Kopf und die Augen diese farbige Kraft, diese Energie strömen lassen kann, sehr gut machst du das, immer weiter und immer tiefer durch die Bilder dieses Raumes hindurch und oben am Kopf wieder hinein, befreiend, Glück und die Wahrnehmung deines innersten, ganz persönlichen Friedens dieser Reise ...

Es ist nun an der Zeit, die Nadeln zu entfernen, um das Erleben einer angenehmen Entspannung und ein „Loslösen von allen Anspannungen" zu verstärken:

... um das zu unterstützen, noch mehr diese kleinen und großen Veränderungen, möchte ich dir die Nadeln von oben beginnend bis hinunter entfernen, sodass du zuerst rechts oben durch den Kopf, durch diesen Zug nach außen immer mehr und mehr eine nach der anderen, sehr gut, freier wirst, auch zwischen den Augenbrauen, deine ganze Stirn und dein ganzer Kopf sich nun öffnet für diesen Energiestrom, für diesen Lebensfluss, sodass du wie ein leerer Energietank dich von oben beginnst aufzufüllen wie eine Batterie oder ein Akku, der sich wieder aufladen kann und so diesen Strom, diese angenehme Wärme auch über deinen rechten Arm oder beim Ellbogen durch diesen Zug nach außen, sehr gut, alles zu strömen, alles zu fließen beginnt und du noch mehr alles hinausgeben kannst, alles weiter in diesen Raum hinein und tiefer ... ganz angenehm ... sehr gut, und so auch bei deinem linken Arm diesen Zug nach außen, zuerst die eine und dann die andere, sodass auch hier alles fließt, alles leicht wird und du auch hier so, mehr und mehr, diesen Lebensfluss, diesen Kreis, diese Wellen, genau, und so auch bei deinem rechten Bein, beim Knie durch den Zug nach außen alles fließt bis über die Zehenspitzen nach vorne, du alles, was dich stört wie in diesem Ballon davon fliegen lassen kannst und schließlich und endlich auch auf der linken Seite durch diesen Zug nach außen, eine nach der anderen, sehr gut, und du dich endlich frei von allen Nadeln ganz fallen lassen kannst und nun der Schritt nach vorne hin zu einem freien vor allem angenehmeren, höheren Gefühlen – sehr gut machst du das – immer weiter und tiefer, Teil deiner inneren Bilder wirst und dich fallen lässt – sehr gut machst du das –

Es wird nun abschließend alles im Unbewussten verstärkt, was dem Patienten in den letzten Wochen gut geholfen hat. Zudem werden die Erfahrungen mit inneren Lösungsstrategien verknüpft:

... dass du auch die Achse in deiner Wirbelsäule, diese Lichtsäule immer wieder vor deinem inneren Auge wahrnehmen kannst und auch dieser Atemkreis ganz intensiv, so, als ob du dir selbst den Schlüssel für alle Dinge überreichst und du neue Türen aufsperren kannst, während du alte zuschließt und beim Zuschließen dieser alten Türen wird es möglich, ganz authentisch zu werden, von den Dingen Abstand zu nehmen, die sich verändert haben, so wie dieser Ballon der in die Unendlichkeit verschwindet, so lade ich dich ein, all diese Dinge tiefer zu verankern als bisher ... also die Möglichkeit für das Unbewusste entsteht, ganz und gar loszulassen von allem, was dich daran hindert, deinen Frieden erfahren zu dürfen, dass dich daran hindert ganz du selbst zu sein ...

Und gegen Ende der Trance wird wiederum die Rückführung eingeleitet:

... lass diesen Bogen nun wieder zurück zu deinen Fingerspitzen, zu deinen Zehenspitzen immer kleiner werden, sodass deine Atemzüge nun mehr und mehr wieder in deine Hände und Füße hineinatmen und die Wellen deines Meeres sich beruhigen, das Rauschen ruhiger wird, langsamer, und du dich mit deiner Atmung immer mehr und mehr wieder sammelst, über die Arme und Beine bis du wieder dort im Bauchraum atmest, und mit deiner Lunge alles zum Zentrum zurückführst, so kannst du jeden Atemzug in jedem Teil deines Körpers wieder mehr und mehr spüren, du darfst alles Gute, alles Schöne mitnehmen, den Energietank bis oben hin auffüllen und dann wieder mehr und mehr spüren, wie du von Kopf bis Fuß auf dieser Liege bist und vielleicht dir noch fünf Atemzüge Zeit geben, mit jedem Atemzug wieder mehr in diesen Raum mehr ins Hier und Jetzt zurückkehren, und dann nach dem letzten Atemzug nach deinem eigenen Tempo wieder die Augen zu öffnen, wieder ganz da zu sein – sehr gut machst du das ...

Der Patient hat aus dieser letzten Trance heraus einige sehr starke Bilder mitnehmen können, welche er von nun an auch weiterhin in eigenen Meditationen betrachten möchte. Es scheint ganz so, als ob bei Herrn P. die Verspannung und die Unruhe einem tieferen Frieden gewichen sind, der ihm nun eine gänzlich neue Lebensart ermöglicht. Herr P. meldete sich alle zwei Monate einmal bei mir und ca. zweimal im Jahr haben wir uns zu einer gemeinsame Hypnoakupunktur-Sitzung getroffen.

5-Elemente-Lehre und Meridiane:
Das zugehörige Element für Herrn P. ist entweder **Wasser**: mit der Witterung: Kälte; dem Yin-Organ: Niere; dem Yang-Organ: Blase; dem Sinn: Hören; dem Sinnesorgan: Ohr; dem Körpergewebe: Knochen; dem Gefühl: Furcht; der Lautäußerung: Seufzen; der Flüssigkeit: Urin und dem Meridian: Niere; oder aber das Element ist **Holz**: mit der Witterung: Wind; dem Yin-Organ: Leber; dem Yang-Organ: Gallenblase; dem Sinn: Sehen; dem Sinnesorgan: Auge; dem Körpergewebe: Sehne; dem Gefühl: Zorn; der Lautäußerung: Geschrei; der Flüssigkeit: Tränen und dem Meridian: Lebermeridian und/oder Gallenblasenmeridian;

Metaphern zum Thema Verspannung/Erschöpfung:
- Die Zellen des Körpers mit „Kristallwasser" durchfließen lassen
- Spüren, wie sich die Muskeln entspannen und sich Knoten lösen
- In einem Meer aus Alphawellen treiben und sich von den sanften, wärmenden Wellen tragen und massieren lassen
- Sich verwurzeln, alles aufnehmen aus der Natur, frei werden, fliegen und schweben, Leichtigkeit und Stärke
- Einen farbigen Lichtbogen aufspannen, von dieser Energie durchflossenen Kraft schöpfen und diese in die verspannten Areale leiten

Diagramm – Überblick der Metaphern von 1 und 2

- An den See der Heilung gehen
- Die Quelle der Ruhe entdecken
- Sich am Wasser des Lebens laben
- Den stärkenden Lebensbaum berühren
- Den inneren Akku aufladen
- Den Energietank bis oben hin füllen
- Die Zellen des Körpers mit „Kristallwasser" durchfließen lassen
- Spüren, wie sich die Muskeln entspannen und sich Knoten lösen
- In einem Meer aus Alphawellen treiben
- Sich von den sanften, wärmenden Wellen tragen und massieren lassen
- Sich verwurzeln, alles aufnehmen aus der Natur
- Frei werden, fliegen und schweben, Leichtigkeit und Stärke

Einen farbigen Lichtbogen aufspannen

Von dieser Energie durchflossenen Kraft schöpfen und diese in die verspannten Areale leiten

3) Depressive Stimmung und Antriebslosigkeit

Anamnese: Herr D, 46 Jahre – seit vier Monaten eine starke Antriebslosigkeit und das Gefühl einer inneren Leere bemerkt – davor über ein halbes Jahr hinweg nur eine leichte Müdigkeit bemerkt. Alle Laborparameter sind im Normbereich und vor etwaigen weiteren schulmedizinischen Schritten möchte er die Therapie mit Hypnoakupunktur probieren, da seine Frau mit dieser Methode sehr zufrieden war, und ihn zu diesem Schritt motiviert hat. Er hat sonst keine weiteren Beschwerden und ist bis auf eine medikamentös eingestellte Hypertonie gesund.

Status:
Zunge: Körper: leicht geschwollen, *Farbe:* blass, vor allem im Herzareal an der Zungenspitze, *Belag:* leicht schmieriger Belag an der Zungenwurzel

Puls: Kraft: schwach, *Frequenz:* verlangsamt, *Ebene:* tief

Diagnose: Herz-Yang Schwäche, zusätzlich leichter Yang-Mangel der Niere und der Leber

Therapieprogramm

Akupunktur:
Therapieprinzip: Yang des Herzen und zusätzlich Yang der Niere und Leber stärken

a) **Lokale Punkte:** Bl 15 und KG 14 als Shu-Mu des Herzens, Bl 23 – Gb 25 für die Niere
b) **Fernpunkte:** He 3, 8, 9 (=Punkt der Lebensfreude), Le 8, Ni 7
c) **Übergeordnete Punkte:** LG 4 (Feuerzentrum des Organismus) und Bl 23 tonisierend stechen und moxen, Yang Gruppen-Luo Punkte 3E8 und Gb 39, LG 20 (und „Weisheit der 4 Götter"), Kardinalpunkte Dü 3 (aktiviert das Lenkergefäß) – Bl 62

Hypnosebeispiel

Gut, dann lade ich Sie wieder ein, die Augen zu schließen – diese Übung ist jetzt eine, die schon einerseits auch visuell das Auge anspricht aber auch sehr die innere Gefühlswahrnehmung ... und zwar bitte ich Sie, einmal ganz für sich, sich eine Treppe mit zwanzig Stufen vorzustellen, eine Treppe, die Sie sich frei aussuchen können aus der Erinnerung heraus oder aus der Phantasie im inneren Auge entstehen zu lassen und sich selbst als Person vor diese Treppe zu stellen, zudem lade ich Sie ein, die Atmung weiter fließen zu lassen, so wie Sie das auch vorher schon sehr gut gemacht haben, dass Sie nun mit dem ersten Atemzug auf die erste Stufe steigen, und einmal nach unten zu blicken, aus welchem Material diese Treppe gemacht ist, zu fühlen, wie sich das spürbar anfühlt diese erste Stufe ... genau ... und mit dem nächsten Atemzug auf die zweite Stufe zu steigen, auf der zweiten Stufe einmal nach links und rechts zu blicken und zu greifen, ob da ein Geländer ist oder eine Wand – oder ob die Treppe frei im Raum ist, um dann mit dem nächsten Atemzug auf die dritte Stufe zu steigen, um dort einmal hinauf zu schauen, ganz hoch, ob da eine Decke ist oder der Himmel ist oder der Freiraum der Galaxien, der Sterne ... und mit dem nächsten Atemzug dann auf die vierte Stufe zu steigen, und auf der vierten Stufe kann zu dieser Treppe eine angenehme Melodie, ein Lieblingslied, hinzu kommen, die Sie begleiten kann, so lange Sie es möchten, es können sanfte Klänge sein, die Sie als sehr angenehm empfinden ... sehr gut – und mit dem nächsten Atemzug, dann auf die fünfte

Stufe zu steigen, bereits das erste Viertel dieser inneren Treppe, die mehr und mehr von außen nach innen führt ...

Die Treppeninduktion kann mit 5, 10, 15 oder eben mit 20 Stufen erfolgen – je nachdem, wie rasch man den Patienten in eine Trance begleiten möchte. Da dies nun erst die zweite Sitzung – die zweite „Übung" – für diesen Patienten, ist und eine Tranceinduktion bei ihm sehr schwierig ist, habe ich mich für 20 Stufen entschieden. Er soll wirklich genügend Zeit haben, um in seine eigenen Bilder einzutauchen:

... vom ganzen Alltag, dem Alltäglichen weg in das Besondere der inneren Wahrnehmung, mit dem nächsten Atemzug auf die sechste Stufe zu steigen und einmal in sich hineinzuspüren, welches Bedürfnis jetzt gerade vorhanden ist, dieses Bedürfnis anzunehmen und mit einem angenehmen Gefühl der Präsenz, des authentischen jetzt gerade Daseins verbinden, noch ein bisschen Zeit in Anspruch nehmen und der wirklichen, eigenen, inneren Wahrnehmung ganz intensiv ...wie beim letzten Mal... vielleicht mit dieser Energie verbunden zu sein, so wie ein Gefühl der Ruhe, der Gelassenheit – genau – und mit dem nächsten Atemzug auf die siebte Stufe zu steigen, und die Zahl Sieben mag für manche Personen ja eine besondere Bedeutung haben, für andere jedoch eine Zahl wie jede andere sein, für uns jedoch kann die Zahl Sieben eine Stufe sein, die weiter die Wahrnehmung von außen nach innen lenkt und die uns vorbereitet, dass wir mit dem nächsten Atemzug auf die achte Stufe steigen können und dort eine Farbe, die schon immer Ihre Lieblingsfarbe sein kann oder jetzt gerade für Sie, die eigene persönliche Lieblingsfarbe ist, die gerade stimmig ist, mit der Farbe kann der ganze Hintergrund ganz zart eingefärbt werden, indem sich diese Treppe befindet, sodass man dann dieser angenehmen Farbe – genau – den nächsten Atemzug auf die neunte Stufe ... und mit dem nächsten Atemzug ... die zehnte Stufe und jetzt bei der Hälfte angelangt, noch einmal zurückblicken kann, wie die ersten Stufen bereits beginnen im Nebel der äußeren, der wahren Welt zu versinken, wenn man nach vorne blickt, wie ein strahlender Lichtweg, der Pfad in die innere Wahrnehmung Schritt für Schritt noch vor Ihnen liegt ...

Es erfolgt bei der Hälfte der Treppeninduktion der Wechsel von bewusst auf unbewusst und derart wird ab jetzt das Unbewusste direkt angesprochen:

... und auch hier ist der Punkt erreicht, wo nun das Bewusste auf die Seite gelegt wird, und so lade ich dich ein, mit deinem nächsten Atemzug auf die elfte Stufe zu steigen und du kannst ruhig all die Dinge des Körperlichen auf dieser zehnten Stufe zurücklassen und mit deinen Gedanken weiter steigen, mit dem nächsten Atemzug dann auf die zwölfte Stufe und dann spüren, wie ein leichter Lufthauch ganz sanft, teilzuhaben an diesem Weg der Gedankenreise hin zu einem Ort des Friedens, der die Antworten auf ganz viele Fragen des Unbewussten bereit hält, so kannst du mit deinem nächsten Atemzug auf die dreizehnte Stufe schweben und steigen der Leichtigkeit immer mehr, immer weiter – sehr gut – auf die vierzehnte Stufe und Vierzehn, die Zahl, die zweimal die Sieben ist, kann noch mehr und noch tiefer dich nun hineinführen, auch wenn Stimmen einen nur hinaus wie Wellen höher bringen – genau – aber dann in den Hintergrund verschwinden, und nur die eigene Wahrnehmung mit dem nächsten Atemzug auf die fünfzehnte Stufe, drei Viertel der Treppe ... sehr gut ... immer weiter... höher, tiefer ... und schon fast da, schon fast in diesem inneren Raum, den du bereits vom letzten Mal kennst, der aber, der jedes Mal neu umspannt sein kann, so lade ich dich ein, mit dem nächsten Atemzug auf die sechzehnte Stufe, deiner eigenen Treppe, dich vorzubereiten in den Eintritt in die innere Welt, in die innere Höhle der Freiheit und der Aktivität – deiner Quelle der Energie, deinem inneren Kraftwerk und dem Motor deines Antriebs, genau ... sehr gut ...

und mit dem nächsten Atemzug auf die siebzehnte Stufe, dem nächsten Atemzug auf die achtzehnte, nur noch zwei Stufen dir fehlen, dann auf die neunzehnte mit deinem nächsten Atemzug, ganz und gar die Müdigkeit einer tiefen Bereitschaft zur Veränderung und Aktivität ... dich leitet in die innere Ruhe hinein, und du dann mit deinem nächsten Atemzug auf die zwanzigste Stufe steigen kannst und einen Raum betrittst, der wie ein Schloss sein kann, ein Phantasiegebilde, in dem alles so ist, wie du es gerade spürst, fühlst, wahrnimmst, in dem du eintauchen kannst wie in ein Wasser, das dich trägt, kann dieser Raum für dich tragend und stützend sein ...

Nun ist der Patient in der eigenen, inneren Wirklichkeit und durch die Gegensätze von Müdigkeit-Aktivität, tiefer-höher und einer schweren Leichtigkeit, die wie eine leichte Schwere imponieren kann, wird dem Unbewussten die Vielfalt der eigenen Wahrnehmungsmöglichkeiten offenbart und eine Trancearbeit kann – ausgehend vom inneren Safe Place – Schritt für Schritt in Richtung der Symptome des Patienten erfolgen:

... ich lade dich nun ein, dir vorzustellen, dass durch diesen Raum ein Bach fließt, ein klarer, rauschender Gebirgsbach, den du dir selbst vorstellen darfst und an dessen Ufer du dich setzen kannst ... für das Unbewusste ... das selbst in der kleinsten Besenkammer Platz für das grenzenlose Universum findet, kann auch in deinem Raum Platz für einen gesamten Flusslauf von der Quelle bis zum Ozean sein, und du diesen Bach wahrnehmen kannst, du kannst, wenn du möchtest, mal die Zehenspitzen hineinhalten und beobachten, wie das Wasser an dir vorbei treibt, vielleicht siehst du Sonnenstrahlen, die sich spiegeln und die sich selbst funkelnd auf der Wasseroberfläche brechen, vielleicht spürst du eine angenehme Temperatur durch diese Sonnenstrahlen, fühlst das Wasser und die Wiese, auf der du sitzt, das Ufer – dieser Lebensfluss ist ein sehr starkes Bild, dieser Bach ist vergleichbar mit dem Wasserkreislauf von der Quelle bis zum Ozean, ist vergleichbar mit dem Lebenskreislauf, so wie das Wasser als ganz zarter, kleiner Quell irgendwo aus dem Berg heraus fließt, als sanfte Regentropfen sich sammeln ... zuerst zu einem kleinen Rinnsal, so beginnt auch das menschliche Leben als hilfloses, kleines Geschöpf und genau so wie der kleine, kleine Bach Zuflüsse erhält von allen Seiten, so erfährt auch das Kind in seiner Entwicklung mit positiven und negativen Erfahrungen ganz bestimmte Zuflüsse, Erfahrungen sozusagen, die es sammelt auf seinem Lebensweg und so wird der Bach im Laufe der Jugend immer wilder, wird rauschender und vielleicht muss so manche Stromschnelle, so mancher Strudel oder Wasserfall überwunden werden, doch das Volumen des Baches, deines ganz persönlichen Flusses wird immer mehr, mit jeder Erfahrung zunehmen kann und je nachdem, ob die Erfahrungen, die du machst, schöne Erlebnisse sind, positive Erlebnisse, wird das Wasser des Flusses, deines Baches, ganz sauber und von klarer Qualität sein und je unangenehmer die Erfahrungen desto unangenehmer kann auch ein Zufluss sein, sodass dunkler und schmutziger wird, das Wasser in diesen Zuflüssen ...

Vom eigenen Safe Place ausgehend kann nun durch die Metapher des Wasser- und Lebenskreislaufes eine starke und bildgewaltige Verknüpfung im Unbewussten zur lebendigen Kraft eines Flusses und zu dessen Wasserqualität erfolgen:

... ich lade dich nun ein, dass du die Zuflüsse der guten Erinnerungen deines bisherigen Lebensflusses ... und die dortigen Schleusen weit aufmachst ... sehr gut ... ganz in deiner eigenen Zeit, sie langsam öffnest, spürst, wie die klare, angenehme Frische dieses neuen, stärkenden Stromes, dieses Flusses, der sich in einen Bach ergießt und diesen klarer, heller und reiner werden lässt; öffne die guten Tore ganz weit und lass dich von der Sonne umarmen, während du ganz in dir selbst überlegst, woher denn eigentlich die schmutzigen Zuflüsse kommen, welche Fabriken im Innersten deines Körpers und äußere Situationen haben denn diese Dinge eigentlich hineinfließen lassen in deinen Lebensfluss, diese Trübsal, diese Antriebslosigkeit ... vielleicht gibt es Dinge, die du jetzt noch nicht und später dann erfahrbar werden lassen kannst, die dir weiterhelfen, um ganz zu spüren, welche Schleusen du dann vielleicht besser ein klein bisschen schließen möchtest, auch dieses Bild ist ein sehr starkes, die eigenen Schleusen selbst zu verwalten und solche Erfahrungen und Qualität des Lebenswassers zu verändern, lass diese Übung auf dich wirken, lass es tief hinein gehen, so wie beim letzten Mal und verankern im Unbewussten ...

Dieser Patient war erst in der darauffolgenden, dritten Sitzung bereit, sich zusätzlich zur Hypnose auch akupunktieren zu lassen, daher gibt es in dieser Trance keine Passage zum Entfernen der Nadeln. Sinngemäß wäre aber das Öffnen der guten Schleusen sehr gut mit der Entfernung der Nadeln zu verbinden, da sich derart „der Zug der Nadel nach außen" ausgezeichnet utilisieren lässt mit dem frischen, klaren Wasser der „guten Schleusen".

... ich lade dich ein, nun von diesem innersten Ort ... wohin dich deine Treppe führt und dich immer führen wird ... alles Gute mitzunehmen, nimm es auf aus der Umgebung, aus der Wiese, aus der Sonne, nimm es über deine Arme auf, lass es hinaufströmen, lass es zusammenfließen, sodass der Energiespeicher wie durch einen langen, erquickenden Schlaf, dieser innerste Tank, ganz bis oben hin gefüllt wird von den schönen Dingen, den stärkenden Wahrnehmungen – sehr gut machst du das – und dass es auch über die Beine aus dem Boden hinauf fließen ... und immer mehr der eigenen Zeit, so, als ob ein leerer Akku ganz aufgeladen wird – so lade ich dich nun ein, dass du deinen Körper wieder mehr und mehr wahrnimmst ... genau, wahrnehmen deiner eigenen Treppe mit den zwanzig Stufen und wie du von zwanzig nun nach eins rückwärts zurück gehst, und dabei von innen nach außen wanderst, mit jeder Stufe wieder mehr und mehr zurückkehrst, ...sehr gut machst du das ... mit jedem Atemzug in deinem eigenen Tempo und dann, wenn du bei der ersten Stufe angelangt bist, wieder deine Augen zu öffnen und wieder ganz zurückzukehren, alles Gute mitzunehmen und gestärkt in den Nachmittag gehen zu können – sehr gut machst du das – Stufe um Stufe und Schritt für Schritt – die Unterlage wieder ganz spürst, deinen Atem, bis du meine Stimmer wieder ganz hörst ... du hast alle Zeit der Welt ... genau ...

In der dritten Sitzung bekam der Patient dann auch sein Akupunkturprogramm und von da an war sein „VIP-Punkt" der Akupunkturpunkt Ma36 auf seiner dominanten, rechten Seite. Als Bild hat ihm das Schleusensystem sehr gut gefallen und die Induktionstechnik der Treppeninduktion hat ihm auch zuhause in den eigenen Selbsthypnosen sehr gut geholfen. Es war ein langer Weg mit diesem Patienten, aber da sich schrittweise immer wieder Fortschritte zeigten, blieben wir am Ball und nach 15 Sitzungen und fast einem ganzen Jahr Therapie war der Patient mit sich, mit seinem Leben und der eigenen Aktivität wieder zu 100% zufrieden. Er war zudem seither auch wieder im Einklang mit sich und seiner Partnerin. Ich habe dann zuletzt auch Doppelsitzungen mit den beiden absolviert, da auch die Partnerin eine ehemalige Patientin von mir war, die gerne wieder einmal Trancen erleben wollte. In diesen Doppelsitzungen habe ich dann sehr stark mit vernetzenden Bildern beider Partner gearbeitet, was auch für mich eine sehr spannende und bereichernde Erfahrung war!

5-Elemente-Lehre und Meridiane:

Das zugehörige Element für Herrn D. ist entweder **Wasser**: mit der Witterung: Kälte; dem Yin-Organ: Niere; dem Yang-Organ: Blase; dem Sinn: Hören; dem Sinnesorgan: Ohr; dem Körpergewebe: Knochen; dem Gefühl:

Furcht; der Lautäußerung: Seufzen; der Flüssigkeit: Urin und dem Meridian: Niere; Oder aber, das zugehörige Element ist **Feuer**: mit der Witterung: Hitze; dem Yin-Organ: Herz; dem Yang-Organ: DüDa; dem Sinn: Sprechen; dem Sinnesorgane: Zunge; dem Körpergewebe: Blutgefäße; dem Gefühl: Freude; der Lautäußerung: Gelächter – auch übertriebenes; der Flüssigkeit: Schweiß und dem Meridian: Herz;

Metaphern zum Thema depressive Stimmungslage:

- Farben (etwas neu einfärben)
- Träumen (alles ist möglich, wenn wir so tun, als wäre alles möglich)
- Zum Maschinenraum des Körpers gehen und dort die Arbeiter aufwecken
- Eine neue Energiequelle erfinden (etwas neues tanken)
- Sich auf den Weg zu einer Kraftquelle machen
- …

4) Hypnose als Begleittherapie für suchterkrankte Patienten im stationären Setting

„Hypnotische Kommunikation" als Begleittherapie für suchterkrankte Patienten wäre eine treffendere Bezeichnung für dieses Kapitel, weil die Hypnose hier nicht unbedingt im „klassischen Sinne" verwendet werden muss, damit sich nachhaltige Therapieerfolge messen lassen können. Ein Assistenzarzt, der unter oberärztlicher Supervision mit Zustimmung der Chefärztin seine Techniken am Patienten zielgerichtet und in jedem einzelnen Fall mit dem Patienten und der Leitung abgesprochen zum Einsatz bringen darf, und so seinen Erfahrungsschatz an der Arbeit mit Menschen erweitern kann, berichtet aus seiner alltäglichen Arbeit mit suchterkrankten Patienten. Damit sich der Leser ein Bild über die Art der Anwendung der hypnotischen Kommunikation auf einer Abteilung für qualifizierten Alkohol- und Medikamentenentzug machen kann, wird einleitend über die Zielgruppe, die Indikationen, den Rahmen und das Setting berichtet, in dem hypnotische Kommunikation zum Einsatz kommt. Nach dieser Einleitung folgen konkrete Anwendungsbeispiele.

Der Assistenzarzt arbeitet unter oberärztlicher Supervision eng mit dem Pflegeteam, den PsychologInnen und der Sozialarbeiterin auf seiner Station zusammen. In einem täglich stattfindenden interdisziplinären Morgenrapport, wird jede(r) einzelne Patientin/Patient systematisch besprochen. Zuerst berichtet das Pflegepersonal über Vorkommnisse: z.B. vom Vorabend, von der Nacht, von „Erwähnenswertem". Es werden objektiv dokumentierte Ereignisse wie z.B. „Reserve-Medikamente", die ein Patient während der Nacht brauchte, Schmerzen/Fieber/Leiden, die bei einem Patienten neu aufgetreten sind, besprochen, wie auch von der Pflege subjektiv Wahrgenommenes – bzw. Erlebtes im Umgang mit dem Patienten. Durch diesen dichten Informationsfluss bzw. Austausch von Information zwischen einzelnen Berufsgruppen werden z.B. Besonderheiten der Interaktion in der Kommunikation (hier finden wir Hinweise auf Persönlichkeitsstörungen) der Patienten, Auffälligkeiten die wahrgenommen werden, mit dem Pflegeteam beim Morgenrapport besprochen.

Bei suchterkrankten Patienten gibt es bekannter Weise häufig Co-Morbiditäten von psychiatrischen Erkrankungen, wie Depressionen, Persönlichkeitsstörungen oder traumatische Erlebnisse, die der Patient wieder und wieder in seinem Kopf durchlebt, um- oder anders erlebt und sich durch diese spezielle oder persönliche Art der Verarbeitung der ursprünglichen Traumatisierung z.B. Traumafolgestörungen entwickeln. Ziel der Behandlung ist es, den Patienten ganzheitlich zu therapieren, die vom Patienten mitgebrachten und für ihn als belastend erlebten Symptome gemeinsam mit ihm zu erkennen, zu benennen und nach Lösungen für seine Probleme zu suchen. Durch eine hypnotische Kommunikation werden, wenn möglich

gleich zu Beginn, beim Aufnahmegespräch mit dem Patienten Impulse gesetzt, sodass „innere Suchprozesse“ beginnen können zu wirken. Was innere Suchprozesse genau sind, darauf wird der Verfasser noch genauer eingehen. Doch zurück zum Stationsalltag:
Der interdisziplinäre Austausch gibt einen Einblick in die „Probleme“, die der jeweilige Patient mitbringt und ermöglicht ein gutes ressourcenorientiertes Schaffen. Die dadurch gewonnenen Perspektiven ermöglichen auch die Einsicht über ein mehrdimensionales Erfassen der Patienten auf der Station über die Zeit. Es hilft ein umfassendes Gesamtbild der Patienten zu erhalten, welches von unterschiedlichen Berufsgruppen, mit unterschiedlicher Spezialisierung zusammen getragen wird. Oft ergeben sich auch konträre Ansichten, oftmals braucht es Familiengespräche und gemeinsame Gespräche mit Patienten und Teammitgliedern, und oftmals fehlen dem fallführenden Therapeuten „Puzzleteile“, die für eine richtige Behandlung des Patienten und auch für eine ordentliche Diagnosestellung oder für das weitere Vorgehen notwendig sind. Diese Art der Zusammenarbeit führt „meist“ zu einem guten Gesamtüberblick, bzw. spiegelt „etwas“ wider, was man als psychische Bestandsaufnahme bezeichnen könnte. Weiters werden Auskünfte von Vorbehandlern eingeholt, Angehörige eingeladen oder z.B. ein Arbeitnehmergespräch durchgeführt, wenn dies notwendig erscheint und der Patient damit einverstanden ist. Da „suchterkrankte“ Menschen oft erst nach ein bis zwei Wochen des stationären Aufenthaltes Komorbiditäten erkennen lassen, oftmals noch später, kann es wichtig sein, Personen aus dem engeren Umfeld für ein Gespräch relativ zu Beginn einer Behandlung einzuladen bzw. einen Gesprächstermin zeitnah zu terminisieren. Der fallführende Therapeut achtet beim Ansetzen der Gesprächstermine auf Absenzen der Bezugspflegeperson des jeweiligen Patienten, weil die Einbindung der Pflege für den Informationsfluss auf der Station und für ein wertschätzendes Miteinander unerlässlich ist. Durch ein offenes klinisches Datenbank- und Informationssystem mit individuellen Berechtigungskompetenzen der einzelnen Mitarbeiter wird es möglich, die Terminplanung der Patienten optimal zu steuern. Durch Einsicht und Zugriff in das Terminbuch des Patienten, lassen sich so Überschneidungen vermeiden, Standortgespräche oder Bezugspersonengespräche, bei denen unterschiedliche Berufsgruppen dabei sein sollen, besser koordinieren. Durch eine gute Teamdynamik und durch „völlige“ Transparenz erhalten die Patienten eine Form von „Klarheit“ vermittelt und profitieren letztlich durch ein „Lernen am Modell“.

Als Zielgruppe gelten Patienten die eine Abstinenzmotivation mitbringen. Sie werden in einem Vorgespräch auf ihre Motivation gebrieft. In diesem Gespräch wird nicht nur die vorhandene Eigenmotivation des Patienten überprüft, es erscheint auch wichtig, gleich bei diesem Erstkontakt „Weichen“ für den Patienten zu stellen. Hier greift wiederum „hypnotische Kommunikation“ sehr gut, die sich in Kombination mit NLP-Techniken positiv auf eine nachfolgende Weiterbehandlung auswirken.
Durch Utilisation, das heißt alles was ein Patient aufgrund seiner eigenen Vorgeschichte mitbringt, kann schon im Vorgespräch in eine zukünftige Behandlung eingebracht werden, wie z.B. die aktuelle psychischen Verfassung und aufgegriffen und auch schon im Vorgespräch „refraimt“ werden. Utilisation als Teilaspekt einer hypnotischen Kommunikation bedeutet, dass der Therapeut eine bestimmte „Haltung“ einnimmt, dazu gehört ehrliches Interesse und jeder Eigenheit des Patienten wertfrei und wertschätzend zu begegnen. Oftmals erscheint es in solchen Vorgesprächen wichtig einfühlsam zu sein, dann wieder sehr strukturiert, manchmal auch etwas direktiv, je nachdem, was der Patient braucht. Es geht dabei darum, dem Patienten einen optimalen „Start“ für seinen Eintritt zu ermöglichen, ihm das zu geben, was er braucht, wovon er profitieren kann. Des Weiteren werden die Suchterkrankten darüber informiert, was bei Eintritt in den nächsten fünf bis sieben Wochen

auf sie zukommt und können mithilfe dieser Informationen entscheiden, ob sie stationär eintreten möchten.

Aufgenommen werden letztlich nur Patienten, die aktiv an ihrer Suchterkrankung (Alkohol- und/oder Medikamenten- oder Abhängigkeit von anderen psychotropen Substanzen) arbeiten wollen. Allein in der Schweiz gibt es aktuell etwa knapp 300.000 alkoholabhängige Menschen, wovon ca. 1.600/a an den Folgen ihres Alkoholkonsums sterben (BAG). Der volkswirtschaftliche Schaden (Straßenverkehrsopfer, Produktivitätsverlust am Arbeitsplatz, etc.) der dadurch entsteht, ist enorm. Allein ca. eine Mrd. CHF/a entstehen aufgrund von alkoholbedingten Unfallkosten (Telser et al 2010). Am Ende dieser Kette steht der Patient. Seine Probleme die auf der Station rasch sichtbar werden, sind beispielsweise: Entzugssymptome, Schlafprobleme, später Probleme der Stimmung – die Stimmung schwankt, verändertes Gemüt – (neue/alte) Gefühle kommen wieder (wie damit umgehen?), Blutdruck, Ernährung/Gewicht, Schäden am Körper, etc. Die häufig zu beobachtende Symptomatik wie Zittern, innere Unruhe, Angst behandeln wir erfolgreich mit Benzodiazepinen (Valium), patientenbezogen dosiert und ausschleichend und/oder begleitend auch mit Hypnose im „klassischen Sinne" mit Einleitung – Vertiefung – Ausleitung, wenn es um die Stabilisierung oder das Schaffen von innerer Ruhe oder den Abbau von Spannungen geht. Unter Benzodiazepinen ist die Nachhaltigkeit von psychotherapeutischer Arbeit umstritten, deshalb folgt nach einem körperlichen Entzug/der Entgiftung die eigentliche Suchtarbeit, die für den Patienten keinesfalls mit dem Austritt beendet ist, im Gegenteil: Es handelt sich um eine lebenslange Leistung, die der Patient in seinem Alltag erbringen muss, diese Leistung nennen wir in der Suchtarbeit „Abstinenz", auf diese Arbeit bereiten wir unsere Patienten auch für die Zeit nach Austritt vor. Auch hier gilt wieder das Utilisationsprinzip, bei dem es gilt zu nutzen, was den Patienten ausmacht. Bei einem Patienten der während der Therapie nach langer Zeit wieder Kontakt zu seinen Kindern aufnehmen konnte/durfte, kann es sinnvoll sein, mittels indirekter Suggestionen Verantwortungsbewusstsein zu suggerieren. Hier wieder „nur" nach vorherigem Einverständnis des Patienten. Es wird langsam deutlich, welche Verantwortung ein Therapeut zu tragen hat, der hypnotische Kommunikation einsetzt. Dabei geht es vordergründig um das Wohle des Patienten, es geht aber auch um Verhinderung von Folgeschäden, die Erhaltung einer psychisch/physischen Gesundheit, um Reintegration in die Gesellschaft (Finden einer Arbeit, geeigneten Anschlusslösung), verbesserte Lebensqualität uvm. Hier überschneiden sich oftmals die Ziele des Patienten und des Therapeuten. Auch dann kann richtig dosiert, hypnotische Kommunikation im Sinne von „richtungsgebendem" Anleiten gute Dienste leisten. Wichtig ist allerdings eine gemeinsame, (Patient, Therapeut) realistische Zieldefinition, die der Patient auch erreichen/leben kann und es muss alles transparent ablaufen. Oftmals muss man dem Patienten auch zugestehen, dass „Abstinenz" nicht erreichbar ist und als Therapeut auch „loslassen" können, was oftmals beim Therapeuten etwas auslösen kann, das gut mit hypnotischer Autokommunikation selbst therapiert werden kann. Ich spreche hier von z.B. von einer „therapeutischen Trauer", die in der Selbsterfahrung erkannt, angenommen und aufgelöst werden kann.

Die obig schon angesprochenen, eng mit Abhängigkeitserkrankungen verbundenen Komorbiditäten wie Depressionen, Angst- und Panikerkrankungen, Dysthymie, traumatisches Erleben oder Persönlichkeitsstörungen, die eine Behandlung einer „Sucht" oftmals erschweren und deshalb auch mitbehandelt werden müssen, lassen sich mittels hypnotischer Kommunikation sehr gut behandeln. Dabei sind es nicht „eingesetzte hypnotische Techniken", die im Sinne eines integrativ psychiatrischen Ansatzes eingesetzt werden, es ist eine Haltung, ein Menschenbild das mittels der hypnotischen Kommunikation geprägt wird. Es geht um die patientenorientierte Ressourcenaktivierung, weil nur diese nachhaltig wirksam sein kann. Wenn man sich Aaron Antonovsky's Salutogenesemodell vor Augen führt und/oder auch das biopsychosoziale Krankheitsmodell und/oder Hans Selye's Stressmodell – in allen diesen Modellen geht es um das komplexe Zusammenspiel von Körper, Geist und Seele. Die hypnotische Kommunikation ermöglicht es, die einzelnen Ebenen miteinander in Verbindung zu bringen, und ermöglicht das Wiederherstellen einer natürlichen Balance.

XIII. MAGEN/DARM TRAKT, REIZDARM

C. Kaindlstorfer

Fallbericht Reizdarm

Anamnese: Herr K, 56 Jahre – seit etwa 10 Jahren starke Magen-Darmtrakt-Beschwerden, läuft unter der Diagnose Reizdarmsyndrom und ist seitens der Universitätsklinik stabil/gut eingestellt. Dennoch hat Herr K. starke, periodische Beschwerden, welche wie Wellen durch seinen Unterleib wandern und wie ein Krampfen und Stechen imponieren. Auf der Schmerzskala gibt er in diesen schlimmen Phasen einen Wert von 9/10 Punkten an, in den Zwischenphasen ist er auf 3/10 Punkten – er ist allerdings nie Schmerzfrei. Mehr noch scheint Herrn K. aber die soziale und psychische Belastung durch seine stets wechselnden Stuhlgewohnheiten von plötzlicher Diarrhoe bis hin zu tagelanger Obstipation und teils unkontrollierbaren Blähungen zu sein.
Er leidet sehr unter dieser „Stigmatisierung" wie er sagt und hat laut eigenen Angaben bereits „alles an alternativen Möglichkeiten" versucht und hängt nun seine letzte Hoffnung an diese Kombinationstherapie aus Hypnose und Akupunktur.

Status:
Zunge: *Körper:* aufgedunsen, Zahneindrücke, Zungenränder aufgeworfen, zitternd, *Farbe:* blass, leicht livide, Makulae an der Seiten, *Belag:* sehr feucht, schaumig, Unterzungenvenen stark geschwollen

Puls: *Kraft:* kräftig, gespannt an der Leber-Position, schwach an der Milz-Position (Mitte rechts), *Frequenz:* leicht beschleunigt, *Ebene:* tief

Diagnose: Milz-Qi Schwäche (Durchfall, Blähungen), Dickdarm-Qi Schwäche (Durchfall, Reizzustand im Enddarm), Leber-Qi Stagnation (anfallsartig, Schmerzsyndrom, krampfartige Beschwerden, wechselnder Stuhl, Puls und Zungenbild)

Therapieprogramm

Akupunktur:
Therapieprinzip: Milz und Dickdarm tonisieren, Leber harmonisieren

a) Lokale Punkte: Bl 25 und Ma 25 für Dickdarm, für die Milz Bl 20 und Le 13
b) Fernpunkte: MP 2, 3, 4, 6 oder 9, Ma 40, Di 4, 6 oder 11, Lu 7 oder 9 – es wird also der gesamte vordere Umlauf der Energie aktiviert.
c) Übergeordnete Punkte: antispastische Punkte wie Le 3, 4, Gb 34, Dü 3, als Kardinalpunkte KS 6 und MP 4

Hypnosebeispiel

Mit der ersten Übung, und so wie du gerade da liegst ... bitte ich dich, die Augen fest zusammenzukneifen und wieder locker aufzumachen und jetzt nach links und rechts zu schauen, nach oben und unten und jetzt ganz leicht die Augen zumachen und geradeaus schauen, bitte, schau einfach einmal hinein in das Schwarz und versuch dir einmal vorzustellen, deine Lieblingsfarbe oder eine Farbe, die gerade für dich angenehm ist, mehr und mehr diese Farbe sich ausbreitet in diesem Dunkel, in diesem Schwarz – eine Farbe, die der Schmerzfarbe entgegenwirkt und die mehr und mehr überwiegt – wie ein Gegensatz zu diesem brennenden Rot ... und dabei bitte ich dich, dass du die Aufmerksamkeit ganz auf deine Atmung richtest, das Ein- und Ausströmen der Luft, und auf die Grenzen der Atmung, die Lungengrenzen und nun bitte ich dich, dass du mit jedem Atemzug diese Farbe von den Augen nach unten ziehst, so wie eine Welle, die am Ozean ans Ufer rollt und wieder zurückfließt, so wie die Gezeiten von Ebbe und Flut, so kann dieses Strömen der Atemluft immer mehr von dieser Farbe hinunterziehen, sodass es anfängt wie eine kleine Energie sich in deinem Körper hin- und herzubewegen ... eine Energie, die ganz natürlich fließt und im eigenen Rhythmus sich bewegt und weiterleitet – so wie wir auch deinen Darm einladen, es der Atmung gleichzutun ... ganz genau, ich lade dich nun ein, dass du die Atmung mehr und mehr von deinen Gedanken her steuerst, ganz bewusst dir vorstellst, dass du weiter in deinen Bauch und deinen Darm hineinatmest und nicht nur das, sondern auch in die Schultern und über die Schultern in die Oberarme, indem du so, ganz langsam, die Grenzen der Atmung erweiterst, kann durch diesen Fluss, durch diesen Strom auch die Farbe mitfließen über die Arme und über das Becken hinab in die Beine, mit jedem Atemzug wie eine Welle, die ankommt und wieder zurückfließt – sehr gut machst du das – immer weiter in die Ellbogen und Kniegelenke hinunter bis in die Hände und Füße, schließlich ganz an die Grenzen deines Körpers bis nach vorne zu den Fingerspitzen, bis nach vorne zu den Zehenspitzen, mit jedem Atemzug die Farbe wie Kristallwasser so klar strömen zu lassen ...

Auch hier verwende ich die Atem-Induktionstechnik und verknüpfe sie wieder mit einer Farbe. Das kann einerseits die Schmerzen gut einfangen und andererseits hat der Patient so die Möglichkeit, in vollster Freiheit auch den ruhigen Atemrhythmus weiter und tiefer in den eigenen Körper hineinzulegen. Es ist die erste Sitzung mit dem Patienten und daher werden zunächst einmal allgemeine Plätze geschaffen. Da der Patient jedoch bereits zu Beginn sehr tief mitgeht, wird auch bereits in der Induktion mit der Trancearbeit begonnen:

... stell dir vor, dass die Atmung wie ein klarer Gebirgsbach alles mitnimmt und jede Zelle deines Körpers umspült ... hier kannst du deinen logischen Verstand beiseitelegen und kannst mehr und mehr ins Unbewusste eintauchen und dir vorstellen, dass nun der Atemstrom über die Fingerspitzen hinausfließt und über die Zehenspitzen hinausströmt, in einen ganz besonderen inneren Raum der Ruhe, diesen innersten Ort der Wahrnehmung, den du von nun als etwas Besondere, Neues kennenlernen darfst, der Ausgangspunkt aller Gedankenreisen sozusagen ... sehr gut machst du das ... – lass die Farbe dort wie einen Bogen hineinfließen, ein Bogen, der sich mehr und mehr vor dir aufspannt; mit jedem Atemzug wird der Bogen größer und durchfließt diesen Raum, wie in einem Filter, ein Filter, der alles hinausnimmt, was stört und der Gutes hinein gibt ... gute Gedanken und gute Veränderungen in deinem Körper, ein Pendel, das zunächst auf die eine, dann auf die andere Seite ausgeschlagen hat ... und nun ... genau ... in der Mitte zu Ruhe kommt ... sich so dein Rhythmus langsam beginnt wieder einzupendeln ... so wie früher ...

Das Bild des Pendels symbolisiert die beiden Extreme: Diarrhoe und Obstipation – der Ruhende Pol in der Mitte wäre eine normale Verdauung. Derart kann das Unbewusste des Patienten nun langsam die eigenen Werte „einpendeln" und derart sich an die Genesung herantasten.

... und all diese guten, schönen Dinge können erneut oben bei deinen Augen ankommen und über die Stirn in dich hineinfließen, sodass aus diesem Bogen ein Kreis wird, ein Kreis, an dem du teil hast, du selbst Teil dieses Kreises bist und wie eine sanfte Massage kann dich alles angenehm streichen wie Kristallwasser so schön klar, tiefer durchfließen in den Kopf, in den Hals und mit jedem Atemzug über Arme und Beine durch den ganzen Körper durch, und über die Fingerspitzen und über die Zehenspitzen hinaus in diesen Raum hinein, der dir Kraft gibt und die Erinnerungen, die dir gut tun, der positivste Ort dieser Welt, der schönste Platz, den du mit jedem teilen kannst, wenn du möchtest oder mit jedem Kontakt haben kannst, den du gerne hast, dich begleitet, so als ob dir dieser Mensch die Hand auflegt, dieser Energiestrom, die Augen der eigenen Farbe pulsierend – sehr gut – tiefer hineinfließt in dich und dich mit guten Dingen versorgen, gesunden Dingen, die dich immer mehr und mehr ganz und gar dich selbst werden lassen, in deinem Körper kannst du alles abgeben, was dich belastet ... so als ob du dir vorstellen würdest, dass vor dir ein großer, großer Heißluftballon ist und in diesen Korb des Ballons kannst du alles hineinlegen, das dich stört, alles was du loswerden möchtest, die Ängste, die Schmerzen, die Körperwahrnehmung, die unangenehm war ... sehr gut machst du das ... und dann diesen Ballon mit jedem Atemzug weiter hinaus steigen zu lassen, hinfort fliegen und in die Ferne, in die Weite, in die weite Ferne, in die Unendlichkeit ...

... bis er nicht mehr wahrnehmbar ist – sehr gut – währenddessen fließt der Kreis dieser Energie und reinigt den Körper, reinigt den Darm und lässt ihn langsam heilen ... genau ... über die Fingerspitzen und Zehenspitzen spannt sich der Bogen nach oben, der Kreislauf des Lebens, so wie die Erde sich dreht, die Sonne aufgeht jeden Tag beginnt und auch bei dir jeden Augenblick die strahlende Schönheit und Stärke der eigenen Wahrnehmung, so lade ich dich ein, noch ein bisschen tiefer all diese Dinge sinken zu lassen, diese Wahrnehmung und dir ganz klar zu werden über diese Übung, die du jederzeit selbst ausführen kannst, bei der dir alles möglich ist ... über diesen Ballon, der davon fliegt ...

Der Patient lernt hier bereits in seiner ersten Sitzung was es bedeutet, wenn die Selbstheilungskräfte des Körpers aktiviert werden – er erfährt die Freiheit spürbar durch sich hindurchströmen und kann derart selbst Teil dieses Heilungsprozesses werden. Zudem werden jetzt die Akupunkturnadeln entfernt und der Patient kann die Bilder und Metaphern nun in der Trancearbeit zu direkten und indirekten Suggestionen werden lassen:

... und um dieses Bild noch zu verstärken, möchte ich dir die Nadeln entfernen, so, dass du eine nach der anderen zuerst rechts beim Ellbogen durch diesen Zug nach außen – genau – einfach einmal spürst wie es sein kann, auch am Unterarm bis nach vorne am Handgelenk durch diesen Zug nach außen alles zu fließen beginnt – sehr gut – immer weiter, immer weiter nach vorne immer mehr und mehr – ausgezeichnet – so, dass du rechts ganz eintauchst dann auch auf deiner linken Seite, zuerst beim Ellbogen durch diesen Zug nach außen bis nach vorne zum Handgelenk, durch diesen Zug nach außen – sehr gut – und bis nach ganz vorn alles fließt über die Fingerspitzen hinaus das leicht wird, und du mit deiner zweiten Hand eintauchst ganz und gar, und bei deinen Beinen zuerst beim rechten Bein durch diesen Zug nach außen bis nach vorne alles zu fließen beginnt und auch auf der linken Seite durch diesen Zug nach außen und nach vorne alles über die Zehenspitzen hinaus und über einen silbernen Faden verbunden mir dir, kannst du auch deinen Brustkorb, diesen einen Punkt auf der rechten Seite beim Schlüsselbein spüren, sehr gut, durch diesen Zug nach außen über deine Stirn hinauf bis zum Scheitel, wo dieser silberne Faden als Sicherheit sich immer wieder verbindet mit dir und durch diese Sicherheit dich nun ganz fallen lassen kannst, jetzt die letzte Nadel gezogen, du ganz frei ganz leicht wirst und durch diesen silbernen Faden geleitet eintauchst, all die Bilder noch einmal wahrnimmst, deinen persönlichen Ort, die Wanderung, der verschwindende Ballon, die Farben ... und das alles unter dieser sanften Decke versinken zu lassen in diesem Nebel des Unbewussten ... und immer tiefer ... sehr gut ... so kann es zum Beispiel sein, dass der Kreis mal durch deine Mitte fließt und ein anderes Mal über deine linke Seite, durch deine linken Darmabschnitte oder deine rechte Seite, durch deine rechten Darmabschnitte und dir so dein gesamter Darm neu und mit erneuerter Kraft die Strahlen der Farbe, all die Zellen und Strukturen deines Darmes erfüllt mit Energie, sodass du plötzlich eintauchen darfst in eine wunderschöne Berglandschaft, in der du mit deinem Rucksack Schritt für Schritt losgehen darfst in die totale Freiheit und Grenzenlosigkeit der strahlenden Natur, all die Schönheit, die dich weiterbringt, und auch dort durchfließt dich dieser ewige Kreislauf, dieser Umlauf, der deine Verdauung heilt, der deine Seele heilt und der dich ganz und gar du selbst werden lässt, frei von allen Dingen, die vorher störend und unangenehm waren und so lade ich dich ein, diesen Bogen wieder mehr und mehr zurück fließen zu lassen ...

Es kommt zur Rückführung der Trancebilder und zur Ausleitung aus dieser ersten Reise ins Unbewusste:

... sodass du schließlich immer kleinere Bögen atmest und wieder bei den Zehenspitzen und Fingerspitzen ankommst und dann mit jedem Atemzug wieder mehr und mehr dich zu sammeln wieder mehr und mehr zu spüren, wie du daliegst über deine Beine und Arme wieder die Grenzen deiner Lunge zu erreichen, die Finger- und die Zehenspitzen wieder zu spüren, alles Gute und Schöne mitzunehmen von dieser Reise, diesem Ausflug auf den Berg, dass du noch einmal Kraft tankst von der Sonne, von der Aussicht dort oben und all dies aufnimmst, während du weiteratmest und vielleicht mit fünf tiefen Atemzügen zurückkehrst in diesen Raum, zurückkehrst ins Hier und Jetzt oder dann die Augen wieder öffnen kannst – sehr gut ...

Der Patient war siebenmal bei mir und mit jeder Sitzung wurde sein Leidensdruck gemindert. Auch wenn das Reizdarm-Syndrom nie ganz verschwunden war, so waren nach der letzten Sitzung doch die Schmerzen kaum noch wahrnehmbar und die Stigmatisierung für ihn kein Thema mehr – er fühlte sich frei und gelöst, und für das Leben wieder motiviert und „auf Schiene gebracht". Der wichtige Akupunkturpunkt wechselte in jeder Sitzung von Ma40 über Di9, Di10, Ma36, Le3, Gb43 und zuletzt Di1. Das Bild blieb immer gleich – es war sein Lieblingsberg und die Wanderung mit Aufstieg, Ausblick und Pause und anschließendem Abstieg.

5-Elemente-Lehre und Meridiane:

Das zugehörige Element für Herrn K. ist **Erde**: mit der Witterung: Feuchtigkeit; dem Yin-Organ: Milz; dem Yang-Organ: Magen; dem Sinn: Schmecken; dem Sinnesorgane: Mund; dem Körpergewebe: Muskeln; dem Gefühl: Verlangen; der Lautäußerung: Gesang; der Flüssigkeit: Speichel und dem Meridian: Milz/Pankreas; oder aber, das Element ist **Metall**: mit der Witterung: Trockenheit; dem Yin-Organ: Lunge; dem Yang-Organ: Dickdarm; dem Sinn: Riechen; dem Sinnesorgan: Nase; dem Körpergewebe: Haut und Haar; dem Gefühl: Trauer; der Lautäußerung: Weinen; der Flüssigkeit: Schleim und dem Meridian: Dickdarm; oder aber das Element ist **Holz**: mit der Witterung: Wind; dem Yin-Organ: Leber; dem Yang-Organ: Gallenblase; dem Sinn: Sehen; dem Sinnesorgan: Auge; dem Körpergewebe: Sehne; dem Gefühl: Zorn; der Lautäußerung: Geschrei; der Flüssigkeit: Tränen und dem Meridian: Lebermeridian und/oder Gallenblasenmeridian;

Metaphern zum Thema Magen-Darm-Trakt:

- Anspannende (Stellvertreter-)Geschichte führt zu einem losgelösten Lachen am Ende
- Beengende Räumlichkeit weicht einer weiten Weide, in eine (augen-)weidende Weite
- Schlingen lösen – aus dem gewonnenen Seil eine Hängematte knüpfen, in die sich der Darm legen darf

XIV. HYPNOSE UND AKUPUNKTUR STATT DOPING IM LEISTUNGSSPORT

K. Pekovits, C. Kaindlstorfer

1) Doping im Leistungssport – Eine unglückliche Entwicklung

1.1 Geschichte des Dopings und der Dopingkontrolle

Die Bemühungen des Menschen, durch Drogen und Arzneizubereitungen seine sportliche Leistungsfähigkeit zu steigern, lassen sich in der Geschichte weit zurückverfolgen. Schon die Olympioniken der Antike versuchten mit allen möglichen Mitteln – u.a durch den Verzehr von Löwenherzen, Stierhoden, Kräutern und Pilzen – ihre Leistung zu verbessern. Berichten zufolge nutzten auch die Inkas um 1500 bereits stimulierende Mittel (Mate-Tee, Kaffee, Cocablätter), um weite Distanzen von einer zur anderen Stadt in relativ kurzer Zeit bewältigen zu können.

Das Wort „Doping" selbst wird 1889 erstmals in einem englischen Lexikon als Bezeichnung für eine Mischung von Opium und Narkotika, die ihren Einsatz bei Pferderennen fand, erwähnt. Ursprünglich geht das Wort „dop" auf einen im südöstlichen Afrika gesprochenen Kafferndialekt zurück und bezeichnet einen landesüblichen schweren Schnaps, der bei Kulthandlungen als Stimulans verwendet wurde. Anfangs waren es vor allem stimulierende Substanzen, wie Coffein, Alkohol, Nitroglycerin, Cocain, Heroin, Strychnin und Arsen, von denen man sich eine Leistungssteigerung erhoffte. 1886 gab es den ersten Dopingtoten: Beim Radrennen Bordeaux-Paris starb der britische Radsportler Arthur Linton vermutlich an einer Vergiftung durch chemisch reinen Alkohol. 1910 wurde in Österreich erstmals wissenschaftlich Doping bei Pferden nachgewiesen. Da der russische Chemiker Bukowski aus Leningrad seine Methode nicht preisgab,

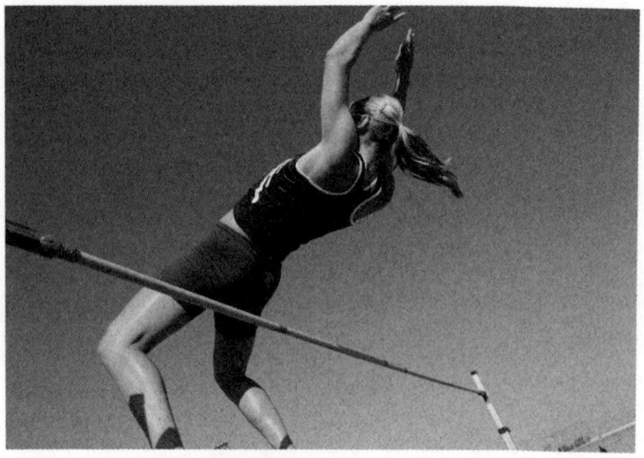

entwickelte Siegmund Fränkel seine eigene, um Alkaloide im Pferdespeichel nachweisen zu können. Zu dieser Zeit brachte die konsequente Anwendung von Dopingsubstanzen bei Pferde- und Hunderennen „wichtige" Erkenntnisse und spielte eine wesentliche Rolle bei der Zunahme von Dopingversuchen bei Sportlern. Vor allem ab 1950 fand sich der Substanzmissbrauch in fast allen Sportarten: Besonders im Radsport boomte das Doping, aber auch andere Disziplinen wie Boxen, Fußball, Leichtathletik und sogar Tennis blieben von Dopingfällen nicht verschont. Es bedurfte allerdings erst einiger spektakulärer Todesfälle, um die Öffentlichkeit auf die Ernsthaftigkeit dieses Problems aufmerksam zu machen. Am bekanntesten sind die Fälle des dänischen Radrennfahrers Knut Enemark Jensen bei den Olympischen Spielen 1960 in Rom und des Briten Tom Simpson, der bei der Tour de France 1967 am Mont Ventoux praktisch vor laufender Kamera zusammenbrach. Eine weitere traurige Facette des Dopings im Leistungssport zeigte sich im ehemaligen Ostblock. Im Sportsystem der DDR wurde der Einsatz von „unterstützenden Maßnahmen" – so die offizielle Bezeichnung – staatlich angeordnet bzw. systematisch umgesetzt. Kinder und Jugendliche behandelte man, im Extremfall auch gegen deren Willen oder ohne deren Wissen, mit leistungsfördernden Medikamenten, um potentielle Medaillengewinner bei Weltmeisterschaften und Olympiaden heranzuzüchten und auf diese Weise sportliche Erfolge zur Legitimation des eigenen politischen Systems zu nutzen.

Die ersten Dopingkommissionen wurden 1959 in Frankreich, 1962 in Österreich und 1963 in Italien gegründet und zeitgleich auch die ersten Dopinggesetze erlassen. 1966 führten der Internationale Radsportverband (UCI) und der Internationale Fußballverband (FIFA) Doping-Tests bei Weltmeisterschaften ein und bereits 1968 folgten bei den Olympischen Spielen die ersten Analysen.
Das Dopingproblem wurde im Laufe der Zeit immer komplexer, die einzelnen Fachverbände fühlten sich damit überfordert und die Folge waren ungleiche Regeln, Kontrollen und Bestrafungen. Daran änderte auch die Führungsrolle nichts, die das Internationale Olympische Komitee (IOC) in den darauf folgenden Jahrzehnten übernommen hatte. Die Idee einer internationalen Anti-Doping-Agentur, um das Vorgehen weltweit zu vereinheitlichen, führte zur „World Conference on Doping in Sport" des IOC in Lausanne und zog die Gründung der WADA (World Anti-Doping Agency; franz. AMA – Agence Mondial Antidopage) am 10. November 1999 nach sich. Auf der Weltkonferenz der WADA in Kopenhagen 2003, erfolgte schlussendlich eine weltweite Übereinkunft zur Einführung des World Anti-Doping Codes, auf dessen Grundlage die Liste verbotener Wirkstoffe, internationale Standards für die Probenentnahme bzw. Laborakkreditierung sowie für die Beantragung und Gewährung von therapeutischen Ausnahmegenehmigungen erarbeitet wurden. Der gleiche Gedanke, dass eine unabhängige Institution rigoros Doping auf nationaler Ebene bekämpfen möge, führte in Österreich zur Gründung des ÖADC (Österreichisches Anti-Doping-Comité). Diesem übertrugen schließlich alle österreichischen Dach- und Fachverbände die Zuständigkeit für den Kampf gegen das Doping.

1.2. Sozialisation zum Doping – Der ganz „normale" Wunsch nach Leistungssteigerung

Doping ist kein einmaliger, spontaner Fehltritt eines erwachsenen Sportlers. Der Einsatz von leistungssteigernden Substanzen beginnt in vielen Sportarten bereits im Kindes- und Jugendalter. Die Weichen zur Dopingbereitschaft werden aber schon außerhalb des Sports gestellt. Ein Kleinkind bekommt bei Fieber Paracetamol statt Wadenwickel – das macht weniger Arbeit. Ein Schulkind klagt über Kopfschmerzen und schon fordert man es auf ein Aspirin zu schlucken, anstatt zu hinterfragen, ob es wohl genug Flüssigkeit trinkt. Gegen jede „Krankheit" scheint ein Kraut gewachsen zu sein.

Der Weg zum Dopingdelinquenten ist fast nie ein vorsätzlicher Prozess, sondern eher ein unbewusstes Hineintreiben, das meistens durch den wiederholten Gebrauch vermeintlich harmloser Präparate initiiert und irgendwann zu einem verbindlichen Ritual wird. So machen beispielsweise junge Sportler schon sehr früh erste Erfahrungen mit Analgetika, welche die Schmerzen der mit Laktat angereicherten Muskulatur bei hohen Belastungen mindern. Und weil diese tatsächlich helfen, verspüren sie den Drang nach mehr, erkundigen sich beim Trainer oder Teamkollegen und werden darüber belehrt, dass es noch zahlreiche andere hilfreiche Mittel gebe. Fortan verbessern sie ihre Sauerstoffaufnahme durch kortisonhaltige Nasensprays und inhalative Beta-2-Sympathomimetika, kontrollieren ihr Gewicht durch die Einnahme von Laxantien, nehmen Beruhigungsmittel gegen die Nervosität abends vor dem Wettkampf und Koffeintabletten kurz vor dem Bewerb zum Aufputschen.

Die Beschaffung der Präparate stellt selten ein Problem dar und seit dem Durchbruch des Internets als Informations-, Handels- und Vertriebsmedium ist dies noch einfacher geworden. Die Anonymität des Internets senkt zusätzlich die Hemmschwelle zum Kauf und durch die Eingabe von entsprechenden Schlagworten in die Suchmaschinen lassen sich zudem sehr komfortabel Bedienungsanleitungen zur richtigen Anwendung von leistungssteigernden Substanzen finden.

Diese unkritische Haltung gegenüber Pharmazeutika wird durch das positive Image von Medikamenten unterstützt, das zum Großteil ein Verdienst der Werbung in den Medien ist. Arzneimittel werden oft als „kleine Helferlein" dargestellt, die einen erheblichen Beitrag zur Schaffung von Lebensqualität und Leistungsfähigkeit leisten. Dies gilt im Übrigen auch für Nahrungsergänzungsmittel oder Energy-Drinks, denen häufig in den Medien eine exorbitante Leistungssteigerung zugesprochen wird. Solche einigermaßen harmlose Mittel werden so zu „Türöffnern" für den Gebrauch verbotener Substanzen.

Der Einsatz von Dopingpräparaten lässt sich dann im Übergang von den Junioren zum Elitebereich beobachten und wird dort immer mehr zum Zwang, weil ab diesem Zeitpunkt 6-8 Stunden Training an der Tagesordnung stehen, was unter Umständen dazu führt, dass die Schul- und Berufsausbildung vernachlässigt oder sogar für den Sport aufgegeben wird. Sobald der Sport als einzig erlernter Beruf bleibt, muss der Lebensunterhalt ausschließlich darüber bestritten werden. Da liegt es nahe, dass junge Sportler zu leistungssteigernden Substanzen greifen (müssen), um wenigstens den Sport als verbleibende Einkommensquelle zu sichern. Neben dieser hauptsächlich auf der persönlichen Entscheidung basierenden Vorgehensweise, wird diese Dopingmentalität auch durch von außen einwirkende Faktoren des sozialen Umfeldes gefördert. Ein ambitionierter junger Sportler muss sich zwangsläufig in die Sportsszene integrieren, wodurch sich sein soziales Umfeld ändert, da die Zeit für Freunde, Hobbys und andere Aktivitäten außerhalb des Sports fehlt. So werden die sozialen Kontakte des Athleten stark auf den Kreis engster Förderer (Trainer), Unterstützer (Eltern) und Gleichgesinnten (Teamkollegen) reduziert. Für einen Trainer stellen häufig die Erfolge oder Misserfolge seiner Schützlinge die Qualitätskontrolle seiner eigenen Leistung dar und sowohl sein Einkommen als auch seine Verträge kommen teilweise erfolgsabhängig zustande. Aufgrund dessen könnte sein, dass die Interessen des Trainers weniger auf die Gesundheit des Sportlers gerichtet sind, sondern eher auf dessen Erfolge, die zur Not auch mit unerlaubten Mitteln erbracht werden müssen.
Der Sport beeinflusst auch beträchtlich die Lebensführung ganzer Familien. Die Eltern der jungen Talente haben oft hohe finanzielle Einbußen (Material, Trainer, Fahrtkosten, Startgelder etc.), müssen viel von ihrer Freizeit opfern (z.B. Anreise zu den Wettkämpfen), und häufig ist eine diffizile Zeitplanung nötig, um das Familienleben an die sportliche Aktivität anzupassen. Sie sind meistens sehr engagiert, übertragen aber auch die eigenen mehr oder weniger erfüllten Erwartungen auf die Tochter oder den Sohn. Eltern unterstützen ihre Kinder in vielfacher Hinsicht, erhoffen sich aber auch gute Leistungen. Dadurch kann, bewusst oder unbewusst, ein immenser Erwartungsdruck ausgeübt werden, da der Erfolg die Investitionen von Zeit und Geld wettmachen soll. Folglich wird der junge Sportler noch mehr Druck verspüren und möglicherweise vor unerlaubten Mitteln nicht zurückschrecken, um die Erwartungen der Eltern nicht zu enttäuschen.

Einen dominierenden Einfluss auf den jungen Sportler üben jedoch auch die Teamkollegen aus. Die Leistungsträger einer Mannschaft dienen als Vorbilder, mit denen sich die anderen Mitglieder eines Teams identifizieren und deren Verhaltensweisen sie eventuell nachahmen. Ob die Erfolge aufgrund eigener körperlicher Voraussetzung oder dank leistungssteigender Substanzen erzielt wurden, spielt dabei oft keine Rolle. Häufig resultiert daraus eine gewisse Zwangsläufigkeit des Dopens. Da manche Sportler unerlaubte Präparate konsumieren, fühlen sich andere gezwungen, ebenfalls nachzuhelfen, um im Bewerb mithalten zu können. So erzeugt das Doping der einen das der anderen. Aus soziologischer Sicht ist zu sagen, dass Doping das Ergebnis des Zusammenwirkens unterschiedlicher Interessen aus Wirtschaft, Politik, Massenmedien und Publikum am Spitzensport ist. Der Soziologe, Prof. Karl-Heinrich Bette, ist der Meinung, dass „die Sportakteure sich unversehens in einer eskalierenden Anspruchsspirale befinden, aus der es kein einfaches Entrinnen gibt. Doping wird zu einer rationalen Bewältigungsstrategie, mit der die Athleten und Athletinnen auf die Zwänge und Möglichkeiten ihrer Situation reagieren. Man passt sich an, indem man kreativ die offiziellen Regeln unterläuft."

Die Förderung bzw. Finanzierung des Sports wird von der gezeigten Leistung bestimmt. Letztlich drehe sich auch im Sport alles ums Geld. Wie die Leistung zustande kommt, ist schlussendlich allen Beteiligten egal. Leistung um jeden Preis, für jeden Preis. Damit können alle gut leben, Sponsoren, Funktionäre, Zuschauer und Medien. Nur der Sieg zählt oder sonst eine herausragende Leistung – das wollen die Zuschauer sehen, darüber wird in den Medien berichtet und der Sport wird erst dann für die Sponsoren interessant. Solange die Ausrüster an einem großen Star verdienen, ist es nebensächlich, ob er gedopt hat oder nicht.

Auch die Sportverbände sind eng in die Dopingproblematik verstrickt und nur wenige sind wirklich um einen dopingfreien Sport bemüht. Durch erfolgreiche Athleten steigt die Sportart in der öffentlichen Wahrnehmung, ihr Beliebtheitsgrad bei den Zuschauern und Hobbysportlern nimmt zu – wovon auch die Sportindustrie profitiert; Sponsoren lassen sich durch die gesteigerte Medienpräsenz leichter finden und die Sportförderungen für Athleten bzw. Verbände fallen großzügiger aus. Folglich wird ein Sportverband ungern zulassen, dass etwa seine besten Athleten wegen Doping gesperrt werden.

Wird in einer Sportart strikter gegen Doping vorgegangen als in einer anderen, so bezahlt diese auch bitter dafür. Beispielsweise werden im Radsport mehr Kontrollen durchgeführt und Sanktionen verhängt als in irgendeiner anderen Disziplin. Der Dank dafür ist, dass es dort die meisten Skandale gibt, beinahe jeder erfolgreiche Radsportler (ungerechtfertigter weise) als Doping-Sünder verurteilt wird, Sponsorverträge nicht verlängert oder Events abgesagt werden und die WADA sogar mit dem Gedanken spielt, den Radsport aus dem Olympia-Programm auszuschließen.

Zu viele Einflüsse spielen eine Rolle und daher ist es schwierig, Doping einfach vom Sport fernzuhalten. Schon in den 1960er Jahren sagte einmal ein Sportmediziner: „Wer einen Sport ohne Doping für realistisch hält, der hält auch eine Gesellschaft ohne Kriminalität für realistisch." Doping ist ein systemimmanentes, erfolgskonformes, gesellschaftliches Problem und aus diesem Grund müsste zuerst von allen Beteiligten ein Umdenken stattfinden, bevor man über einen dopingfreien Sport nachdenken kann.

> *„Am Tag, an dem der Sportler wegen Dopings nicht mehr müde ins Ziel kommt, werden wir nicht mehr von Sport reden können".*
> *Antonin Magne (Radprofi von 1926 bis 1939, Frankreich, Miroir du Cyclisme)*

1.3. Dopingprävention und Alternativen

Kann man junge Menschen davon abhalten zu rauchen oder Alkohol zu trinken, indem man Broschüren über die Gesundheitsgefährdung aufsetzt oder Verbote verhängt?

Wenn Dopingprävention greifen soll, muss sie anders aussehen als bisher (sofern es sie überhaupt gab und gibt), alle relevanten Ebenen umfassen und vorgelebt werden. Entstehung wie Vermeidung einer Dopingmentalität hängen zunächst einmal entscheidend von der Qualität des Umfelds ab. Das Ziel neuer Präventionsbemühungen soll sein, Gesundheit bzw. die positiven Werte des Sports und die dazu passenden Persönlichkeitsmerkmale wie Ehrlichkeit oder Unrechtsbewusstsein in den Mittelpunkt zu stellen, damit aus eigener Überzeugung unfaires Verhalten und Doping abgelehnt werden. Sinnvoller, als sich halbherzig der Bekämpfung hinzugeben, erscheint es, Nachwuchssportler davon abzuhalten, überhaupt erst in die Dopingfalle zu geraten. Durch eine gewissenhafte Aufklärung, Schulung sowie Sensibilisierung kann ein subjektives Wertesystem im jungen Sportler geschaffen werden, also eine Art ehrenhafte Selbstbeherrschung bzw. Eigenverantwortung, die ihn davon abhält, leistungssteigernde Substanzen zu verwenden. Junge Sportler sollten mit der Einstellung aufwachsen, die eigene Gesundheit sei wichtiger, als irgendwo zu siegen. Schließlich ist ein ehrlicher Erfolg für die persönliche Entwicklung viel wertvoller als eine Karriere, die auf der Einnahme von Dopingsubstanzen beruht.

Auch die Bewertung von Erfolg und Leistung in der Gesellschaft sollte sich ändern. Warum wird jungen Sportlern nicht vermittelt, dass nur sie selbst das Maß der Dinge sind? Das Streben nach Glück oder der Wunsch nach Selbstbestätigung sind ja die eigentlichen Gründe eines jeden, weshalb er nach Erfolg strebt und im weiteren Sinne Leistungssport betreibt. Die Erfüllung von Erwartungen hängt aber nicht von irgendeiner Platzierung ab oder wird von der Ergebnisliste abgelesen, sondern im persönlichen Erfolgsgefühl eines jeden selbst gesehen. Nur der Sieg zählt, oder sonst eine sehr gute Leistung. Könnten Zuschauer nicht auch für Athleten applaudieren, die ausgeschieden sind, abgehängt wurden oder den Kampf verloren haben? Oft geht beispielsweise ein großartiger 9. Platz, der im Vorjahr noch der 23. war, im Siegestaumel über die Bestplatzierten völlig unter oder wird durch den Vergleich mit deren Leistungen entwertet. Dabei sind es nicht gerade die Siegertypen, die dem sauberen Sport die Hand zur Versöhnung reichen.

Das soziale Umfeld der Athleten sollte so gestalten sein, dass der Wunsch nach Doping erst gar nicht aufkommt. Vereine und Verbände müssen großen Wert darauf legen, dass nur Trainer und Funktionäre mit einwandfreiem Wertekanon hinsichtlich eines dopingfreien Sports eingestellt werden. Das Thema Dopingprävention sollte außerdem zwingender Bestandteil jeder Trainer-Ausbildung sein. Jedem Beteiligten müsste vor Augen geführt werden, dass Dopingsubstanzen respektive deren Einsatz keineswegs eine Bagatelle sind und deren gesundheitliche Risiken und Nebenwirkungen lebensbedrohend bzw. -verkürzend sein können. Trainer müssen sich der Tatsache bewusst sein, dass sie einen bedeutenden Einfluss auf die Erziehung und Charakterbildung der jungen Sportler haben, und sich diese Rolle bzw. ihre immanente Vorbildfunktion stets vor Augen halten. Hier gilt es einen pädagogisch-ethischen Grundstock zu schaffen, der vermittelt, dass jede hervorragende Leistung auch „nur“ mit den körpereigenen Fähigkeiten bewerkstelligt werden kann und Leistungssport nicht zwingend Doping voraussetzt.

Hinsichtlich der biographischen Risiken und des existenziellen Drucks bei jungen professionell agierenden Sportlern sollten seitens der Vereine und Verbände Programme entwickelt werden, die erfolglose Athleten psychologisch und finanziell auffangen. Denkbar wären Laufbahnberater, die dem Sportler auch eine Existenz ohne Sport sichern helfen und ihn dabei unterstützen, sich durch einen vernünftig geplanten Werdegang auch andere berufliche Alternativen offen zu halten.

Fast alle Athleten äußern sich außerdem überzeugend für Dopingkontrollen, vorausgesetzt, sie gewährleisten, dass alle Sportler, die verbotene Substanzen konsumieren, entdeckt und sanktioniert werden. Leider kann diese geforderte Sicherheit wirklich effektiver Kontrollen in naher Zukunft nicht garantiert werden, wie verschiedenste Skandale mit negativen Urinproben im Wettkampf aber positiven Polizei- und Zollkontrollen gezeigt haben. Repression (Entdecken und Bestrafen von Dopingfällen) bleibt zwar weiterhin wichtig, stellt aber ohne gesundheitsorientierte Doping-Vorbeugung eine Verschleuderung von Ressourcen dar. Außerdem können in der Trainingslehre und ihrer Anwendung noch große Fortschritte erzielt werden, welche womöglich die Wirkung von Dopingsubstanzen bei weitem übersteigen. So lässt sich mit großer Wahrscheinlichkeit die Leistungsfähigkeit von Sportlern effektiv durch gezieltes Training unter Anleitung von gut ausgebildeten Fachleuten verbessern. Auch der Trainingsaufbau in der Jugend müsste behutsam und langfristig geplant werden, da eine stetige Leistungssteigerung nur über kontinuierliches Training möglich ist. Man müsste Geduld und Durchhaltevermögen beweisen, anstatt übereilt nach dem Motto: „Wirf dir lieber eine Pille mehr ein" zu handeln. Ebenso sind ausgewogene Ernährung, ausreichende Regeneration und Erholung essentielle Punkte, die nicht vernachlässigt werden dürfen. Insbesondere müsste auch an der inneren Einstellung viel intensiver gearbeitet werden. Wenn man den Einfluss des körperlichen und den des mentalen Zustandes auf die Leistungsfähigkeit gewichten müsse, so schätzt man gewöhnlich in den meisten Sportarten den des geistigen Anteils auf über 50 Prozent. Obwohl viele Sportler davon überzeugt sind, dass ihr mentaler Zustand starke Auswirkungen auf ihre Leistung hat, wenden sie nur einen geringen Anteil der Trainingszeit auf die Schulung ihrer mentalen Fähigkeiten auf. Meistens wird dieser Zeitanteil auf kaum mehr als fünf Prozent geschätzt, wenngleich sie ihre mentale Stärke ebenso trainieren könnten, wie ihre Kondition. Selten verfügen Sportler und deren Trainer aber über die nötigen Kompetenzen oder die entsprechende Ausbildung in diesem Bereich.

Abschließend sei gesagt, dass eine Rehabilitierung des Sports nur durch eine entschlossene Vorgehensweise aller Akteure, die eine nachhaltige Richtungsänderung zu Folge haben muss, möglich ist. Aufgrund der Komplexität der Dopingproblematik muss durch entsprechende Selbsterkenntnis und umfassende Erneuerungen ein ganzes System geändert werden und zwar durchgreifend von innen heraus. Doch derzeit scheinen leider die systemerhaltenden Kräfte stärker zu sein, als die, die es erneuern wollen.

2) Einsatz hypnotischer Fertigkeiten im Leistungssport

1.2. Verbesserung des mentalen Trainings

Wie generell in der klinischen Arbeit ist Hypnose auch im Bereich der Sportpsychologie ein wertvolles Werkzeug, das es ermöglicht, das Unbewusste schnell und effektiv zu beeinflussen. Genau darin liegt der besondere Wert der Hypnose: Mit ihrer Hilfe lassen sich Veränderungen, die ansonsten oft langsam eintreten, leicht und in relativ kurzer Zeit erreichen.
Die Hypnose befasst sich im Bereich des Spitzensports mit der Entwicklung bzw. Förderung bestimmter kognitiver, verhaltensbezogener und affektiver Qualitäten, die zur Verbesserung der körperlichen Fähigkeiten beitragen. Sie ermöglicht es Sportlern, bestimmte mentale Eigenschaften und verborgene Ressourcen zu erschließen, die es ihnen erlauben, ihr Potential besser ausschöpfen zu können. Hypnose kann Sportlern helfen, ihre Konzentrationsfähigkeit zu verbessern, ihr Selbstvertrauen zu stärken und ihre Motivation zu fördern; also jene Aspekte, die für das Erzielen von Bestleistungen besonders wichtig sind. Ebenso können in Trance motorische Fähigkeiten oder komplexe Bewegungsmuster entwickelt bzw. trainiert und dem Sportler auf diese Weise die nötige Sicherheit in der Durchführung der Bewegungen vermittelt werden. Auch die Möglichkeit den eigenen Aktivierungsgrad zu beeinflussen und somit selbst den Eintritt in die Zone optimaler Funktionsfähigkeit bestimmen zu können, ist für einen Sportler von großer Bedeutung. Weiters können mithilfe bestimmter hypnotischer Phänomene und Strategien sowohl Schmerzen gelindert und Heilungsprozesse gefördert als auch die Genesungszeit erheblich verkürzt werden.

Aufgrund ihrer spezifischen Eigenschaften, wie beispielsweise die Förderung der Entspannung, Verstärkung der Fähigkeit zu fokussieren und die Aufmerksamkeit zu zentrieren, vermag Hypnose die Wirksamkeit des mentalen Trainings erheblich steigern, und wird in zunehmendem Maße als wichtiges Element zur Verbesserung der sportlichen Leistungsfähigkeit angesehen.

2.2. Auflösen von Anspannung

Muskelentspannung wird von Trainern wie von Sportlern deshalb als besonders wichtig erachtet, weil verspannte Muskeln die Koordinationsfähigkeit und die anhaltende Leistungsfähigkeit beeinträchtigen. Ein Sportler, der entspannt ist, kann die von ihm erwarteten Leistungen problemloser vollbringen, da ihn keineswegs die häufig durch Nervosität, Versagensängste und Anspannung erzeugte Verkrampfung am Erfolg und wirklichen Bestleistungen hindert.

Entspannt zu sein ist auch für nichtkörperliche Aktivitäten unerlässlich (z.B. für die Konzentrationsfähigkeit), weil dadurch die Anfälligkeit für Ablenkungen verringert und in weiterer Folge durch die gesteigerte Aufmerksamkeit das Verletzungsrisiko reduziert wird.

Der Begriff „entspannt" bedeutet in diesem Zusammenhang nicht jenes Gefühl der Schlaffheit, Schläfrigkeit und Passivität sondern vielmehr ein Gefühl der Kraft und Kontrolle, das nicht durch schwächende Anspannung beeinträchtigt wird und dem Sportler ermöglicht, geschmeidige, fließende und perfekt koordinierte Bewegungen auszuführen oder in bedeutsamen Momenten klare Gedanken zu fassen.

Der entspannte Zustand kommt ebenfalls allen anderen Möglichkeiten hypnotischer Arbeit zugute, denn sobald Körper und Geist entspannt sind, ist der Sportler besser in der Lage, Suggestionen anzunehmen, sich eine perfekte Leistung vorzustellen, sich geeignete Ziele zu setzen oder den physischen Aktivierungs- bzw. Erregungsgrad zu beeinflussen.
Entspannung begünstigt nicht nur sportliche Spitzenleistungen und fördert das allgemeine Wohlbefinden sondern erleichtert auch das Eintreten in eine Trance. Es gibt zahlreiche Entspannungstechniken, die sowohl zur Induktion als auch zur Vertiefung einer Trance eingesetzt werden, wobei die folgenden Methoden bei Sportlern am häufigsten angewandt werden [8]:

Progressive Muskelrelaxation nach Jacobson

Schon Edmund Jacobson (1929-1990) sagte: „In einem entspannten Körper kann kein ängstlicher Geist existieren." Er beschrieb eine große Anzahl an Übungen, die dazu dienen den Menschen einen „Muskelsinn" zu vermitteln. Sie sollen ein Bewusstsein für die eigene Muskelspannung entwickeln, indem sie lernen wie sich die Anspannung bzw. das Fehlen von Spannung anfühlt. Nach Jacobson kann man nur Spannung und Angst abbauen, wenn man das Gefühl der Anspannung zu erkennen und aufzulösen vermag. Im Wesentlichen besteht seine Technik darin, schrittweise kleine Muskelgruppen anzuspannen und anschließend wieder zu entspannen, beispielsweise würde er Sportler zuerst die Extensoren und danach die Flexoren des Unterschenkels, dann die des Oberschenkels, des Armes usw. anspannen und entspannen lassen. Auf diese Weise wird die Angespanntheit im ganzen Körper verringert und die meisten Menschen erreichen einen Zustand allgemeiner Entspannung und leichter hypnotischer Trance, nachdem sie diese Methode auf nur einige wenige Muskelgruppen angewandt haben.

VMBR nach Suinn

Der Psychologe Dr. Richard M. Suinn entwickelte ein Verfahren, das er Visual Motor Behavior Rehearsal (VMBR) nannte. In der ersten Phase der Relaxation wird eine verkürzte Version der Tiefenentspannung nach Jacobson angewandt, um den Athleten in einen entspannten, leicht hypnoiden Zustand zu bringen. In der darauf folgenden Phase, der Verhaltensprobe, wird mit Hilfe von imaginativen Methoden versucht, dem Sportler beim Erreichen bestimmter Ziele zu helfen, bei der Wettkampfvorbereitung zu unterstützen, seine Technik zu verbessern oder Fehler zu analysieren und zu korrigieren. Suinn selbst, als Betreuer einiger Olympia-Mannschaften, wandte diese Technik erfolgreich u.a. bei Biathleten, Pistolenschützen, Skilang- und Abfahrtsläufern an.

Bensons Relaxation Response

Diese Entspannungstechnik wurde um 1970 von dem US-amerikanischen Kardiologen Herbert Benson in Zusammenarbeit mit Maharishi Mahesh Yogi, dem Begründer und wichtigsten Vertreter der Transzendentalen Meditations-Bewegung in den Vereinigten Staaten, entwickelt. Bensons „Entspannungsreaktion" zielt darauf ab, zuerst den Geist und über diesen den Körper zu entspannen und umfasst folgende sechs Schritte:

1. Zur Fokussierung der Aufmerksamkeit wählt man ein bedeutungsvolles Wort oder einen entspannenden Laut und konzentriert sich auf den Atemfluss.
2. Es sollte eine ruhige und bequeme Sitzhaltung eingenommen werden.
3. Die Augen werden dabei geschlossen.
4. Dann versucht man die Muskeln zu entspannen.
5. Jetzt atmet man langsam ein und aus, lenkt die Aufmerksamkeit auf den natürlichen Atemfluss und wiederholt den in Schritt 1 gewählten Begriff oder Laut bei jedem Ausatmen.
6. Die mentale Einstellung sollte währenddessen passiv sein und sobald Gedanken auftauchen, lässt man sie an sich vorüber ziehen und kehrt danach wieder ruhig zu seinem Fokus zurück.

Benson empfiehlt diese Übung ca. 10 bis 20 Minuten lang auszuführen, ein- bis zweimal täglich zu wiederholen und sie zu einem festen Bestandteil des Alltagslebens zu machen.

Zwerchfellatmung

Langsames, tiefes, rhythmisches Atmen wurde schon vor hunderten von Jahren von Yogameistern angewandt und bis heute benutzt, um innere Ruhe und Gelassenheit zu entwickeln. Leider wurde den meisten von uns beigebracht, unsere Schultern zurückzunehmen und mit dem Brustkorb zu atmen – „Schultern zurück, Brust raus", heißt es beispielsweise beim Bundesheer. Viele Sportler dehnen die Brust aus und ziehen den Bauch ein, wenn man ihnen die Anweisung gibt, tief zu atmen. Für richtiges Entspannungsatmen, atmet man langsam durch die Nase bis in den Bauch hinein und atmet wieder ruhig durch den Mund aus. Dabei sollte man darauf achten, langsamer aus- als einzuatmen. Atmen ist ein Zyklus, der sowohl aus einem aktivierenden als auch aus einem entspannenden Teil besteht. Tiefes und erfüllendes Einatmen ist aktivierend – jede einzelne Zelle des Körpers wird mit Sauerstoff versorgt. Ausatmen bedeutet Loslassen, da in diesem Teil des Kreislaufes Kohlendioxid ausgestoßen und Spannung abgegeben wird.

Bei Yoga- oder Meditationsatemtechniken benutzt man zusätzlich die Vorstellungskraft bzw. andere Sinnesmodalitäten um den Atemfluss auf dem Weg durch den Körper zu sehen, zu fühlen, zu spüren und zu hören. Durch diese natürliche Atemtechnik wird die Aufmerksamkeit auf den Körper gerichtet und das Gefühl tiefer, wohltuender, angenehmer Entspannung erleichtert einem auch das Eintreten in eine Trance.

Die Fähigkeit, den Entspannungszustand selbst zu beeinflussen, ist aus vielen Gründen von Bedeutung. Ist es beispielsweise einem Sportler möglich, sich zum richtigen Zeitpunkt während eines Wettkampfes zu entspannen, vermag er seine Energie für Situationen aufzusparen, in denen er sie tatsächlich braucht und fühlt sich nicht, sobald voller Einsatz von ihm gefragt ist, zu erschöpft um die erforderliche Leistung zu bringen.

Außerdem kann Entspannung auch bei bestimmten Arten von Schmerz nützlich sein, da zwischen Schmerz und Anspannung häufig ein

Zusammenhang besteht. Harte, verspannte Muskulatur erzeugt einerseits selbst Schmerzen, andererseits kann sie in der Nähe verlaufende Nerven irritieren, die zusätzlich Schmerz auslösen. Aufgrund dessen verspannt sich die Muskulatur weiter und die daraus resultierende Minderdurchblutung verstärkt wiederum den Schmerz und dieser lässt die Anspannung im Muskel noch stärker werden. Ein solcher Teufelskreis der gegenseitigen Verstärkung von Schmerz und zunehmender Anspannung entwickelt sich oft bei Rückenschmerzen. Mit Hilfe von Hypnose kann man versuchen, den verletzten Muskel zu entspannen und zu lockern – der Schmerz lässt nach, die Durchblutung verbessert sich, der Muskel entspannt sich noch weiter und heilt schneller als im angespannten Zustand.

Bei fast jeder Sportart – vom Tennis bis zum Speerwurf – sind Aufmerksamkeit und Konzentration gefragt. Viele Sportler glauben jedoch, um wirklich leistungsbereit zu sein, müssten sie sich vor und während des Wettkampfes in einem Zustand erhöhter Anspannung und Aufregung befinden, pushen sich unnötigerweise mental hoch und sind schließlich völlig aufgedreht, nervös und unrund. Befindet man sich hingegen in einem entspannten, höchst wachen Zustand, ist man in der Lage, seine Fähigkeiten viel effizienter einzusetzen und bessere Resultate zu erzielen. Sich entspannen zu können stellt somit eine der wichtigsten Voraussetzung zur Leistungsverbesserung dar, und ist für Sportler der Schlüssel zu vielen anderen grundlegenden mentalen Fähigkeiten.

2.3. Zone optimaler Funktionsfähigkeit

Die meisten Sportler, wenn nicht sogar alle, wissen, wie es sich anfühlt, sich in der Zone optimaler Funktionsfähigkeit zu befinden. Dabei handelt es sich um einen veränderten Bewusstseinszustand, der einer hypnotischen Trance gleicht. Charakteristisch dafür ist das Gefühl der Unbesiegbarkeit, Kontrolle und Leichtigkeit. Die Aktivität scheint keine Mühe oder Anstrengung zu kosten, Schmerz existiert in diesem Moment praktisch nicht und das Geschehen läuft wie automatisch oder in Zeitlupe ab. Der Sportler ist zu diesem Zeitpunkt von großem Selbstvertrauen erfüllt und genießt sein Tun in vollen Zügen. Er ignoriert die Erschöpfung und störende Umgebungsreize, fühlt sich konzentriert aber gleichzeitig entspannt. In diesem Zustand befinden sich Athleten, wenn sie ihre Bestleistungen erbringen. Ob sich ein Sportler mit seinen Leistungen „in der Zone" bewegt, hängt von seinem Erregungs- bzw. Aktivierungsgrad ab, also von der Spannkraft oder Energie, die ihm beim Wettkampf zu Verfügung steht. Ist seine Anspannung zu stark, macht er Fehler und seine Leistungen nehmen ab. Wenn sein Anspannungsgrad aber zu gering ist, erreicht er ebenfalls nicht das Leistungsniveau um Top-Resultate zu erbringen.
Zu dieser Erkenntnis kamen schon Yerkes und Dodson (1908) in ihren Experimenten über die Lernleistung von Ratten. Ihre Grundidee, dass die Leistung bis zu einem bestimmten Punkt entsprechend der jeweiligen Zunahme der Aktivierung steigt, von diesem Punkt aus jedoch jede weitere Verstärkung des Erregungsgrades die Leistung beeinträchtigt, gilt noch heute als allgemein akzeptiert und wurde zur Grundlage weiterer Versuche.
Spätere Untersuchungen ergaben, dass dieser Erregungsgrad nicht nur von Sportart zu Sportart variiert sondern auch individuell unterschiedlich ist. Jeder Mensch erzielt konstant, bei einem für ihn charakteristischen Erregungsgrad, die besten Leistungen, wohingegen die Leistungsfähigkeit abnimmt, wenn die Erregung unter oder über diesem Wert liegt. Inzwischen wird davon ausgegangen, dass dieser Wert eher einen Bereich darstellt, und man spricht von der „Zone optimaler Funktionsfähigkeit".

Viele Sportler können sich an Situationen erinnern, in denen sie aufgrund zu starker bzw. zu geringer Aktivierung nicht in der Lage waren, ihre volle Kraft zu entfalten und deshalb ihren Aktivierungsgrad so beeinflussen möchten, dass sie sich bei Wettbewerben häufiger in ihrem idealen Leistungszustand befinden. Infolgedessen ist die Entwicklung dieser Fähigkeit immer essentieller Bestandteil der sporthypnotischen Arbeit mit Athleten und umfasst folgende Schritte:

Hypnose-Induktion mittels Altersregression
Milton Erickson hat gezeigt, dass man eine Trance herbeiführen kann, indem man einen Menschen in frühere Situationen zurückversetzt, in denen er bereits einen hypnoiden Zustand (z.B. eine Alltagstrance) erlebt hat, oder besonders entspannt war. Diese Strategie wird auch bei Sportlern gern angewandt, da sie das Gefühl „in der Zone" zu sein bereits kennen und bei Rückführung in solche Ereignisse in Trance gleiten. Sobald der Klient beginnt diesen Zustand zu erleben, versucht man sein Erlebnis so lebendig, klar und deutlich wahrnehmbar wie möglich werden zu lassen, um ihn immer tiefer in diese sensorischen Empfindungen zu geleiten. In der Regel kann durch die Reaktivierung zuvor erlebter hypnotischer Phänomene eine Trance erzeugt und vertieft werden.

Verwendung posthypnotischer Suggestionen und Auslöser
Eine posthypnotische Suggestion ist eine Anweisung für eine Handlung oder eine Reaktion, die nach der Hypnose stattfinden soll. Die Suggestion wird während sich der Klient noch im hypnotischen Zustand befindet gegeben.
Posthypnotische Auslöser hingegen sind Handlungen, Gedanken, Wörter, Bilder oder Ereignisse, die eine posthypnotische Reaktion außerhalb der Trance erzeugen. Diese Reaktion kann eine Handlung, ein Gefühl oder auch eine innerliche körperlicher Veränderung sein. Beispielsweise könnte man einem Sportler mittels posthypnotischer Suggestionen dazu verhelfen, sich in den idealen Leistungszustand bzw. in die Zone zu versetzen, sobald er (z.B. als Turner) das Magnesiumpulver berührt oder (bei einem Mannschaftssport) seine Kappe oder seinen Helm aufsetzt. Dabei fungieren das Pulver, die Kappe und der Helm als Auslöser für eine posthypnotische Reaktion – in diesem Fall die Zone optimaler Funktionsfähigkeit. Die Schaffung solcher Auslöser ermöglicht es dem Sportler sich augenblicklich in Trance zu versetzen.

Erlernen der Fähigkeit zur Selbsthypnose bzw. Wachhypnose
Wie so oft, ist Wiederholung der Schlüssel zum Erfolg. Deshalb ist es wichtig, den Sportler Selbsthypnose zu lehren, damit die posthypnotischen Suggestionen und Auslöser im Unterbewussten fest verankert werden können. Außerdem ist es einem Sportler, der mit Selbsthypnose vertraut ist und Übung darin hat, sich in einen hypnotischen Zustand zu versetzen, problemloser und schneller möglich „in die Zone" zu gelangen. Man spricht in diesem Fall von Wachhypnose bzw. aktiver Hypnose, da die Selbsthypnosearbeit in die sportliche Aktivität integriert wird.
Hypnose ist hier von unschätzbarem Wert, da sie zuverlässig und voraussagbar einen mentalen Zustand erzeugen kann, der demjenigen der Topform ähnelt, oder mit ihm sogar identisch ist. Ohne Hypnose müssten sich Sportler auf ihr Glück, ihre Stimmung, äußere Umstände oder auf den Zufall verlassen, um in diesen Zustand idealer Leistungsfähigkeit zu gelangen.

2.4. Entwicklung motorischer Fertigkeiten

Viele Sportpsychologen, Leistungssportler und Mentaltrainer sind von der Macht der Vorstellungskraft überzeugt und nutzen Visualisierungs- und Imaginationsübungen nicht nur zur Förderung der Entspannung und Beeinflussung des Aktivitätsniveaus sondern auch zur Entwicklung motorischer Fertigkeiten und Perfektionierung komplexer Bewegungsmuster.
Aus wissenschaftlichen Untersuchungen geht hervor, dass Sportler häufig auf ihre Vorstellungskraft zurückgreifen und sich diese auch positiv auf ihre Leistungsfähigkeit auswirkt. Beispielsweise der Golfer Jack Nicklaus, der problematische Schläge stets visualisierte und mental durchspielte, und selbst im Training

nie einen Schlag machte ohne vorher ein ganz klares geistiges Bild davon zu haben. Er war davon überzeugt, dass Golf zu 90 Prozent mentale Vorbereitung und nur zu zehn Prozent körperliches Geschick sei.

Liggett fand heraus, dass jene Vorstellungsbilder, die während einer Trance entstanden, deutlich lebhafter und klarer waren und sich unter Hypnose erheblich die Intensität solcher Innenbilder hinsichtlich jeglicher Wahrnehmungsmodalität verstärkte.

2.5. Der Einsatz von Vorstellungsbildern unter Hypnose

Bekanntlich sind Imaginationen nicht allein „im Kopf befindliche Bilder", sondern vielmehr handelt es sich dabei um sehr unterschiedliche Wahrnehmungsqualitäten, die szenisch miteinander verbunden sind. Die zu einer Szene gehörenden Emotionen, Gedanken, Erwartungen, Wahrnehmungen (visuell, auditiv, olfaktorisch, gustatorisch) und physiologischen Begleiterscheinungen werden als ein einheitliches Erlebnis reproduziert.

Mittlerweile ist es gebräuchlich, interne von externen Vorstellungsbildern zu unterscheiden. Bei ersteren sieht der Sportler vor seinem geistigen Auge sich selbst oder eine andere Person eine sportliche Aktivität durchführen, als würde er auf einen Bildschirm schauen. Von externen Bildern spricht man, wenn derjenige, der die Vorstellung aufbaut, auch das sieht, was er während seiner Aktivität sehen würde – wie durch eine am Kopf befestigte Kamera. Spürt die Person, während sie die Bilder produziert, gleichzeitig Muskelbewegungen oder lassen sich feine Muskelkontraktionen beobachten, handelt es sich dabei um eine zusätzliche kinästhetische Komponente, welche die Wirksamkeit der Imaginationen erheblich verstärkt.

Edmund Jacobson fand bereits 1930 heraus, dass die Visualisierung von motorischen Abläufen kleinste Muskelkontraktionen bewirkt. Dabei werden genau jene Muskelgruppen stimuliert, die auch bei der realen Ausführung der betreffenden Prozesse in Aktion treten. Dieser Effekt kann nicht nur effektiv bei der Rehabilitation von Verletzungen nach Unfällen oder zur kräfteschonenden Trainingseingewöhnung nach krankheitsbedingten Pausen, sondern auch zur Entwicklung oder Perfektionierung motorischer Fertigkeiten eingesetzt werden.

Analysieren und Trainieren von Bewegungssequenzen

Die im Sport häufig vorkommenden komplexen Bewegungsabläufe müssen exakt aufeinander abgestimmt sein, um nicht nur erfolgreich sondern auch effizient im Sinne der Ergonomie sein, da ein Wettkampf die mehrmalige optimale Leistungsbereitschaft fordert, ohne Verausgabungen und zu frühe Ermüdung. Entsprechend kann ein Sportler mit Hilfe von Videoaufzeichnungen seine Bewegungen beobachten oder sie in Hypnose analysieren. Ein Vorteil der Entwicklung von Vorstellungsbildern in Trance ist, dass der Klient sich gleichzeitig „von innen" und „von außen" (interne bzw. externe Bilder) erleben kann. Außerdem kann der Hypnotisand leichter Fehler erkennen und Korrekturen vornehmen, weil die Flexibilität, ungewohnte Zusammenhänge zu sehen, in Trance größer ist als im Wachbewusstsein. Technische Hilfsmittel haben hingegen, neben dem apparativen Aufwand, den Nachteil, dass der Sportler nur Informationen „von außen her" erhält, die dann über kognitive Prozesse korrigiert und richtig umgesetzt werden müssen. Zeitlupenwiedergaben sind jedoch auch in Hypnose möglich, sodass der Klient differenziert Analysen durchführen kann, die ihm zu Verbesserung verhelfen. Die Fähigkeit die Wahrnehmung der Zeit zu verzerren, ist eines der Charakteristika der Trance.
Solche Zeitverzerrungen leisten bei der Perfektionierung von Handlungen hervorragende Dienste und bieten eine ausgezeichnete Möglichkeit, neue Techniken oder Bewegungen zu üben. Zwar kann ein Golfspieler bestimmte Schwünge in Zeitlupe durchgehen, um sie zu optimieren, doch vermag ein Turmspringer

einen komplizierten Sprung nur mithilfe der Vorstellungen zu trainieren, bis er ihn das erste Mal in Realität ausführt. Durch die Imagination einer bestimmten Bewegung in Trance, wird die Muskulatur genauso stimuliert als würde sie die Tätigkeit tatsächlich ausführen. Durch mehrfach wiederholte Vorstellung der Bewegungsabläufe „erinnert" sich die Muskulatur an die Durchführung genauso, wie das Gehirn sich die Muster der Handlung einprägt. Dieses Phänomen nennt man „Muskelgedächtnis" und bezeichnet den Erlebniseindruck, der eine Gedächtnisspur hinterlässt, als Engramm.

Entwicklung von Identifikationsbildern

Eine weitere Möglichkeit, die sportliche Leistung wirksam zu verbessern besteht darin, Identifikationsbilder zu entwickeln. Dabei wird der Sportler in Trance dazu angeleitet, eine bildliche Vorstellung von etwas oder jemandem aufzubauen, das oder der über die Eigenschaft verfügt, die er sich aneignen möchte.

So kann sich beispielsweise ein Eishockeyspieler mit einer berühmten Persönlichkeit wie Thomas Vanek, ein 1000m Läufer mit einem schnellen Tier (z.B. ein Panther) oder ein Langstreckenläufer mit einem leblosen Objekt, etwa einer Lokomotive, die unermüdlich weiterfährt, identifizieren. Die Technik bzw. Kraft eines „Experten" zu imaginieren, sie sozusagen auf sich selbst abzubilden und dann mit dem Identifikationsbild zu verschmelzen, ermöglicht es dem Sportler in seinem eigenen Körper die korrekte Ausführung bestimmter Bewegungen zu spüren. Die Nutzung von Vorstellungsbildern scheint Sportlern auch am besten dabei zu helfen, hauptsächlich ihre Agonisten zu aktivieren und ihre Antagonisten zu entspannen. Etwa ein Läufer, dessen Bewegungen ein wenig ungelenk und schwerfällig wirken, spannt meistens im gleichen Moment mehr Muskeln als notwendig an – die Agonisten, die ihn tatsächlich dazu befähigen schnell zu laufen, und die Antagonisten, die zum gleichen Zeitpunkt eher hinderlich sind. In Trance könnte der Läufer beobachten, wie eine Raubkatze beim Laufen Kraft und Entspanntheit miteinander verbindet, wie sich die Beinmuskulatur des Tiers nur im Moment der Kraftanwendung anspannt und sich beim Abheben des Beins vom Boden wieder entspannt. Der Läufer sollte dann die Vorstellung entwickeln, er laufe selbst, und allmählich mit der Raubkatze verschmelzen, indem er sowohl die charakteristische Kombination von Kraft und Entspannung als auch die Geschmeidigkeit der Bewegungen nachempfindet.

Automatisierung komplexer Bewegungsmuster

Ein erfolgreicher Sportler generiert seine Leistung in einer Wettkampfsituation fast automatisch. Beim Erlernen einer Technik kann man im Training die Aufmerksamkeit auf die Atmung, die Armhaltung oder andere Einzelheiten richten, aber während eines Wettbewerbs sind Gedanken an solche Details eher hinderlich. Nicht nur vegetative Reaktionen (z.B. das Einschlafen) oder kognitive Prozesse (Erinnern, Vergessen) sondern auch komplizierte Bewegungsabläufe funktionieren unwillkürlich besser, als wenn man sie durch willentliche und bewusste Beschäftigung erzwingen will.

Neu erlernte Techniken in einer selbst- oder fremdinduzierten Trance zu üben, kann ihre Automatisierung fördern und dem Sportler die nötige Sicherheit in der Durchführung gewisser Bewegungen vermitteln.

Körperliches und mentales Aufwärmen

Mittels Hypnose kann sich der Sportler optimal körperlich und mental auf die Wettkampfsituation vorbereiten, da er, bevor er an die Öffentlichkeit tritt, all seine nachher geforderten Aktivitäten und Wettkampfstrategien mental durchspielen kann. Durch dieses Aufwärmen erhöht er seine Reaktionsbereitschaft und wird in der Ernstsituation reflektorisch die richtigen Aktionen vornehmen, weil er sich ja stets die perfekte Leistung vorstellt, und somit im Gegensatz zum physischen Training auch keine Fehler einübt.

Es ist anzunehmen, dass erlernte Reaktionsweisen in Hypnose leichter aktiviert werden können als im Wachzustand. Da Imaginationen deutlich messbare Potentiale an den jeweiligen Muskelgruppen bewirken, erfolgt auf diesem Weg eine gezielte Bereitstellung der Muskeln und ihrer erforderlichen Ablaufprogramme bzw. die in Efferenzkopien abgelegten Motorikinformationen.

2.6. Förderung der Motivation

Wenn ich an solch großartige Radfahrer wie Jan Ullrich oder Lance Armstrong denke, kommt mir immer ihre Leidenschaft und zielgerichtete Hingabe in den Sinn, die sie für ihre große Mission, die Tour de France zu gewinnen, entwickelt haben. Ihre Motivation, bei der Tour erfolgreich zu sein, war außergewöhnlich. Sie waren bereit, alle Opfer zu bringen, beliebig viele Kilometer zurückzulegen, denkbar viele Höhenmeter zu absolvieren, nur um ihrem bedeutenden Ziel näher zu kommen. Der Radsport spielte die zentrale Rolle in ihrem Leben und alles andere wurde zum Nebenschauplatz degradiert. Von diesen Fahrern kann man lernen, dass Leidenschaft, Motivation und Hingabe von höchster Bedeutung für das Erreichen persönlicher Ziele sind.

Hypnose kann einem Sportler auf verschiedenste Art und Weise dabei helfen, die Willenskraft zu entwickeln, die nötig ist, um Bestleistungen zu erbringen:

Definieren von Zielen

Selbst wenn ein Sportler über viel Enthusiasmus und Energie verfügt, können seine Aktivitäten planlos sein, falls er sich keine spezifischen Ziele gesetzt bzw. wenn er keine Richtung definiert hat, die er einschlagen will. Sportler die sich geeignete Ziele setzten, erreichen schneller Fortschritte, als jene, die dies nicht tun. Dabei ist es wichtig, angemessene Ziele zu bestimmen, die einerseits über dem bisher gewohnten Leistungsniveau liegen, andererseits aber erreichbar bleiben, da zu leichte nicht motivieren, zu schwer erreichbare jedoch entmutigend wirken.

Das Festlegen von Zielen erfordert nicht zwingend den Gebrauch von Hypnose, erweist sich in Trance jedoch als effektiver und hat folgende Vorteile:

- Ein Klient in Trance hat einen leichteren Zugang zu seinem Unbewussten und zu dessen Fähigkeiten und Ressourcen, die dem Wachbewusstsein nicht ohne Weiteres zur Verfügung stehen. Das Unbewusste ist als riesiger Speicher von verborgenen Fertigkeiten, Erlebnissen, Gefühlen und Emotionen aufzufassen. Diese innere Weisheit eines Menschen scheint deshalb oft eine genauere Vorstellung von dessen Fähigkeiten zu haben, als sein Wachbewusstsein. Aus diesem Grund beinhalten Ziele, die sich in Trance herauskristallisieren, gewöhnlich angemessene, also weder zu starke noch zu geringe Herausforderungen.
- In einem hypnoiden Zustand können nicht nur besser geeignete Ziele formuliert werden, sondern es ist auch möglich, Vorschläge und Verhaltensveränderungen zum Erreichen des Ziels aus diesem riesigen Fähigkeits- und Erfahrungsspeicher heraus zu entwickeln.
- Ein Mensch in Trance fühlt sich einheitlicher, ganzheitlicher bzw. stärker verbunden mit seinen Körperprozessen und weiß deshalb auch eher, welche Möglichkeiten zur Verbesserung seiner sportlichen Leistung er zur Verfügung hat, oder ihm noch offen stehen.
- In Trance weicht das lineare, logisch analytische Denken langsam dem multidirektionalen, mehrdimensionalen Gedankenfluss. Diese holistische Denkweise fördert nicht nur die Formulierung besserer Ziele, sondern hilft auch kreative Möglichkeiten zum Erreichen der angestrebten Ziele zu entdecken. Wenn man Hypnotisanden fragt, welche Veränderungen sie für notwendig halten, um dem Ziel näher zu kommen, nennen sie Strategien, an die sie außerhalb der Trance nie gedacht hätten bzw. die ihnen gar nicht bewusst waren. Möglicherweise handelt es sich dabei um eine unbewusste oder rechts-

hemisphärische Analyse der sportlichen Tätigkeit, oder um einige Zeit zurückliegende Vorschläge von Trainern und Teamkollegen, die bisher nicht in die Tat umgesetzt, aber offenbar unbewusst registriert und gespeichert wurden.

- Außerdem besteht die Möglichkeit, Ziele in Trance fest im Unterbewusstsein zu verankern, damit sie nicht ihre Wirksamkeit und Kraft verlieren oder sogar in Vergessenheit geraten. Wenn man wirklich seine Leistungen verbessern will, ist es immens wichtig immer ein Ziel vor Augen zu haben, um nicht vom Weg abzukommen.

Das Setzen von Zielen wirkt motivierend, intensiviert die Bemühungen des Sportlers, sich mit den augenblicklich benutzten Strategien auseinanderzusetzen bzw. sie zu hinterfragen und spornt ihn an, neue zu entwickeln. Das Erreichen eines Zwischenziels, sowie das Spüren von Fortschritten auf dem Weg dorthin, wirken zusätzlich verstärkend und lassen oft langweilige Trainingsarbeit interessanter erscheinen.

Ergebnisvorstellung
Damit Sportler aus der Definition von Zielen maximalen Nutzen ziehen können, sollte man sie dazu auffordern, sich in Trance vorzustellen, sie hätten ihre Ziele zu einem bestimmten zukünftigen Zeitpunkt schon erreicht. Sie sollten sich dabei das befriedigende Gefühl des Erfolgs vergegenwärtigen, die Freude daran, etwas geschafft zu haben, und die starken positiven inneren Empfindungen vorstellen, die sich durch das Erreichen des Ziels einstellen.
Diese Zukunftsvision sollte so lebendig und klar sein wie nur möglich und alle Aspekte des Erfolgs beinhalten, etwa die Anerkennung des Coachs bzw. der Teamkollegen, den Stolz der Eltern und Freunde, den Applaus des Publikums etc.

Diese vorweggenommene Befriedigung stärkt die Motivation sowie das Selbstvertrauen und weckt Begeisterung für die Arbeit am zuvor festgelegten Ziel.
Sich die Auswirkungen des Erfolgs als Zukunftsvisionen vorzustellen, ist in Trance ein wesentlich lebhafteres und machtvolleres Erlebnis, als es im Zustand des normalen Wachbewusstseins wäre. Und weil Hypnose deutlich die Intensität und Effektivität der Nutzung bildlicher Vorstellungen erhöht, ist sie ideal dafür geeignet, solche Erinnerungen an die Zukunft und somit auch die Leidenschaft und Motivation für das angestrebte Ziel zu entwickeln.

2.7. Steigerung der Konzentrationsfähigkeit

Hypnose ist definiert als ein Zustand erhöhter Aufmerksamkeit und fokussierter Konzentration. Im Zustand dieser konzentrierten Wachsamkeit ist es möglich, störende und überflüssige Anteile im aktuellen Erleben zu ignorieren, wie z.B. die Beachtung der Symptome körperlicher Unruhe und Nervosität, oder andere situative Aspekte, welche die Leistungsfähigkeit einschränken.
Dieser Vorteil, nämlich die Steigerung der Konzentrationsfähigkeit durch Hypnose, wird auch im Bereich des Leistungssports genutzt, um die Wahrnehmung auf bestimmte Inhalte zu lenken, die Aufmerksamkeit aufgabenspezifisch zu zentrieren und damit andere störende Einflüsse auszublenden. Die Trance-Fähigkeit zur Dissoziation, also zur Abspaltung bestimmter Erlebnisinhalte, ermöglicht es dem Sportler, sich voll und ganz auf den Wettkampf zu konzentrieren. Sportler dürfen sich nicht von den äußeren Umständen, wie Geräusche in der Umgebung oder mögliche andere Störreize durch anwesende Personen, ablenken lassen. Ebenfalls sollten sie sich, wenn Bestleistungen von ihnen gefordert werden, von ihren persönlichen Problemen finanzieller oder familiärer Art distanzieren können. Gehen ihnen beispielsweise die Schwierigkeiten, die sie im Privatleben haben, ständig im Kopf herum, beeinträchtigt das mit Sicherheit ihr Leistungsvermögen.

Auch die eigenen körperlichen Empfindungen in Stresssituationen, etwa das Pochen des Herzschlags oder das Zittern der Hände, sollten ihn unbeeindruckt lassen. Eine Möglichkeit, überschießende Reaktionen des Körpers zu bändigen, besteht darin, sich in Trance innerlich von ihm zu dissoziieren, also den Körper sich selbst zu überlassen und ihn vom bewussten Denken abzukoppeln. Wer sich vor oder in schwierigen Situationen erlaubt, in Trance zu gehen, ermöglicht seinen unwillkürlichen Reaktionen sich optimal zu entwickeln. Das Tranceerleben schafft die innere Freiheit und Distanziertheit, die nötig ist, um die eigenen körperlichen und geistigen Fähigkeiten voll einsetzen zu können.

Abgesehen von dem Phänomen der Dissoziation, lässt sich die Konzentration auch mit Hilfe von posthypnotischen Suggestionen und situationsspezifischen Auslösern effektiv steigern. Eine posthypnotische Suggestion ist eine Anweisung, die der Sportler in Fremdhypnose empfängt oder sich mittels Autohypnose selbst gibt, während er noch in Trance ist, um eine Reaktion hervorzurufen, die er sich außerhalb der Hypnose wünscht. Zusätzlich wird die Suggestion mit einem Auslöser verknüpft, um die Wirksamkeit zu verstärken und die gewünschte Reaktion zeitlich zu fixieren.
Als Auslöser kann eine Handlung dienen, die der Sportler kurz vor dem Spiel oder Start des Wettbewerbs gewöhnlich ausführt. Man sieht das etwa bei Baseballspielern, wie sie ihre Helme zurechtrücken und ihre Trikots geradeziehen und dies wohl als Auslöser benutzen, um sich zu konzentrieren.
Beispielsweise könnte sich ein Fußballspieler folgende Suggestion in Selbsthypnose geben: „Jedes Mal, wenn ich vor dem Spiel meine Turnschuhe binde, merke ich, wie ich mich konzentriere. Sowie ich die Schnürsenkel festziehe, konzentriere ich mich ganz fest auf das Spiel."
Oder ein Tennisspieler könnte sich suggerieren: „Wenn ich am Spielfeld meinen Schweiß mit dem Handtuch abwische, kann ich auch alle ablenkenden Gedanken aus meinen Kopf entfernen und danach das Handtuch zusammen mit den störenden Gedanken an den Spielfeldrand werfen."
Eine andere Suggestion könnte lauten: „Die Linien und Grenzen des Spielfeldes markieren den Bereich meiner Aufmerksamkeit. Ich werde meine Konzentration nur auf Handlungen und Ereignisse richten, die sich innerhalb dieser Grenzen befinden."
Aus nahezu jeder Aktion oder jedem Element einer Sportart lassen sich Suggestionen und Auslöser entwickeln, um die Konzentration zu verbessern. Die Fähigkeit, Ablenkungen auszuschalten, auf entscheidende Aspekte einer Situation zu fokussieren und irrelevante auszublenden, ist in jeder Sportart einfach ungeheuer wichtig und mittels Selbst- oder Fremdhypnose auch schnell zu erlernen.

2.8. Lösen von Problemen durch Veränderung der Betrachtungsweise

Viele Probleme beruhen auf einer eingeengten Sichtweise, die es verhindert, das Problemverhalten auch anders auslegen zu können. Durch die Veränderung der Betrachtungsweise, die ein Sportler von seiner Situation hat, können Probleme überwunden oder Lösungen entdeckt werden. Milton Erickson entwickelte einige Methoden, die es ermöglichen, den Kontext oder den Blickwinkel eines Klienten zu verändern.

Kontext- bzw. Inhaltsumdeutung

Sinngemäß bedeutet Umdeutung (engl. Reframing) das Schaffen eines neuen Bezugsrahmens, in dem ein Ereignis oder eine Handlung eine neue Bedeutung gewinnt. Durch den Perspektivenwechsel werden Erlebnisse oder ein spezielles Verhalten anders bewertet bzw. relativiert, und auch andere Gefühle ausgelöst. So kann man beispielsweise Misserfolge als Chance etwas zu lernen verstehen, und somit zur Leistungsverbesserung nutzen oder einen anstrengenden Wettbewerb nicht als Quälerei sondern als Herausforderung sehen. Dadurch lassen sich auch die negativen Gefühle wie

Furcht, Ärger, Hilflosigkeit und Selbstzweifel in positive Emotionen wie Zuversicht, Entschlossenheit und Spielfreude verwandeln.

Nutzung von Humor

Milton Erickson hat als erster Therapeut bei seiner psychotherapeutischen Arbeit den Humor genutzt, und zwar sowohl um dem Klienten einen bestimmten Hinweis zu vermitteln als auch um seine Problemansicht zu verändern. Wenn man über etwas lachen kann, gewinnt man Distanz dazu, fühlt sich erleichtert und bewertet die Situation plötzlich anders. Das zeigt sich auch anschaulich im sportlichen Alltag, wenn Athleten humorvolle oder sogar alberne Situationen kreieren, um sich in schwierigen Situationen selbst ein wenig den auf ihnen lastenden Druck zu nehmen.

Verwendung von Anekdoten und Metaphern

Eine der gängigsten Arten, die Sicht zu verändern, besteht in der Nutzung von Metaphern und Anekdoten. Ist ein Sportler beispielsweise entmutigt und demotiviert, kann der Therapeut ihm die Lebensgeschichte von Lance Armstrong erzählen, der seinen Hodenkrebs besiegte, danach erneut den Gipfel seiner Leistungsfähigkeit erreichte und dreimal in Folge die Tour de France gewann. Einem anderen Athleten, der Schwierigkeiten hat auf den letzten Metern vor dem Ziel noch alles zugeben, könnte der Hypnotherapeut von einem Sprinter berichten, der sich die Ziellinie zehn Meter weiter entfernt vorstellte, als sie tatsächlich war, damit er kurz vor dem Ziel nicht nachließ. Zahlreiche interessante Geschichten aus der Welt des Sports und Fallbeispiele aus dem Therapiealltag können auf Problemlösungsstrategien anderer Sportler oder auf bestimmte Zusammenhänge aufmerksam machen.

2.9. Stärkung des Selbstvertrauens

Generell sollte man bei der Arbeit mit Sportlern den Aspekt des Selbstvertrauens einbeziehen, ganz gleich, um welche Probleme es ansonsten geht. Auch durch die in den vorherigen Kapiteln beschriebenen Techniken zur Entwicklung von bestimmten Fähigkeiten, wie das Formulieren von Zielen, die Beeinflussung des Aktivierungs- bzw. Erregungsgrades, die Fokussierung auf entscheidende Aspekte der Situation und das Ausblenden von Ablenkungen, gewinnen Sportler innere Kraft und mentale Stärke. Innere Stärke ist neben Talent und Technik der entscheidende Faktor für sportlichen Erfolg. Viele Sportler leiden beispielsweise außergewöhnlich stark unter früheren Misserfolgen. Der Grund dafür ist, dass sich erfolgreiche Athleten in hohem Maße mit ihrer sportlichen Aktivität identifizieren und ihr immense Bedeutung zusprechen – nicht umsonst investieren sie darin extrem viel an Zeit und Energie. Nur zu oft haben Sportler das Gefühl, dass ein Fehler (z.B. ein nicht gelungener Sprung), den sie während eines Wettkampfs gemacht haben, sie wie ein Gespenst verfolgt, und dies wirkt sich im weiteren Verlauf des Bewerbs und in zukünftigen ähnlichen Situationen auf ihre Leistung aus. Häufig verändert eine Reihe von Negativerlebnissen die Erwartungshaltung gegenüber zukünftigen Zielen, beeinträchtigt das Selbstvertrauen und kann zu Leistungstiefpunkten führen.

Umgang mit Misserfolgen – Nutzung der hypnotischen Altersregression

Diese Interventionsform ermöglicht sowohl die Aufarbeitung und Beseitigung solcher Negativerfahrungen als auch die Reaktivierung früher entwickelter mentaler Ressourcen, zwecks Steigerung der gegenwärtigen Leistungsfähigkeit. In Trance kann man einen Sportler (z.B. Bodenturner, Trampolin- oder Turmspringer) in die Wettkampfsituation zurückgeleiten, in welcher sich beispielsweise der Fehler, der sich festgesetzt hat und seither immer wieder auftritt, ereignete, und ihn auffordern, den Handlungsablauf (wie ein Videoband) zurückzuspulen, die Bewegung zu korrigieren und erfolgreich zum Abschluss zubringen. Durch die mehrmalige gelungene Ausführung der Übung in Trance, erlangt der Sportler die nötige Selbstsicherheit um die Übung auch fehlerlos in der Realität ausführen zu können.

Auch Sportler, die mehrere Niederlagen erlitten haben und die seither Versagensängste und Selbstzweifel plagen, können in frühere Situationen zurückgeführt werden, in denen sie erfolgreich waren. Die damit verbundenen positiven Gefühle lassen sich in Trance auf die derzeitige Situation übertragen, um die gewohnte Leistungsfähigkeit wiederherzustellen.

Aufbauende Selbstinstruktionen – Macht des inneren Selbstgesprächs

Viele Sportler, besonders junge, sind sich nicht darüber im Klaren, in welchem Maße ihre sportliche Leistung durch ihren inneren Dialog beeinflusst wird, denn die größten Feinde guter Leistungen sind eindeutig Selbstzweifel, Unentschlossenheit und eine pessimistische Einstellung. Die Macht der Gedanken lässt sich leicht mithilfe eines einfachen Experiments, auch Muskeltest genannt, demonstrieren. Dabei denkt sich eine Person ein persönliches Ziel aus (z.B. ein gewisse Distanz in 60 Sekunden schwimmen) und formuliert dieses einmal ganz unsicher („Ich hoffe ich kann die Strecke in 60 Sekunden bewältigen") und ein anderes Mal mit absoluter Gewissheit („Ich werde nur 60 Sekunden dafür brauchen"). Dabei testet eine zweite Person die jeweilige Stärke beispielsweise des ausgestreckten Armes der Versuchsperson, und kann bei deren sicheren Formulierung des Ziels einen deutlichen Kraftzuwachs spüren. Ein solcher Versuch zeigt eindrucksvoll den Einfluss von Denkprozessen auf die sportliche Leistung. Deshalb sollten Sportler gerade vor oder während eines Wettkampfs, aber auch beim Training, lernen, geeignete Selbstinstruktionen einzusetzen.

Der große Vorteil, dies in Trance zu üben besteht darin, dass man die Instruktionen tief im Unbewussten verankern und dadurch eine sehr dauerhafte Wirkung erzielen kann. Außerdem lassen sich negative Kognitionen, die meist im Unbewussten verborgen sind und guten Leistungen im Wege stehen, in Hypnose besser erreichen. Sobald diese zum Vorschein gekommen sind, können sie hinterfragt, modifiziert oder ins Gegenteil verkehrt werden. Auch Zweifel des Bewusstseins können einfacher überwunden werden und sind so den potenziell nützlicheren Überzeugungen nicht mehr hinderlich.

Verwendung von Ich-stärkenden Skripts

Häufig geht aus Gesprächen mit Sportlern hervor, dass sie in gewissen Bereichen zu wenig mentale Stärke zeigen, oder es ihnen in bestimmten Situationen an Selbstvertrauen mangelt.

Weil ein zu geringes Selbstwertgefühl so oft ein Problem darstellt, können Ich-stärkend wirkende Texte andere Techniken wirksam ergänzen. Ihnen allen ist gemein, dass der Sportler einen angenehmen Ort visualisiert und sobald er entspannt ist und den Aufenthalt dort genießt, werden eine Vielzahl stärkender Suggestionen in das Therapiegespräch eingebaut. Das im Folgenden wiedergegebene allgemeine Skript kann man benutzen, wenn Klienten entweder bereits entspannt sind oder sich in Trance befinden.

Beispiel-Text: Kraftquelle

... es gibt viele Wege, die in einen Zustand der inneren Ruhe und Entspannung führen. So darfst du es deinen Gedanken erlauben, dich innerlich zu einem für dich angenehmen Ort zu führen, womöglich irgendwo in freier Natur. Vielleicht hörst du von irgendwoher angenehme Geräusche, etwa von einem leichten Wind in den Bäumen, oder vom Wasser eines in der Nähe fließenden Baches. Und während du dich an diesem wunderbaren und angenehmen Ort befindest, darfst du es dir gestatten, deinen ganzen Körper mit jedem Atemzug immer mehr zu entspannen. Jedes Mal, wenn du ausatmest kannst du spüren, wie sich dein Körper angenehm entspannt. Wenn du tief einatmest, spürst du vielleicht die Kraft und Stärke in deinen Körper strömen. Diese Stärke ist immer da gewesen. So oft du möchtest darfst du tief einatmen, um die Stärke noch deutlicher in deinem

Inneren zu spüren. Möglicherweise spürst du sie anfangs nur wenig, doch dann wirst du merken, wie sie sich allmählich in deinem gesamten Körper und Geist ausbreitet. Bei jedem tiefen Atemzug fühlst du dich physisch und mental stärker und kannst erkennen, dass du die Kraft hast, das zu tun, was du wirklich willst. Während die Stärke in deinem Körper und Geist zunimmt, spürst du auch, dass du ruhiger, gelassener und weniger angespannt bist. Du darfst diese guten Gefühle einfach zulassen und ihnen erlauben, sich in allen Bereich deines Körpers auszubreiten und dein ganzes Sein zu durchströmen. In den nächsten Tagen kannst du, wenn du möchtest, an diesen Ort zurückkehren und diese Stärke und die guten Gefühle wieder erleben, wenn du einfach nur die Augen schließt und ein paar Mal tief ein- und langsam ausatmest. Lass die Luft in deine Brust und deinen Bauch strömen, dann wirst du merken, wie diese Stärke dich erfüllt und wenn du möchtest, kannst du auch diese besondere Ruhe und Kraft spüren. Auf diese starken Gefühle kannst du zurückgreifen, wann immer du möchtest ...

Hypnotisches Träumen und Tagträumen

Jeder von uns hat sicher schon einmal einen inspirierenden (Tag-)Traum erlebt und die dadurch hervorgerufene Stimmung dann während des ganzen Tages oder sogar noch länger gespürt. Hypnotisches Träumen beinhaltet die Fähigkeit, in einer fremd- oder selbstinduzierten Trance Erfolgsphantasien zu entwickeln, um die eigene positive Geisteshaltung zu fördern.

So könnte beispielsweise ein von Zweifeln geplagter Sportler über seinen kurz bevorstehenden Sieg träumen. Ob er sich in diesem Fall vorstellt, dass ihn andere Spieler auf ihren Schultern tragen oder er jubelnd über die Ziellinie fährt – Erlebnisse dieser Art können einem Sportler ungeheuer viel Hoffnung und Zuversicht vermitteln.

2.10. Aktivierung der Selbstheilungskräfte

Der Einsatz von Hypnose zur Aktivierung heilender Kräfte hat eine lange Geschichte und schon Franz Anton Mesmer erkannte, dass „Von allen Körpern in der Natur wirkt auf den Menschen am allerwirksamsten der Mensch selbst."

Neuere experimentelle Untersuchungen zeigen nun, dass sich das „zentralnervöse" Geschehen der Hypnose auf immunologischer Ebene auswirken kann. Dieser Einfluss der Hypnose auf das Immunsystem ist auch im Leistungssport von beachtlicher Relevanz, da gerade Spitzensportler sowohl psychischen (Leistungs- und Erwartungsdruck, ständige Medienpräsenz, Leben im Rampenlicht, finanzielle und familiäre Probleme) als auch physischen Belastungen (körperliche Überlastung, Verletzungen) ausgesetzt sind, und diese Mehrbelastung die Immunabwehr negativ beeinflusst. Stress wirkt bekanntlich immunsuppressiv, führt zur Steigerung des sympathischen Erregungsniveaus und zur Ausschüttung von „Botschaftersubstanzen" wie Glukokortikoiden (z.B. Kortisol) und Katecholaminen (Adrenalin, Noradrenalin). Von diesen Hormonen ist bekannt, dass sie die Immunfunktionen der Leukozyten herabsetzen. Dabei werden die Phagozytosefähigkeit von Leukozyten, die Proliferationsrate von Lymphozyten und die Toxizität der T-Zellen, die Produktion von und die Reaktion auf Lymphokine, sowie die Potenz der Antikörperbildung der B-Zellen beeinträchtigt.

Hingegen führen die physiologischen Veränderungen in Hypnose zu einer Senkung der Erregung des sympathischen Nervensystems und werden unter dem Begriff „trophotrope Reaktionsmuster" zusammengefasst. Dazu zählt u.a. auch das Absinken der sog. „Stresshormone" im Blut. Sowohl Bongratz et al. als auch Sachar et al. belegen in ihren Arbeiten den hemmenden Einfluss der Hypnose auf den Katecholamin- und Kortisolspiegel. Da der Anstieg dieser Hormone bei Stress einen negativen Einfluss auf die Immunfunktionen der

Leukozyten ausübt, kann man erwarten, dass die Abnahme dieser Hormone in Hypnose eine Förderung von Immunfunktionen bedeutet, wofür aber zur Zeit noch empirische Beweise fehlen.

Belegt ist jedoch, dass Hypnose die Zahl der Leukozyten beeinflusst, wobei zwei Effekte zu unterscheiden sind:

- Bei der *kurzfristige Änderung* der Anzahl, die über den Katecholaminspiegel im Blut gesteuert wird, kommt es nach der Hypnose (bei entspannenden Suggestionen, beispielsweise ein Spaziergang am Strand) zu einer Abnahme der Leukozyten für etwa eine halbe Stunde um durchschnittlich 25% in den entnommenen Blutproben. Dies ist darauf zurückzuführen, dass durch die Minderung der sympathischen Erregung eine Verschiebung der Leukozyten vom zirkulierenden zum Randpool stattfindet. Bei dieser Veränderung bleibt die Gesamtzahl der Leukozyten gleich, da die Abnahme der Leukozytenzahl nur durch die erhöhte Adhärenz an den Gefäßwänden bedingt ist, und mit einer Blutabnahme lediglich die Leukozyten im zirkulierenden Pool erfasst werden. Die Änderung der Leukozytenzahl per se, von der alle Untergruppen gleichermaßen betroffen sind, ist vermutlich kaum von immunologischer Bedeutung, wohl aber die verbesserte Haftfähigkeit am Endothel bei Hypnose, genauer gesagt die Beeinflussung der Substanzen, welche die Adhärenz regeln. Plausible Kandidaten für einen solchen Mechanismus wären körpereigene multifunktionale Signalstoffe, wie TNF-α (tumor necrosis factor). Dieser zu den Zytokinen gehörender Entzündungsmediator beeinflusst die Aktivität der Immunzellen und steuert auch die Haftung der Leukozyten an den Gefäßwänden. Bevilacqua et al. und Gamble et al. belegen in ihren Studien, dass ein Anstieg von TNF-α mit einer Zunahme der Haftfähigkeit von Leukozyten einhergeht. Dies ist deshalb von Bedeutung, weil eine Zunahme von bakteriellen Infektionen mit einer verminderten Adhärenz polymorphkerniger Leukozyten einhergeht. Daraus kann man schließen, dass für eine gestärkte Immunabwehr eine verbesserte Haftfähigkeit notwendig ist. Darüber hinaus gibt es Beweise, dass sich bei alleiniger Adhärenz der Leukozyten am Endothel sowohl die Zytotoxizität von polymorphkernigen Leukozyten als auch die der Endothelzellen erhöhen.
- Die *verzögerte Änderung* der Leukozytenzahl, die vermutlich über Glukokortikoide vermittelt wird, tritt erst eineinhalb Stunden nach der Hypnose auf. Dabei handelt es sich um eine „echte" Veränderung, da es durch Zufuhr aus oder Abgabe in die Blutdepots von Milz und Knochenmark, zu einer Zunahme von den aus T- und B- Zellen bestehenden Lymphozyten und zu einer Abnahme der polymorphkernigen Leukozyten nach Hypnose kommt. Da letztere allergische Reaktionen verstärken, indem sie aus den Blutgefäßen ins Gewebe wandern und dort u.a. lysosomale Enzyme, Histamin und Serotonin abgeben, nimmt man an, dass aufgrund der Abnahme dieser Zellen eine Reduktion der allergischen Beschwerden bewirkt wird. Auch wenn es sich bei dieser Annahme eher um eine Hypothese handelt, deutet sich hier doch zumindest eine mögliche Erklärung für die Minderung allergischer Reaktionen durch Hypnose an.

Zusammenfassend sei gesagt, dass eindeutig ein positiver Einfluss der Hypnose auf das Immunsystem besteht, wir jedoch bei der Klärung der Wirkung auf die einzelnen pathophysiologischen Mechanismen erst am Anfang stehen.

Diagramm – Zusammenfassung: Hypnose statt Doping

1) Verbesserung des mentalen Trainings

2) Auflösen von Anspannung

- Progressive Muskelrelaxation nach Jacobson
- Visual Motor Behavior Rehearsal (VMBR) nach Suinn
- Bensons Relaxation Response
- Zwerchfellatmung

3) Zone optimaler Funktionsfähigkeit

- Hypnose-Induktion mittels Altersregression
- Verwendung posthypnotischer Suggestionen und Auslöser
- Erlernen der Fähigkeit zur Selbsthypnose bzw. Wachhypnose

4) Entwicklung motorischer Fertigkeiten

5) Der Einsatz von Vorstellungsbildern unter Hypnose

- Analysieren und Trainieren von Bewegungssequenzen
- Entwicklung von Identifikationsbildern
- Automatisierung komplexer Bewegungsmuster
- Körperliches und mentales Aufwärmen

6) Förderung der Motivation

- Definieren von Zielen
- Ergebnisvorstellung

7) Steigerung der Konzentrationsfähigkeit

8) Lösen von Problemen durch Veränderung der Betrachtungsweise

- Kontext- bzw. Inhaltsumdeutung
- Nutzung von Humor
- Verwendung von Anekdoten und Metaphern

9) Stärkung des Selbstvertrauens

- Umgang mit Misserfolgen – Nutzung der hypnotische Altersregression
- Aufbauende Selbstinstruktionen – Macht des inneren Selbstgesprächs
- Verwendung von Ich-stärkenden Skripts
- Hypnotisches Träumen und Tagträumen

10) Aktivierung der Selbstheilungskräfte

Trancebeispiel zur Hypnoakupunktur bei Leistungssport:

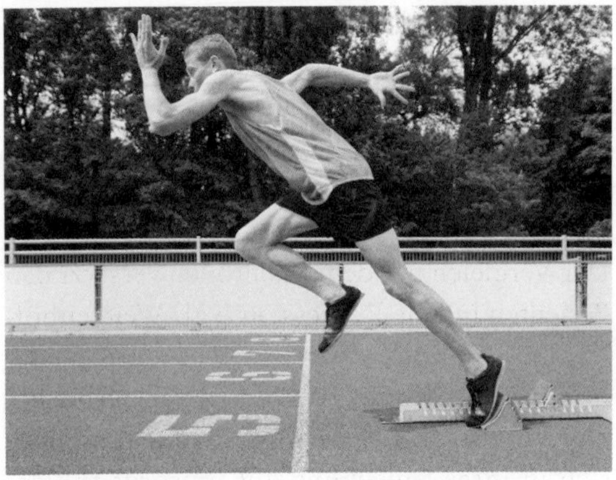

Akupunktiert wurde in dieser Sitzung: Ma36 dominant, Le8, Ni7, Ni10, Lu5, Lu7, Gb34 und He7 jeweils beidseits.
Es handelt sich um die zweite Trance einer 23-jährigen Patientin, Marathonläuferin seit 5 Jahren. Die Nadeln wurden hier erst nach der Trance entfernt, da die Sportlerin sich dies nach der ersten Sitzung so gewünscht hatte.

... Ich lade dich ein, gemütlich die Augen zu schließen und wahrzunehmen wie du daliegst von Kopf bis Fuß, die Augen noch einmal fest zuzukneifen und dann ganz locker zu lassen – ... genau, die Augäpfel nach links und rechts wandern zu lassen nach oben und unten – genau, dann einfach ganz geradeaus schauen und jetzt bitte ich dich, dass du dir vorstellst, dass du ganz bald in der Früh losgewandert bist und auf einen Berg hinauf und die Temperatur doch etwas frischer ist als jetzt, ... dein Rucksack ... und du wanderst jetzt einmal in deinem eigenen Tempo los, in der Natur, und während du Schritt für Schritt, dir einmal vorstellst wie es ausschauen kann, was man dort alles sehen, spüren, fühlen und hören kann, ich lade dich ein, dass du dich auf den Atem und auf das Strömen der Luft ein und aus, auf den rhythmischen, fließenden Atemstrom während du die Unterlage, auf der du gehst, den Untergrund spürst, die Wälder langsam höher steigst mit dem Ziel bei Sonnenaufgang oben zu sein ...

Die Patientin erfährt hier sehr rasch eine Aufteilung der einzelnen Wahrnehmungsebenen: Einerseits wird der eigene Rhythmus durch die Atmung erfahrbar und andererseits beginnt sich ein Bild, eine Metapher (die der Wanderung) auszuformen. Der Berg steht hier für das Erreichen ihrer persönlichen Ziele.

... und während du so Schritt für Schritt gehst, kannst du spüren, wie die Muskeln deines Körpers in den Gedanken der kleinen Reise ... einer nach dem anderen sich lockert, sich aktiviert und doch: immer entspannter wird, so wie du selbst tief ankommen kannst mit all deinen Gedanken, während du weiter, tiefer, höher steigst ... – stell dir vor, dass der Morgen langsam dämmert, du deinem Ziel immer näher kommst, weil du den Gipfel erreichen kannst ... und all die Berge um dich herum zu leuchten beginnen, du dich vielleicht schon in einer Lauf-Landschaft wiederfindest, die ersten glitzernden Strahlen der Sonne sich erheben, auf der anderen Seite kannst du noch tiefer durchatmen, die frische Luft, den Erfolg einatmen und dich berühren lassen von den ersten Sonnenstrahlen, sodass dein Unbewusstes mit immer schöneren Bildern, mit immer mehr Freiheit und mit innerem Frieden dich weiter führt auf diesem Weg und das Bewusste ein klein bisschen zur Seite schiebt, einzutauchen in einen Raum, der keine Grenzen hat, fast so, als ob dein Blick über die Bergkante des Horizonts hinaus selbst zu einem dieser Lichtstrahlen wird, während du weiter atmest, kannst du dir einmal vorstellen, dass es dieser Energiestrahl, in das Becken hinein und auch immer höher hinaus in die Schultern, den Hals über die Ohren bis ganz hinauf zum Scheitel mit jedem Atemzug weiter, tief ...

In diesem Schritt wurde bereits das eigentliche Ziel der Sportlerin, „den Erfolg einzuatmen“, tief im Unbewussten der Patientin verankert und die Bergwanderung wandelt sich zu einer Lauf-Landschaft. Die Lichtstrahlen der aufgehenden Sonne werden nun zu Energiestrahlen, welche die Sportlerin voll und ganz in sich aufnehmen kann.

... ich lade dich nun ein, mit jeden Atemzügen, so als ob du kleine, farbige Kreise in deinem Körper ziehen würdest, einmal eine Schleife hinunter in die Arme, Atemzug, dann über den Verdauungstrakt hindurch atmest, hinab über die Muskeln der Beine, bis nach vorne zu den Zehenspitzen und wieder hinauf, um dann langsam höher zu steigen ... sehr gut machst du das ... und die Atmung immer mehr zu einem Punkt an deiner Stirn zu bringen, der zwischen den Augenbrauen liegt, ganz ein bisschen darüber und dort hinaus zu atmen in diese Freiheit, dort oben am Gipfel einmal eine Rast einzulegen und einzutauchen in eine neue Welt, in eine Welt der freien Vorstellungen, in Räume, die die Zeit überdauern, so kannst du eintauchen in deine Vergangenheit, in deine Gegenwart, in deine Zukunft, wobei es gar nicht notwendig ist, jedem dieser Worte genau zu folgen, sondern vielmehr noch auf die Pausen zwischen den Wörtern zu achten, einmal auf die Pausen zwischen deinen Gedanken, dir mal vorzustellen, dass du am Ufer eines Flusses sitzt, der an dir vorbeifließt, in den du die Füße hineinhalten kannst ... wo sich die Sonnenstrahlen auf der Wasseroberfläche spiegeln und so, wie dieser Fluss, ist auch dein Leben als Sportlerin im Laufe der Zeit an Erfahrungen reicher geworden, so wie der Fluss als Quelle aus dem Berg hervorgesprudelt ist und im Laufe des Weges, den er zurückgelegt hat und mehr Zuflüsse bekommen hat, genauso hast du in der Geburt über deine Kindheit, Jugend immer mehr und mehr an sportlichen Erfahrungen, an spannenden Bewegungsabläufen und damit viele Erfolgserlebnisse gesammelt ... Es sind Zuflüsse für dein Leben und wenn du dir nun einmal vorstellst, bei diesem Punkt bei dem du gerade stehst den Fluss aufwärts zu schwimmen, zurück zu schwimmen in die Vergangenheit.

Die zeitliche Regression ermöglicht nun ein weiteres Bild, welches den Misserfolgen und den Schmerzen einer alten Laufverletzung der Sportlerin einen neuen Rahmen geben kann. Es handelt sich dabei um ein sehr wirkungsvolles Werkzeug aus dem Neurolinguistischem Programmieren (NLP): Die Probandin wird wie als Zuseherin in einem Kinofilm langsam an die ganze Sache herangeführt:

... So kann dein Unbewusstes dich an den Punkt leiten, so weit zurück gerade, um voll Freiheit und Freude in ein Auto einzusteigen ... und so, als ob man im Kino auf die Leinwand blickt, kannst du einfach daliegen und dir selbst dabei zusehen wie du daliegst und doch in ein Auto einsteigst, das dir gut gefällt ... genau ... und dort in diesem Bereich einmal wahrnimmst wie es dir dabei geht, sich das, was dich am Sport am meisten verunsichert, verärgert oder gekränkt hat, einfach einmal aus der Ferne anzusehen, während man selbst hier in aller Ruhe liegen kann, und so kannst du deine Vorstellung, wie es denn wäre in der damaligen Zeit ... zu dem Autohändler zu gehen und ein für dich wirklich perfektes Auto, das du dir jetzt vorstellen kannst, Bilder, die du davon hast, aussuchen ... und wieder ist es so, als ob du einen Film anschauen würdest, du kannst in diesem Film selbst als Hauptperson, dir einmal dieses Auto von allen Seiten anschauen, die Details erkennen, für die du gerade besonders dieses Auto gerne hast, und in diesem Film kannst du als Hauptperson auch einfach einmal einsteigen, den Sitz einstellen, sodass es dir richtig angenehm, passend und wohlgefällig eine innere Freude bereitet und in einem weiteren Film, noch viel tiefer, kann sich dieses Innere deines Unbewussten einmal vorstellen, wie es wäre, jetzt einfach nur während man da sitzt einmal den Motor zu starten, diese sanfte Vibration zu spüren, die sich über die Karosserie, deinem Sitz wie eine sanfte Rückenmassage über deine Wirbelkörper bis zu deinem Herzen – sehr gut – und weil in einem Film das Drehbuch einfach frei erfunden sein darf, hast auch du die Freiheit jederzeit in deinen Gedanken eine Probefahrt zu starten und dir dabei zu zusehen und dabei beobachten wie es dir dabei geht, dieses schöne Auto, das deiner großen sportlichen Laufbahn entspricht, das so ist, wie du es dir vorstellst, zu lenken, hinaus in die Natur zu fahren, den Freiraum auszukosten ... denn in diesem Lebensfluss hast du die Zügel in der Hand und je weiter du gehst, je tiefer wird die Veränderung in deinem Unbewussten und desto nachhaltiger wirst du früher oder später in deine Realität einsteigen, losfahren in Freiheit und Frieden, doch bleiben wir bei diesem Film, bei diesem Fluss ... du kannst auch noch weiter in die Vergangenheit zurück schwimmen, als du als Kind, Spielzeugautos und vielleicht als Jugendliche ein Go-Kart oder Tretauto hast, du seit du denken kannst, immer du selbst gewesen bist, das was dir wichtig erscheint, jeder einzelne Zufluss deiner Lebenserfahrung dich zu dem Punkt gebracht hat, an dem du heute bist, denn wie diese Quelle und dieser Bach gibt es schöne Zuflüsse und saubere Zuflüsse, die das Wasser klar, die Farbe glitzernd und glänzend rein erscheinen lassen, und das in deinem Leben die positiven Erfahrungen, die dich stärker, größer werden ließen, die dich auf deinem Lebensweg weiter gebracht haben, dir Selbstvertrauen gegeben haben, die schönsten Tage deines Lebens, Siege, sportliche Erfolge, Urlaube, Momente der Freiheit und in deinem Unbewussten, ganz tief, gibt es aber auch Zuflüsse, die schmutzig sind, verdreckt, es sind dies die Erfahrungen, die dich gebremst haben, Rückschläge und Verletzungen in deinem Leben, Misserfolge, die du in die Tasche stecken musstest, Gefühle, die du immer wieder auf die Seite geschoben hast, die auch in deinem Unbewussten und in diesem Lebensstrom fließen, du kannst nun, wenn du möchtest, die Schleusen dieses Flusses neu einstellen; so lade ich dich ein, öffne doch einmal die Schleusen an der Erinnerung, die dir gut tut, lass einmal die Bilder von schönen Zeiten von Zufriedenheit und Freiheit durch deinen Körper laufen und schließ ein bisschen diese Zuströme im Unbewussten, die dich hindern ganz du selbst zu sein als die Autofahrerin, als der Mensch, der du bist, wenn du ganz innerlich dir die Hände reichst und spürst, wie weit du von dir entfernt bist oder wie nahe ihr euch seid ...

Nun ist Veränderung in der Tiefe möglich und die Sportlerin kann einen neuen Zugang zu ihrer Karriere finden. Es entsteht ein stimmiges Bild der „Einigkeit“ – eine der Grundlagen körperlicher und geistiger Leistungsfähigkeit!

... lass dich tiefer sinken in diese Unterlage, damit die Flüsse ganz von selbst mehr oder weniger werden und sich so das Wasser deines Lebensflusses verändert, sodass es beginnt klarer zu werden, über all die Krümmungen und Schlingen, über all die Wasserfälle und Strudel, die du überwunden hast, für all die Lebensentscheidungen gibt es einen inneren Strom, einen Rhythmus und genau dieser Rhythmus ist es, den wir wieder finden wollen, so als ob die Trommeln in einem fernen Land genau dein Lied spielen, deinen Rhythmus schlagen, so als ob dein Lieblingsauto, das Vibrieren des Motors ganz für dich auch deinen Nacken massiert, und du auf dieser Fahrt immer weiter deinen Lebensfluss erkunden kannst, dir Dinge einfallen ganz tief, die an diesem sicheren Ort des Unbewussten bleiben können, sodass du ganz allmählich spürst wie Ruhe einkehrt, so, als ob eine Schneekette das Grau in grau der Landschaft in ein strahlendes Weiß verwandelt und du mehr und mehr dich treiben lassen kannst, weil du weißt, dass dein Leben, dass die Wahrnehmungen deines Körpers im Unbewussten verändert werden; so bitte ich dein Unbewusstes nun Raum zu schaffen für ein neues Erleben deiner Selbst, so, als ob du eine innere Lichtachse hast, die wie eine Wirbelsäule deinen Körper trägt und so, als ob Kristallwasser über das Becken nach oben strömt in die Lendenwirbelsäule hinein, so, als ob das Schnurren des Motors, die rhythmische Bewegung der Zylinder, die sanfte Vibration über die Lendenwirbelsäule nach oben leitet und über die Brustwirbelsäule, die Rippen ganz nach vorne und über den

Hals hinauf, du wie ein Taucher eintauchst in einen Ozean, wo du wie ein schweres Säckchen aus Blei die Dinge loslassen kannst, die dich als schmutzige Zuflüsse begleitet haben durch dieses Leben, du ein Säckchen fallen lassen kannst, sodass mehr und mehr und mit jedem Bleisäckchen, das hinabschwebt auf den Grund des Ozeans, du selbst leichter wirst und dich leichter fühlst ums Herz, du kannst auch für jedes unangenehme Gefühl während der Autofahrten ein Bleisäckchen nach dem anderen hinabsinken lassen, während du selbst höher steigst und immer leichter wirst, je ruhiger du wirst und je rhythmischer dein eigener Motor schlägt in diesem wundervollen Wagen, der so geschaffen, dir Freude zu bereiten, deine Ziele zu erreichen … und so können Türen sich öffnen, ganz tief, kann dein unbewusstes Muster aufbrechen, du kannst dich wieder ans Ufer setzen deines Lebensflusses, kannst ihn beobachten wie er nun sauberer, klarer und reiner vor sich hin fließt und auf dieser Wiese lade ich dich nun ein, dir nun vorzustellen, dass ein großer Heißluftballon auf dich wartet, in dessen Korb du alles legen kannst, was Veränderung braucht und wo du sagst, da ist jetzt Zeit, da muss sich was bewegen, all die Dinge, die dich stören, auch Kleinigkeiten, kannst du wie Problemsteine anfassen und hineinschlichten in diesen Korb, in diesen Heißluftballon, eins nach dem anderen und dann kannst du diesen Heißluftballon höher steigen lassen,

Dies ist das versöhnliche, abschließende Bild für diese Probandin: Sie kann nun all das „anpacken", was sie im Augenblick verändern möchte – eine Aktivität entsteht:

… sodass er abhebt von dieser Wiese und sich mehr und mehr mit all den Lasten und all den Dingen, die im Unbewussten sich angesammelt haben, höher steigt, sich immer weiter von dir entfernt bis schließlich all die Dinge, die störend waren, in der Unendlichkeit verschwinden, in der weiten, weiten Unendlichkeit verschwinden und während du diesem Heißluftballon nachblickst, kannst du noch einmal probieren, dir selbst die Hand zu reichen im Unbewussten und einmal wahrzunehmen, ob du dir näher gekommen bist, deinem innersten Raum und wenn du zurückblickst auf den Fluss, kannst du dieses Bild ganz tief selbst verankern, sodass es weiter arbeitet in deinem Unbewussten und diese Konditionierung der Tunnelfahrten, der unangenehmen Fahrten, der Fahrten am Abhang, sodass es all diese Dinge aufbricht und deine innere Haltung freier wird, du fühlst, als könntest du Bäume ausreißen und mehr und mehr spürst du, dass es vielleicht gar nicht notwendig ist, jedem dieser Worte zu folgen, sondern vielmehr in deinem Unbewussten aufzuräumen, da wird so mancher Gedanke hervorpurzeln und immer wieder dich daran hindern, ganz du selbst zu sein, aber mit der lebendigen Kraft deines Innersten mit dieser Stärke wirst du auch selbst früher oder später in dein Lieblingsauto steigen, spüren wie du eins wirst mit diesem Gefährt, wie du einsinkst in den Sitz, dich eine Umgebung der absoluten Freiheit umgibt und es nicht der Leinwand bedarf oder eines Films, wo du das siehst, sondern wo du es wirklich spürst und wahrnimmst, wenn der erste rhythmische Bass, die erste Vibration beim Anstarten die Karosserie durchläuft, dein Herz vor Freude höher schlagen lässt, genauso wie du dich fühlst, wenn du alleine auf den höchsten Berg steigst und hinab blickst ins Tal, mit diesem Freiheit losgelösten Blick, mit diesen Atemzügen des Friedens genau so wirst du dann losfahren, wirst loslaufen können, du wirst spüren, dass es gar keine Grenze mehr gibt zwischen deiner Wirbelsäule und dem Sitz des Autos, das ja dein ganz eigener Motor, dein direkter Antrieb ist … sehr gut … wie du selbst Teil der Schaltung wirst, das Lenkrad eins wird mit dir, so wie ein Marathonläufer eins wird mit seinem Schuh, mit dem Asphalt, der Segelflieger eins wird mit seinem Segelflugzeug und der Luft, so wie der Taucher mit seinem Jacket mit dem Wasser eins wird, wirst du selbst fließend hineinsinken mit vollster Aufmerksamkeit und Reaktion ausgestattet, ein sicherer und freudiger, ausgezeichneter Fahrer und so, als ob du schon lange den selben Gang entlang gewandert bist, so kannst du nun, einmal innehalten und eine dieser Türen öffnen, die dich weiter bringt, die deinen Geist auf eine neue Stufe hebt, wo es nicht zwei Dinge sind, sondern du zu einer Einheit mit dem Zylinder des Motors wirst und jederzeit innerlichen Frieden spürst, Ausgeglichenheit, beide Seiten deines Körpers Verbindung haben zur Mitte, zu dieser innersten Achse der Ruhe, und vielleicht wirst du immer wieder einmal daran denken, dass es eigentlich das selbe Gefühl ist, als ob du oben am Gipfel stehst, die Sonne erhebt sich und beginnt für dich zu leuchten, lass sie noch ein klein wenig einsinken, stell dir vor, dass du nun aus diesem Auto deiner Vorstellung ganz viel Kraft aufnimmst über deine Beine, über die Arme hinauf, dass du von diesem Gipfel, von diesem Ausblick ganz viel Kraft aufnimmst über deine Augen, über den Kopf, dass du so mehr und mehr den inneren Energietank auffüllst und diese kleine Reise langsam zu Ende geht, so lade ich dich ein, dich wieder mehr und mehr zu spüren von Kopf bis Fuß, die Stimme mehr und mehr wahrzunehmen und nun mit fünf Atemzügen zurückzukehren in diesen Raum, nach dem fünften Atemzug einfach wieder die Augen zu öffnen, wieder ganz da zu sein – ich dir wieder die Akupunkturnadeln entferne – sehr gut …

XV. EINGRIFFE UND HYPNOAKUPUNKTUR AM BEISPIEL VON HERZKATHETER-UNTERSUCHUNGEN

C. Haas, C. Kaindlstorfer und R. Gasser

Hypnose kann vor und während Herzkatheteruntersuchungen und kardiologisch interventionellen Eingriffen, zum Herbeiführen von Entspannung und der Angstminderung beim Patienten, durchgeführt werden.
Unter der zusätzlichen Anwendung von ärztlicher Hypnose während einer medizinischen Intervention ist gegenüber den herkömmlichen, pharmakologischen Therapien eine Senkung der sympathischen Aktivität und eine Reduktion der Schmerzwahrnehmung zu erwarten.

1) Beispiele für mögliche Wirkungen von hypnotischen Suggestionen auf das Gefäßsystem

Casiglia et al. (2006) demonstrierten die Wirkung von hypnotischen Suggestionen auf das Gefäßsystem hochsuggestibler, freiwilliger Probanden. Die Suggestion „Unterarm im warmen Wasser" führte zu einer Vasodilatation und steigerte die Durchblutung in diesem Bereich in dem Ausmaß, wie es mit realer passiver Erwärmung geschehen würde. Auf die Suggestion „ganzer Körper in warmer Wanne" reagierten die Probanden mit systemischer Vasodilatation und Abnahme des totalen peripheren Widerstandes. Körpertemperatur, arterieller Blutdruck und Herzfrequenz blieben unverändert. Hingegen wurden bei Hypnose ohne spezifische Suggestionen keine hämodynamischen Veränderungen beobachtet.

2007 testeten Casiglia et al. die Schmerztoleranz und die kardiovaskuläre Reaktion während des Kontakts eines Armes mit Eiswasser bei gesunden Probanden im Wachzustand und unter Hypnose. Zunächst mussten die Probanden im normalen, orientierten Wachzustand die rechte Hand in Einwasser halten, solange bis der Schmerz tolerierbar wurde. Dasselbe Prozedere wurde im Zustand der Hypnose wiederholt. Subjektives Schmerzempfinden und kardiovaskuläre Parameter wurden kontinuierlich gemessen. Während der „Totale Periphere Widerstand" im Wachzustand signifikant anstieg, änderte er sich im Zustand der Hypnose nur unbedeutend.

Hypnotische Analgesie reduzierte die Schmerzwahrnehmung und die kardiovaskulären Reflexe in diesem Zusammenhang. Casiglia et al. (2007) postulieren, dass unter hypnotischer Analgesie die Sensibilität abnimmt bzw. die Übertragung von Schmerzreizen blockiert wird und Reflexbögen unterdrückt werden.

2) Beispiel für die Wirkung von Hypnose auf die sympathische Aktivität des Herzens

Baglini et al. (2004) beobachteten, dass es während Perkutaner Transluminaler Coronarer Angioplastie (PTCA) der linken vorderen Koronararterie (LAD) unter der Anwendung von ärztlicher Hypnose nicht zu der erwarteten Zunahme von kardialer sympathischer Aktivität infolge von Ballonerweiterung und myokardialer Ischämie kam.

Im Gegensatz dazu wies die Vergleichsgruppe unter Anwendung von alleiniger medikamentöser Sedierung sehr wohl eine Zunahme der kardialen sympathischen Aktivität auf.

3) Hypnoakupunktur und TCM als Ansatz zur Behandlung kardiovaskulärer Erkrankungen

Die Betreuung kardiovaskulärer Patienten mittels Akupunktur und Hypnoakupunktur, additiv zur schulmedizinischen medikamentösen oder interventionellen Therapie, ist ein komplexes und umfassendes Therapieprinzip. Bezogen auf die Krankheitsbilder der funktionellen kardiovaskulären Störung, der Angina pectoris, der Herzinsuffizienz, der Herzrhythmusstörungen und des Hyper- und Hypotonus sind seitens der TCM jeweils sehr unterschiedliche Pathogenesen und Ursachen beschrieben. Wir versuchen hier, einen Hintergrund zu den unterschiedlichen Vorstellungen der TCM und deren Ausformulierungen bezogen auf die Pathogenese kardiovaskulärer Erkrankungen und deren Therapie zu vermitteln. Nach der Erläuterung der Grundgedanken seitens der TCM werden die Hypnoakupunktur und besonders die diversen Einsatzmöglichkeiten der Hypnose und der Trance beschrieben. So werden in diesem Kapitel Tranceaufzeichnungen im Herzkatheter-Eingriffsraum anhand beispielhafter Fälle demonstriert und mit Kommentaren erläutert.

Bezogen auf das Verständnis einer ganzheitlichen Akupunktur-Therapie bei kardiovaskulären Erkrankungen können auch einzelne Krankheitsbilder vorgestellt und im Sinne der TCM ausgelegt werden.

4) Hypnoakupunktur und TCM bei funktioneller kardiovaskulärer Störung

Bei funktionellen kardiovaskulären Störungen handelt es sich um eine Pathologie des Qi im Sinne eines Qi-Mangels bei konstitutioneller Schwäche, bzw. einer Qi-Stagnation bei psychischer Überlastung. Ähnliches findet sich auch oft in der Rekonvaleszenz nach Bypassoperationen. Wie im Kapitel zur Angsttherapie beschrieben, kann ein gestörtes Qi das Blut nicht ausreichend transportieren. Das Syndrom des Qi-Mangels gründet ätiologisch auf einer konstitutionellen Schwäche des Herz- und Nieren-Qi mit Symptomen der Dyspnoe, Abgeschlagenheit, Angstzuständen und starkem Schwitzen. Die Zunge ist bei diesem Syndrom eher blass und der Puls dünn und schwach.

Beim Syndrom der Qi-Stagnation liegt eine emotionale Dauerbelastung den Symptomen von Schmerzen im Hypochondrium, Unruhezuständen, Herzrasen, Palpitationen und thorakalem Beklemmungsgefühl zugrunde. Bei meist normaler Zunge imponiert der Puls bei einer Qi-Stagnation eher „saitenförmig". Therapieprinzipien sind einerseits die Akupunktur und andererseits die Behandlung mit chinesischen Kräutern. Zur Akupunktur bei Qi-Mangel können Qi-stärkende Punkte wie Ma36 und MP6 genadelt werden. Weitere Punkte wären He7, Bl15, KG14, KG17 und KS6. Bei der Qi-Stagnation wird einerseits mit Punkten wie KG17, 3E6, Gb34, Bl15 und Bl18 das Qi bewegt und zudem mit Punkten wie beispielsweise KS6 der Geist-Shen beruhigt.

5) Effekte von Hypnose auf die postoperative Anpassung nach Bypass-Operationen

Patienten, die schon einmal einen Herzinfarkt oder eine Bypass-Operation durchgemacht haben, leiden oft unter der Angst und der Furcht vor einem möglichen Rückfall. Mit externer Hypnose können Bewältigungsstrategien erlernt werden, welche im Rahmen der Selbsthypnose angewendet werden können.

Die gute Wirksamkeit von Hypnose als unterstützende Maßnahme bei aortokoronaren Bypass-Operationen konnten Ashton et al. in zwei prospektiven, randomisierten Studien belegen. In der ersten Studie von 1995 erfolgte eine randomisierte Zuteilung der Patienten zu einer Experimentalgruppe (Vorbereitung mittels Hypnose auf die bevorstehende Operation) und einer Kontrollgruppe (Vorbereitung ohne Hypnose auf die bevorstehende Operation). Die Patienten der Experimentalgruppe wurden am Abend vor der Operation mit Hilfe von Hypnose auf den Eingriff vorbereitet.

Die Ergebnisse zeigten, dass sich die Patienten in der Hypnosegruppe nach dem Eingriff signifikant entspannter fühlten als die Patienten der Kontrollgruppe. Es konnte auch eine Verbesserung der Gefühlslage in Bezug auf Ängstlichkeit, Depression, Ärger und Ermüdung verzeichnet werden.

In einer darauf folgenden Studie von 1997 untersuchte Ashton et al. dieselbe Zielpopulation, aber diesmal evaluierte er sie über einen längeren Zeitraum, vom Eintritt in das Krankenhaus bis zur Entlassung. Es erfolgte eine randomisierte Zuteilung der Patienten zu einer Experimentalgruppe und einer Kontrollgruppe. Die Patienten der Experimentalgruppe wurden einen Tag vor der aortokoronaren Bypass-Operation mit Hypnose auf den Eingriff vorbereitet.

Die Untersuchungsergebnisse der vorhergehenden Studie wurden bestätigt. Patienten der Hypnosegruppe waren postoperativ signifikant entspannter als die der Kontrollgruppe. Es zeigte sich auch, dass diejenigen Patienten der Hypnosegruppe, welche die vorgeschlagene Selbsthypnose-Technik regelmäßig auch nach der Operation durchgeführt hatten, postoperativ signifikant weniger Analgetika benötigten, verglichen mit jenen Patienten der Hypnosegruppe, welche in Bezug auf Selbsthypnose nicht compliant waren.

Ergänzende Akupunkturpunkte zur Entspannung bei diesen Eingriffen im Sinne einer Hypnoakupunktur wären beispielsweise: Di4, He7, Ma36 auf der nicht-dominanten Seite, Le3, KG17, Ni3, Ni4, MP6 und YinTiang.

6) Hypnoakupunktur bei Angina pectoris

„Angina Pectoris“ heißt „Brustenge“ und ist das Hauptsymptom einer Durchblutungsstörung des Herzens bzw. einer koronaren Herzkrankheit. Wenn die Herzkranzgefäße verengt sind und der Sauerstoffbedarf des Herzens (zum Beispiel bei einer körperlichen Anstrengung) größer ist als die Sauerstoffzufuhr über die Herzkranzgefäße, entsteht eine umschriebene Mangeldurchblutung. In dem schlecht versorgten Areal des Herzmuskels werden Kalium und andere Gewebsstoffe freigesetzt, die freie Nervenendigungen reizen und einen Schmerzreiz auslösen. Dieser Schmerz gibt dem Körper das Signal, die Anstrengung zu vermindern, um die Balance zwischen Sauerstoffzufuhr und -verbrauch im Herzmuskel wieder herzustellen.
Es gibt verschiedene Formen der Angina pectoris. Der Übergang zwischen diesen Formen wie auch zwischen der Angina Pectoris und dem Herzinfarkt kann – im Erleben des betroffenen Menschen – durchaus fließend sein.

Das bedeutet: Die Beschwerden allein geben keine sichere Auskunft darüber, ob jemand „nur“ eine Angina Pectoris oder einen Herzinfarkt hat. Es gibt aber ein paar Anhaltspunkte, die für einen Infarkt sprechen.
Stabile Angina pectoris, das Gefühl der (schmerzhaften) Brustenge tritt als Folge einer Durchblutungsstörung auf, die sich nach einer bestimmten körperlichen Anstrengung regelmäßig einstellt und gut auf Medikamente anspricht. Die typische Empfindung ist ein Druckgefühl in der Brust, hinter dem Brustbein. Es können auch Schmerzen sein, die in den Hals, den linken Arm, den Rücken und die Magengegend ausstrahlen. Bei stabiler Angina pectoris bessern sich die Beschwerden, sobald der Betroffene seine körperliche Anstrengung unterbricht. Nitropräparate, die als Spray oder Kapseln angewendet werden und die Blutgefäße erweitern, sind in aller Regel schnell wirksam.

Die Schmerzausstrahlung erklärt sich übrigens aus der Embryonalentwicklung des Herzens. Beim Embryo liegt das Herz zunächst im Halsbereich und wandert erst später nach unten in den Brustkorb. Diverse Nerven, die das Herz versorgen, stammen aus seinem Ausgangsgebiet. Daher kann der pektanginöse Schmerz den Anschein erwecken, (auch) im Hals oder linken Arm zu sitzen.

Manche Patienten, vor allem Diabetiker, spüren eine Durchblutungsstörung des Herzmuskels wegen einer Nervenerkrankung nicht. Der Arzt spricht in diesen Fällen von einer „stummen Ischämie". Sie ist natürlich besonders gefährlich, da der Patient nicht durch Beschwerden gewarnt wird, wenn er sich überanstrengt. Daher ist der plötzliche Herztod nicht selten die Folge einer stummen Ischämie.

Eine seltene Form der stabilen Angina pectoris ist die so genannte Walk-through-Angina. Dabei tritt die Brustenge zu Beginn einer Belastung auf, bessert sich aber wieder bei anhaltender Anstrengung. Dieses Phänomen entsteht durch die Ausschüttung gefäßaktiver Substanzen im schlecht durchbluteten Bereich. Diese Stoffe erweitern die Herzkranzarterie und verbessern die Sauerstoffzufuhr. Der typische Bericht eines solchen Patienten lautet: „Beim Aufwärtsgehen komme ich am Anfang kaum vom Fleck und spüre einen richtigen Druck in der Brust. Wenn ich weitergehe, wird es nach einigen Minuten leichter und ich kann ohne Beschwerden weiterwandern."

Wenn die Zahl der Angina-pectoris-Anfälle zunimmt, wenn die Beschwerden auch in Ruhe auftreten oder in einer Form, die der Patient bisher nicht kannte, liegt eine instabile Angina pectoris vor. Der Betroffene muss sofort in ein Krankenhaus. Keine Zeit verlieren, denn die instabile Angina pectoris ist meistens der Vorbote eines Herzinfarkts, der durch eine rechtzeitige Medikamentengabe noch verhindert werden kann. Der Übergang zwischen der (instabilen) Angina Pectoris und dem Herzinfarkt ist fließend. Nicht einmal Fachärzte können allein aus den Beschwerden eine sichere Diagnose stellen.

Die Angina pectoris entsteht durch Sauerstoffmangel am Herzmuskel als Folge verengter Herzkranzgefäße. Bei der stabilen Angina pectoris treten die Beschwerden nur bei Belastung, bei der instabilen Angina pectoris schon in Ruhe auf. Dieser Zustand geht oft einem Herzinfarkt voraus.

Das Indikationsspektrum hypnotischer Analgesie ist breit. Hypnoanästhesie eignet sich für diagnostische und therapeutische Eingriffe wie Angiographien, Endoskopien, diagnostische und therapeutische Punktionen (vgl. Adams & Stenn, 1992) und auch für Eingriffe wie Biopsien aus Haut, Schleimhaut und dergleichen, kann aber natürlich im Kontext von kardialen Schmerzen, wie bei Angina pectoris angewandt werden.

Crawford et al. (1997) konnten während hypnotischer Analgesie bei hochsuggestiblen Versuchspersonen durch Ableitung intrakranieller somatosensorischer ereigniskorrelierter Potenziale (EKP) Veränderungen der Aktivität im anterioren zingulären Kortex und im anterioren temporalen Kortex nachweisen. 1996 beobachteten Lang et al. bei Patienten im hypnotischen Entspannungszustand während interventioneller radiologischer Eingriffe einen geringeren Bedarf an Schmerzmedikation, eine Verminderung der Schmerzwahrnehmung und eine verbesserte hämodynamische Stabilität. Lang et al. (2000) untersuchten in einer prospektiven, randomisierten Studie die Effekte von Hypnose auf Patienten, welche sich einer perkutanen vaskulären und renalen therapeutischen und diagnostischen Intervention unterzogen. Die Ergebnisse belegten die Wirksamkeit von Hypnose im Rahmen invasiver medizinischer Eingriffe. Schmerz und Angstempfindung sowie die Dauer des medizinischen Eingriffes konnten gegenüber der Vergleichsgruppe (medizinische Intervention ohne zusätzliche Anwendung von Hypnose) deutlich reduziert werden. Es ist auch hervorzuheben, dass sich gegenüber der Vergleichsgruppe die hämodynamische Stabilität der Patienten unter Hypnose signifikant verbesserte.

2006 berichteten Lang et al. von der Möglichkeit, schmerzhafte Eingriffe bei ambulanten Patienten in Hypnoanästhesie durchzuführen, die Angst der Patienten in großem Ausmaß zu senken und den Bedarf an anxiolytischen und analgetischen Medikamenten zu reduzieren. Es wurde darauf hingewiesen, dass durch den zusätzlichen Einsatz von Hypnose keine Mehrkosten in der Behandlung entstanden sind und dieses Verfahren daher in Bezug auf Angst- und Schmerzkontrolle für ambulante Patienten sehr vorteilhaft erscheint.

Die Hypnoakupunktur ist nun in der Lage, hypnotische Muster, welche auf Entspannung, Stressreduktion und Schmerzreframing abzielen mit Überlegungen aus der TCM zu verbinden und Linderung durch Stechen bestimmter Punkte zu erzeugen. Nach der Lehre der TCM handelt es sich bei der Angina pectoris um verschiedene Syndrome, welche auf Yang-Mangel und Blut-Stagnation im Herzen beruhen. Die zugrunde liegenden Ätiologien sind ein geschwächtes Nieren-Qi im Alterungsprozess und ein dadurch nicht ausreichend ernährtes Herz-Qi. Daraus ergeben sich beispielsweise die folgenden Syndrome: „Herz-Qi- und – Yang-Mangel" mit Kälteinvasion bei konstitutioneller Schwäche, „Schleimretention" bei Stagnation des Yang-Qi oder Schwäche der Milz (durch Fehlernährung), „Qi- und Blut-Stagnation (auch Herz-Blut-Stagnation)" bei emotionaler Dauerbelastung (siehe oben), „Qi- und Yin-Mangel" bei hohem Lebensalter und Nieren-Qi-Mangel. Bei Herz-Qi- und – Yang-Mangel mit Kälteinvasion verschlimmern sich die Schmerzen bei Kälte, strahlen in den Rücken aus und sind von einer Dyspnoe begleitet. Die Zunge ist blass, mit einem weißen und dicken Belag. Der Puls ist eher tief und dünn.

Therapeutisch wird mit Bl15 und KG14 das Herz-Qi gestärkt und das Herz-Yang gewärmt. Zusätzlich fördern Punkte wie Bl12 und KG 17 die Qi-Zirkulation. Weitere Akupunkturpunkte sind He5, KS6 und KG6. Die Schleimretention zeigt im Gegensatz dazu eher Symptome eines vollen und fixierten Schmerzes mit begleitendem Husten und übermäßigem, zähen Sputum, Appetitlosigkeit und Schweregefühl des Körpers. Die geschwollene Zunge zeigt meist einen dicken und schmierigen Belag und der Puls ist sanft bis schlüpfrig.

Seitens der Akupunktur kann mit Punkten wie KG14, KG17 und KS6 eine Auflösung des Schleims gefördert werden. Weitere Akupunkturpunkte sind beispielsweise KG11, Ma40 und MP6. Die Qi- und Blut-Stagnation ist begleitet von stechenden, fixierten Schmerzen und Beklemmungsgefühl, die Zunge eher dunkel und der Puls ist rau und zeitweise unregelmäßig. Als Therapie können seitens der Akupunktur folgende Punkte genadelt werden: LG9, KG14, Bl15, He6, KG17, Bl17, 3E6 und Gb34. Beim Qi- und Yin-Mangel bei hohem Lebensalter und Nieren-Qi-Mangel überwiegen Abgeschlagenheit, ein blasses Gesicht, Mundtrockenheit und eine leichte Besserung der Schmerzen.

Begleitet wird dieses Syndrom von einer meist blass-rötlichen, kaum belegten Zunge und einem tiefen, eher schwachen Puls. Akupunkturpunkte wie Lu9, Bl13, Bl15 und He5 stärken Lunge und Herz und KG4, MP6 und Ma36 stärken das Qi. Sie können auch zur Ernährung des Yin therapeutisch in Erwägung gezogen werden.

Während einer Hypnoakupunktursitzung sollte dann auf eine Reduzierung der Angst- und Schmerzreduktion hingearbeitet werden. Bei der Chirurgie wird dies seit Jahren und traditionell mit sehr gutem Erfolg gemacht

So haben Faymonville et al. (1995) herausgefunden, dass, verglichen mit herkömmlicher intravenöser Sedierung, die Kombination von

Hypnose mit intravenös verabreichter Sedierung in einer signifikanten Schmerz- und Angstminderung bei den Patienten resultiert. Dies erlaubt intraoperativ eine Reduktion bestimmter Sedativa und führt zu verbesserter Patientenzufriedenheit.

In ähnlicher Weise kann beim akuten Coronarsyndrom oder Herzinfarkt vorgegangen werden. Schulz-Stübner (1996) postuliert Hypnose als eine nebenwirkungsfreie Alternative zur medikamentösen Sedierung bei Regionalanästhesien und Montgomery et al. (2000 u. 2002) gelang es, in einer Metaanalyse die Wirksamkeit von der zusätzlichen Anwendung von Hypnose bei chirurgischen Patienten aufzuzeigen. Jene Patienten, bei denen zusätzlich Hypnose durchgeführt wurde, erzielten bessere klinische Erfolge als chirurgische Patienten ohne Anwendung von Hypnose. Leider fehlen entsprechende Studien beim ACS und Mi.

Butler et al. (2005) berichteten von den positiven Effekten der Hypnose auf Kinder im Zusammenhang mit der Durchführung von Miktionszystourethrographien (VCUG) im Rahmen einer kontrollierten, randomisierten Studie. Eltern gaben an, dass die Kinder unter Hypnose die VCUG bedeutend weniger traumatisch erlebten als bei den zuvor durchgemachten VCUG ohne hypnotischer Intervention. Die Kinder zeigten während der Intervention gegenüber der Vergleichsgruppe bedeutend weniger Abwehrverhalten und Stress-Symptomatik, und medizinisches Personal gab an, dass sich die Durchführung des Vorhabens bei diesen Kindern leichter gestaltete. Die Untersuchung dauerte bei den Kindern in Hypnose in etwa um 14 Minuten kürzer als bei jenen ohne Anwendung von Hypnose. Wir haben ähnliche Erfahrung im Rahmen von transösophagenden Echokardiographien und .. interventionellen Eingriffen in der Kardiologie.

Diagramm – Einsatzbereiche der HA

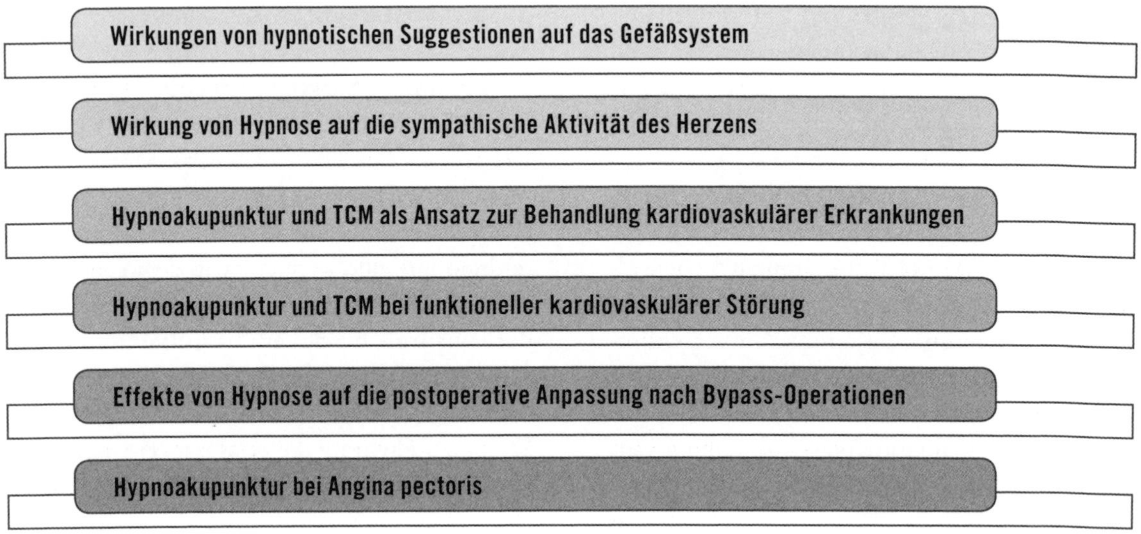

7) Anwendung von ärztlicher Hypnose während Herzkatheteruntersuchungen

Fallbeispiele

Im Folgenden werden Beispiele für die „beiläufige" Anwendung von ärztlicher Hypnose im Zusammenhang mit Herzkatheteruntersuchungen beschrieben und diskutiert. Die Beispiele zeigen, wie Hypnose ohne große Vorbereitung und Vorbesprechung aus der Toolbox gezaubert und eingesetzt werden kann. In der Hypnoakupunktur können wir so während der Akupunktursitzung eine Unterstützung anbieten, welche sich dann ganz individuell auf einzelne Problematiken abstimmen kann. In Einklang mit den Vorstellungen der TCM können dann „beiläufig" Suggestionen eingestreut werden, welche sich auf die Elemente, Organe oder Energieflüsse beziehen. Auch die Aktivierung der Akupunkturpunkte kann durch Einstreutechnik katalysiert und potenziert werden. Jeder Hypnoakupunktur Praktizierende entwickelt mit der Zeit dann sein eigenes Repertoire, das auch seiner eigenen Persönlichkeit gerecht werden kann. Hypnose kann während Herzkatheteruntersuchungen anstelle der herkömmlichen medikamentösen Sedierung verwendet werden (vgl. oben). Im folgenden Kapitel möchten wir anhand von fünf Fallbeispielen die Anwendung von „ärztlicher Hypnose" bei Patienten während der Herzkatheteruntersuchungen erläutern, und einen Überblick über die Orientierungen, Fertigkeiten und Haltungen geben, derer ein Arzt bedarf, um die optimale Verbindung zwischen Psychologie und Medizin nützlich und sinnvoll in Form von Hypnotherapie in seine Arbeit mit einbeziehen zu können. Die von uns beobachteten und im folgenden Abschnitt illustrierten Untersuchungen wurden im Frühjahr 2007 an der kardiologischen Abteilung der Grazer Universitätsklinik für Innere Medizin durchgeführt.

Die Fallbeispiele orientieren sich an den Hypnosetechniken Ericksons, bei denen das Individuum im Vordergrund steht. Es werden keine starr geformten, direkten Suggestionen angewandt. Vielmehr resultieren der Wortlaut und die Techniken der Hypnose aus der jeweiligen Situation, der Problematik und den Emotionen des Patienten. Die indirekten Suggestionen sind an das Verhalten des Patienten angepasst. Ein starres Konstrukt aus einheitlichen direkten Suggestionen wird vermieden, da Personen in Stresssituationen dafür wenig empfänglich sind und es schnell zum Rapportverlust kommen kann. Vermutlich würde dies beim Patienten eher Nervosität fördern, also das Gegenteil bewirken, anstatt Entspannung herbeizuführen. Bewusst erlebt der Patient vor dem geplanten Eingriff Angst und Ungewissheit. Das Ziel der Hypnose besteht darin, dem Patienten die unangenehmen Gefühle und die Wahrnehmung der Umgebung mit deren Geräuschen zu nehmen, indem ein Rapport hergestellt und eine „Ja-Haltung" erzeugt wird, damit der Patient die Möglichkeit bekommt, sein bewusstes Denken auf innere Prozesse zu lenken, die Aufmerksamkeit auf positive Gedanken und Vorstellungen zu fokussieren und sich in den Zustand einer tiefen Entspannung und Trance zu begeben, um infolgedessen Angst- und Schmerzempfindungen reduziert oder gar nicht wahrzunehmen, eine eventuelle, subjektiv empfundene Zeitschrumpfung zu erleben und nach dem Erwachen aus der Trance ein posthypnotisches Gefühl der Leichtigkeit und der fortwährenden Entspannung, anstelle von Erschöpfung und Unbehagen, zu verspüren.

Mit den folgenden fünf Falldemonstrationen möchten wir die Anwendung von „ärztlicher Hypnose" durch den Arzt (A) bei den Patienten (P) am Beispiel von Herzkatheteruntersuchungen mit Interventionen skizzieren, und in Form von beigefügten Kommentaren (K) näher explizieren.

Fall 1: „Das Hobby und die Drei-Worte-Induktion"

Männlicher Patient, 65 Jahre, von Beruf Pensionist;

Durchgeführte Untersuchung: Koronarangiographie ohne Ventrikeldarstellung

Der Patient liegt am Herzkathetertisch, die arterielle Punktion wird vorbereitet. Während der Arzt den Puls der Femoralarterie tastet, fragt er den Patienten: Spüren Sie Ihren Puls, wenn ich meine Fingerkuppen auf Ihren Oberschenkel drücke?

P: Nein, ich spüre gar nichts.

Kommentar: Der Hypnotiseur wollte die Aufmerksamkeit des Patienten auf das Spüren und die Palpation der Arteria femoralis fokussieren. Ein direktes Vorgehen, wie in diesem Beispiel mit Fixationseinleitung, eignet sich in den meisten Fällen sehr gut zur gezielten Schmerzausblendung und Tranceinduktion.

Anschließend versucht man, die Umgebung und die Geräusche des Untersuchungsraumes so gut wie möglich in ein hypnotisches Bild zu integrieren. Man bemerkt gleich, dass der Patient sich nicht auf diese direkte Art der Trance-Einleitung einlässt. Sofort wählt der Hypnotiseur ein anderes Verfahren zur Tranceinduktion im Sinne der Ericksonschen Gesprächstechnik mit Verbalsuggestionen.

Der Arzt beginnt mit einer genauen Erhebung des Umfeldes und der Lebensgewohnheiten des Patienten und fokussiert die Aufmerksamkeit auf den Bezugsrahmen, die diesem entsprechen. Auf die Frage hin, was der Patient in seiner Freizeit gerne unternehme, erzählt der Patient freudig von seinem Motorrad und den Ausflügen mit dem Motorrad und sämtlichen Erlebnissen in diesem Zusammenhang. Ein positiver Rapport zwischen Hypnotisand und Arzt wird hergestellt. Der Hypnotiseur setzt daraufhin die Trance-Induktion mit einer indirekten Form der Suggestion fort.

A: Sind Sie schon ganz entspannt?
P: Ja.

Kommentar: Fragen, welche vom bewussten Denken nicht beantwortet werden können, sind sehr wertvoll als indirekte Formen von Suggestion. Diese Frage impliziert bereits, dass der Patient sich ganz entspannen wird, auch wenn sein Bewusstsein noch nicht genau weiß, wann und auf welche Art das geschehen wird. Während sich das Bewusstsein des Patienten auf die Bedeutung und eine mögliche Antwort auf diese Frage konzentriert, erforscht das Unbewusste zeitgleich das gesamte Gedächtnis nach adäquaten Reaktionen und setzt die Suche selbst dann noch fort, wenn das bewusste Denken schon eine scheinbar zufrieden stellende Antwort gefunden hat. Fragen dieser Art lösen genau jene unbewussten idiosynkratischen Prozesse aus, welche für das Trance-Verhalten von so großer Relevanz sind.
Auf die arterielle Punktion reagiert der Patient nicht.

A: Und während ich mich jetzt auf Ihre Herzkranzgefäße konzentriere, denken Sie an die Ausflüge mit Ihrem Motorrad.

Kommentar: Der Arzt gewinnt die Aufmerksamkeit des Patienten, indem er auf sein momentanes Verhalten und Erleben eingeht. Die Suggestion einer positiven Vorstellung schafft eine „Ja-Haltung", welche die Annahme der Tatsache einer medizinischen Intervention erleichtert. Dem Erzeugen einer „Ja-Einstellung" misst auch Erickson in seinen Fallbespielen große Bedeutung bei. Die Kenntnisnahme der gegenwärtigen Realität des Patienten ist sehr wichtig für die Schaffung eines „Yes-Settings" für alle Suggestionen, die der Therapeut zu verwenden wünscht (vgl. Erickson & Rossi, 1981). Das bildhafte Vorstellungsvermögen des Patienten ist von großem Nutzen zur Aufrechterhaltung der Trance. Der Patient kann sein Hobby, Motorradfahren, gut imaginieren und erzählt uns begeistert davon. Er fokussiert die Aufmerksamkeit auf das Motorradfahren.

A: Und während ich mir jetzt Ihre Herzkranzgefäße ansehe ... (Pause) ... stellen

Sie sich vor ... (Pause) ... wie das so ist ... (Pause) ... am Faaker- See ... (Pause) ... bei den Harleys.

Kommentar: Der Arzt spricht langsam und mit langen Pausen. Man bekommt persönlich den Eindruck, der Patient lässt seine gegenwärtige Situation komplett außer Acht und durchlebt in Form innerer Bilder und mit allen Sinnen die schönsten Augenblicke seines Hobbies. Der Trancezustand wird durch Fragen innerhalb des Bezugsrahmens des Patienten aufrechterhalten und vertieft.

A: Was haben Sie für ein Motorrad? Wie sieht es aus? Hat es einen schwarzen oder einen roten Tank? Wo fahren Sie denn gerne hin?

Kommentar: Der Patient befindet sich in einem Erzählfluss. Er berichtet von den Motorradausflügen, seinen Freunden, seiner Frau, den Enkelkindern und zahlreichen Begebenheiten. Das große Hobby des Patienten wird utilisiert, indem seine Aufmerksamkeit auf einen wichtigen Aspekt seiner eigenen Persönlichkeit fixiert wird, die zu der inneren Konzentration führt, welche als therapeutische Trance definiert wird. Während der gesamten Intervention bleiben Kontakt und Kommunikation zwischen Arzt und Patient bestehen. Im Nachgespräch, ungefähr zehn Minuten nach dem Eingriff, gibt der Patient an, während der Untersuchung nichts gespürt zu haben. Er hat die gesamte Situation als sehr angenehm empfunden und es gehe ihm im Moment subjektiv sehr gut. Die Umgebung, der Arzt und die Schwestern wirkten auf ihn angenehm und entspannend. Er gab an, weder vor noch während der Untersuchung nervös oder aufgeregt gewesen zu sein. (In Gesprächen mit den Patienten unmittelbar vor dem Eingriff berichteten diese meist sehr wohl von der Anspannung und Nervosität in Hinblick auf die bevorstehende Untersuchung. In den meisten Fällen kann man diese posthypnotischen Erinnerungsamnesien in mehr oder weniger ausgeprägter Form erkennen.) Auf meine Frage hin, woran er sich denn in Bezug auf die Untersuchung noch erinnere, antwortete der Patient, dass er sich an den Vorgang nicht genau erinnere, da er die ganze Zeit über an sein Motorrad gedacht hat. Diese Aussage deutet auf das Vorliegen des kognitiven Trancephänomens der „posthypnotischen Erinnerungsamnesie" und des sensorischen Trancephänomens der „erhöhten Imaginationsfähigkeit" hin (vgl. Kossak, 1997).
Der Patient berichtete auch, dass ihm das Gespräch mit dem Arzt sehr gut gefallen hat. Die Dauer der Untersuchung hat er als kurz empfunden. Er war überrascht, dass alles so schnell gegangen ist. Er schätzte die Untersuchungszeit auf fünfzehn Minuten. Tatsächlich dauerte sie 39 Minuten. Zeitverzerrung als Trancephänomen lässt sich immer wieder erkennen (vgl. St Jean et al., 1982).

Fall 2: „Konfusion und kleine Regression"

Männlicher Patient, 77 Jahre
Durchgeführte Untersuchung: Koronarangiographie mit Ventrikeldarstellung.
Therapeutische Intervention: Vordehnung einer LAD-Stenose mit Implantation eines LAD-Stents.

A: Nun sind Sie im Untersuchungszimmer, Sie liegen am Untersuchungstisch, Sie sind neugierig was jetzt geschehen wird und können sich jetzt ganz entspannen.

Kommentar: Mit „Yes-Pacing" Aussagen gelingt es dem Hypnotiseur der Wahrnehmung und den Werthaltungen des Patienten zu entsprechen und eine „Ja-Einstellung" zu erzeugen. Die momentane Situation und Verhaltensweise des Patienten wird konkret beschrieben. Auf mehrere „Pacing-Aussagen" folgt eine Suggestion, die über die Wahrnehmung des Patienten hinausgeht („... und sie können sich jetzt ganz entspannen"). Die „Ja-Haltung" unterstützt die Annahme der Suggestion. Im Anschluss an die „Pacing-Aussagen" folgt die Phase des „Führens", in welcher der Hypnotiseur nun die von ihm geplanten Absichten einsetzt, mit Rücksichtnahme auf das „Folgen“ des Patienten.

Der Trancezustand wird vertieft, wenn auf mehrere „Pacing-Aussagen“ eine Suggestion folgt. Diese Technik wird als „pacing and leading“ bezeichnet.

Während der Arzt den Puls der Femoralarterie tastet, fragt er den Patienten ob dieser seinen Puls spüren kann. Dieser bejaht.

> *A: Und so, wie Sie diesen Puls vorher nicht gespürt haben, obwohl er immer da war, können manche Menschen eben etwas Spürbares nicht spüren oder etwas nicht Spürbares ... -Pause- ... spüren ... – Pause – ... ja, so ist das mit dem Spüren ... So könnte man jetzt die Gelegenheit nützen, diese Stelle nicht mehr nicht zu spüren, jetzt, wo sich ein neues, ein angenehmes Gefühl der Gefühllosigkeit ausbreiten kann ... anstelle des Spürens und nicht Spürens ...*

Kommentar: Erzeugen von Verwirrtheit mit gleichzeitigem Fokussieren der Aufmerksamkeit. Es erfolgt ein Instrumentalisieren der „Notsituation“ des Patienten. Dieser hält sich an alle Anweisungen. Dem Unbewussten bleibt in dieser außergewöhnlichen Situation „nichts anderes übrig“, als dem Ductus des Hypnotiseurs zu folgen.

Mittels gezielter Suggestion projiziert der Hypnotiseur das Gefühl der Schmerzunempfindlichkeit auf die Leistengegend, wo die arterielle Punktion stattfindet.

> *Als der Einstich erfolgt, meint der Arzt: Sie merken wie es immer tauber wird, -während sich das Mittel immer mehr verteilt ... das kann sehr angenehm sein zu wissen, dass man jetzt an dieser Stelle ... sehr gut!*

Kommentar: Ein Großteil der Wirkung von Hypnose beruht auf Implikation, auch wenn diese von den Hypnotiseuren nicht bewusst geplant oder erkannt wird. Entscheidend ist nicht, was der Hypnotiseur sagt, sondern was der Hypnotisand hört. Der Hinweis „... dass man jetzt an dieser Stelle ...“ ist eine offene Formulierung. Unbewusst beginnt ein innerer Prozess der Suche und Schlussfolgerung. Mit dem Kommentar „sehr gut“ erhält das Unbewusste die Bestätigung für diese Vorgänge und für das Taubheitsgefühl.

> *A: Und während Sie fühlen, wie sich die Taubheit in ihrer Leistengegend ausbreitet, kann es sein, dass Sie sich mehr und mehr entspannen. So wie es für Sie jetzt in Ordnung ist.*

Kommentar: Der Patient, der eine Suggestion dieser Art befolgt und sich wie in diesem Falle auf das Gefühl der Taubheit konzentriert, akzeptiert gleichzeitig, ohne sich dessen bewusst zu sein, die Implikation, dass er eine Entspannung erfahren wird. (Anmerkung: Schließlich meinte auch noch die Schwester zum Hypnotiseur: *Wenn Sie jetzt noch länger in dieser Tonlage weiterreden, schlaf ich ein ...*)

Bei Verbalsuggestionen ist es wichtig, auf den Tonfall zu achten. Der Hypnotiseur spricht ruhig und anschaulich und betont in einer angenehmen Stimmlage die Passagen der Entspannung. Die Sprechgeschwindigkeit ist ruhig-monoton. Wichtig ist, dass der Patient die Suggestionen nicht als Drängen empfindet, sondern als angenehme, freundliche Worte und Vorschläge im Rahmen einer Arzt-Patienten-Kommunikation mit leichter Verwirrtechnik und, aufgrund „offenen Formulierens“ immer die Möglichkeit offen lassend, so oder so zu reagieren.

> *A: Während die anderen Leute arbeiten, können Sie sich jetzt entspannen.*

Kommentar: Diese Aufforderung wird prinzipiell immer gerne angenommen. Dem Patienten wird die gegenwärtige Situation beschrieben. Das vermittelt ihm ein Gefühl der Sicherheit, da ihm bewusst vor Augen geführt wird, dass er im Zentrum der Aufmerksamkeit steht und das Bestmögliche für sein Wohlergehen getan wird. Dies schafft auch eine Akzeptanzhaltung. Andererseits wird die Aufmerksamkeit zunehmend auf Abläufe fokussiert und entfernt sich daher von Ängsten.

Die Patienten sind in Situationen wie dieser, in der sie sich in eine so ungewisse und unbekannte Situation begeben, mit Angst, Furcht und Ungewissheit erfüllt. Es hat sich gezeigt, dass Grenzsituationen trancefördernd sind und viele iatrogene Probleme durch das Wahrnehmen unbedachter Bemerkungen in Stresssituationen erworben werden können. In Belastungssituationen reagieren Menschen mit einem spontanen Trancezustand als schützende Reaktion auf Gefahr, ähnlich wie Tiere, die sich auf der Flucht befinden, um dem Feind zu entkommen. Dementsprechend befinden sie sich in belastenden Situationen in einem Zustand erhöhter Suggestibilität (vgl. Hausmann, 2003). Während der Koronarangiographie hat der Patient das Bedürfnis, dass etwas geschieht. Die Anerkennung dieses Bedürfnisses und die Bereitschaft etwas gegen den Ursprung desselben zu tun, stellt in se eine Art Suggestion durch den Arzt dar, die den Patienten dazu bewegt, uneingeschränkt zu kooperieren. In diesem Fall wird sein Unbewusstes die Suggestion „entspannen Sie sich", umsetzen (vgl. Erickson & Rossi, 1981a).

> *A: Es kann sein, dass Ihnen noch der eine oder andere Gedanke durch den Kopf geht, während hier alles wie von alleine abläuft. Sehr gut. Wie im Bilderbuch ... – die Untersuchung läuft ab wie im Bilderbuch.*

Kommentar: Mit dem Gedankengang – „alles läuft wie von alleine ab" – wird eine Assoziation zur hypnotischen Trance hergestellt, welche ebenfalls automatisch oder autonom, ausgelöst durch die unbewussten Vorgänge im Patienten, stattzufinden scheint. Möglicherweise akzeptiert der Patient seine passive Rolle während der Untersuchung auch leichter, wenn diese mit den Überlegungen von autonomen Abläufen verknüpft wird.

Gezielt wird vom Hypnotiseur das Wort „Untersuchung" verwendet, anstelle von „Eingriff" oder „Herzkatheter", da „Untersuchung" positiver besetzt ist.

Der Vergleich mit dem Bilderbuch versetzt den Patienten in eine Regression (vgl. Weitzenhoffer, 1953). Hinter verschlossenen Augen entstehen „Bilder". Kinder schauen sich Bilderbücher an und wiegen sich in Zufriedenheit, weil sie sich in ihrer Umgebung gut umsorgt fühlen. Sie fühlen sich wohl. Diese Assoziation erfährt auch das Unbewusste des Patienten und öffnet sich. Es nimmt die Situation an.

Widerstände werden abgebaut und ein Vertrauensverhältnis zum Arzt wird hergestellt. Der Hypnotiseur übernimmt im übertragenen Sinn eine Rolle in der Kindheit des Patienten. Gleichzeitig wird dem Patienten bestätigt, dass alles in Ordnung ist und keine Komplikationen zu erwarten sind. Daraufhin fühlen sich Patienten gut versorgt und zunehmend gelassen.

Die Verbindung zum Bilderbuch unterstützt den Prozess, den Fokus der Aufmerksamkeit von außen nach innen umzulenken und den Trancezustand zu vertiefen. Tatsächlich wurde der Patient ganz ruhig.

Im Nachgespräch schilderte mir der Patient, dass er den Eingriff als „angenehm" empfunden habe und glaube, sogar geschlafen zu haben. Die Eingriffsdauer erschien ihm „gefühlsmäßig" kurz. Während des Eingriffes wurde ihm ein Kobalt-Chrom-Stent in den anterioren deszendierenden Ast der linken Koronararterie eingesetzt. Schmerz oder Druckempfindungen hat er während der gesamten Untersuchung, laut eigenen Angaben, keine wahrgenommen.

Er fühlte sich auch postinterventionell sehr wohl.

Fall 3: „Hypnoid des Witzes"

Männlicher Patient, 65 Jahre, *Beruf:* Pensionist
Durchgeführte Untersuchung: Koronarangiographie ohne Ventrikeldarstellung.

Bei diesem Patienten gestaltete sich der Eingriff technisch sehr schwierig. Der Arzt musste sehr konzentriert arbeiten und wendete daher keine offensichtliche Hypnose in Form einer Gesprächstechnik an. Vielmehr legte er darauf Wert, eine positive Grundstimmung im Raum zu erzeugen, was ihm auch sehr gut gelang, indem er mit der Schwester, (beide sind seit zwanzig Jahren ein eingespieltes Team), scherzte. Der Patient lachte mit.

Denkt man an die Gesundheit der Menschen, so spielt auch der Humor in Bezug auf das Wohlergehen eine große Rolle. Diese Ansicht vertraten auch namhafte Psychotherapeuten im vorigen Jahrhundert, wie Freud und Adler (vgl. Bernhardt, 1985). Freud hat den Witz und seine Beziehung zum Unbewussten erörtert (vgl. Freud, 1992). Ein bedeutender Vorreiter auf diesem Gebiet war Viktor Frankl, der den Humor mit der Methode der „paradoxen Intention" in die Psychotherapie integriert hat (vgl. Raskob, 2005). 1976 schreibt Julian Jaynes, dass der Einsatz von Metaphern, Analogien und Gleichnissen das Bewusstsein öffnet, und unbewusste Suchvorgänge auslöst und als Folge dessen die Entstehung neuer Sinnzusammenhänge fördert (vgl. Jaynes, 1976).

Humor als Therapieform wurde auch später von wichtigen Vertretern anderer Therapierichtungen eingesetzt (vgl. Watzlawick et al., 1982) und hat bis in die Gegenwart immer mehr an Bedeutung gewonnen. In Bezug auf Lachen und Humor wurde bereits viel geforscht. Zahlreiche Studien belegen die positiven Auswirkungen von Humor und Lachen auf den Organismus. Lachen stärkt das Immunsystem, fördert die Durchblutung, die Verdauung und den Stressabbau, reduziert die Schmerzwahrnehmung und senkt den Blutdruck (vgl. Berk et al., 1989; Berk et al., 2001; McGhee, 1996; Rubinstein, 1985). Titze und Eschenröder (1998) geben einen Überblick zu Grundlagen und Anwendungen des therapeutischen Humors. Ruch (1992, 1998, 2006) liefert Hinweise zur Grundlagenforschung und beschreibt eigene Forschungsergebnisse (vgl. Hain, 2001). Auch in den Fallbeispielen Ericksons wird Humor in die Therapie miteinbezogen (vgl. O'Hanlon, 1994). Wichtige Voraussetzungen in der Anwendung von Humor im Gespräch mit dem Patienten sind in jedem Falle Empathie, Echtheit und Wertschätzung (vgl. Rogers, 1973). Der Patient muss sich wohl und angenommen fühlen. Wenn eine kooperative, empathische Grundhaltung zwischen Arzt und Patienten vorliegt, wie es hier bei unserem Patienten der Fall war, ist es möglich, humorvolle Bilder und Gefühle sowie eine angenehme Stimmung zu erzeugen (vgl. Gilligan, 1991).
Erickson weist in seinen Fallbeispielen sogar darauf hin, dass ein Scherz in einer diffizilen Situation oft hilfreich sein kann, um die gegenwärtige Szene zu unterbrechen und eine Neustrukturierung zu schaffen. Im Fachjargon wird dies oft als „Separator" bezeichnet. Er erklärt weiters, dass sich Scherze, Metaphern und Wortspiele gut eignen um die Aufmerksamkeit zu binden und Suchprozesse einzuleiten (vgl. Erickson & Rossi, 1981a). Diese Suchprozesse lösen im Patienten leichte Trancezustände aus, welche, vom Arzt erkannt, für Suggestionen nutzbar gemacht werden können. Die Konfusionstechnik stellt in diesem Zusammenhang eine geeignete Methode dar, um die Suggestionen und die Trance noch zu vertiefen (vgl. Erickson, 1964/1995). Humorvolle Phantasien haben weiters auch eine nachhaltige, posthypnotische Wirkung (vgl. Hain, 1993).
Mit Hilfe der Konfusionstechnik wird beim Patienten Verwirrung erzeugt. Dies führt zu einer Veränderung der Bezugsrahmen und verlangt nach einer Neustrukturierung im Sinne einer Modifikation in Richtung auf ein bestehendes Bedürfnis. Die Empfänglichkeit für Suggestionen und die Aufgeschlossenheit des Patienten wird somit gesteigert (vgl. Er-

ickson, Rossi & Rossi, 1978). Da die Konzentration einer Person nur auf ein begrenztes Informationsgebiet gelenkt sein kann, nutzt Erickson diese Einengung und führt durch seine Redewendungen Änderungen ein, die auf andere Wahrnehmungsbereiche des Bewusstseins ausgerichtet sind. Konfusionen können durch unterschiedliche Formulierungen oder Handlungen erfolgen. Erickson arbeitete mit Antonymen, Homonymen, Synonymen, Ausführungen, Unterbrechungen, der Echotechnik und ungebräuchlichen Wörtern, um Konfusion zu bewirken (vgl. Otani, 1989).

Eine weitere Möglichkeit in unserem Falle wäre, dass Arzt und Schwester von unterschiedlichen Dingen sprechen und unterschiedliche Geschichten erzählen („Doppelinduktion“). Der Patient versucht den Erzählungen zu folgen, doch es gelingt ihm nicht, einen Zusammenhang herzustellen. Das bewusste Denken erfährt eine Konfusion und es verändert sich die Wahrnehmung des Bezugsrahmens. Ein eingespieltes Team, wie in unserem Falle Arzt und Schwester, ist von großem Nutzen und kann den Patienten gut ablenken. Ist der Arzt sehr konzentriert und momentan nicht in der Lage ein Gespräch mit dem Patienten zu führen, so übernimmt die Schwester die Konversation. Ständiges Reden, Sprechen, Erzählen, möglichst monoton und unter Einbeziehung des Patienten in das Setting sind dabei besonders unterstützend.

Auch dieser Patient berichtete mir im Nachgespräch, die Untersuchung als sehr angenehm empfunden zu haben. Ihm gefiel die aufgelockerte Stimmung im Raum. Er gab an, vor der Untersuchung sehr nervös gewesen zu sein. Erst im Nachgespräch wurde klar, dass die hypnotische Kommunikation in diesem Falle ein sehr eng gestecktes Ziel verfolgte: Lösung der Nervosität und Ablenkung von den bestehenden Ängsten – die intensive Einbeziehung des Patienten in die Konversation und witzreiche Unterhaltung als Instrument. „Hypnoid des Lachens und des Witzes“.

Fall 4: „Ablenkung und posthypnotische Amnesie“

Weibliche Patientin, 82 Jahre
Durchgeführte Untersuchung und Intervention: Koronarangiographie mit Vordehnung einer Stenose der rechten Koronararterie (RCA) und Implantation eines RCA-Stents sowie Vordehnung von mehreren Stenosen der linken Koronararterie (LAD) und Implantation zweier LAD-Stents.

Kommentar: Gleich zu Beginn der Untersuchung utilisiert der Arzt die gegenwärtige Situation der Patientin für die Induktion eines Trancezustandes, indem er mittels einer Frage und deren integrierter, indirekter Suggestion ihre bewusste Wahrnehmung einengt, die Aufmerksamkeit fokussiert und zwingend eine Entspannung impliziert:

> *A: Glauben Sie, dass diese Liege weich genug ist, um sich vollkommen entspannen zu können?*
> *P: Ja.*

Kommentar: Hier verbindet der Arzt die Wahrnehmung einer angenehmen Tatsache, nämlich „weiche Liege“, mit der Suggestion einer wünschenswerten Möglichkeit, „vollkommene Entspannung“. Mit dieser positiven Vorstellung wird eine „Ja-Haltung“ geschaffen, welche die Akzeptanz der folgenden Suggestion erleichtert. Für die Erzeugung eines „Yes-Settings“ ist nicht ausschlaggebend, was der Arzt sagt, sondern was die Patientin hört. Die Worte des Arztes dienen als Anregung, um in der Patientin Assoziationen hervorzurufen. Dem Unbewussten wird mit dieser Frage von vornherein impliziert, dass sie sich nun entspannen wird. Das Unbewusste der Patientin geht hier einen stillen Vertrag mit dem Arzt ein, eine Entspannung hervorzubringen. Nur der Zeitpunkt des Eintritts der Entspannung wird noch als freie Entscheidung zugelassen. Die gewünschten Trancezustände werden schneller erreicht, wenn die Worte des Arztes bereits zu Beginn der Untersuchung die erforderlichen Implikationen enthalten. Diese indirekt vermittelten Botschaften lösen in der Patientin den vom Arzt gewünschten Prozess der inneren Suche und Schlussfolgerung aus. Die Reaktionen auf eine indirekte hypnotische Suggestion laufen auf einer autonomen, beziehungsweise unbewussten Ebene ab (vgl. Erickson, 1964/1995). Der bewusste Verstand kann diese Reaktionen nicht ausführen. Wenn das bewusste Denken in der Lage wäre, Suggestionen jeder Art adäquat zu befolgen, dann wäre die Hypnotherapie hinfällig. Die Methode der indirekten Suggestion und Implikation dient dem Arzt zur Umgehung von bewussten Haltungen und Widerständen der Patientin.

Auch wenn die Patientin sich im Moment nicht entspannen will, so erfährt doch ihr Unbewusstes diese Implikation. Während die bewusste Aufmerksamkeit der Patientin auf die Vorstellung einer weichen Liege konzentriert ist, nimmt sie auf einer anderen Ebene die Worte des Arztes ohne Widerstand auf.

> *A: So, dann werden wir die Untersuchung jetzt ganz gut und flott (Anmerkung: Tonfall ist empathisch, umgangssprachlich) machen, sodass sie sich hinterher nur noch an die schönen Sachen erinnern werden.*

Kommentar: Erickson war der Ansicht, dass die Idee von der Erinnerung an die schönen Sachen nach der Untersuchung vom Patienten umgesetzt werden kann, wenn sie in einem Augenblick der Aufgeschlossenheit vorgebracht wird. Dieser Augenblick der Sensibilität liegt in einer Situation vor, bei der die Aufmerksamkeit auf eine Sache fixiert und konzentriert ist, welche für die Patientin oder den Patienten von großem Interesse ist. Man spricht in diesem Zusammenhang von „posthypnotischer Suggestion". Zu diesem Thema gibt es viele Forschungsergebnisse (vgl. Barnier & McConkey, 1999).

> *A: Ich werde Ihnen nun Schritt für Schritt erklären, was ich bei Ihnen mache. Zuerst werde ich Ihren Puls tasten, danach werde ich diese Stelle taub machen. Und wenn Sie sich jetzt genau konzentrieren, können Sie den Puls unter meinen Fingern spüren. -Spüren Sie ihren Puls?*
> *P: Ja.*

Kommentar: Wie im „Fall 2" fokussiert der Arzt die Aufmerksamkeit der Patientin auf den Puls der Femoralarterie, bevor er ihr das Lokalanästhetikum verabreicht.

> *A: So, jetzt werde ich sie hier vereisen. Ein kurzer Stich, wie die Biene Maja ... (Pause) ... alles wird taub ... (Pause) ... die Taubheit breitet sich hier über das gesamte Gebiet aus ... (Pause). (Anmerkung: diese Formulierung setzt Suchprozesse frei: was ist „das gesamte Gebiet"? Es entstehen rechtshemisphärisch Bilder von der Stelle („dem gesamten Gebiet"), wie „Taubheit" vermutet ... und dann eben wahrgenommen wird ...) Wie die Biene Maja ... (Pause) ... kennen Sie die Biene Maja? Haben Sie Enkel?*

Kommentar: Der Arzt stellt viele Fragen sehr schnell hintereinander. Die Patientin versucht darauf zu reagieren, kommt aber mit der Beantwortung der Fragen nicht nach. Der Arzt wechselt schnell von einem Thema zum anderen und erzeugt damit bei der Patientin Konfusion. Sie erzählt plötzlich von sich, ihrer Familie, insbesondere von ihren Enkeln und von Kindererziehung im Allgemeinen. Der Arzt wirft in jeder kleinen Sprechpause der Patientin ein Wort oder einen Satz ein, um die Aufmerksamkeit der Patientin in eine neue Richtung zu lenken.

Überladung mit Information generiert Verwirrung und fördert die Entstehung und Vertiefung eines Trancezustandes. Auch bei dieser Form von Tranceinduktion und Trancevertiefung ist ein ausreichend vorhandener Rapport zwischen Arzt und Patientin eine wesentliche Voraussetzung. Die Einwürfe des Arztes stellten Ergänzungen der Gedankengänge und Aussagen der Patientin, dar und zielen darauf ab, sie in ihren inneren Bildern, Erinnerungen etc. tiefer und weiter zu führen. Im Laufe dieses Verfahrens wurde die Aufmerksamkeit der Patientin – nach und nach und von ihr – unbemerkt immer mehr auf ihre Gedanken, inneren Bilder und Erzählungen gelenkt (vgl. Erickson, 1966/ 1998).

> *A: Erzählen Sie mir noch ein bisschen von ihren Enkelkindern. (Pause) Erinnern Sie sich an etwas ... (Pause) ... ganz besonders Schönes? (Pause) Wahrscheinlich erinnern Sie sich an vieles Schönes ...*

Kommentar: Der Sprechrhythmus und die Stimmführung sind von großer Bedeutung. Im Idealfall könnte der Hypnotiseur seinen Atem mit dem Atemrhythmus des Patienten synchronisieren („Atem-Pacing"), um seine Empathie zu steigern. Auch die Sprechpausen sind von großem Nutzen. Sie werden vom Unbewussten als indirekte Formen hypnotischer Suggestion aufgefasst und bieten Raum für Assoziationen. Die Pausen sind wichtig, da das Erinnern Zeit erfordert. In vielen Fällen lässt sich dadurch die Trance vertiefen (vgl. Bandler & Grinder, 1996).

Der Arzt beendet die Untersuchung um sich anschließend dem Auswerten der Angiographiebilder zu widmen und die Intervention vorzubereiten.

> *A: Jetzt machen wir eine kleine Pause, während der Sie sich ruhig Zeit nehmen können, um alles zu vergessen, was wir bisher gemacht haben.*

Kommentar: Der Arzt bietet der Patientin Amnesie an. Amnesie kann man nicht verordnen, man kann sie nur anbieten (vgl. Peter, 2001b). Die Amnesiereaktion hängt von der Bereitschaft der Patientin und ihrer Suggestibilität ab. Zum Thema „posthypnotische Amnesie" liegen zahlreiche Untersuchungsergebnisse und Berichte vor (vgl. Peter, 1993; Erickson & Rossi, 1974/1997; Erickson, 1997).

Nachdem der Arzt die Angiographieaufnahmen ausgewertet hat, erklärt er der Patientin sehr sachlich das weitere Vorgehen mit der Implantation der Stents (als würde es sich um etwas anderes, Mechanisches, Abstraktes handeln) und schließt dann mit folgender Bemerkung ab:

> *A: Entspannen Sie sich einfach und genießen Sie das Leben – wie Sie so schön sagen – während wir hier arbeiten.*

Kommentar: Vorher, während der Untersuchung tätigte die Patientin die Aussage: „ Jetzt bin ich schon so alt, ich muss das Leben genießen. Wir haben doch früher nichts gehabt, wir waren ja arm."

Nach Beendigung der Intervention meint der Arzt:

> *A: Wir sind fertig. Gut ist das gegangen. So, wie wenn man aus einem Traum aufwacht und dann alles vergisst.*

Kommentar: Wieder wird der Patientin eine posthypnotische Amnesie angeboten. Zusätzlich aber kommt auch ein Gemeinplatz zur Nutzung eines ideokognitiven Prozesses zur Anwendung. Das Vergessen des Trauminhaltes ist eine einfache Tatsachenfeststellung, welche die Patientin so oft erlebt hat, dass sie es nicht leugnen kann. Diese verbale Andeutung in Bezug auf das Vergessen kann als indirekte Suggestion wirken, wenn die Patientin diese Andeutung mit ihren gelernten Mustern, welche in ihrer Lebenserfahrung vorhanden sind, assoziieren kann.

Da die Aufmerksamkeit im Rahmen der Trance fokussiert ist, kann so ein Gemeinplatz eine konkrete Erfahrung des suggerierten Verhaltens auslösen (vgl. Erickson, 1981a).

Im Zuge des Nachgespräches ließ sich bei dieser Patientin eine eindeutige Veränderung in der Zeitwahrnehmung erkennen. Die Patientin schätzte die Dauer ihres Aufenthaltes im Katheterraum auf 20 bis maximal 30 Minuten und war vollkommen überrascht als ich ihr erklärte, dass die tatsächliche Dauer der Untersuchung mit anschließender Aufdehnung und Implantation der Stents in den Koronararterien eineinhalb Stunden betragen hatte. Sie war sehr glücklich, dass nun alles gut überstanden und vorüber war. Sie berichtete mir, dass sie ihren Femoralispuls vor dem Injizieren des Lokalanästhetikums wahrgenommen, aber den Einstich der „Biene Maja" nicht gespürt hätte, weil, so die Patientin wörtlich, „der Herr Doktor soviel mit mir geredet hat, dass ich ganz abgelenkt war und deshalb gar nichts gespürt habe."

Beim Aufdehnen der Koronararterien empfand die Patientin ein leichtes Druckgefühl. Ansonsten verspürte sie während der gesamten Intervention, laut eigenen Angaben, keine Schmerzen oder Missempfindungen. Insgesamt erinnerte sie sich kaum noch an das was gesagt oder getan wurde.

Fall 5: „Utilisation der Anspannung zur Entspannung"

Männlicher Patient, 73 Jahre
Durchgeführte Untersuchung: Koronarangiographie ohne Ventrikeldarstellung.
Therapeutische Intervention: Vordehnung einer RCA-Stenose und Implantation eines RCA-Stents.

Hierbei handelte es sich um einen besonders ängstlichen Patienten mit eingeschränktem Vertrauen zu Ärzten allgemein und Status post Frühsommer-Meningoenzephalitis (FSME) im Jahre 2001, mit persistierender Tetrasymptomatik. Vor der Untersuchung spricht der Arzt mit dem Patienten über die Erkrankung und die Vorgehensweise bei der Koronarangiographie. Dabei wird festgestellt, dass es dem Patienten nicht möglich ist, seine Hände zu bewegen und, wie im Allgemeinen während der Untersuchung üblich, über den Kopf zu legen. Der Arzt erkundigt sich anschließend auch nach dem momentanen Befinden des Patienten. Dieser blickt der bevorstehenden Untersuchung ängstlich entgegen.

Die Art der Kontaktaufnahme durch den Arzt, unmittelbar vor der Untersuchung, ist von großer Bedeutung in Hinblick auf das Erzeugen eines Rapports. Dieser entsteht durch die Anwendung von „pacing and leading", einem der Grundprinzipien für Kommunikation. „To pace" bedeutet „Schritt halten, im Gleichschritt gehen" und „to lead" bedeutet „führen". Der Arzt würdigt den Patienten und gibt ihm zu verstehen, dass er sich in ihn und seine momentane Situation einfühlen kann. Er reflektiert dem Patienten verbal und nonverbal dessen augenblicklichen Zustand sowie die gezeigten Verhaltensweisen. Der Patient erhält die Bestätigung, dass er angenommen wird und Empathie vorhanden ist. Das Ignorieren von Ängsten durch den Arzt würde im Gegensatz dazu einen Rapportverlust herbeiführen. „Pacing" schafft Vertrauen und die Bereitschaft, sich führen zu lassen.

Dies ist die Voraussetzung für ein „leading" durch den Arzt. Wäre kein Vertrauen vorhanden, so würde das „leading" nicht befolgt werden (vgl. Butschek, 2000; Schmierer, 2001). Den eigenen Femoralispuls spürte der Patient während der Palpation der Arteria femoralis durch den Arzt nicht. Diese Fixationseinleitung war daher nicht möglich.

Als die Untersuchung beginnt, meint der Arzt:

> *A: Während Sie hier liegen, werden Sie feststellen, dass Sie immer entspannter werden und sich immer wohler fühlen.*

Kommentar: Der Arzt verbindet eine Suggestion mit einer Tatsache. Wir alle wissen, dass es schwierig ist, ein Gefühl der Entspannung und des Wohlbefindens, auf Anordnung hin, in uns selber zu erzeugen. Um diese Schwierigkeit zu umgehen, wird die Suggestion der Entspannung mit einem Verhaltensmuster verbunden, welches dem Patient vertraut ist. Der Patient bejaht die Tatsache innerlich (yes-pacing), dass er hier liegt und stellt unbewusst Assoziationen zu den Begriffen „Entspannung“ und „Wohlbefinden“ her. Dennoch ist die Suggestion wesentlich direktiver als die indirekte Implikation: „Ist die Unterlage weich genug, um in eine tiefe Entspannung zu gehen?“ (siehe „Fall 4“; vgl. Erickson & Rossi, 1981a).

Nachdem der Arzt die Arteria femoralis punktiert hat, wendet er sich dem Patienten zu und meint:

> *A: Ich habe eine gute Nachricht. Alles was schmerzhaft sein könnte, ist bereits vorbei. Ab jetzt führen wir nur noch Messungen durch. Sie können sich JETZT entspannen und an etwas Schönes denken. (Pause). Sehr gut.*

Kommentar: Der Patient wird in Folge über das genaue Vorgehen während der Untersuchung in Kenntnis gesetzt. Für gewöhnlich ist die Punktion der Arteria femoralis nicht schmerzhaft, da die Patienten ein Lokalanästhetikum verabreicht bekommen. Nachdem der Arzt nun erklärt, dass alles, was schmerzhaft sein könnte, bereits vorbei ist, entwickelt sich beim Patienten ein plötzliches Gefühl der Erleichterung mit sofortiger Verminderung des Angstempfindens. Mit einem Mal merkt man, dass eine große Last und das Gefühl des Unbehagens von ihm abfallen. Entspannung und Trance werden verstärkt. Beruhigende Aussagen wie diese werden in gewisser Weise erwartet und vom Unbewussten gerne wahrgenommen, wenn man sich scheinbar hilflos in die Hände einer anderen Person begibt. Sie sind von großem Nutzen in Bezug auf das Erzeugen oder Aufrechterhalten einer positiven Grundstimmung.

Um der Vorstellung des Patienten genügend Freiraum geben zu können, ist es wichtig, die Aussage offen zu formulieren, im Sinne von „alles was schmerzhaft sein könnte, ist bereits vorbei“, im Gegensatz zu „alles was schmerzhaft ist, ist bereits vorbei“. Da jede Person über individuelle Erlebnisse und subjektive Empfindungen verfügt, sollte auf deren Integration und Utilisation in der Hypnose besonderen Wert gelegt werden. Etwaige Beschränkungen durch verbale Vorgaben und Einengungen würden in einem Rapportverlust resultieren und sollten daher vermieden werden.

Sobald der Einstich in die Arterie, begleitet von der beruhigenden Aussage des Arztes, erfolgt ist, lässt die Anspannung des Patienten nach. Diese plötzlich entstehende Entspannung und Erleichterung des Patienten greift der Arzt sofort auf und utilisiert sie mit der Aussage: „Sie können sich JETZT weiter entspannen und an etwas Schönes denken.“ Der Augenblick der kurzen Entspannung wird verstärkt und utilisiert. Reflektorisch führt das Wort „Entspannung“ zu einer Tranceverstärkung, da sich das Unbewusste bereits im Zustand der Entspannung befindet. Der Patient wirkt zunehmend gelassen. Mit dem Kommentar „sehr gut“ bestätigt der Arzt dem Unbewussten das Entspannungsgefühl und vertieft die Trance auf diese Weise noch zusätzlich. Gleich darauf wechselt der Arzt das Thema und lenkt somit die Aufmerksamkeit des Patienten auf einen neuen Fokus, während das Unbewusste weiterhin an der Ausführung der Entspannungs-Suggestionen arbeitet.

In den meisten Fällen löst sich aufgrund dieser Suggestionen die Anspannung in den Patienten. Ängste werden abgebaut und die Patienten beruhigen sich allmählich. Unter Anwendung der „Einstreutechnik“ (vgl. Bongartz & Bongartz, 2001) flicht der Arzt in seinen Dialog mit der Schwester oder dem Patienten ganze Sätze, Satzteile oder Worte, wie etwa „Entspannung“ und „an etwas Schönes denken“, ein und erzeugt dadurch Wohlbefinden. Zwischendurch wird der Patient darüber informiert, dass alles planmäßig verläuft. Die direkte Suggestion „JETZT“ zu entspannen wird leise, aber eindringlich ausgesprochen und verleiht der Aussage ein wenig Nachdruck.

Auf einem ähnlichen Prinzip beruht das Entspannungsverfahren der „Progressiven Muskelrelaxation nach Jacobson". Dieses Verfahren ist besonders für jene Patienten zur Vorbereitung hypnotischer Vorgänge geeignet, die das Gefühl haben, nur schwer oder überhaupt nicht entspannen zu können. Durch einen Wechsel von Anspannung und Entspannung wird eine Verminderung des Muskeltonus erreicht. Als Folge gezielter Anspannung einzelner Muskelgruppen mit anschließendem Loslassen werden die Personen in die Entspannung geführt. Der Patient fokussiert die Aufmerksamkeit auf die jeweilige Muskelgruppe und auf die dort stattfindenden Veränderungen. Er spürt, wie sich Anspannung und Entspannung anfühlt und gegebenenfalls ausbreitet (vgl. Bongartz, 2008). Der Arzt hält das Gefühl der Erleichterung aufrecht indem er mit seiner Erläuterung fortfährt:

> *A: Ich habe zwei weitere gute Nachrichten für Sie. „Wollen Sie beide hören?*
> *P: Ja.*
> *A: Die halbe Untersuchung ist schon vorbei. Und, bisher ist alles in Ordnung.*

Kommentar: „Die halbe Untersuchung ist schon vorbei" ist eine offene Formulierung, die vom Unbewussten positiv aufgenommen wird und die Entspannung noch weiter fördert. Dem Patienten wird nicht geschildert um welche „halbe Untersuchung" es sich dabei handelt und wie viele Untersuchungen im Rahmen dieser Angiographie noch geplant sind. Diese Information ist für den Patienten auch irrelevant. Im Trancezustand haben die Patienten ohnehin ein eingeschränktes Zeitgefühl. Da die bisherige Untersuchung tatsächlich nicht schmerzhaft war, konnte das Vertrauen gegenüber dem Arzt wachsen und der Rapport verstärkt werden. Rapport definiert sich durch den Aufbau einer vertrauensvollen Beziehung, welche aus einer aufmerksamen Zuwendung und der Wertschätzung des anderen erwächst. Er bildet die Grundvoraussetzung für eine gute Arzt-Patienten-Beziehung. (siehe vorne; vgl. Kossak, 1997).

Im Allgemeinen gelingt es dem Arzt den Rapport aufrechtzuerhalten oder zu verbessern, indem er Formulierungen oder Instruktionen verwendet, welche das Vorstellungsvermögen des Patienten gut ansprechen. Eine gezielte Anamnese vor Beginn der Hypnose ist dem Rapport sehr förderlich. In unserem Falle konnte der Arzt sich auf die FSME-Erkrankung beziehen und mit dem Patienten dieses Thema näher erörtern. Dieser fühlte sich angenommen, und berichtete von seinen Erfahrungen im Umgang mit den Manifestationen dieser Erkrankung. Der Arzt hielt den Rapport bei der Vertiefung der Trance darüber hinaus mithilfe des nonverbalen „pacing" aufrecht. Indem er darauf achtete, im Atemrhythmus und vorwiegend während der Ausatemphasen des Patienten zu sprechen („Atem-Pacing"), gelang es ihm, die unbewussten autonomen Reaktionen des Patienten in die Tranceverstärkung mit einzubeziehen.
„Pacing and leading" war auch in weiterer Folge während der Intervention bei diesem Patient gut möglich. Dieser Patient berichtete mir ebenfalls im Gespräch danach, die Untersuchung und den Eingriff als erträglich empfunden zu haben. Zu Beginn der Untersuchung zitterte der Patient heftig. Allerdings stellte sich dieses Zittern bereits nach fünf vom Arzt gesprochenen Sätzen zur Tranceinduktion ein. Mit der Utilisation der Anspannung hat das Zittern nachgelassen. Es war eine interessante Beobachtung, den Patienten trotz großer anfänglicher Ängstlichkeit rasch in tiefer Entspannung zu erleben, und mitzuverfolgen, wie sein Leidensdruck dadurch minimiert wurde.

Entspannung ist eine natürliche Fähigkeit des Menschen. Die Entspannungsreaktion ist durch Gefühle des Wohlbefindens, der Ruhe und Gelöstheit charakterisiert. Im klinischen Bereich werden neben ärztlicher Hypnose und dem Verfahren der Progressiven Muskelrelaxation nach Jacobson auch das Autogene Training, die Methode des Biofeedbacks und die Meditation zum Herbeiführen eines Entspannungszustandes eingesetzt. Oft resultieren Hinweise zum Entspannungsverfahren, wie zum Beispiel Information über das Verfahren oder der Abbau von Vorbehalten, bereits zu Beginn in einer allgemeinen Senkung des Aktivierungsniveaus des Patienten. Das gemeinsame Ziel dieser Entspannungsverfahren ist es, die Orientierung von außen nach innen zu lenken und den Zustand zwischen Schlaf- und Wachbewusstsein herbeizuführen und möglichst lange aufrechtzuerhalten (vgl. Birbaumer & Rief, 2006; Haring, 2006; Stotz-Ingenlath & Kind, 2006; Sulz, 2006).

In Notsituationen sind Patienten sehr empfänglich für positive suggestive Formulierungen. Diese kann man, wie bei unserem sehr ängstlichen Patienten, während Interventionen und Akutsituationen gezielt einsetzten, um den psychischen Zustand zu stabilisieren. Die Wirksamkeit beiläufiger, indirekter Suggestionen für Schmerz- und Angstbewältigung ist empirisch belegt (vgl. Hausmann, 2003).

Jene Ressourcen, die der Patient selbst offeriert, wie zum Beispiel Anspannung, können im Sinne von „pacing and leading“ verwendet werden. Die Art des Sprechens und das Auftreten des Arztes spielen dabei eine ebensogroße Rolle wie ruhige, sichere Bewegungen und eine kompetente Kommunikation. Alle diese Verhaltensweisen vermitteln dem Patienten Sicherheit. Der momentane Zustand des Patienten soll aufgegriffen werden. Ein autoritäres Auftreten ist dabei anfangs oft erforderlich, sollte aber anschließend unbedingt in Empathie und Zuwendung überwechseln (vgl. Bloch-Szentágothai, 2001).

Diagramm – Zusammenfassung Herzkatheter

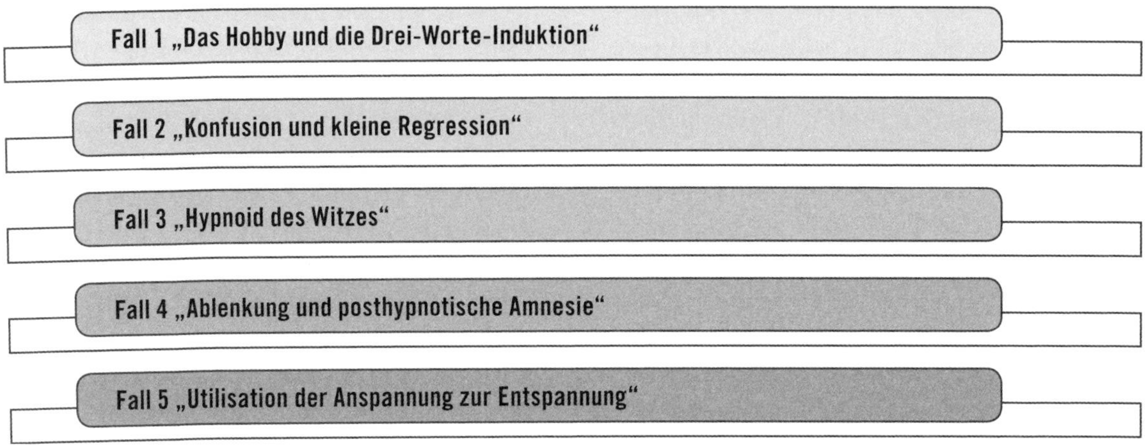

XVI. KARDIOVASKULÄRE PRIMÄRPRÄVENTION UND HERZ-KREISLAUF ANTI-AGING

H. Hofer, F. Höltl, C. Kaindlstorfer und R. Gasser

Herz- und Kreislauferkrankungen nehmen immer noch eine bedeutende Stellung in den westlichen Industrienationen ein. Nach wie vor sterben etwa 50 Prozent der Bevölkerung im deutschsprachigen Raum an Herzkreislauferkrankungen. Wovon etwa 10 Prozent direkt an akuten ischämischen Erkrankungen und 10 Prozent an chronischen ischämischen Herzerkrankungen versterben. Nicht nur im Bereich der Krankheitstage im Beruf, sondern auch im Bereich der Arbeitsunfähigkeitsbescheinigungen, der Frühpensionierungen etc., nehmen Herzkreislauferkrankungen nach wie vor den höchsten Stellenwert ein, und genauso gehören diese Erkrankungen auch zu den wichtigsten Faktoren, welche die Lebensqualität im mittleren und höheren Lebensalter einschränken können.

Jeder Artikel, jedes Buch über Herzkreislauferkrankungen beginnt in etwa so, wie dieser Text, um zu verdeutlichen, wie wichtig der Kampf gegen den Herztod ist. Vielleicht auch durch dieses gebetsmühlenartige Wiederholen von Tatsachen haben wir uns daran gewöhnt. Schreiben wir vielleicht nicht dem Herztod auch etwas Elegantes, etwas Außergewöhnliches und im Innersten Erstrebenswertes zu, ist der Herztod nicht ein Insignium des Wohlstandes? Dennoch: Anti-Aging ohne besondere Berücksichtigung der Herzkreislauferkrankungen wäre undenkbar. Nichts limitiert einen Menschen in seiner Lebensqualität im zunehmenden Alter mehr, als Atemnot oder Angina pectoris bei leichter oder mittelschwerer Belastung, oder eine Halbseitenlähmung nach einem cerebralen Insult. Dies steht außer Zweifel und bedarf keiner weiteren Diskussion.

Trotz aller Bemühungen während der letzten Jahre, Herzkreislauferkrankungen aus epidemiologischer Sicht in den Griff zu bekommen, hat sich an der Statistik nur sehr wenig geändert. Primär- und Sekundärprävention beruht auf einer großen Zahl von bekannten Daten, die Umsetzung ist allerdings schwierig.

Ursächlich für die meisten koronaren Ereignisse und die koronare Herzkrankheit ist europaweit ein ungesunder Lebensstil, und es sich um modifizierbare Risikofaktoren bzw. um eine nicht ausreichende Therapie von Bluthochdruck und Serumlipiden handelt.

Umso mehr sollte die Bemühung des Arztes darin liegen, seine Patienten auf entsprechende Lifestyleänderungen hinzuweisen und vorbeugend Lipide, Blutdruck bzw. Diabetes ausreichend zu therapieren. Die Verteilung der kardiovaskulären Mortalität zeigt Unterschiede zwischen den Ländern um das maximal Vierfache, so finden sich z.B. in der Ukraine viermal so viele Herzkreislauf-Tote pro Jahr wie in Frankreich. Vor allem in Osteuropa zeigt sich eine deutlich höhere kardiovaskuläre Mortalität gegenüber dem Rest von Europa. Besonders ausgeprägt ist dieser Unterschied bei Frauen: Frauen in der Ukraine haben eine siebenfach höhere kardiovaskuläre Mortalität als in Frankreich. Österreich liegt eher im Mittelfeld. Bemerkenswert ist auch, dass die gesamtvaskuläre Mortalität um etwa 1,5 Prozent im Schnitt jährlich gesunken ist. Dies gilt für die meisten europäischen Länder, in Österreich beträgt der Rückgang sogar drei Prozent.

Die Reduktion an kardiovaskulären Erkrankungen bei Frauen war insgesamt ausgeprägter als bei Männern (Ausnahme Polen und Ungarn), während in Griechenland z.B. die gesamtvaskuläre Mortalität für Männer zugenommen und für Frauen abgenommen hat.

In Summe kann man sagen, dass sich die Situation in Osteuropa bezogen auf kardiovaskuläre Mortalität verschlechtert hat, während sie sich im restlichen Europa durchschnittlich verbessert hat.

1) Arteriosklerose

Die Arteriosklerose bildet die Grundlage aller wesentlichen kardiovasculären ischämischen Erkrankungen. Es handelt sich dabei um eine Ansammlung von Lipiden, komplexen Kohlehydraten, Calcium, Cholesterin, Kalk, Bindegewebe, Fibrozyten und Blutbestandteilen und Veränderungen in der arteriellen Gefäßwand. Die Arteriosklerose entsteht durch ein komplexes Zusammenspiel jahrelang dauernder metabolischer, entzündlicher, infektiöser und traumatischer Gefäßschäden, welche letztendlich zu dem ungünstigen arteriosklerotischen Gefäßumbau führen. Prinzipiell gibt es die altersbedingte Physiosklerose, die sich mit zunehmendem Lebensalter in den Arterien entwickelt.

Das pathologisch anatomische Erscheinungsbild der Physiosklerose zeichnet sich zumeist durch einen langstreckigen Verlauf und durch eine diffuse Erscheinungsform aus, selten in zirkulär lokalisierter Ausprägung. Demgegenüber steht die nicht kontinuierliche, oft zirkulär oder semizirkuläre Koronarsklerose, welche einem Krankheitsbild entspricht und durch kontinuierliche entzündliche Prozesse und Nekrosen gekennzeichnet ist.

Hauptrisikofaktoren für die Atherogenese stellen folgende Punkte dar:

Hyperlipidämie:
Insbesondere Hypercholesterinämie mit einem verschobenen Verhältnis zwischen LDL und HDL, wo LDL und VLDL hoch und HDL niedrig sind. Vor allem LDL-Serumspiegel stehen in einem sehr engen Zusammenhang mit der Entwicklung kardiovaskulärer Erkrankungen. Die Beweislage für den Zusammenhang zwischen kardiovaskulärer ischämischer Erkrankung und LDL-Cholesterinspiegeln ist überwältigend. Epidemiologisch gesehen zeigt sich ein 2%iger Anstieg des Koronarrisikos pro Prozentanstieg von Serum-LDL-Spiegeln. Zahlreiche Untersuchungen aus der Primär- und Sekundärprävention haben gezeigt, dass das Absenken des LDL-Cholesterins mit einer Reduktion des koronaren Risikos verbunden ist. Die diätetische Beeinflussung des Serumcholesterins und die Beeinflussung mit Cholestyramin, Gemfibrocil und Clofibrat bzw. Niacin konnten eine Verringerung der Serumlipide, aber auch der kardiovaskulären Events bewirken. Metaanalysen konnten aber auch zeigen, dass ein besonders großer Gewinn cholesterinsenkender Interventionen bei Patienten mit einem hohen Anteil an anderen Risikofaktoren zu finden war. Erwähnt sei zumindest, dass die medikamentöse Therapie zur Senkung von Serumlipiden von bestimmten Nebenwirkungen überschattet wird (ich erinnere an Lipobay), aber auch andere bestimmte Nebenwirkungen werden immer wieder in der Literatur zitiert, welche den Gesamtbenefit gegenüber der Mortalität zumindest für die Primärprävention in Frage stellen. Ein negativer Effekt von cholesterinsenkenden Medikamenten auf die Gesamtmortalität konnte zwar nicht beobachtet werden, aber dennoch ist es für den Arzt eine wichtige Aufgabe, entsprechende diätetische Maßnahmen für die Patienten zu empfehlen. In der Primärprävention stehen vor allem (außer bei sehr hohem Risiko) die diätetischen Maßnahmen im Vordergrund. Es sei angemerkt, dass es sich bei der Beziehung zwischen Plasmacholesterinwerten und Mortalität nicht um eine lineare Beziehung handelt, sondern um eine J-förmige Kurve, wobei es bei sehr niedrigen Cholesterinwerten wieder zum Anstieg der Gesamtmortalität kommt. Ursache dafür ist eine heterogene Gruppe verschiedener Todesursachen, wie bestimmte bösartige Tumorerkrankungen, hämorrhagischer Insult, Trauma oder Gewalteinwirkung, Atemerkrankungen oder gastrointestinale Erkrankungen. Der Zusammenhang dieser Todesursachen

mit niedrigem Cholesterin ist nicht ganz erklärbar und wird einerseits in sozio-ökonomischen Umständen, andererseits aber auch in einer möglichen direkten Assoziation mit niedrigem Cholesterin gesehen. Dabei erinnere ich an die Bedeutung des Cholesterins als Ausgangsbasis für bestimmte Hormone und Strukturen der Zellmembran etc. Während also hohes LDL-Cholesterin sich bezogen auf die kardiovaskuläre Mortalität ausgesprochen ungünstig auswirkt, zeigen erhöhte Werte von HDL-Cholesterin eine epidemiologisch günstige Wirkung. Der Quotient aus LDL und HDL wird somit zum entscheidenden Faktor für die kardiovaskuläre Prognose. Interessanterweise zeigen Frauen bis zur Menopause deutlich höhere HDL-Werte als Männer, diese Kluft verringert sich langsam mit zunehmendem Alter und scheint ebenfalls ein Phänomen des natürlichen Alterungsprozesses zu sein. Mit der Angleichung der HDL-Werte zwischen Mann und Frau gleicht sich auch das kardiovaskuläre Risiko der beiden Geschlechter an. Serumwerte von HDL werden durch verschiedene Faktoren beeinflusst, unter anderem durch die Ernährung, durch Übergewicht, direkt durch Bewegung, Zigarettenrauchen etc.

Lipoprotein A wurde immer wieder als bedeutender Risikofaktor für die koronare Herzkrankheit hingestellt. In letzter Zeit allerdings wird die Bedeutung von LPA in diesem Zusammenhang immer mehr hinterfragt, insbesondere als sich LPA-Spiegel auch nicht leicht pharmakologisch beeinflussen lassen. Die klinische Bedeutung des LPA's ist derzeit Gegenstand heftiger Diskussion.

Lipidmanagement: Die Entscheidung über eine medikamentöse Behandlung erhöhter Serumlipide ist prinzipiell eine individuelle, welche sich aus dem Gesamtrisiko des Patienten einerseits (siehe Risikotafeln unten) und dem Persönlichkeitstyp andererseits ableiten und vom Anti-Aging Arzt individuell ermessen werden sollte. Voraussetzung ist in jedem Fall eine ausreichende, mehrmalige Messung der Plasmalipidspiegel. Jeder Patient mit einem Gesamtcholesterinspiegel von über 200 mg/dl, der ein hohes 10-Jahresrisiko von >20% im Moment oder projeziert auf ein Lebensalter von 60 hat, sollte einer intensiven diätetischen Schulung und Beratung unterzogen werden. Bei Gesamtcholesterinwerten über 230 mg/dl, so empfehlen die Guidelines der zuständigen Gesellschaften, sollte auch ein medikamentöses Lipidmanagement erwogen werden, mit gleitenden Übergängen, bei >270 mg/dl sollte auf alle Fälle eine medikamentöse Behandlung ins Auge gefasst werden. Wichtig ist, dass es sich bei den Werten um Nüchternwerte handelt. Unter allen Umständen sollte auch ein Versuch unternommen werden, diese hohen Werte durch Sport und Bewegung sowie Ernährungsumstellung in den Griff zu bekommen. Bei sehr hohen Werten muss auch immer an eine familiäre Hyperlipidämie gedacht werden.

Arterielle Hypertonie: Diese wird ausführlich weiter hinten abgehandelt, da sie ebenso eine wesentliche Rolle in der Atherogenese spielt.

Die Blutdruckkontrolle ist wichtig für den Anti-Aging Arzt, deshalb wurde ebenfalls ein eigenes Kapitel für diesen Bereich angeführt. In diesem Zusammenhang sei nur kurz erwähnt, dass die arterielle Hypertonie ein ganz wichtiger Co-Faktor für die Entwicklung kardiovaskulärer Erkrankungen ist und in jedem Fall behandelt gehört. Nicht nur die kardiovaskulären Erkrankungen im engeren Sinne, koronare Herzerkrankung und Insult, sondern auch im weiteren Sinne werden durch die Hypertonie aggraviert. Die SystEur-Studie hat gezeigt, dass auch die senile Demenz mit erhöhten Blutdruckwerten assoziiert ist. Die Einschränkung der geistigen Leistungsfähigkeit mit zunehmendem Lebensalter ist eine zusätzliche Belastung, welche die Lebensqualität verringert und den täglichen Stress des älteren Menschen erhöht. Auch aus diesem Grund wurde ein Kapitel über Hypertonie, aber auch ein Kapitel über das Altern des Gehirns und des Nervensystems in das Buch eingeführt. Ich verweise in diesem Zusammenhang nur kurz auf die Kapitel von Stoschitzky und Baumhackl. In Summe: Hypertonie gehört vom Anti-Aging Arzt unter allen Umständen erfasst und behandelt.

Tabak-Konsum:
Das Rauchen von Tabak ist ein signifikanter Risikofaktor für CVDs da es das artherosklerotische Risiko erhöht. Wodurch es das Risiko erhöht, ist noch nicht vollständig verstanden, jedoch wird vermutet, dass dadurch Veränderungen der endothelialen Funktion, oxidative Prozesse, Thrombozyten Veränderungen, Fibrinolyse, erhöhte Entzündungswerte sowie eine Modifizierungen von Lipiden häufiger auftreten.

Zigarettenrauchen: Diese Noxe ist mannigfach, unter anderem enthält Zigarettenrauch auch ein Glycoprotein, welches die Blutgerinnung aktiviert, weiters proliferativ wirkende Substanzen, welche an der Gefäßwand aktiv werden. Zigarettenrauchen führt zu einer Störung der Endothelfunktion, nimmt einen ungünstigen Einfluss auf den Blutcholesterinspiegel und verursacht eine direkte ischämische Gewebsschädigung durch seinen CO-Gehalt. Da ein nicht unerheblicher Teil der Bevölkerung trotz Warnungen Zigaretten raucht, ist dies ein wichtiges Aufgabengebiet für den Anti-Aging Arzt: keine Anti-Aging Medizin ohne auch das Laster des Zigarettenrauchens in den Griff zu bekommen. Zigarettenrauchen, wie oben erwähnt, stellt einen der wichtigsten Risikofaktoren für ein vorzeitiges Auftreten von arteriosklerotischen Veränderungen im Gefäßsystem dar. Im Anti-Aging Bereich ist daher nicht nur wegen des Einflusses auf Haut und Leistungsfähigkeit, sondern vor allem aufgrund der stark atherogenen Wirkung darauf zu achten, dass das Zigarettenrauchen als Risikofaktor von Patienten, die Hilfe suchen, wahrgenommen und entsprechend behandelt wird. Aus diesem Grund haben wir uns auch nicht gescheut, ein eigenes Kapitel über Raucherentwöhnung hier nocheinmal zu erwähnen. Immerhin raucht ein Drittel aller Erwachsenen. Man könnte sagen, der Fluch des Montezuma wurde zur Volksseuche Nummer eins. Nach wie vor gibt es keine ausreichenden Doppelblindstudien über die Bedeutung des Zigarettenrauchens im Zusammenhang mit koronarer Herzkrankheit. Sehr wohl aber lässt sich aus einer sehr großen Zahl von Beobachtungsstudien sagen, dass ein Zusammenhang zwischen Zigarettenrauchen und koronarer Herzkrankheit besteht. So führt nach dem Surgeon Generals Report von 1989, aufgrund der vorliegenden Daten, Zigarettenrauchen zu einer Erhöhung der Herzkreislaufmortalität um 50 Prozent Weiters besteht ein dosisabhängiges Risiko: Je mehr ein Patient raucht, desto höher ist sein Risiko. Darüber hinaus vervielfacht Zigarettenrauchen auch den Effekt anderer atherogener Mechanismen und erhöht dadurch, vor allem bei Risikopatienten, umso deutlicher das kardiovaskuläre Risiko. Eine der grundlegenden Überlegungen des Arztes sollte bei jedem Patienten mit einer Rauchervergangenheit sein, dass dieser extrem belastende Faktor für das Herzkreislaufsystem in entsprechender Weise unter Kontrolle gebracht werden kann. Da Rauchen nicht nur einen atherogenen, sondern auch einen prothrombotischen Effekt hat, reduziert sich bereits Monate nach Beendigung einer Raucherkarriere das Infarktrisiko. Zigarettenrauchen hat auch einen negativen Effekt auf das Fibrinogen und die Plättchenadhäsion, aber auch auf die Blutviskosität, das Endothel, die koronare Vasokonstriktion und reduziert Serum-HDL.

Geschlechtsspezifisches Risiko: vor allem Frauen neigen weniger zu Arteriosklerose und ischämischen Herzkreislauferkrankungen, das Risiko der Frau steigt erst nach dem Klimakterium an. Das geschlechtsspezifische Risiko gehört zu den unbeeinflussbaren Risikofaktoren.

Genetische Faktoren: spielen eine besonders große Rolle, sind ebenfalls praktisch nicht zu beeinflussen. Diesbezüglich kennt man eindeutige Faktoren wie die Hyperlipoproteinämie

Typ II und IV, die Homocystinurie und die Gicht. Liegt eine genetische Prädisposition vor, ist ganz besonders auf entsprechendes Risikomanagement zu achten.

Stress und Sympathikusaktivierung: Wenn auch der Faktor Stress vielleicht nicht unbedingt eine übergeordnete Rolle, wie zum Beispiel die Genetik, spielt, ist es gerade beim Hypnoseakupunkteur oft der gestresste Manager oder gehobene Mittelstand, der sich Rat holt. In Summe kann Stress sehr wohl kardiovaskuläre Ereignisse mit auslösen und potenziert andere bereits vorhandene Risikofaktoren.
Auch aus diesem Grund haben wir dem Stress und Stressabbau jeweils ein eigenes Kapitel gewidmet (siehe Seite 220).

Psychosozialer Stress:
Durch regelmäßige Aktivierung der Stress-Achse kommt es zu einer chronischen Erhöhung des Blutdrucks. Dies belastet die Arteriolen, Kapillaren und Venolen, welche wiederum mit einer Verdickung ihrer Lamina muscularis antworten. Dadurch kommt es zu einer Versteifung der Gefäßwände und dadurch wiederum zu einer Blutdruckerhöhung. Daraus resultiert eine Mehrbelastung des Myokards, das wiederum führt über eine konzentrische zu einer exzentrischen linksventrikulären Hypertrophie, dadurch steigt der Sauerstoffbedarf des Myokards und in Folge dessen zu einer möglich Angina Pectoris.
Außerdem steigt durch die hämodynamischen Veränderungen an Bifurkationen die Belastung der Gefäßwände, woraus Mikroverletzungen mit folgender Thrombenbildung und eventueller Embolie resultieren.

Übergewicht: dieser Risikofaktor für Herz und Kreislauf ist in Summation ebenfalls ergiebig. Gerade Übergewicht und dessen Reduktion führen Patienten oft zum Hypnoseakupunkteur. Die Bedeutung der Palette von Folgeerkrankungen rechtfertigt nicht nur ein eigenes darauf bezogenes Kapitel dieses Buches, sondern auch die direkte, effiziente Intervention.

Körperliche Inaktivität: zur seriösen ärztlichen Beratung gehört auf alle Fälle der Hinweis auf ausreichend körperliche Bewegung. Es gibt ausreichend Daten, welche belegen, dass körperliches Ausdauertraining einen günstigen Effekt auf Herz-Kreislauferkrankungen hat. Regelmäßiges Ausdauertraining führt zu einer Stabilisierung bzw. Reduktion des Körpergewichtes, nicht nur durch die während Belastung verbrauchten Kalorien, sondern auch durch den erhöhten Ruheumsatz, den die vermehrte Muskelmasse hat. Risikofaktoren wie erhöhte Blutfette, Glukosetoleranz, Insulinresistenz und Hypertonie werden reduziert. Regelmäßiges, lebenslanges Training ist ein Garant für Langlebigkeit, einen funktionsfähigen Bewegungsapparat und Wohlbefinden im höheren Lebensalter, sowie für ein geringeres Herz-Kreislaufrisiko. Erinnerlich sind mir im besonderen zwei Patienten geblieben: einer, der sich zu einer kardiologischen Durchuntersuchung meldete und 250 Watt am Fahrrad leistete, ein zweiter, der 90 Jahre alt war, alleine lebte und jeden Tag mit dem Auto selbst zu unserem Grazer Hausberg, dem Schöckel, fuhr, den er täglich bestieg – mit etwa 800 m Höhenunterschied. Seine Beeinträchtigung des höheren Lebensalters lag vor allem darin, dass alle seine Freunde bereits verstorben waren. Er selbst kam zur Vorbereitung auf eine Bandscheibenoperation und erweckte den Eindruck, 20 Jahre jünger zu sein.

Während wir naturgemäß Sport und Bewegung im Setting dieses Buches einen Abschnitt gewidmet haben, lässt sich aus rein kardiologischer Sicht folgende Trainingsanweisung geben:

1. Maximale Trainingszielfrequenz unter Ausdauerbelastung bei gesunden Personen: 60 bis 75 Prozent der durchschnittlichen maximal erreichbaren Herzfrequenz einer gesunden Person dieses Alters. Die meisten gängigen Sportarten, welche die großen Muskel einbeziehen erlauben es, diese Trainingsfrequenz zu erreichen.

2. Trainingsdauer 30 bis 40 Minuten inklusive einer Aufwärmphase und einer Auslaufphase von 5 bis 10 Minuten drei- bis fünfmal pro Woche.
3. Belastungsergometrie bei jedem Patienten der mit einem Training beginnt, verpflichtend auf alle Fälle bei Personen über 40.

Herz-Kreislauftraining ist nicht nur herzgesunden Personen vorbehalten, sondern ist auch dem Herzkranken zugedacht, die Einschätzung von Trainingsausmaß und Trainingsfrequenz sollte durch den zuständigen Facharzt erfolgen (Zusatzfacharzt für Kardiologie oder für internistische Sportmedizin).

Psychologische Faktoren und Persönlichkeitsstrukturen: Für den Arzt interessant ist die Abhängigkeit der koronaren Herzkrankheit bzw. überhaupt der kardiovaskulären Erkrankungen von psychosozialen Faktoren, es besteht ein sozio-ökonomisches Gefälle auf der einen Seite, andererseits sind bestimmte Persönlichkeitstypen mit einer Häufung von kardiovaskulären Erkrankungen verbunden. Stress spielt auch hier eine große Rolle. Faktoren wie große Arbeitsbelastung, mangelnde „Psychohygiene", Ehescheidung, Verlust eines nahen Angehörigen etc. führen zu einer Aggravierung kardiovaskulärer Erkrankungen. Bezüglich der Persönlichkeitstypen sei hier vor allem der Typ A erwähnt, wobei dieser eher aggressive, cholerische Persönlichkeitstyp häufiger mit koronarer Herzkrankheit assoziiert wird, dennoch gibt es auch hier sehr unterschiedliche Ergebnisse. Interessant ist noch die Beobachtung, dass die psychosozialen Faktoren nicht nur über bekannte Risikofaktoren wie Ernährung, Zigarettenrauchen etc. wirken, sondern auch über neuroendokrine Faktoren im Rahmen der Stressbewältigung. Die Assoziation von Stress, körperlicher und seelischer Anstrengung, Belastung, Typ A Persönlichkeit usw. mit kardiovaskulären Erkrankungen, und damit entsprechender Limitierung der Lebensqualität im höheren Lebensalter, sollte für den Hypnoseakupunkteur ein besonderer Zielpunkt sein. Daher wurde in dem Buch ein entsprechendes Segment über Trance, Hypnose, Autosuggestion und Tiefenentspannung etc. eingeführt, um auch diesen Aspekt abzudecken.

Risikostratifizierung

Das absolute Risiko, eine koronare Herzkrankheit zu entwickeln lässt sich aus unten angeführten Risikotafeln erheben. Diese beinhalten die wesentlichen Faktoren wie Geschlecht, Alter, Zigarettenkonsum, arteriellen Blutdruck und **Gesamtcholesterin. Die detaillierten Richtlinien der European Society of Cardiology lassen sich über das Internet abrufen. Vor allem Patienten mit einem** >20% Risiko sind engmaschig und streng zu führen. Für diese ist eine entsprechende Lifestyle-Beratung lebensnotwendig.

Hier wird mit der Beschreibung von Kardiovaskulären Erkrankungen (CVDs) und den, für deren Entstehung wichtigsten Risikofaktoren, begonnen. Anschließend finden sich Basisgrundlagen der Hypnose und eine Literatursichtung, mit der bereits vorhandene Untersuchungen/Studien zu dem Thema Hypnoseakupunktur und Lifestyle-Änderungen gesammelt und aufgelistet wurden. Weiters wird näher auf passende Hypnosetechniken eingegangen und es werden hypothetische Beispiele aufgezeigt, auf die ich später noch näher eingehen möchte, bei denen man sehr gut sieht, wie Hypnose bei der Raucherentwöhnung bzw. bei der Verminderung von psychosozialen Stresssituationen helfen kann.

Ernährung:

Ernährung übt einen Einfluss auf CVDs, deren Verlauf und das Risiko für diese aus. Außerdem werden andere Risikofaktoren wie Blut-Cholesterin-Spiegel, Blutdruck, Körpergewicht und Diabetes Mellitus II durch die Ernährung mitreguliert.

Bezüglich CVDs sind vor allem wichtig:
Fettsäuren: Der Gesamt Fett-Gehalt ist eher

nebensächlich, entscheidender ist das Verhältnis von gesättigten zu ungesättigten Fettsäuren. Wobei ein Übergang von gesättigten zu mehrfach ungesättigten Fettsäuren empfohlen wird.

Mineralien: In der DASH Studie (Studie über Ernährung und Hypertonie) wurde eine Dosis-Wirkungs-Beziehung zwischen Salz-Reduktion und Blutdruck-Senkung nachgewiesen. Beispiel: Bei Hypertonikern führt eine Reduktion von 1g Salz/Tag zu einer Verminderung des Blutdrucks um 3,1 mmHg.

Ansatzpunkte für Präventivmaßnahmen

Ansatzpunkte für eine bevölkerungsweite Prävention müssten, durch den Staat und durch Unternehmen initiiert, an Schulen und Arbeitsplätzen umgesetzt werden um effektiv greifen zu können.

Weiters nehmen hier die Allgemeinmediziner eine wichtige Rolle ein, da sie laut der europäischen Gesellschaft für Kardiologie 90 Prozent der Konsultationen liefert. Maßnahmen wie die Vorsorgeuntersuchung, Screening Verfahren und Monitoring von chronischen Krankheiten sind hierfür enorm wichtig.

Hypnoakupunktur

Was hat nun die Hypnoakupunktur mit diesem Thema zu tun? Wie oben beschrieben, gibt es eine große Anzahl an Risikofaktoren für die CVDs. Da man mit der Hypnose genau an diesen Risikofaktoren arbeiten und sie so eventuell eliminieren kann, besteht die Möglichkeit den Menschen mit einer CVD durch eine Lifestyle-Änderung zu helfen und ihr Leben so zu verlängern.

Modell der Wirklichkeit

Dieser Begriff wurde von Daniel Kahnemann eingeführt und er wird wie folgt beschrieben: Das Unbewusste hat unter anderem zwei Funktionen, die physiologische und die psychologische. Die physiologische Funktion ist für alle auto-regulativen Prozesse zuständig, die nicht der bewussten Kontrolle unterliegen, wie zum Beispiel Herzfrequenz und Temperaturregulation.

Die psychologische Funktion ist die der Erhaltung und Aktualisierung der individuellen Sichtweise der Welt, somit der Definition des „Normalen". Dieses Modell der Wirklichkeit wird durch Assoziationen von Sinnesinformationen bzw. deren Interpretationen gebildet, die Umstände, Aktionen und Ereignisse verbinden, die wiederholt gemeinsam auftreten. Diese „wiederholte Gemeinsamkeit" führt zu einer Verstärkung der Assoziationen und diese kristallisieren sich als Struktur unserer Wirklichkeitswahrnehmung heraus.

Durch diese assoziative Natur des Unbewussten kann es zu Lernschritten im Verhalten bzw. der Wahrnehmung der Realität kommen, die ins erster Linie zwar hilfreich sein (heißt hier: das Überleben sichernd), weiter jedoch körperliches oder emotionales Leid kreiren können.

Beispiel: Eine Person beobachtet ein Auto, das von einer Brücke stürzt. Primär setzt der Überlebensinstinkt ein und aus der beobachteten Situation wird geschlossen, dass die Überlebenschance bei 100 % liegt, wenn diese Brücke nicht überquert wird. Durch den assoziativen Mechanismus des Unbewussten wird aber ein komplettes Spektrum an „gefährlichen" Situationen generiert und dem Bewussten angeboten. Dies kann aber soweit gehen, dass es zu Problemen im Kontext von Brücken und Autos kommen kann, und weiters dazu, dass keine Brücke mehr überquert werden kann, weil es zu massiven Angstreaktionen kommt. Das Problem des Überlebens bei einem Absturz von der Brücke ist damit gelöst, es kommt aber zu vielen Kompensationsverhalten, welche es der Person unmöglich machen, eine Brücke zu überqueren.

Hier könnte man im Rahmen von Desensibilisierungen, Entspannungstechniken oder einer Hypnotherapie das assoziative Netz des Unbewussten erweitern, umso mehr Alternativen zur Verfügung zu haben.

Wachsuggestionen

Lange Zeit wurde vermutet, Suggestionen wären nur im Rahmen eines Trancezustandes wirksam. Sie müssen aber nicht zwingend während einer Trance gegeben werden. Forschungsergebnisse lassen vermuten, dass auch sogenannte „Wach-Suggestionen" – also im Rahmen einer normalen Interaktion gemachte Äußerungen, die wie Suggestionen gezielt lenken können, bedeutende Wirkung haben können.

Erickson demonstriert dies in seinem Beitrag „Einstreu-Technik" mit Ernest Rossi. Er meint, dass in einem normalen Gespräch eingeflochtene Suggestionen (zum Beispiel das Wort „frei" in „Sie können diese Gefühle so frei beschreiben, wie Sie wollen."), auf sehr individuelle Art vom Unbewussten des Patienten verwertet werden können. Diese breite Basis an möglicher Kommunikation und deren gezielte Anwendung, ermöglicht ein großes Potential für eine grundlegende Hypnose-Ausbildung für das ganze medizinische Personal, die beim Aufnahmegespräch, bei diagnostischen Datenerhebungen, bei Visiten oder bei therapeutischen Gesprächen umgesetzt werden kann.

Einstreutechnik

Die Einstreutechnik wurde bereits 1966 von Erickson eingeführt. Er nutzte sie, um bei normalen Gesprächsverläufen Worte, Gesten und Intonationen einzubinden, die dann Assoziationen im Unbewussten der Patienten hervorrufen sollen.

Beispiel: Indirektes assoziatives Fokussieren

Sollte ein Patient Probleme mit seiner Mutter haben, kann allgemein über Mütter oder die Mutter des Therapeuten gesprochen werden. Der zugrunde liegende Prozess wird als transderivationales Modell bezeichnet. Dieses basiert auf dem assoziativem Unbewussten und besagt, dass jede sensorische Information, die aufgenommen wird, mit dem bestehenden Modell der Wirklichkeit (heißt hier: gemachte Erfahrungen und daraus gezogene Schlüsse bzw. Erkenntnisse) verglichen wird.

Dadurch kann bei diesem Beispiel das Gespräch über Mütter die bestehenden Assoziationen des Patienten aktivieren und Erkenntnisse über Mütter im Allgemeinen zu neuen Erkenntnissen bezüglich seiner eignen führen.

Indirektes ideodynamisches Fokussieren

Die ideodynamische Reaktionsbereitschaft wird von Erickson und Rossi als Fähigkeit, dass „Gedanken unabhängig von bewusster Intentionalität in eine tatsächliche Erfahrung von Bewegung, Empfindung, Wahrnehmung, Gefühlen usw. umgewandelt werden können." Die Grundfunktion für die beiden Mechanismen ist die selbe: Etwas wird beobachtet oder erlebt, und wird über Assoziationen in Bezug auf eigene Lernschritte und Erfahrungen neu bewertet. So kann beispielsweise ein ärztliches Gespräch mit Worten, Begriffen und Gesten mit Entspannung und Wohlbefinden versetzt werden, um so den möglichen Leidensdruck eines Patienten zu mindern.

Safe-Place Konzept bei hohem psychosozialen Stress

Hier wird ein hypothetisches Beispiel beschrieben, indem einem kardiovaskulären Risikopatienten mit Stress-Kontroll-Problemen mit dem Safe-Place-Konzept und anschließendem Ankern geholfen werden soll.

Der Patient beschreibt, dass er schon in Stress gerät, wenn in der Arbeit in den nächsten zwei Tagen ein Projekt fertig sein muss, er zwei bis drei Dinge an einem Samstag zu erledigen hat, oder wenn es kleine Probleme in der Familie gibt. Dies führt bei ihm teilweise zu schlaflosen Nächten.

Der Therapeut sagt dann dem Patienten, dass er mit ihm jetzt eine Entspannungsübung machen wird und dass er sich in eine für ihn möglichst entspannte Körperposition bringen soll. Er beginnt dann, dem Patienten über visuelle, auditive und kinästhetische Sinneserfahrungen, möglichst offen und allgemein formuliert, einen Weg zu beschreiben. Es wird zur Tranceinduktion der Weg gewählt, weil ein Weg für jeden Menschen leicht vorstellbar ist und sich der Patient schnell wieder daran erinnern kann.

Der Therapeut fährt fort und sagt dem Patienten, dass dieser Weg zu einem wunderschönen Ort führt. Er nennt dabei einen Strandurlaub, eine Wanderung auf einen Berg und einen Spaziergang im Wald, sagt dann aber auch, dass man sich jeden beliebigen Ort, sei er real oder nicht, vorstellen darf. Weiters beschreibt der Therapeut wiederum über visuelle, auditive und kinästhetische Eindrücke diesen Ort möglichst allgemein, da es sich bei dem Ort, den sich der Patient vorstellt, um alles mögliche handeln kann.

Dann verbindet der Therapeut diesen Ort mit den Worten Ruhe, Geborgenheit und Gelassenheit. Das Ziel ist, dass der Patient sich vollständig entspannen kann, wenn er an diesen Ort denkt. Anschließend lässt er den Patienten wieder über den bereits vorgestellten Weg zurück gehen und damit aus seiner Trance zurückkehren. Dann folgt die Auswahl des „Entspannungspunktes“. Dabei handelt es sich um einen Punkt an einer beliebigen Körperstelle, in diesem Beispiel ist es ein Punkt am rechten Handrücken. Der Therapeut erklärt dem Patienten, dass er jedes Mal wieder diese Entspannung spüren und sich in seinen Safe-Place versetzen kann, wenn er bewusst auf diesen Entspannungspunkt drückt.
Dies ist ein typisches Beispiel für das Setzen eines Ankers. Der Therapeut bittet den Patienten sich eine Situation in seinem Alltag vorzustellen, in welcher es für ihn bis jetzt nicht möglich war seine Ruhe zu bewahren, und dann den Entspannungspunkt zu drücken, damit er an seinen Ort der Ruhe zurückkehren kann. Dies soll sicherstellen, dass in der Therapie erarbeitete Assoziationen nicht nur mit der Therapiesituation verknüpft sind, sondern auch im alltäglichen Leben erfolgreich zur Anwendung kommen können.

Zu Beginn eines Buches von H. Hofer und R. Gasser (erschienen im Akademikerverlag 2013) werden die Probleme und Ziele der Patienten mit hohem Risikofaktorprofil für eine CVD erläutert, und dann genau darauf eingegangen, welche Möglichkeiten es gibt, diese Risikofaktoren mit Hilfe der Hypnose zu reduzieren.
Die Verbindung dieser, auf den ersten Blick vielleicht sehr unterschiedlichen Themenbereiche, kann dort in die Tiefe nachgelesen werden. Ich glaube, dass in der Kombination der beiden Bereiche Hypnose und Akupunktur ein großes Potential liegt, welches in Zukunft von möglichst vielen ausgeschöpft werden sollte.

Diagramm – Überblick Atherosklerose

Hauptrisikofaktoren für die Atherogenese stellen folgende Punkte dar:

- Hyperlipidämie
- Tabak-Konsum
- Psychosozialer Stress

Risikostratifizierung

Ernährung

Ansatzpunkte für Präventivmaßnahmen

Hypnoakupunktur

- Modell der Wirklichkeit
- Wachsuggestionen
- Einstreutechnik
- Safe-Place Konzept bei hohem psychosozialen Stress

2) Herzinsuffizienz

Im Vergleich zur Angina Pectoris und zum Herzinfarkt ist die Herzschwäche (Herzinsuffizienz) auch bei gesundheitsinteressierten Laien eher eine unbekannte Größe. Das liegt wahrscheinlich daran, dass diese Erkrankung oft alte Menschen betrifft und dass ihre Symptome zumindest in den Anfangsstadien wenig „spektakulär" sind. Viele Betroffene erklären ihre Beschwerden, die verminderte Leistungsfähigkeit und die Kurzatmigkeit bei Anstrengungen, mit dem Älterwerden. Wir Ärzte sind uns aber heute einig, dass es sich bei der Herzschwäche nicht um ein „Altersherz" handelt, sondern um eine ernste und in späteren Stadien durchaus lebensbedrohliche Herzkrankheit. Im Übrigen können auch jüngere Menschen eine Herzschwäche bekommen.

Wie entsteht eine Herzschwäche?

Unter den vielen Ursachen ist die Durchblutungsstörung der Herzkranzgefäße die häufigste. Durchblutungsstörungen in mehreren kleinen Gefäßen, ebenso wie eine Reihe von kleineren oder größeren Infarkten, können den Herzmuskel so schwächen, dass schließlich eine Herzleistungsschwäche resultiert. Die Erkrankung kann aber auch durch geschädigte Herzklappen entstehen, indem diese ihre Funktion nicht mehr erfüllen, aber auch indem der Herzmuskel im Rahmen einer Herzklappenerkrankung überlastet wird, weil er über Jahre hinweg viel mehr leisten muss als notwendig. Dieser Zustand lässt sich mit „Vollgas bei angezogener Handbremse" vergleichen.Eine weitere Ursache der Herzschwäche ist der hohe Blutdruck (siehe auch S. 267 und 299). Wenn das Herz viele Jahre lang gegen den erhöhten Widerstand der Arterien einen überhöhten Blutdruck erzeugen muss, erschöpft es sich mit der Zeit. Herzmuskelzellen gehen verloren und werden durch Bindegewebe ersetzt. Die Elastizität und Kontraktionskraft und damit die Leistungsfähigkeit des Herzens lassen zu wünschen übrig. Eine gute Hochdruckbehandlung beugt dieser Entwicklung vor (goldene Regel Nr. 4: Vorsorge).

Auch die so genannte dilatative Kardiomyopathie (Erkrankung des Herzmuskels mit Erweiterung des Herzens) kann schließlich zur Herzschwäche führen. Diese Erkrankung, die auch jüngere Menschen betrifft, kann selbst wieder verschiedene Ursachen haben: Gifte wie Alkohol oder Kokain, aber auch eine „übergangene Grippe" bzw. Virusinfektionen können diese langsam fortschreitende Schwächung und Erweiterung des Herzmuskels bewirken.

Ein wichtiger Ratschlag: Wenn Sie nach einer Infektion einen Leistungsknick oder eine allgemeine Müdigkeit, Abgeschlagenheit oder Schwäche erleben, braucht Ihr Herz Erholung. Nach einer Virusgrippe beispielsweise tritt eine solche Phase häufig auf. Ein fataler Irrtum in diesem Zusammenhang ist es, das Herz zu „trainieren". Ein solches Training kann das geschädigte Herz überlasten und im späteren Verlauf zu einer dilatativen Kardiomyopathie führen. Wenn Sie also eine Infektionskrankheit haben, egal welcher Art, warten Sie mit dem Training bzw. mit beruflicher oder häuslicher Belastung, bis die Erkrankung vollständig ausgeheilt ist.

Falls Sie nach dem Abklingen von Fieber und Allgemeinsymptomen einen länger andauernden Leistungsknick spüren, suchen Sie einen Facharzt auf, der Ihr Herz mit EKG und Ultraschall untersuchen kann. Durch Missachtung dieser Regel ziehen sich jedes Jahr viele tausend Menschen eine bleibende Herzschwäche zu, die zu lebenslanger Invalidität und zu einem frühen Tod führen kann. Manche Menschen können nur noch durch eine Herztransplantation gerettet werden.

Weitere Ursachen der Herzschwäche sind hormonelle Störungen, wie zum Beispiel eine lange bestehende Schilddrüsenüberfunktion, oder Fehlfunktionen des Immunsystems.

Was passiert bei einer Herzschwäche?

Bei einer Herzleistungsschwäche schafft es das Herz nicht mehr, genügend Blut durch den Kreislauf zu pumpen. Das Blut, das aus der Lunge über die Lungenvenen in die linke Herzkammer gelangt und von dort über die Hauptschlagader (Aorta) in die Organe und Extremitäten gepumpt werden soll, kann nicht mehr mit ausreichender Kraft bewegt werden. Dadurch entsteht ein anhaltender Rückstau von Blut bzw. Gewebeflüssigkeit in die Lungen. Kurzatmigkeit und Atemnot sind die Folge.

Wenn die Herzschwäche stark ausgeprägt ist, füllt die Gewebeflüssigkeit einen Teil der Lungenbläschen ganz aus. Dieser Zustand wird als Lungenödem bezeichnet. Der erfahrene Arzt erkennt ein Lungenödem, indem er beim Abhören der unteren Lungenpartien bei jedem Atemzug das Blubbern dieser Flüssigkeit hört. Wenn eine Herzschwäche schon zu einem Lungenödem geführt hat, besteht höchste Alarmstufe. Durch den Rückstau von Blut und Flüssigkeit in der Lunge wird nun auch die rechte Herzhälfte gebremst, die das Blut in den Lungenkreislauf pumpt. Das Blut staut sich nun auch in die rechte Herzhälfte und von dort aus weiter in die so genannten Stauungsorgane zurück, vor allem in Leber, Milz, Magen-Darm-Trakt und Nieren. Die Venen schwellen an und der Druck im venösen Teil des Kreislaufs steigt. Dadurch wird Gewebeflüssigkeit aus den kleinen Venen in das Gewebe gepresst und es entstehen so genannte Ödeme (Gewebeschwellungen), vor allem im Bereich der Fußknöchel. Wenn Sie solche Veränderungen bemerken, ist ein Besuch bei einem Facharzt dringend notwendig.

Als ich meine Ausbildung in Kardiologie (Lehre von den Herzkrankheiten) begann, gab es noch kaum Möglichkeiten, schwere Formen der Herzschwäche zu behandeln. Täglich sahen wir Patienten mit ausgeprägten Ödemen an den Beinen, mit gestauten Lungen und schwerer Atemnot. Als einzige Alternative bot sich die Herztransplantation an, die damals gerade in Österreich eingeführt wurde. Inzwischen versteht man die Vorgänge bei der Herzschwäche, das Zusammenspiel verschiedener Hormone und sonstiger Stoffe bei der Regulation des Blutgefäßwiderstands und der Kraftentwicklung des Herzens, wesentlich besser und es gibt heute eine Vielzahl von Medikamenten, um eine Herzschwäche zu behandeln. Trotzdem kann eine schwere Herzschwäche auch heute noch in wenigen Jahren zum Tod führen. Daher sollten Sie alles versuchen, diese von vornherein zu vermeiden, oder zumindest durch regelmäßige Vorsorgeuntersuchungen dafür sorgen, dass sie in einem frühen Stadium erkannt wird.

Ähnlich wie bei der Angina pectoris ergeben sich für die westliche Diagnose der Herzinsuffizienz seitens der TCM mehrere Krankheits-Syndrome. Diese beinhalten TCM-Symptome wie „Palpitationen, Schleimretention, Ödeme und Asthma". Im Anfangsstadium sind die Lungen und das Herz betroffen und im weiteren Verlauf kommt es zu einer Schädigung der Nieren. Die Krankheitssyndrome sind darauf aufbauend „Wind-Kälte“ und „Schleim-Hitze“, sowie die bereits oben angeführten Syndrome des „Herz-Qi- und – Yin-Mangels“, der „Blut-Stagnation“ und des „Herz-Yang-Mangels“. In diesem Absatz wird daher nur noch auf die beiden Syndrome „Wind-Kälte“ und „Schleim-Hitze“ eingegangen. „Wind-Kälte“ kann mit Akupunkturpunkten wie Lu7, Bl13, Di4 und 3E5 behandelt werden. Diese Punkte vertreiben äußere pathogene Faktoren (wie beispielsweise die „Wind-Kälte) und sie unterstützen besonders die Lungen. Bei „Schleim-Hitze“ können Punkte wie Lu5, Bl13, He4 und KS4 das Lugen-Feuer kühlen und Herzstolpern beruhigen, während Akupunkturpunkte wie Gb34 und Ma40 Schleim auflösen und Hitze klären. KG17 und Bl25 entfernen Stagnation (löst auch Obstipation) und klären den Schleim.

3) Herzrhythmusstörungen

Unregelmäßigkeiten im normalen Herzrhythmus lassen sich vereinfacht in zwei Gruppen einteilen: in gefährliche und ungefährliche Herzrhythmusstörungen. Wenn das Herz aus dem Takt gerät und dabei zu schnell schlägt, spricht der Arzt von tachykarden Rhythmusstörungen, wenn es zu langsam schlägt, von bradykarden Rhythmusstörungen. Fast jeder Mensch hat ein paar Mal am Tag eine leichte Rhythmusstörung in Form von harmlosen Extraschlägen des Herzens, so genannten Extrasystolen. Sie entstehen durch geringfügige elektrische Störungen des Herzens.
Tachykarde Rhythmusstörungen treten oft bei einer koronaren Herzkrankheit, einem Herzinfarkt, einer Herzmuskelentzündung oder einer Herzschwäche auf, aber auch bei Störungen der Zusammensetzung der Blutsalze, Fieber und diversen weiteren Erkrankungen.

Bradykarde Herzrhythmusstörungen entstehen oft durch Veränderungen im Reizleitungssystem des Herzens, aber auch bei koronarer Herzkrankheit, Herzschwäche, Blutsalzstörungen oder als Nebenwirkung von Medikamenten, wie zum Beispiel Digitalis oder Betablockern. Patienten mit Herzrhythmusstörungen haben entweder das Gefühl eines „Herzstolperns“ oder einen sehr langsamen, unregelmäßigen Herzschlag. Die Rhythmusstörungen können zu Schwindel und zu Ohnmachtsanfällen führen. Mit allen diesen Symptomen sollten Sie unbedingt zum Arzt gehen. Patienten, die aufgrund von bradykarden Rhythmusstörungen schwindlig oder bewusstlos werden, erhalten oft einen Herzschrittmacher. Dieses kleine Gerät etwa in der Größe einer Zweieuromünze wird in der Nähe des Herzens unter die Haut eingepflanzt und löst mit seinen Impulsen einen regelmäßigen Herzschlag aus. Moderne Schrittmacher lassen sich von den meisten äußeren Einflüssen nicht „aus dem Takt“ bringen.

Herzrhythmusstörungen sind in Wirklichkeit ein sehr komplexes Gebiet der Kardiologie. Darum gibt es innerhalb der Kardiologie die Gruppe der Rhythmologen, welche sich mit diesem Thema gezielt und fundiert auseinandersetzt. Die Hypnoakupunktur hat hier ein Einsatzgebiet, dennoch ist an diesen Bereich mit Vorsicht heranzugehen. Bei allen Herzrhythmusstörungen soll allem vorweg ein Facharzt für Kardiologie mit entsprechenden rhythmologischen Kenntnissen in die Diagnostik und klinische Therapie einbezogen werden. Gerade weil die Hypnoakupunktur ein so mächtiges Instrument ist, sollte es bei so einer fragilen Situation, wie bei elektrischer Instabilität des Herzens, vorsichtig eingesetzt werden, um eine Aggravierung der Situation zu vermeiden.

4) Elektrische Erregung

Das Ruhemembranpotential der Herzmuskelzelle beträgt -70 bis -80 mV und ist vor allem durch die unterschiedliche intra- und extrazelluläre Konzentration der Natrium- und Kaliumionen bedingt. Kommt ein elektrischer oder mechanischer Reiz an die Zellmembran, wird die Permeabilität für Natriumionen erhöht, wodurch die Zelle schlagartig auf -60 mV depolarisiert wird. Innerhalb von Millisekunden entsteht ein rascher Natriumeinstrom in die Zelle, gefolgt von einem langsameren Kalziumeinstrom. Diese Vorgänge führen zur Depolarisation der Zelle. Die Repolarisation besteht aus dem entgegengerichteten Kaliumausstrom aus der Zelle, wodurch das Ruhemembranpotential wiederhergestellt wird. Ein Aktionspotential wird nur bei Erreichen des Schwellenpotentials ausgelöst, es gilt das Gesetz „Alles oder Nichts". Während des Aktionspotentials ist die Zelle absolut refraktär, und es kann kein weiteres Aktionspotential ausgelöst werden. Darauf folgt die relative Refraktärität, während der nur durch einen verstärkten Reiz ein Aktionspotential ausgelöst werden kann. Die Herzmuskelzellen haben ein konstantes Ruhemembranpotential, der Sinusknoten und die Purkinjefasern haben die Fähigkeit zur spontanen Impulsbildung, das heißt, es ist kein äußerer Reiz zur Depolarisation notwendig.

Elektrische Störungen im Herzen

Die Erregungsbildung und Erregungsleitung können im Bereich des Sinusknotens, der sinuatrialen Überleitung, im AV-Knoten, im HIS-Bündel und im rechten oder linken Tawara-Schenkel blockiert sein. Bradykarde Rhythmusstörungen entstehen, wenn die dominante Schrittmacheraktivität unterdrückt wird, oder die Impulse unzureichend weitergeleitet werden. Wird die Leitung vollständig unterbrochen, wird die Schrittmacherfunktion von einem Ersatzzentrum übernommen. Ist sie dagegen nur teilweise beeinträchtigt, bleibt diese Funktion beim Sinusknoten, der dann in irgendeiner Form Impulse weitergibt. Tachykarde Rhythmusstörungen können verschiedene Ursachen haben.

Abnorme Automatie: Kann sich spontan entwickeln. Die Ursache ist der Verlust des stabilen Ruhemembranpotentials. Dieses nimmt ab auf -50 mV, dadurch wird der schnelle Natriumeinstrom inaktiviert. Die Depolarisation wird dann durch den langsamen Kalziumeinstrom bewirkt.

Getriggerte Aktivität: Ist immer abhängig von einer vorrausgegangenen Erregung. Auslösend wirken depolarisierende Nachpotentiale, die entweder bereits früh in der Repolarisationsphase eines Aktionspotentials auftreten können oder erst spät, sofort auf das Aktionspotential folgend. Frühe Nachpotentialdepolarisationen entstehen durch eine abnorme Verlängerung des Aktionspotentials (durch Medikamente oder bei Hypokaliämie), die eine Reaktivierung des depolarisierenden Kalziumeinstroms ermöglicht. Späte Nachpotentialdepolarisationen können zu ektoper Aktivität führen. Ursache ist eine Erhöhung der intrazellulären Kalziumkonzentration (beispielweise durch eine Überdosierung von Herzglykosiden), wodurch es zu einem elektrogenen Austausch von extrazellulärem Natrium gegen intrazelluläres Kalzium kommt.

Die weitere Möglichkeit zur Entstehung tachykarder Rhythmusstörungen sind **Reentrys (Kreisförmige Erregungen)**: Voraussetzung dafür ist eine Leitungsverzögerung mit einer unidirektionalen Leitung und dem Wiedereintritt eines Impulses in die Ausgangsregion. Beispiele sind das Wolf-Parkinson-White-Syndrom und AV-Reentry-Tachykardien. Man glaubt auch, dass dem Vorhofflattern und dem Vorhofflimmern kreisförmige Erregungen zugrunde liegen. Ein elektrischer Impuls muss entweder entlang einer anatomischen oder einer funktionellen Kreisbahn geleitet werden. Damit eine Tachykardie entstehen kann, muss die Erregung kürzer sein als die Kreisbahn selbst.

Es muss auch eine unidirektionale Erregungsleitung vorliegen und die Erregung muss aufgrund irregulärer Erregungsausbreitung, und dadurch inhomogener Erregbarkeit, auf eine erregbare Lücke treffen, damit der Impuls wieder in die Kreisbahn eintreten kann.

Extrasystolen
Sind sehr häufig und meist harmlos. Man unterscheidet supraventrikuläre Extrasystolen, deren Ursprung oberhalb der Tawara-Schenkel liegt und deren Erregung über das spezifische Erregungsleitungssystem auf die Kammern übergeleitet wird, mit folgender kompensatorischer Pause, von den ventrikulären Extrasystolen, die sich auf abnormem Weg im Ventrikelmyokard ausbreiten.

Beide können auftreten bei Herzgesunden, bei charakteristischen Herzerkrankungen und bei Elektrolytstörungen.

Die Einleitung einer Hypnoakupunktur erfolgt also nun primär nach Abklärung der Art der Arrhythmie. Arrhythmien kann man für diesen Zweck in zwei Arten aufteilen: therapiewürdige Arrhythmien und nicht therapiewürdige Arrhythmie. Nachdem diese Stratifizierung durch den Kardiologen erfolgt ist, wendet man sich mit der Hypnoakupunktur den nichttherapiewürdigen Arrhythmien zu, und geht der Frage nach, welche Indikation die Hypnoakupunktur hier hat. Seriöser Weise ist als einziger Grund für eine Intervention bei diesen Patienten hier die psychische Belastung zu sehen, bzw. dass die Patienten durch das Herzstolpern stark irritiert oder beunruhigt sind. Zumeist handelt es sich um supraventrikuläre oder ventrikuläre Extrasystolie, inappropriate Sinustachycardie oder Reentrytachycardien. Trigger für viele dieser „harmlosen“ Arrhythmien ist ein intrazellulärer Magnesiummangel (cave: Serummagnesium oft normal) oder eine intrazelluläre Übersäuerung, welche durch Stress und/oder Ernährung bedingt sein kann (Pathomechanismus: Protonenexport aus der Zelle gegen Natrium, dieses wieder hinaus gegen Calcium, erhöhtes intrazelluläres Calcium kann Nachpotentiale auslösen). Oft kann schon die Verabreichung eines Basenpulvers oder von Magnesium die Symptome und Häufigkeit der Arrhythmien besänftigen. Gezielte hypnotische Arbeit am Herzrhythmus mit Metaphern der Regelmäßigkeit wie Uhr, Gezeiten, Sonnenumlauf etc. und Hinweise an das Unbewusste auf dessen Fähigkeit, alle biologischen Rhythmen des Körpers zu steuern und zu regulieren, sind dann schon oft per se so wirksam, dass Arrhythmien vollständig vergehen.
Die TCM sieht in der Tatsache, dass hier ein sehr exakt gesteuerter biologischer Rhythmus aus dem Ruder läuft einen komplexen Hintergrund: bei den Herzrhythmusstörungen sind dies einerseits „Herz-Qi- und – Yin-Mangel“,„Blut-Stagnation“ und „Herz-Yang-Mangel“, welche bereits weiter oben bei der Angina pectoris beschrieben wurden. Andererseits wird das Syndrom der „Herz/Geist-Shen-Störung“ beschrieben, vor allem wenn Emotionen wie Angst und Furcht das Herz besetzen. Abschließend wird das Syndrom „Herz-Blut-Mangel“ bei schwacher Körperkonstitution und konsumierenden Erkrankungen genannt. Bei der „Herz/Geist-Shen-Störung“ ist das Therapieprinzip die Beruhigung des Geist-Shen mit Punkten wie KS6, KS7, He6, He7, Bl15 und KG14. Der „Herz-Blut-Mangel“ wird beispielsweise mit Punkten wie Bl15 und Bl44, KG14, He7, KS7, KG4 und Ma36 behandelt, da KG4 und Ma36 das Blut nähren.

5) Hypertonie

Bluthochdruck ist eine sehr häufige Erkrankung, die nicht nur bei älteren, sondern oft auch schon bei jüngeren Menschen auftritt. In den meisten Fällen findet der Arzt keine bestimmte organische Erkrankung, die für den zu hohen Blutdruck verantwortlich wäre. Der Hochdruck entsteht meistens infolge der ererbten Veranlagung und durch ein ganzes Bündel von Einflussfaktoren. Nur in wenigen Fällen wird der hohe Blutdruck durch regelrechte Erkrankungen ausgelöst, zum Beispiel durch eine Verengung der Nierenarterien oder durch einen Tumor, der blutdrucksteigernde Stoffe bildet. Zu den Einflussfaktoren, die den Blutdruck in die Höhe treiben, gehören wieder einmal Stress, mangelnde Bewegung und Übergewicht. Manche Medikamente können den Blut-druck erhöhen. Zu viel Salz im Essen, Nikotin und Koffein sind wahrscheinlich weitere Risikofaktoren. Der Bluthochdruck belastet das Herz und die Blutgefäße, und ist selbst einer der bedeutendsten Risikofaktoren für Herzerkrankungen wie auch für den Schlaganfall.

Die in diesem Buch beschriebene gesunde Lebensweise mit den goldenen Regeln Nr. 1 bis 3 – richtige Ernährung, Bewegung und Lebensfreude hat einen günstigen, senkenden Einfluss auf den erhöhten Blutdruck. Dies gilt sowohl für die Kreta-Diät, das Long-Life-Training als auch für das Gefühl der Geborgenheit, das die Lebensfreude begleitet. Sofern all dies noch nicht ausreicht, um den Blutdruck auf normale Werte (unter 140/90 mm Hg) zu senken, stehen wirksame blutdrucksenkende Medikamente zur Verfügung.

Die Hauptsache ist es, den hohen Blutdruck rechtzeitig zu erkennen. Da der Hochdruck nicht weh tut und im Allgemeinen lange Zeit auch keine anderen Beschwerden verursacht, gelingt dies nur durch regelmäßige Messungen beim Arzt

WHO-Graduierung der Hypertonie:

- **Optimaler Blutdruck zuhause und in der Arztpraxis:** Systolisch <120, diastolisch <80
- **Normaler Blutdruck:** Systolisch <130, diastolisch < 85
- **Hoch-normaler Blutdruck:** Systolisch 130-139, diastolisch 85-89
- **Milde Hypertonie, WHO-Grad I:** Systolisch 140-159, diastolisch 90-99

- **Hypertonie ohne Endorganschäden – Mittlere Hypertonie, WHO-Grad II:** Systolisch 160-179, diastolisch 100-109
- **Hypertonie mit Endorganschäden:**
  - Hypertensive Herzkrankheit
  - Hypertensive Nephropathie (Kreatinin > 2 mg/dl)
  - Fundus Hypertonicus I und II
  - Plaquebildung in den großen Gefäßen (A. carotis, A. femoralis u.a.)

- **Schwere Hypertonie, WHO-Grad III:** Systolisch >180, diastolisch >110

- **Hypertonie mit kardiovaskulären Folge-/Begleiterkrankungen:**
  - Herz: Angina pectoris, Herzinfarkt, Herzinsuffizienz
  - Niere: Hypertensive Nephropathie, Niereninsuffizienz (Kreatinin > 2 mg/dl)
  - Auge: Fundus hypertonicus III und IV
  - Gefäße: Periphere arterielle Verschlusskrankheit, Aortendissektion

- **Systolische Hypertonie:** Systolisch >140, diastolisch <90

Labile Hypertonie und belastungsabhängige Hypertonie: nur zeitweise bzw. bei körperlicher/seelischer Belastung.

Stabile Hypertonie: Dauerhypertonie (Blutdruckwerte ständig erhöht)

Hypertensive Krise (Hypertensive urgency): Kritischer Blutdruckanstieg (>230/130 mm Hg) ohne Symptome eines akuten Organschadens.

Hypertensiver Notfall (Hypertensive emergency): Kritischer Blutdruckanstieg mit vitaler Gefährdung durch Organschäden (Hochdruckenzephalopathie, intrakranielle Blutungen, retinale Blutungen, Papillenödem, akute Linksherzinsuffizienz, Lungenödem, instabile Angina pectoris, Herzinfarkt, Aortendissektion). Das Risiko einer kardiovaskulären Erkrankung verdoppelt sich mit jedem Anstieg um 20/10 mm Hg im Vergleich zum optimalen Wert von < 120/80 mm Hg.

Therapie der Hypertonie

Basisitherpaie

Maßnahmen der Basistherapie sind vor allem wichtig in der prähypertensiven Phase, wenn der Blutdruck zwischen 130 und 140 mm Hg systolisch liegt (hochnormal).Essentiell ist dabei die Motivation der potentiellen Patienten, um eine effektive Prävention der Hypertonie mit ihren Folgeerscheinungen zu erreichen.

1. Gewichtsnormalisierung (10 kg Gewichtsreduktion senken den systolischen Blutdruck um 10-15 mm Hg)
2. Salzarme Diät (max. 6 g NaCl/Tag)
3. Mediterrane Kost (Obst, Gemüse, Salat, wenig tierisches Fett, Fisch)
4. Keine Medikamente, die Hypertonie fördern
5. Nikotin, Alkohol, Kaffee, Stress reduzieren
6. Ausdauersport
7. Behandlung von kardiovaskulären Risikofaktoren und Krankheiten wie Diabetes Mellitus und Hypercholesterinämie
8. Hypnose und Akupunktur

6) Hypnoakupunktur – ein kommentiertes Trancebeispiel zur Veranschaulichung des hypnotischen Zuganges:

Ich lade dich ein, dass du jetzt noch einmal deine Atmung spürst, so wie du daliegst, von Kopf bis Fuß, zu spüren wie du so daliegst, den Kopfpolster, die Liege, den einen oder anderen Akupunkturpunkt in deinem eigenen Rhythmus ... deinen eigenen Körperparametern und während sich die Bauchdecke hebt und senkt, ganz natürlich und die Luft frei einströmt und leicht wieder ausfließt, und ich bitte dich nun, dass du dir einen Raum und einen Tisch vorstellst und auf diesem Tisch steht eine dampfende Kaffeetasse,

Hier wird dem Patienten einmal klar aufgezeigt, wie sich seine Körperparameter (Atmung, Herzschlag, Puls, etc.) anfühlen können und derart auch, wie sie sich mit zunehmender Entspannung verändern können. Gleichzeitig erfolgt die Tranceinduktion mit einem paradoxen Bild: Einer Kaffeetasse, welches gewählt wurde, da der Patient bis zu 14 Kaffee am Tag konsumiert und dies in Korrelation zu seiner Hypertonie zu setzen ist:

... beobachte zuerst einmal, wo auf dem Tisch die Tasse steht, ob sie sehr mittig, fest und sicher steht oder eher am Rand und der Gefahr, dass man sie vielleicht umstößt, umschüttet – du kannst außerdem noch schauen, ob es noch andere Dinge auf diesem Tisch gibt oder ob ganz allein die Tasse da ist, und während du weiter atmest, kannst du ganz bewusst einmal den Fokus auf diese Kaffeetasse richten, kannst sie einmal mit den Händen berühren, die Wärme spüren, den Geruch des Kaffees einatmen, kannst sehen, wie er in der Tasse dampfend seinen Platz gefunden hat, kannst so mit dem Blick in diese dunkle oder helle Flüssigkeit hineinblicken, so wie du auch immer deinen Kaffee gerne herrichtest und mit deinen Augen ganz entspannt und locker nach einem langen Tag ankommen in dir, in diesem Geruch und diesem Gefühl, und ich bitte dich nun, alles vom Alltag, die Gedanken wie kleine Dampfwölckchen aufsteigen zu lassen, sodass sie immer weiter verschwinden und ich lade dich nun noch ein letztes Mal ein bewusst die Flüssigkeit zu riechen und dann dem Unbewussten die Möglichkeit geben, dass es mit den Augen die Flüssigkeit in kreisende Bewegung, ... sehr gut ... immer weiter, tiefer ... so entscheidest du unbewusst, ob im Uhrzeigersinn oder gegen den Uhrzeigersinn, wie sich diese dampfende Flüssigkeit, ... diese besondere Flüssigkeit, wie auch das Blut in deinem Körperkreislauf ... ganz genau, so tief und ganz von selbst, so wie die Flüssigkeit, die sich so aromatisch ganz langsam in der Tasse zu drehen beginnt, und je mehr und weiter, desto tiefer kannst du mit dem Blick eintauchen ... spannend entspannend, was rundherum passiert... kaum etwas Interessantes und während du vor der Tasse sitzt, kannst du mit deinem Unbewussten eintauchen in diesen Strom des Kaffees, in diesen Fluss, in diese Tasse hineinspringen, kannst dich wie in einem Kanal, einem Gefäß leiten lassen, weil, wenn du durch die Kaffeetasse hindurchsteigst, dann öffnet sich eine neue, bekanntlich alte Welt, eine Traumwelt, die gerade so ist wie du es dir wünschen würdest, Situationen, die so sind, wie du sie dir vorstellst in deinen Träumen, eine Welt, in der du eintauchen kannst mit jedem Atemzug und wo du jederzeit die Orte wechseln kannst ...

Hier wird das Bild der Kaffeetasse weiter abstrahiert und immer weiter mit Suggestionen in Richtung Blutkreislauf, Gefäßsystem, Fließeigenschaften und Blutdruck verflochten. Schließlich führt die Induktion in einen besonderen Ort, ähnlich einem „Safe-Place" – der hier direkt auch ein Ort der Kreativität und Veränderung ist:

... wechseln und verändern, wenn dir ein Ort unangenehm ist, weil alles Platz hat in diesem innersten Raum deines Unbewussten und du so, auf deine eigene Art und Weise, tief und noch tiefer gehen kannst wie ein unendlicher Strudel, ein Weg von außen nach innen, ein Weg, der dich an Plätze führt, die du gut kennst, die dir gut tun und hinein in andere Jahre und andere Länder und andere Jahreszeiten und in andere Tage egal ob Polarlicht oder Sternenhimmel erstrahlt sind oder Sonnenschein, bei Palmen sitzt am Strand auf den Malediven, egal ob eintauchen in den Ozean oder abheben als Astronaut in unendliche Weiten des Weltalls ... Frisch und befreit von diesem Druck, richtiggehend beflügelt kannst du aus den Träumen heraus deine neue Wirklichkeit erschaffen ... sitzt an dem Hebel, dem Schalter veränderst Lautstärke und Lichteffekte, Körperparameter und wie die Atmung immer ruhiger wird, wie dein Herz sanfter schlägt ... dein Blutdruck sich sanft harmonisiert ... genau ... sehr gut ...

Der Patient war direkt mit einem automatischen RR-Messgerät verbunden, welches im Abstand von 5 Minuten eine Messung des Blutdrucks vornahm. Derart konnte eine Veränderung sofort nachvollzogen und mit einem bestärkenden „Genau, sehr gut" die RR-Absenkung direkt kommentiert werden. Hier war der Blutdruck des Patienten von initial 157/98 bereits auf 128/78 abgesunken. Seine sonst sehr rasche und flache Atmung war entspannt, wie in einem tief entspannten Schlaf, und der Puls senkte sich von zunächst 75bpm auf 56bpm und schließlich gegen Ende der Trance sogar auf 47bpm ab.

... tauchst ein durch immer wieder eine neue Kaffeetasse in immer weitere, immer tiefere Bilder und wenn dir eines gefällt, bleibst du dort und lässt dich erfüllen von der Stärke dieses Bildes, den Gefühlen, die in dir aufkommen, die Entspannung, die den Frieden, der inneren Ruhe – sehr gut – immer tiefer dringt ... so kann es sein, dass du dort irgendwann bei einem Punkt wieder eine Kaffeetasse findest, ganz frei und bestärkend, die Flüssigkeit erneut zu kreisen beginnt, wann immer du sie brauchst, du kannst in diesen Bildern auch in bereits erlebte Trance einsteigen oder dich später dann durch eine CD anleiten lassen, zur Entspannung und zu einem vollen, tieferen Lebensgefühl voll Gesundheit, mit noch weniger Medikamenten und du kannst hier das Unbewusste walten lassen ... sehr gut ... während die Akkupunktur das Kreislaufsystem schont, kannst du auch selbst mit geschlossenen Augen ganz intensive Lichter, wie ganz angenehme Massagen, die leuchtenden Energiepunkte spüren und wahrnehmen und sie durch den Weg, durch den Körper wandern lassen immer weiter, immer tiefer durch deine Gefäße, das Herz, bis du die Grenze deines Körpers über die Unterlage hinaus erweiterst und zerfließt, in die Tiefe einsinkst durch die Matratze, und diese Welt ...

Nun werden die Akupunkturpunkte geöffnet und die Nadeln entfernt:

Um diese Entspannung nun noch zu ergänzen, noch intensiver zuzulassen möchte ich dir die Akkupunkturnadeln entfernen, ... sehr gut

... nur die im Ohr bleiben ... genau, und die Gefäße sich erneuern und dein Herz weiter ganz gut versorgt wird ... so kannst du zuerst ganz sanft spüren wie Schritt für Schritt, zuerst bei deiner rechten Seite dein Arm durch diesen Zug nach außen, alles frei wird, dieses Fließen ... und alles hinunter fließt und über die Fingerspitzen hinausströmt ... alles kann abfließen, alles was verstopft war, jetzt durch deinen Körper, durch diesen Zug nach außen bis nach vorne über die Fingerspitzen hinaus und auch hinab in die Beine, zuerst auf der rechten Seite und Unterschenkel durch den Zug nach außen, alles fließt, bis nach vorne und auch links – sehr gut – alles fließt und leichter immer leichter du selbst über die Landschaft schwebst und aus der Vogelperspektive neue Welten erkundest, sei wie ein Schiff, das den Hafen verlässt um die Welt zu entdecken, so lade ich dich ein, dir einmal ein Schiff deiner Vorstellung vor deinem inneren Auge entstehen zu lassen, ich lade dich ein, mehr und mehr dich auf diesem Schiff zu erleben und einfach loszufahren und wenn du möchtest, loszufliegen, abzuheben den Ort ... sehr gut machst du das ... vielleicht für diese Zeit auf ein Regal zu stellen wie eine Vase, so schön und doch so zerbrechlich sind die Konstrukte der Gedanken, die man sich selber macht, die Bilder der eigenen Logik, so können sie einmal ruhen dort auf der Anrichte, ein schönes Bild ... so ist auch die eigene Atmung wie die Wellen eines Meeres zu sehen, das sich immer weiter zurückzieht um dann mit der selben Kraft wieder ans Ufer zu schlagen hin und her, du kannst auch selbst mit all den Dingen, die du verändern möchtest, in einen Heißluftballon steigen, höher steigen mit all diesen Dingen, des Blutdruckes zum Beispiel, und all seinen unterschiedlichen Frequenzen und während sich alle Muskeln deines Körpers lockern und jede Muskelzelle, auch die um die Gefäße, sich lösen kann, kannst auch du jederzeit aus diesem Ballon aussteigen, weil im Unbewussten du fliegen kannst und daher ganz selbstverständlich, du diesem Ballon nachblickst, wie er kleiner wird und wie er sich mehr und mehr von dir entfernt, während du weiter und weiter grenzenlos diesen innersten Raum erkundest, und so lade ich dich ein, dort alles ganz intensiv aufzunehmen, was dich stärkt, Farben, die dir gut tun, das Gefühl der Energie, sodass du dann mehr und mehr durch den Strudel der Kaffeetasse wieder auftauchst und wieder in diesen Raum kommst, mit dem Tisch, mit der Tasse und vielleicht kannst du beobachten wie die Tasse jetzt an einer anderen Stelle steht, sich die Farbe oder die Formen sich verändert haben, um es dann tiefer sinken zu lassen, und während das geschieht, kannst du wieder mehr und mehr in deinen eigenen Körper zurück orientieren, und so lade ich dich ein, mit fünf Atemzügen nun dich wieder zurückzufinden in diesem Raum, wo du dann nach dem fünften Atemzug auch wieder die Augen öffnen kannst, alles Gute mitnimmst und wieder im Hier und Jetzt ankommen kannst – sehr gut machst du das –

7) TCM/Akupunktur

Seitens der TCM ist der Hypertonus ursächlich mit Leber und Niere in Verbindung zu bringen. Syndrome sind hier beispielsweise „aufsteigendes Leber-Yang/loderndes Leber-Feuer/aufkommender Leber-Wind“, „Leber- und Nieren-Yin-Mangel“, „Qi- und Blut-Mangel“, „Nieren-Yin-Mangel“ und „Schleim-Feuchtigkeits-Retention“. Die Ätiologie umfasst ein breites Spektrum: Mentale Bestürzung mit exzessivem Leber-Yang, die Beeinträchtigung des Nieren-Yin durch eine innere Schwächung, die Schädigung von Milz und Herz durch Überanstrengung und Stress und die falsche Ernährung mit Schleim-Retention. Bezogen auf diese Krankheitsbilder kann dann ergänzend zur schulmedizinischen medikamentösen Therapie eine Akupunkturbehandlung erfolgen. Bei dem Komplex von „aufsteigendes Leber-Yang/loderndes Leber-Feuer/aufkommender Leber-Wind“ werden unter anderem Punkte wie Gb20, Gb43, LG20, Gb5, Le2 und Ma9 genadelt. Beim „Leber- und Nieren-Yin-Mangel“ sind es beispielsweise Punkte wie die eben genannten und zudem Le3, Bl18, Bl23 und Ni3. „Qi- und Blut-Mangel“ wird mit Punkten wie Ma36, MP6, Bl20, KG4, KS6 und He7 therapiert, bei „Nieren-Yin-Mangel“ kann beispielsweise mit Punkten wie KG4, Ni3, Bl23, Ma36, KG6, Gb20, KG4 und LG20 akupunktiert werden, und die „Schleim-Feuchtigkeits-Retention“ spricht sehr gut auf Akupunkturpunkte wie Bl20, Ma36, M89, KS6, KG12, Ma40 und LG20 an. Weiter Ansätze der TCM-Therapie sind stets zusätzlich die Behandlung mit Kräutern, die Ohrakupunktur, eine sportliche Therapie (beispielsweise Taijiquan oder Qi Gong) und eine adäquate Adaptation der Ernährung. Es wird zudem im Notfall bei einer hypertensiven Krise ein blutiges Stechen (oder spitzes und starkes Massieren) der Ohrpunkte OP105 und OP19 (Blutdruck senkende Furche und Hochdruckpunkt) empfohlen.

8) Hypotonus

Zum Hypotonus gibt es kein richtiges Analogon in der TCM. Dieser wird daher im Zusammenhang mit den TCM-Symptomen „Schwindel, Kopfschmerzen und Mattigkeit“ behandelt. Seitens der Pathogenese ergibt eine Mangelernährung, bzw. ein kongenitaler Nieren-Qi-Mangel, einen allgemeinen Mangel von Blut und Milz-Qi, wobei weitere Begleitsymptome die verschieden Diagnosen und Differenzialdiagnosen eingrenzen können.

Grundsätzlich werden in der Therapie des Hypotonus daher die Nieren, die Milz und der Magen gestärkt. Geeignete Punkte hierfür sind Ma36, MP3, KG12, KG6, KS6, KS9, HE39, Ni3 und Ni7. Neben der Ohrakupunktur haben auch die Hand- und die Fußakupunktur hier ergänzende Effekte, um derart den Blutdruck wieder anzuheben. Im Gegensatz zur Körperakupunktur ist diese Therapie dann vor allem als Akuttherapie geeignet.

XVII. SCHLAFSTÖRUNGEN

C. Kaindlstorfer

Schlafstörungen basieren meist auf sehr komplexen Grundlagen und setzen eine genaue Anamnese voraus. In manchen Schulen Traditioneller Chinesischer Medizin werden sogar diagnostische Rückschlüsse auf Krankheitsbilder gestellt, indem genau beurteilt wird, wann und wie die Schlafstörungen auftreten. Zum Beispiel der Zeitpunkt, zu dem ein Patient in der Nacht aufwacht. Denken wir hier in unserer westlichen Medizin an das Beispiel der Nykturie. Und weil es sich hier um so ein heterogenes Bild handelt, das viele verschiedene Ursachen haben kann, ist besonders Kreativität und Scharfsinn gefragt.
Zu Demonstrationszwecken nehmen wir hier einen Fallbericht, der zwar nicht als Kochrezept dienen soll, aber Möglichkeiten veranschaulicht, welche den Einsatz der Hypnoakupunktur verdeutlichen können.

Fallbericht Hypnoakupunktur

Anamnese: Herr P., 53 Jahre alt. Stress im Beruf mit seit etwa drei Monaten bestehenden Ein- und Durchschlafstörungen. Begonnen habe die Schlafstörung mit einer Einschlafproblematik und begleitendem Grübeln, seit nunmehr zwei Wochen bestehe aber auch eine Durchschlafstörung mit Nykturie (2-3x pro Nacht). Er erwache vor allem in den frühen Morgenstunden ohne dann wieder einschlafen zu können, viele diffuse Träume. Herr P. berichtet, dass ihm in der Arbeit „alles über den Kopf wachse" und er aufgrund der Tagesmüdigkeit dem täglichen Arbeitsaufwand kaum noch hinterherkomme. Schulmedizinisch verordnet nimmt Herr P. bereits seit zwei Monaten Trittico® 50 mg, welche ihm seither eine leichte Verbesserung ermöglichten.
Er hat von der Hyponakupunktur gelesen und auch sehr viel über die Zusammenhänge von Hypnose und Schlaf sowie die Optionen der Akupunktur bei Schlafstörungen erfahren. Für ihn persönlich schien diese Kombination sehr gut geeignet, und daher ist der Patient voll Motivation für diese Therapieoption zur ersten Sitzung gekommen.

Status:
Zunge: *Körper:* Zungenränder leicht aufgewölbt, unruhig, zittrig, *Farbe:* rötlich livide, *Belag:* wenig

Puls: *Kraft:* schwach, fadenförmig, fein, *Frequenz:* beschleunigt, *Ebene:* tiefer Puls

Diagnose: Leber-Qi Stagnation (Stress, Durchschlafstörungen, Überforderung), Ni-Yin Schwäche (Nykturie), Herz-Yin Mangel (Einschlafstörung, Grübeln, intensive Träume), Disharmonie zwischen Niere und Herz

Therapieprogramm

Akupunktur:
Therapieprinzip: Leber-Yin stärken und Stagnation auflösen, Nieren-Yin tonisieren, Herz-Yin stärken

a) **Lokale Punkte:** Shu-Mu von Leber und Galle: Bl 18 – Le 14 und Bl 19 – Gb 24, eventuell auch von Niere Bl 23 – Gb 25. Das Herz wird über den Zusammenhang „Mutter-Kind" von der Leber aus gestärkt und über die „Großmutter-Enkelkind-Regel" von der Niere aus kontrolliert. Diese indirekte Herz-Beeinflussung ist weitgehend ausreichend.
b) **Fernpunkte:** Le 3, 2, 4, 8, Gb 43, 41, 34, Ni 3, 6, 10 und He 7, 3
c) **Übergeordnete Punkte:** LG 20 und KG 24 zur Stärkung der Lateralität und für einen tiefen, psychosomatischen Ausgleich, KG 17, Meisterpunkte gegen Schlafstörung: Ma 36, Ni 6, Bl 67

Hypnosebeispiel

Ich lade dich ein, gemütlich die Augen zu schließen und einmal ganz bewusst den Druck der Augenlider auf den Augäpfeln zu spüren, diese leichte Schwere aber auch diese leichte Wärme, die dabei entsteht und dann kannst du mit deinen Augäpfeln nach links wandern, in die Mitte zurück und nach rechts wandern, in die Mitte zurück, nach oben, so als ob du ganz hinauf wie bei einem weiten Panoramafenster hinausschauen würdest und dann nach unten, so als ob du bei deinen Fußsohlen hindurch ganz durch deinen Körper hindurch schauen könntest ... sehr gut ... und dann kannst du die Augäpfel ganz locker in einer neutralen Stellung halten und nun einmal ganz entspannt versuchen, in dieses Schwarz hineinzuschauen ..., ... dann bitte ich dich, dir vorzustellen, dass aus diesem Schwarz heraus, zuerst klein und dann größer werdend, eine Farbe präsent wird, eine Farbe, die für dich angenehm ist, die in dem Augenblick ganz gut passt und diese Farbe kannst du mehr und mehr größer werden lassen, sie kann mehr und mehr den gesamten Horizont dieses geschlossenen Blickfeldes ausfüllen, so, als ob zwei farbige Schalen über deine Augen gestülpt werden ... genau ... und dabei bitte ich dich, dass du nun mehr und mehr die Aufmerksamkeit auf den Atemrhythmus legst und einmal spürst, wie die Luft einströmt, hinab bis in die Grenzen der Lunge und wieder hinaus und nicht nur zu spüren, sondern auch zu hören, wie dieser Luftzug, dieses ganz leise, feine Geräusch, dieses sanfte Rauschen deiner Atemluft ... diese Entspannung, die sich in deinem Körper wie eine Müdigkeit ausbreitet ... sehr gut – und während du nun so atmest, lade ich ein, diese Farbwahrnehmungen ein bisschen mehr und mehr zuzulassen und zu intensivieren und gleichzeitig kannst du probieren einmal die Atmung über die Grenzen der Lunge hinaus, einmal in die Arme und in die Beine strömen zu lassen, mit jedem Atemzug ein Stückchen weiter, dann in die Hände, in die Füße und schließlich ganz hinab bis zu den Spitzen der Finger, in die Spitzen der Zehen, sodass dieser Atemfluss fast wie Wellen an einem Ozean, wie die Gezeiten von Ebbe und Flut am Ufer eines weiten Meeres sind, die vor sich hin rollen, bis ganz nach vorne bis zu den sensiblen Spitzen deiner Finger und deiner Zehen und mit jedem Ausatmen wieder retour strömen, zurück in den Körper und wenn du das einigermaßen gut zustande bringst, dann bitte ich dich jetzt, die Farben von deinen Augen hinab fließen zu lassen, über die Ohren nach hinten hinunter in den Oberkörper, sodass sie Teil dieses Atemstroms werden und du schließlich und endlich mit dieser farbigen Kraft, mit diesem Bild einer farbigen Energie bis an die Grenzen deines Körpers atmest, dann kannst du diesen bewussten Teil mehr und mehr ziehen lassen und spüren, wie unbewusst deine Atmung fließt, wie du ganz natürlich aus dir heraus die Atmung erweitern kannst über die Fingerspitzen hinaus, über die Zehenspitzen hinaus, sodass sie in einen Raum fließen, den du schon kennengelernt hast, deinen innersten, ganz persönlichen Ort der Ruhe, einen grenzenlosen Raum der Freiheit, in den du eintauchen kannst mit all deinen Atemzügen, wo die Atmung hineinströmen kann, sich ausbreiten darf und alle Formen und Farben sich bilden, die du erschaffst mit deinen Gedanken ...

Der Patient hat hier seine dritte Trance – Atmung und Farbe ist für ihn eine sehr gute Induktion, in die er sich sehr leicht fallen lassen kann. Er ist rasch entspannt und zeigt ausgeprägte Trancezeichen. Zum Thema Schlafstörungen habe ich das Bild eines Bogens gewählt, der sich zu einem Kreis schließen kann – dies veranschaulicht seinen Schlaf-Wach-Rhythmus und gibt ihm die Möglichkeit, unbewusst die Zeiten aus Wach und Schlaf neu anzupassen:

... vielleicht kannst du dir vorstellen wie es wäre, wenn dieser Atemfluss wie ein Bogen mehr und mehr hinausströmt und nach oben strömt, immer hoch und runter wie eine Schaukel, die hin und her schwingt und immer mehr Schwung bekommt und so immer höher und höher schwingen kann – ein Energiebogen sozusagen, der mit dieser farbigen Kraft deinen Raum durchquert wie ein Lichtstrahl und immer weiter und immer höher und schließlich und endlich so hoch nach oben, einen Bogen zieht, dass er den Bereich deiner Augen, deines Kopfes wieder in dich hinein fließt, sodass du Teil eines Schlaf-Wach-Kreises wirst, wenn der Bogen sich fertig aufspannt zu einem Schlaf-Kreis, wirst du selbst in dieser farbigen Kraft, in dieser fließenden alles durchströmenden Gelassenheit ganz ankommen können in dir, und vielleicht spürst du, wie oben zuerst über die Haut, dann über die Muskeln des Gesichts überall die feinen Nerven und Gefäße, du diese farbige Kraft aufnimmst und sie wie ein leichter Nieselregen oder wie eine ganz sanfte, zärtliche Massage dir über den Hals hinab strömt, eine angenehme, wohltuende Wärme oder wie eine erfrischende, klare Kühle, die außen wie innen und innen wie außen werden lässt und die zusammenläuft mit jedem Atemzug erneut hinausströmt, dich durchfließt und wie ein ungeborenes Kind versorgt über die Nabelschnur im Kreislauf der Mutter, Teil des Kreises ist und alles Gute bekommt, was es braucht, während es alles Schlechte, alles unbrauchbar gewordene abgeben kann, so kannst auch du Teil dieses Kreises deiner Atmung werden, sodass du von oben durchströmt wirst von gutem, positiven Kristallwasser, das jede deiner Zellen umspült, in das all deine Gedanken befreit und positive Leichtigkeit bringt – während links und rechts die Wachheit verschwindet und die Zeit des unangenehmen Aufwachens wie in einem Strom mitgerissen werden kann, sehr gut … und derart ein Platz entstehen für eine Melodie, für eine Melodie, die dir ganz angenehm und schlaffördernd sein kann oder aber auch für einen Duft, ein Duft, der dich innerlich erfüllt, der sich ausbreitet dort, wo das Unangenehme weicht, wo störende Wachheit, unangenehme Schwankungen im Kreislauf langsam davonfließen, während das von oben eine ganz persönliche und ganz auf eine ganz eigene Art und Weise selbständig passiert, kann unten alles hinausströmen über deine Finger, deine Zehen sich die Grenzen deines Körpers erweitern und mit diesem Hinausfließen alles mitnehmen, alle Anspannung, allen Stress, all den Schmerz und jede nur erdenkliche Variation der Störungen deines Schlafes … genau … links und rechts ein stetiger Atemfluss, bei dem vielleicht nur das Rauschen des Meeres wie das Rauschen deiner Atmung erscheinen mag oder wie die Blätter ganz sanft mit einem leisen, ruhigen Lüftchen hin und her bewegt werden, so ist es dein Atemstrom, der alles in Bewegung hält – so lade ich dich ein, ein klein bisschen mehr einzutauchen in diese Schwerelosigkeit und die Leichtigkeit des Daseins, wo immer wieder erneut die Farbe hinter den Augenlidern hinunter strömt, mit der Atmung eins wird und über die Zehenspitzen und Fingerspitzen hinaus zu einem Bogen zusammenläuft, der sich aufspannt zu einem Kreis, eine zirkulierende Energie, die dich weiter bringt auf deinem Weg zur Ruhe, die dich weiter bringt und hin zu einem Gefühl, in dem du besser leben kannst, sodass sich die Einstellung deiner Wahrnehmung verändern kann wie die Schalter auf einem Mischpult, die man hoch und runter regeln kann, so kannst du dir selbst einmal so ein Mischpult vorstellen und die Schalter und Regler bezeichnen mit Dingen, die du verändern möchtest …

Derart kann der Patient nun unbewusst aktiv werden und das erlebte in neue Bilder umsetzen. Das Mischpult verdeutlicht sein aktives Eingreifen in seinen Schlaf-Wach-Rhythmus:

… Frequenz, Lautstärke, linke Seite, rechte Seite, Anspannung und Entspannung, Schlaf auf einer Skala und so kannst du selbst dir dieses Mischpult, die Idealeinstellungen vorstellen und einmal schauen, wie weit sich die Regler heute in die richtige Richtung bewegen lassen, ob es da welche gibt, die sehr weit gehen, die schon sehr gut Fortschritte gemacht haben oder ob es da welche gibt, die sperren oder dich daran hindern, weiterzukommen … während all dieser Bilder, dieser Einstellungen strömt deine Energieachse und du kannst sie immer wieder neu lenken, kannst diese Achse, diesen Kreis durch die Mitte deines Körpers gehen lassen, sodass es die Wirbelsäule durchströmt, von deinem Scheitel die Halswirbelsäule hinab bis zum Becken hinunter, du kannst diesen Kreis aber auch einmal über dein rechtes Ohr ziehen lassen, sodass es dort warm wird, oder es auch über das linke Ohr ziehen lassen ... sehr gut ... oder aber genau dorthin, wo du es jetzt, im Augenblick, gerade brauchst – in wechselnder Art und Weise, wechselt Ein- und Ausatmung ganz von selbst – sehr gut ... und so kannst du einmal eine kleine Zeitreise machen, wenn du möchtest, weil dein Atemstrom ganz automatisch weiterläuft, eine Zeitreise hin zu einem Zeitpunkt, den du selbst definierst und an dem du dich richtig wohl gefühlt hast, einen Zeitpunkt, an dem du frei warst von all den Dingen, die dich beschäftigen und belasten in deiner jetzigen Zeit – so lade ich dich ein, dass du dich selbst einmal vorstellst, wie du damals ausgesehen hast, auf welche Art du dich bewegt hast, wie dein Schlaf war, mit welchen Menschen du gerne beieinander warst und welche Orte du besucht hast, welchen Tätigkeiten du gerne und leicht nachgegangen bist und welche Hobbies und andere positive Erinnerungen dir rund um dieses Bild noch einfallen ...

Diese zeitliche Regression ermöglicht nun dem Patienten ein tieferes Eintauchen in die Selbstwahrnehmung: Wann war er denn mit einem guten Schlaf gesegnet – was war dort anders als jetzt? Diese Fragen begleiten das Unbewusste und stärken so seinen kreativen Kreis. Da er bereits über eine längere Zeit einen sehr guten Schlaf-Wach-Rhythmus gehabt hat, kann er nun auch für sein Dasein im Hier und Jetzt einige dieser Fähigkeiten (Einzuschlafen, Durchzuschlafen) mitnehmen und neu für sich entdecken:

... tauch so weit ein in diese Zeit, dass du für diesen Augenblick zu dieser Person werden kannst, die du einmal warst, denn diese Person ist eins zu eins in dir, kann eins zu eins so wie sie damals war in diesem Augenblick ganz du selbst sein, während der Atem-. Farb-, Energie- und Kraftkreis strömend die Gezeiten aus Ebbe und Flut deinen Körper durchfließt, können die Gedanken tiefer sinken und du selbst zu einer Person deiner eigenen Vergangenheit werden, vielleicht bemerkst du dann auch welche Erfahrungen dir damals gefehlt haben und welche Erfahrungen du jetzt durch den Krankheitsweg all dieser unterschiedlichen Symptome gewonnen hast, wie du gelernt hast, auf deinen Körper zu schauen, zu achten, Dinge ruhiger anzupacken, die Selbstwahrnehmung, die Sensibilität erhöhen und vielleicht kannst du selbst mit dir einmal einen Dialog führen, die Meinung und Erfahrung des einen mit den Meinungen und Erfahrungen des anderen vergleichen, und dann aus beiden gemeinsam noch ein bisschen tiefer, sehr gut, eine Verbindung herzustellen, die immer mehr deinem tatsächlichen Selbst entspricht und wenn du noch einen Zeitsprung machst, in noch eine andere Epoche deines Lebens, die früher oder später von der vorigen sein kann, so hat diese Person noch weniger oder mehr Erfahrungen als die vorige und ist auch eins zu eins in dir, in deiner jetzigen Person voll und ganz da, und während die Atmung weiter strömt, du deinem innersten Raum, durchleuchtet mit dieser Farbe, dieser fließenden Energie, kannst du auch mit dieser Person, mit dieser dritten, einmal diskutieren und ein Gespräch führen über die Vor- und Nachteile, über die Erfahrungen und Meinungen, so kann auch diese Person mit einfließen in deine wirkliche, in deine echte authentische Wahrnehmung von dir und je mehr wir von diesen Augenblicken nehmen würden, je mehr Personen aus unterschiedlichen Zeitepochen deines Lebens mit hineinfließen in deine Wahrnehmung desto genauer wird dieses Bild deinem, innersten Selbst entsprechen, wenn du nur die Person aus der jetzigen Zeit wahrnimmst, nur den derzeitigen Stand der Dinge spürst und fühlst, bist du am ungenauesten in der Selbstwahrnehmung, es wäre egal aus welcher Zeit nur eine Person stand, sie wäre auf jeden Fall immer die ungenaueste Wahrnehmung je mehr Personen, je mehr Punkte auf dem Zeitstreifen, je mehr Erinnerungen, Erlebnisse, Erfahrungen von dir als du selbst hinzuströmen, desto genauer wird das Ergebnis, so spiegelt sich in dir auch das nur wenige Tage alte Kleinkind genauso wie der Teenager, so spiegelt sich in dir jeder Moment und jeder Augenblick, aber nicht nur Vergangenes, sondern auch Zukünftiges beginnt bereits im Hier und Jetzt sich widerzuspiegeln in deiner Wahrnehmung, in deiner Vorstellung von dir selbst als älteren Herrn jenseits der 70 oder 80, einfach nur aus den eigenen Phantasien heraus, aus den eigenen Ideen und Vorstellungen, und auch diese Vorstellungen prägen dich im Hier und im Jetzt und so kann es unglaublich kostbar sein, sich mehr von den guten Erlebnissen aus der früheren Erinnerung herein zu holen in die jetzige Wahrnehmung, sodass selbst hartnäckige Symptome wie diese Schlafstörungen sich verändern können und sogar früher oder später verschwinden werden ...

Diese Suggestionen gehen sehr tief und das Unbewusste kann in diesem „Yes-Set“, in dem alles „bejaht“ werden kann (die Vor- und Nachteile der jeweiligen persönlichen Vergangenheitsphasen), auch den Vorschlägen zustimmen, die jetzt (mit den Schlafstörungen verknüpft) die Wahrnehmung in eine therapeutische Richtung lenken. Derart erfolgt auch jetzt ein Ende der Induktion mit der Entfernung der Nadeln und einer Vertiefung der Trance:

... lass das alles ein bisschen tiefer sinken ... sodass all diese kleinen Suggestionen dieses Unbewusste sich einbauen darf in dein Lebenshaus, während dein Atemrhythmus strömt, der Kreis bestehen bleibt und um diesen Fluss zu bestärken, möchte ich dich unterstützen, die Akupunkturnadeln eine nach der anderen entfernen, zuerst oben bei deiner Stirn beginnen, sodass du diesen Zug nach außen eine nach der anderen, sehr gut, und auch zwischen den Augenbrauen, sodass nun der Eingang über deiner Stirn, dieses Hineinströmen noch viel angenehmer wahrgenommen werden kann, du diesen Fluss noch intensiver spüren kannst, über deine Schultern hinauf auch auf deinem rechten Arm, du diesen Zug nach außen bis vorne zur Hand alles fließen kann, ganz leicht wird, sogar über die Fingerspitzen hinaus so auch auf der linken Seite durch den Zug nach außen alles fließt, alles leicht wird, vielleicht sogar zu schweben beginnt und diesen Strom, diese Leichtigkeit, durch diese Energie und Kraft auch hinab strömt über deinen ganzen Brustbereich, den Bauchraum und über das Becken hinunter in die Beine, und so zuerst auf der rechten Seite bis nach vorne zu den Zehen alles strömt, alles hinausfließen kann und noch viel leichter, alles losgeworden und freier werden kann und so auch links diesen Zug nach außen bis nach vorne alles fließt, über die Zehenspitzen hinaus in deinen innersten Raum hinein, wo du alles abgeben kannst, was dich einschränkt in deinem Dasein, sodass du freier und leichter wirst immer mehr und immer mehr ... dein eigenes wirkliches Selbst spüren kannst, so als ob du dir selbst die Hände reichst oder dich in deiner innersten Wahrnehmung umarmst, und einfach spürst, wie gut es tun kann Teil für Teil, wie bei einem Puzzle, vollständig zu werden ...

Diese „Ganzheit“ vereinigt all die vorangestellten Bilder und verankert sie tief im Unbewussten des Patienten, welcher nun selbst spüren kann, dass eine große Veränderung in der Tiefe geschehen ist. Alles wird leicht, ganz und gut – seine Speicher werden gefüllt und es erfolgt die Rückführung aus der Trance:

– so lade ich dich ein, all diese Bilder einsinken zu lassen in die Tiefe des Unbewussten und noch einmal ganz intensiv deinen Energietank aufzuladen, deinen Energiespeicher zu füllen bis obenhin, so wie einen Akku, den man wieder ganz auflädt, und dabei mehr und mehr mit der Atmung zu dem Kreis zurück zu einem Bogen, von dem Bogen mehr und mehr zurück zu deinen Fingerspitzen und deinen Zehenspitzen zu atmen, sodass du wieder mehr und mehr spüren kannst, wo deine Hände liegen, wo deine Füße platziert sind, und mit deiner Atmung dich immer weiter zurückziehst, der Energie alles zusammenläuft in deinem Zentrum, deiner innersten Batterie, deines Energietankes über die Ellbogen und Knie hinauf und über Schulter und Hüfte hinein in den Stamm bis du schließlich nur noch bis zur Grenze deiner Lunge atmest, das Heben und Senken der Bauchdecke wieder gespürt wird und wieder mehr und mehr deinen ganzen Körper und auch die Worte, die ich spreche, wahrnehmen kannst – so lade ich dich ein, vielleicht noch fünf tiefe Atemzüge zu nehmen und dabei wieder mehr und mehr zurückzukehren in diesen Raum, mit jedem Atemzug alles Gute und Schöne mitzunehmen und schließlich ganz auf dieser Liege wieder anzukommen, dann die Augen zu öffnen – sehr gut

Nach zwei weiteren Sitzungen wurde eine zweimonatige Pause eingelegt, in welcher der Patient gebeten wurde, einmal zu beobachten, wie sehr sich sein Schlafverhalten gebessert hat. Es wurde anschließend nur noch eine kurze Abschlusssitzung vereinbart, da der Patient über die gesamte Zeit hinweg wieder tief und fest und erholsam schlafen konnte. In den beiden Monaten wurde er gebeten, den Punkt Le3, welcher bei ihm sehr aktiv geworden war, zu akupressieren und sich jeden Abend selbst in einer Meditation das Bild des heilenden Kreises und der Farbe vorzustellen.

5-Elemente-Lehre und Meridiane:
Das zugehörige Element für Herrn P. ist **Wasser**: mit der Witterung: Kälte; dem Yin-Organ: Niere; dem Yang-Organ: Blase; dem Sinn: Hören; dem Sinnesorgan: Ohr; dem Körpergewebe: Knochen; dem Gefühl: Furcht; der Lautäußerung: Seufzen; der Flüssigkeit: Urin und dem Meridian: Niere

Metaphern zum Thema Schlafstörungen:
- Ein Ort der Ruhe
- Eine Reise in den Schlaf
- Eine schwebende Feder, die einen Ort findet, an dem sie sich niederlassen kann
- Der Wechsel der Jahreszeiten und der Wechsel von Tag und Nacht
- …

XVIII. HARNWEGSINFEKT UND PSYCHOSOMATIK

C. Kaindlstorfer

Fallbericht Hypnoakupunktur

Anamnese: Frau L., 27 Jahre – Bezeichnete sich selbst als übertrieben-genauen Menschen mit vielen Problemen und Dauerstress. Die Patientin hatte im letzten Jahr 7 leichte bis mittelschwere Harnwegsinfekte erlitten und war nach eigenen Angaben seitens der behandelnden Ärzte stets nur als hypochondrisch-hysterisch eingestuft worden. Die Harnwegsinfekte waren alle abakteriell gewesen und die Patientin wurde zur Gesprächstherapie auf die Psychosomatik des LKH-Graz überwiesen. Derart schien sie jedwedes Vertrauen in die Schulmedizin verloren zu haben. Von Akupunktur habe sie schon länger gehört und auch die Psychosomatik sei ihr grundsätzlich nicht fremd, da sie in Stresssituationen immer Magenkrämpfe und Durchfall bekomme, welche sie selbst in direkten Zusammenhang zur psychischen Situation bringt. Aber Frau L. meint, dass die Geschichte mit den Harnwegsinfekten eben etwas „Anderes" sei – das hat für sie nichts mit der Psychosomatik zu tun. Sie möchte jetzt endlich vor allem ernst genommen und gut behandelt werden.

Status:

Zunge: Körper: normal, kleine Risse in der Zungenmitte und im hinteren Areal, Ränder aufgewölbt, *Farbe:* rot vor allem im vorderen Bereich (Lunge), *Belag:* wenig, trockener Belag, hinten ein wenig bräunlich

Puls: Kraft: kräftig vor allem in der Leber-Position (Mitte links), schwach in den beiden hinteren Positionen, *Frequenz:* schnell, *Ebene:* tiefer Puls

Diagnose: Nieren-Yin Schwäche und Blasen-Qi Mangel, Leber-Qi Stagnation, Lungen-Qi Schwäche (Übertriebene Genauigkeit, Lunge ernährt die Niere nicht ausreichend), Leber greift die Milz an (Magenkrämpfe und Durchfall bei Stress)

Therapieprogramm

Akupunktur:

Therapieprinzip: Lunge tonisieren (stärkt nach der Mutter-Kind Regel auch die Niere und kontrolliert die Leber), Nieren-Yin stärken, Leber harmonisieren und Leber-Blut stärken

a) **Lokale Punkte:** Bl 23 und Gb 25 für die Niere, Bl 28 und KG 4 für die Blase
b) **Fernpunkte:** Lu 5, 7, 9, KG 17 zur Stärkung des Lungen-Qi, Ni 3, 6, 10 für das Yin der Niere, Le 3 zur Harmonisierung der Leber, Le 8 für Leber-Blut
c) **Übergeordnete Punkte:** Yin Gruppen Luo Punkte KG 6 und MP 6, Yin-Kardinalpunkte Lu 7 – Ni 6, Immunstimulation mit MP 4, Di 4, 11 und 3E 5

Hypnosebeispiel

Ich lade Sie heute ein, genau so, wie sie auf der Liege liegen, vielleicht noch die letzten Akupunkturpunkte einsickern zu lassen und langsam die Augen ganz entspannt zu schließen ... genau, dann lade ich Sie ein, vor diesem angenehmen dunklen Hintergrund sich einmal Ihre persönliche Kaffeetasse beim Frühstück vorzustellen, die auf einem sehr neutralen Tisch vor Ihnen stehen kann, dass Sie einmal rundherum gehen und dieses Tasse betrachten von außen die Form, die Kurven, die Größe und wo auf diesem Tisch diese Tasse steht, ist auch noch interessant, eher am Rand wackelig oder genau und sicher auf ihrem Platz, wo sie hingehört, eher auf der Mitte des Tisches und dann einmal von oben hineinzublicken in diese Tasse, die auch einmal leer sein kann und sich dann aber langsam füllen wird, oder sie ist bereits gefüllt mit Ihrem Lieblingskaffee, der genauso ist, wie Sie sich ihn jetzt vorstellen – dampfend und warm ... können Sie sich einmal zu dieser Tasse hinsetzen und dabei bewusst Ihre Atmung verfolgen, wenn Sie ausatmen sich die Atemluft mit dem Dampf vom Kaffee diesen kräuselnden, aufsteigenden Dampfwölkchen verbindet, der Strom der Luft diesen Dampf ein bisschen verbläst, verweht und bei jedem Einatmen der Geruch dieses Kaffees in Sie hinein sinkt, sodass durch das Ein- und Ausatmen die Aufmerksamkeit mehr und mehr von außen, vom Alltäglichen, hinein ins Innere, in die innere Ruhe führt, die Sie mittlerweile schon sehr gut kennen ... und während sie so hineinblicken in diese Tasse, lade ich Sie einmal ein, sich vorzustellen, dass der Kaffee ganz langsam beginnt Kreise zu ziehen, so als ob jemand umrühren würde in dieser Tasse und in Spiralen und in sanften Kreisen der Kaffee immer mehr in Ihrer Tasse rotiert in der einen und in der anderen Richtung, so langsam, dass es gerade angenehm ist für Sie ... und während die Atmung immer weiter fließt und Sie die ganze Zeit ihre Körperwahrnehmung, die Sicherheit spüren können, lade ich Sie einfach zu einem Gedankenexperiment ein, in dem Sie versuchen mit Ihrem Blick sich vorzustellen, dass Sie in den sanften, kreisenden Kaffee eintauchen und er wie ein kleines Tor ist vom Alltag hin in eine eigene Fantasiewelt, in die man eintauchen kann und jederzeit auch wieder auftauchen kann, eine Welt, in der alles so abläuft, wie Sie es sich vorstellen mit all den Farben, die Ihnen ganz persönlich gut gefallen, so können Sie jetzt eintauchen in diesen Kaffee, hinunter über den Grund der Tasse tiefer, sich ein klein bisschen einschaukeln in die Ruhe und in die Entspannung – genau – lassen Sie sich ruhig genug Zeit dabei, dann Schritt für Schritt ein klein bisschen rein und wieder raus und ein bisschen tiefer und wieder raus, und irgendwann kann es ganz angenehm sein sich wie ein Taucher in einen Ozean hinein und getragen von dem schwebenden Zustand einer Leichtigkeit, ganz langsam, so als ob man einen Vorhang zur Seite schiebt und in eine Welt blickt, die das Eigene und das Innerste der persönlichen Wahrnehmung darstellt – eine Landschaft ganz interessant, die sich immer verändern kann, je nachdem, wohin die Gedanken gerade fließen, manche Menschen beschreiben Berglandschaften andere das Meer und wieder andere erzählen von ganz eigenen, kreativen nur noch aus Formen und Farben bestehenden Lichtflecken, so ist die Wahrnehmung natürlich bei jedem Menschen ganz persönlich, und jedes Mal, wenn es Ihnen in einer Welt nicht mehr ganz so gut gefällt, können Sie sich wieder eine Kaffeetasse vorstellen und über diese mit Ihrem Blick hinein weiter tauchen in eine neue sich öffnende Welt der Ruhe ...

Die junge Patientin war stark gestresst, sehr kopflastig und kontrollierend. In dieser Sitzung habe ich daher eine alltägliche Situation – ihren allmorgendlichen Frühstückskaffee – verwendet, um eine Trance „per Sie" zu induzieren. Nun erfolgt eine Weiterführung durch den direkten Kontakt mit dem Unbewussten der Patientin, welches (wie vorher abgesprochen) nun „per Du" direkt angesprochen wird:

... und mit der eigenen Vorstellung der Gedanken kannst du diese Welt auch ganz bewusst auswählen und einmal experimentieren, wie es wäre, in eine Welt einzutauchen, in der du komplett frei bist von diesen Symptomen im Unterleib, in deiner Blase, oder in eine Welt einzutauchen, in der alle Harnleiter und betroffenen Strukturen ganz sanft und leicht beweglich sind, je nachdem, worin dir gerade der Sinn steht, ist es immer möglich einen Wunsch an die Kaffeetasse zu richten und mit ihr gemeinsam diese Reise anzutreten ... und ob man dort, in den neuen Welten und Bildern als man selbst auftritt, oder als ein besonderer Lebensbaum, oder als Tier oder vielleicht sogar als Wassermolekül spielt absolut keine Rolle, es ist vielmehr so, dass alles in dieser inneren Wahrnehmung ja direkt passiert, und daher möchte ich wieder das Unbewusste ansprechen, das direkt von dir in diesem Innersten in deiner Wahrnehmung kommt, diese Bilder wie Seifenblasen entstehen lässt, die glitzern in der Sonne oder wie die Bäume vor deinem Haus ... und so kann eine Kaffeetasse wie ein Schlüssel sein in unterschiedliche Bilder und Formen und Farben, du kannst mit jedem Atemzug ganz eine Farbe werden, genauso wie du mit jedem Atemzug ganz eine Form werden kannst und so bin ich sicher, dass du schon Bilder ganz tief in dir eingebaut hast, die dir gut tun und dich stärken, so kannst du dich vielleicht noch erinnern an das Bild der Dirigentin des eigenen Orchesters deiner Organe, die das Orchester so zusammenstellt, dass der Klang wieder stimmig wird und auch die Funktion der Organe, die dich belasten, und die Geschwindigkeit des Stückes, das man hört, sich angenehm verändert, wenn vorher diese unangenehmen Symptome im Unterleib nötig waren, so kann vielleicht zu diesem Zeitpunkt der Entwicklung, zu diesem Zeitpunkt der Wahrnehmung vielleicht eine feinere Melodie, eine ruhige Art und Weise möglich werden, sodass das Unbewusste den eigenen Körper, den eigenen Geist wie bei einer Massage ganz sanft lockert und so manche Klänge in die richtige Reihe bringt, als ob jemand bei einem Klavier die Tasten und Anschläge ausgetauscht hätte, und man mühsam hergehen muss jede einzelne wieder an den richtigen Platz zu bringen, und so merkt der logische Verstand natürlich erst sehr spät eine Veränderung, denn erst wenn alle Tasten den stimmigen Platz haben, klingt das Stück wieder schön und angenehm ...

Die musikbegeisterte Patientin kann mit dem Bild eines großen Orchesters sehr gut arbeiten und die Metapher des „Organ-Orchesters" im Unbewussten arbeiten lassen. Veränderung ist aus der Kraft ihrer eigenen Vorstellung heraus möglich, und die Genesung ihrer ständigen Harnwegsinfekte durch das Unbewusste steuerbar:

... so können sich jeden Tag und Augenblick die Tasten verändern und die Teilnehmer dieses Orchesters sich neu aufstellen, so kann in jedem Augenblick der Klang des inneren Friedens, diese Symphonie der Ruhe wie eine sanfte, streichelnde Melodie zwischen den Nieren und den Welten der Kaffeetasse ein Teil der komplexen Wahrnehmung sein, die nur das Unbewusste die Wahrnehmung der Farben und Formen und wie eine kreiselnde und zirkulierende Kraft in deinem Körper spürbar und leichter werden lässt, und du noch mehr in all die unterschiedlichen, angenehmen Empfindungen eintauchen kannst, lade ich dich ein, ein klein bisschen wie so ein Einschaukeln in einem Schaukelstuhl, einzusinken in diese Unterlage und die Leichtigkeit der eigenen Arme und Beine ganz intensiv zu spüren, weil durch die Leichtigkeit des Körpers mehr und mehr auch eine Leichtigkeit der eigenen Gedanken – sehr gut –

Anschließend an die Einführung und das Verknüpfen der Bilder zueinander können jetzt die Nadeln entfernt werden:

... und so mehr und mehr auch die Unterstützung durch das Entfernen der Nadeln ganz bestimmt – sehr gut – und so zuerst die eine zwischen den Augenbrauen, durch diesen Zug nach außen, von oben wie ein sanfter Nieselregen, wie Kristallwasser so klar, alles hineinströmen kann, das dir gut tut und dann auch im rechten Ellbogen, durch diesen Zug nach außen – sehr gut – alles leichter wird und bis hinunter in die Fingerspitzen und bis ganz nach vorne alles fließen kann, alles Zerstörende hinaus strömt, weil von oben so viel Gutes, Schönes nachfließen kann, ... dieser Kreislauf der Heilung – und so auch auf der linken Seite, durch diesen Zug nach außen – sehr gut – alles fließt bis über die Fingerspitzen nach vorne, jede Kaffeetasse einen ganz angenehm en Klang erhält ... wie auch in dem rechten Bein über das Knie hinab in den Unterschenkel bis über den Fuß und den Rist, ganz nach vorne über die Zehenspitzen hinaus, und so auch auf der linken Seite, durch diesen Zug nach außen – sehr gut – eine nach der anderen, alles leicht wird ,und über den Rist nach vorne über die Zehen hinausfließt, auf dieser Reise und immer wieder der sanft kreisende Kaffee wie ein Knotenpunkt ... genau, sehr gut ... – dir als Orientierung dient und der Schlüssel für jede weitere Wahrnehmung auf deinem Lebensweg sein kann, so lade ich dich ein, jetzt die nötige Veränderung in deinem persönlichen Zugang zuzulassen und die neuen Bilder und Wege tief und fest im Unbewussten zu verankern, genau so, wie es für dich heute in Ordnung ist ...

Weitere Sitzungen können dann diese Bilder mit den eigenen Symptomen verknüpfen und aus den vielen Optionen kann sich ein passender Weg herauskristallisieren. Es erfolgt die Rückführung aus der Trance:

... noch einmal von diesen Bildern, diesen Farben alles Gute und Schöne aufzunehmen, einmal noch richtig zu spüren wie du von oben gestärkt und gekräftigt noch einmal unten hinaus alles hinausfließen lassen kannst, all die Stoffe, die sich angesammelt haben, deine Blase sich grundlegend erneuert und um diesen Fluss noch einmal wahrzunehmen und dann langsam durch die Kaffeetasse hinaufzutauchen ... ganz langsam, in deiner eigenen zeitlosen Zeit ... und plötzlich wieder dort zu stehen, vor dieser Tasse zu sitzen, sie noch einmal abschießend zu betrachten – die Form, die Farbe, vielleicht hat sich die Position am Tisch verändert oder was sonst noch in der Wahrnehmung möglich ist, und dabei alles ein bisschen tiefer sinken zu lassen, damit das eingebaut wird ins Unbewusste – ...

Wir wechseln vom „Du" wieder in die „Sie-Form":

... sehr gut machen Sie das – nun können Sie wieder mehr und mehr die Wahrnehmung und dieses Energiefeld ganz in sich aufladen, bis oben hin den Energiespeicher anfüllen, alles Gute aufnehmen und mitnehmen, wieder mehr und mehr wahrnehmen, wie Sie da liegen, von Kopf bis Fuß, von den Fingerspitzen bis zu den Zehenspitzen und dann mit fünf tiefen Atemzügen wieder zurückzukehren in diesen Raum und ins Hier und Jetzt mit Ihrer eigenen ganz persönlichen Zeit – sehr gut machen Sie das ...

Bei dieser Patientin benötigte ich nur drei Sitzungen – das war die Zweite und sie berichtete mir bereits vor dieser zweiten Sitzung, dass sich ihr Zugang zu ihrem Unterleib grundlegend verändert habe – sie fühle sich dort wieder „versöhnt" und „ganz" – zudem sei ihr Alltagsstress merkbar reduziert worden. Der tragende Akupunkturpunkt war der Punkt Le3 und als stärkendes Bild verwendete die Patientin einen Urlaubsort aus ihrer Kindheit – als sie noch frei von allen Beschwerden und Symptomen war.

5-Elemente-Lehre und Meridiane:

Das zugehörige Element für Frau L. ist entweder **Wasser**: mit der Witterung: Kälte; dem Yin-Organ: Niere; dem Yang-Organ: Blase; dem Sinn: Hören; dem Sinnesorgan: Ohr; dem Körpergewebe: Knochen; dem Gefühl: Furcht; der Lautäußerung: Seufzen; der Flüssigkeit: Urin und dem Meridian: Niere

Oder aber, das zugehörige Element ist **Feuer**: mit der Witterung: Hitze; dem Yin-Organ: Herz; dem Yang-Organ: DüDa; dem Sinn: Sprechen; dem Sinnesorgane: Zunge; dem Körpergewebe: Blutgefäße; dem Gefühl: Freude; der Lautäußerung: Gelächter – auch übertriebenes; der Flüssigkeit: Schweiß und dem Meridian: Herz

Metaphern zum Thema Harnwegsinfekt/Psychosomatik:

- Ein Ort der Reinigung und der Befreiung
- Eine Reise durch den Körper
- Dem Fluss der Flüssigkeiten bis an den See der Heilung folgen
- Eine schwebende Leichtigkeit, die den Druck und Stress abfallen lässt
- Eine Staumauer, die zuerst im Weg steht und nun eingerissen wird
- ...

XIX. ALLERGISCHES ASTHMA

C. Kaindlstorfer, K. Pekovits

Die Wirksamkeit der Hypnose bei Allergien ist hingegen durch zahlreiche Fallberichte aus der klinischen Praxis und wissenschaftliche Studien bestätigt. Die meisten Untersuchungen über die Beeinflussung von Allergien durch Hypnose stammen dabei aus klinischen Beobachtungen in der Asthmabehandlung. Asthma bronchiale stellt die wohl häufigste Atemwegserkrankung bei Sportlern dar, wobei sowohl das extrinsische allergische Asthma (allergische Reaktion auf Tierhaarproteine, Pollen, Schimmelpilzsporen, Hausstaubmilbenexkremente) als auch das intrinsische nichtallergische Asthma (beispielsweise verursacht durch unspezifische Irritationen wie Kältereize, respiratorische Infekte, Anstrengung etc.) und Mischformen vorkommen.
Auch psychologische Faktoren spielen bei allen Asthmaformen eine wesentliche Rolle, da das Auftreten oder Verschlimmern der Anfälle eng mit Angst- und Stresssituationen verbunden, und dieser Zusammenhang nicht nur beobachtet bzw. von Betroffenen beschrieben, sondern auch vielfach nachgewiesen ist. Hypnose kann dazu beitragen, die jeweils relevanten Bedingungen (z.B. durch kognitive Umstrukturierung oder subjektive Veränderung der Asthmaauslöser) so zu verändern, dass letztlich Anfallshäufigkeit bzw. –schwere abnehmen oder bestenfalls sogar verschwinden. Mit dem Erwerb von Selbsthypnosetechniken kann der Patient auch, sobald er erste Anzeichen eines Asthmaanfalles registriert, aktiv dagegenhalten.

Fallbericht Hypnoakupunktur

Anamnese: Herr A, 36 Jahre – seit der Kindheit saisonal bedingtes allergisches Asthma. Möchte gerne ergänzend zur Medikation diese neue Methode ausprobieren, kennt sich mit Akupunktur ein bisschen aus und ist motiviert, die Hypnoakupunktur zu versuchen. Keine weiteren Erkrankungen. Herr A. ist sehr fit, arbeitet als Fitness-Coach und hat nebenbei eine Gesundheitsplattform. Seiner Meinung nach ist das Asthma medikamentös gut eingestellt, er möchte allerdings versuchen, sein Immunsystem zu stärken und die Hypnose ist ihm wichtig um beruflichen Stress abzubauen.

Status:
Zunge: *Körper:* unauffällig, *Farbe:* rot, vor allem im Lungenareal, *Belag:* unauffällig

Puls: *Kraft:* schwacher Puls an der Lungenposition (rechts vorne), *Frequenz:* etwas beschleunigt, *Ebene:* tiefer Puls

Diagnose: Lungen-Qi Schwäche, Wei-Qi Mangel (entspricht aus westlicher Sicht einer Immunschwäche), Schleimretention (Lunge schwächt die Mutter Milz), Nieren-Qi Schwäche (jede Allergie ist auch eine kleine Schwäche der Erbenergie und der Essenz)

Therapieprogramm

Akupunktur:
Therapieprinzip: Lunge und Wei-Qi tonisieren, Schleim ausleiten, Immunsystem und Niere stärken.

a) **Lokale Punkte:** Lu 1 – Bl 13 und KG 17 für die Lunge
b) **Fernpunkte:** Lu 5, 7, 9, Feuerpunkt Lu 10 sedieren, am gekoppelten Meridian Di 11, 6 und 4, für die Niere Ni 3, 7, 10
c) **Übergeordnete Punkte:** Meisterpunkte des Immunsystems 3E 5, Di 4, Lu 7, dazu 3E 3 als Cortisol-Punkt, MP 4 als Interferon-Punkt, Le 13 als ACTH-Punkt. Für das Wei-Qi Lu 7, zur Schleimausleitung MP 9 und Ma 40, der Antihistamin-Punkt Bl 40

Hypnosebeispiel

Ich lade Sie nun ein, dass Sie all die Akupunkturnadeln, all die Punkte jetzt ein klein bisschen auf die Seite schieben und sich ganz auf den Atemrhythmus konzentrieren, das ruhige und leichte Einfließen und Ausströmen der Luft – genau – sodass Sie sich vorstellen, mit jedem Atemzug wird auch eine eigene Farbe für Sie ein- und ausgeatmet … und auch diese Farbe, die mit der Atmung hin und her wandert, und von den Gedanken und von den Bildern lade ich Sie ein, sich einmal vorzustellen sich in der freien Natur an einen klaren Bach zu setzen, die Jahreszeit, die Ihnen gut gefällt und die Wetterverhältnisse so, wie sie gerade in Ihren Gedanken auftauchen, sich verändern, bis es wirklich ganz angenehm an diesem Ort ist, man sich gerne ein klein bisschen ans Ufer setzt während der Atemrhythmus Sie nun ganz ankommen lässt in dieser kleinen Abschlusstrance …

Herr A. hat bereits fünf Sitzungen hinter sich und genießt die Trancen zum Stressabbau. Er fühlt sich seit diesen letzten zwei Monaten sehr kraftvoll und gestärkt, die Grippewelle und auch die starke Erkältung seiner Freundin habe er ohne auch nur mit der Wimper zu zucken locker weggesteckt. Für ihn passen Bilder aus der Natur sehr gut und der klare Bach symbolisiert mit der leichten Atmung ein Gefühl von Freiheit.

… die wie so oft im Kleinen zu ganz großen Bildern und Ideen kommen kann, kann auch diese kleine Reise, wenn man so ein bisschen auf das Plätschern des Baches achtet, letztendlich den Blick mit dem fließenden Wasser … weiter, tiefer … hinfortschwimmen lässt, und so mag jeder Bach, jeder Fluss seinen eigenen Klang haben und seinen eigenen Lauf durch die Landschaft ziehen, so können die Klänge auch für Sie selbst mit dem Innersten, mit der Farbe des Atemrhythmus noch harmonischer, noch viel angenehmer Sie jetzt langsam tiefer führen in diesen innersten Raum des Unbewussten, ein Raum, der bereits ganz viele Türen geöffnet hat …

Hier werden wir vom „Sie" auf das „Du" des Unbewussten wechseln und die Ankündigung des Raumes mit den vielen Türen bereitet das Unbewusste in freudiger Voraussicht darauf vor, dass eine neue Reise beginnt, die an die letzten Erfahrungen anknüpfen wird:

… dann lade ich das Unbewusste ganz direkt, dann lade ich dich direkt dazu ein, dass du nun hinein durch diese Türen einmal die Perspektive veränderst, du einerseits daliegst und andererseits dort bist, weil all die unendliche, grenzenlose Weite deines Innersten auch den innersten Frieden so als ob man sich selbst die Hand, die Hände reicht … so wie eine Wippe hin und her wippt, auf und ab, oder wie der Windhauch die Bäume und die Blätter, die Äste sanft hin und her bewegt, so hat einmal das Unbewusste mehr Platz und dann wieder weniger, aber heute Abend ganz besonders viel … viel leichter fällt es dir wie ein Taucher noch tiefer einzutauchen in die Formen und in die Farben der Ruhe, Gelassenheit, weil du dir wirklich die Zeit lassen kannst mit der Umsetzung all dieser neuen alten, großen kleinen Ideen, frischer freier Gedanken und all der schönen befreienden Bilder aus dem Unbewussten heraus, weil die innen in dir selbst wie Zahnräder, die ineinander greifen um einen ganz komplexen, besonderen Lebensmechanismus, dein Immunsystem, deine Atemwege zu verändern, und so weiß dein Unbewusstes schon lange, dass mit den Zahnrädern, die alle reibungslos ineinander greifen, der ganze Körper, der ganze Geist eins mit sich wird und so auch der Stress im Job seine Bedeutung verliert und wie ein Samenkorn, eine starke und mächtige Pflanze des Lebens in dir selbst zu blühen beginnt, und so kann der Fluss dir noch ganz andere Geschichten erzählen, die er seit der Quelle gesammelt hat, und all die Steine, die er bewegt hat in seinem Leben, all die Dinge, die er mitgenommen hat und all jene, die er ans

Ufer gelegt hat, so kannst auch du in deinem Lebensfluss Parallelen sehen zu diesem Bach ...

Der Bach zieht sich wie ein roter Faden durch die Trance und wird immer weiter verknüpft. Er entdeckt in diesen Reisen das Potential des eigenen Körpers, Stress auszuschalten, Entspannung zu verbreiten, das Immunsystem zu aktivieren, etc.

...der Bach ... wie eine Reise vom Gletscher, kristallklar und ganz leise ... ganz angenehm rauschend an dir vorüberfließt, und so hast auch du in deinem Fluss schon einiges an Steinen umgedreht und Windungen durchflossen, hast wunderschöne Landschaften durchquert und all diese Dinge im Unbewussten ... und so können die Muskeln noch viel entspannter werden, so, als ob selbst Kristallwasser durch deine Zellen fließen würde, Kristallwasser, das von oben nach unten fließt und um dieses Fließen zu verstärken, möchte ich dir heute schon, etwas früher als sonst, die Nadeln entfernen ...

Die Nadeln sind etwa 15 Minuten gelegen und werden in dieser letzten Trance von mir bereits jetzt entfernt, damit der Patient seine Trance wirklich in vollen Zügen genießen kann. Bereits jetzt – nach dieser kurzen Tranceinduktion – ist Herr A. schon in eine sehr tiefe Trance gegangen, und das Entfernen der Nadeln soll ihn nun die ganze Freiheit und Leichtigkeit spüren lassen:

... damit du mehr Zeit in der angenehmen Leichtigkeit verbringen kannst und so oben ... sehr gut ... bei der Stirn durch diesen sanften Zug nach außen ... ganz langsam – und über den Ellbogen deiner rechten Seite – sehr gut – bis nach vorne jede Muskelzelle, alle Gefäße und Nerven ganz befreit wissen von den Nadeln, so auch auf der linken Seite durch diesen Zug nach außen, bis nach vorne alles fließt, das Kristallwasser nimmt alles mit aus den Zellen, das sich angesammelt hat und füllt den Energiespeicher wieder auf bis oben hin und über das ganze Zentrum deiner Wirbelsäule kann nun vom Hals beginnend bis nach unten jeder Wirbelkörper erleuchten, mit diesem Kristallwasser durchflossen werden, immer weiter über die Brustwirbelsäule bis in die Lendenwirbelsäule hinein und über das Becken nach unten, sodass zuerst einmal im linken Bein, durch diesen Zug nach außen und nach vorne, alles zu fließen beginnt bis über die Zehenspitzen hinaus alles leicht, ganz angenehm und so auch links beim linken Fuß bis nach vorne der ganze Körper nun durchflossen wird mit einem Kreislauf aus Farbe und aus Leben, eine Farbe, die dich innerlich ganz tief berührt, dir Frieden und ein angenehmes Gefühl der Gelassenheit – sehr gut machst du das – während du immer weiter diese Natur um dich herum, die klare Luft, die Ruhe, alles was dir gut tut und was du gerne machst, darf dich begleiten an diesen Ort, der als Grundstock wie ein Eckstein dient, der dich nun in der Freiheit und Leichtigkeit einer leichten Schwere immer tiefer in diese Entspannung hineinführt ... genau ... ein Eckstein, auf den man dann alles beginnt zu bauen, im Unbewussten baut man sehr nachhaltig, dafür mahlen diese Mühlen eher langsam ... aber stets und stetig und so wird es früher oder später noch sehr viele neue Erkenntnisse geben, und nach und nach kann dieser Stress, diese Leistungsorientiertheit, die immer schon so präsent war aber vielleicht zu einer Zeit, früher, noch ganz ruhig und entspannt war, ganz frei ... das verinnerlicht, und so in diese Ruhe hinein kann diese ganz kleine Zukunftsmusik dich führen und auf Dauer deine Atmung, die Gelassenheit verbessern, auf Dauer all die Strukturen, all die roten Fäden, die Wollknäuel, die gespannt und doch irgendwie auf eine eigene Art und Weise die Gedankengänge darstellen, oder dieses eine ganz persönliche – genau – Orchester, das alles spielt, was du als Dirigent deines Lebens vorgibst, dass dir eine Melodie spielt so zart, so harmonisch, die dich ganz nach innen schweben lässt ...

Hier werden noch die Trancebilder der letzten Reisen aufgegriffen und mit dem klaren

Bergbach verknüpft – ein Energiezentrum, das von diesem steten Bach genährt wird – auch wenn die Mühlen des Unbewussten etwas langsamer arbeiten ...

... du in diesem Bereich des Bauchnabels, sich ein Energiezentrum beginnt merkbar und wahrnehmbar mit Kraft zu füllen, Kraft des klaren Baches ... und die Farbe tanzt voll von Freiheit in diesem Energiekreis, der zirkulierend mehr und mehr pulsierend sich in deinem Körper ausbreitet, mit jedem Atemzug von dir dorthin gelenkt wird, wo du ihn brauchst und du weißt ... dass es gar nicht notwendig ist auf all diese Worte, auf meine Worte jetzt – genau – zu hören, sondern vielleicht viel mehr auch noch die Pausen ... sehr gut ... zwischen den Atemzügen und auf die Pausen zwischen den Gedanken, zwischen den einzelnen Wassermolekülen dieses rauschenden, sanft klingenden Baches, dieses Bild vergleicht vielleicht auch noch den Lebensfluss mit diesem Bach, der dann doch wieder wachsen und im Alter immer mehr und mehr zu einem Strom wird, ruhiger dahin fließt, aber jedes kleinste Wasserteilchen des großen, breiten Stroms war einmal Teil dieses kleinen, rauschenden und wilden Baches und so ist jeder Mensch, egal wie alt, egal wie weise, doch immer daran gehalten, das Kind in sich – genau – diesem Spiel, dieser Freiheit, der Phantasie vor allem, ganz gewahr zu werden und es im eignen Herzen zu tragen auf diesem Fluss der Zeit, ohne diesen Fluss der Zeit wird sich vieles ganz, ganz gut entwickeln und wirst auch du in diesem Unbewussten noch einen ganz schönen, angenehmen Weg gehen, so lade ich dich ein, dass du diese Dinge einbaust wie Bausteine so als ob man aus Lego-Bausteinen ein eigenes Haus bauen würde, jede Farbe, jeder Lego-Baustein einen Platz bekommt und so kannst du all die Dinge tiefer sinken lassen ...

Auch hier kennzeichnet wiederum das Einbauen des Gesagten die eigentliche Trancearbeit und das Verankern der Suggestionen im Unbewussten. Anschließend beginnt die Rückführung aus der Trance:

... fern von dem bewussten Verstand verankern und in Dimensionen des Unbewusstseins, kannst von diesem Ort, von diesem lauschigen Plätzchen am Ufer, von dieser Natur alles über die Fingerspitzen und Zehenspitzen aufnehmen mit jedem Atemzug, dein Fundament in deiner Mitte, das Energiezentrum, wie einen Speicher auffüllen bis oben hin mit Kraft, Sicherheit und Frieden, mit einem ganz schönen Gefühl der Selbstwahrnehmung, so, als ob ein Akku ganz aufgeladen wird bis oben hin voll, während der Rest unter einer leichten oder tiefen Nebelschicht ins Unbewusste einsinkt, so lade ich dich ein, dass du noch mehr und mehr wieder spürst wie du daliegst, dass du diesen Energiespeicher noch einmal ganz auffüllst bis oben hin und dich dann mit fünf Atemzügen wieder mehr und mehr zurück zu orientieren in diesen Raum und dann nach dem letzten Atemzug die Augen wieder zu öffnen wieder ganz da zu sein im Hier und Jetzt – sehr gut machst du das ...

Ein gelungener Abschluss – Herr A. ist mit einem Lächeln auf den Lippen und vielen, stärkenden Bildern in den Raum zurückgekehrt, und hat für ein halbes Jahr später erneut um Termine zur Hypnoakupunktur gebeten, da er diese Reisen so sehr genießt. In den zwei Behandlungsmonaten konnte er einiges über seine inneren Vorstellungen und Bilder lernen. Diese Bilder wechselten in den „Hausübungen" stets – nur der Bach zog sich durch all die Sitzungen und Selbsthypnosen zu Hause durch. Als Akupunkturpunkt war der Punkt Bl40 in den ersten vier Wochen und der Punkt Lu7 in den letzten vier Wochen aktiv gewesen, und Herr A. hat in Eigenverantwortung sehr motiviert mit diesen Inhalten gearbeitet und mir am Ende dieser Sitzung ein beeindruckendes Trancetagebuch vorgelegt.

5-Elemente-Lehre und Meridiane:

Das zugehörige Element für Herrn A. ist das **Metall**: mit der Witterung: Trockenheit; dem Yin-Organ: Lunge; dem Yang-Organ: Dickdarm; dem Sinn: Riechen; dem Sinnesorgan:

Nase; dem Körpergewebe: Haut und Haar; dem Gefühl: Trauer; der Lautäußerung: Weinen; der Flüssigkeit: Schleim und dem Meridian: Dickdarm

Metaphern zum Thema Asthma:

- Lunge als Lebensbaum, Luftröhre zu Beginn klein, wächst mit dem Baum mit – transportiert immer mehr in die „Baumkrone"
- Selbst ein Wind zu sein, der – je nach Landschaft von tropisch bis Wüste – andere Qualitäten und Intensitäten „er-atmet"
- Ein Zelt aufspannen, wie einen Sternenhimmel – in dem alle Sterne und Planeten kleine Alveolen sind, und in die Zwischenräume fließen die strahlenden Lichter der verschiedenen Sonnen, strömen wie ein zartes Licht in die Lunge
- …

XX. TINNITUS

C. Kaindlstorfer

Fallbericht Hypnoakupunktur

Anamnese: Frau Z, 22 Jahre – seit etwa 2-3 Jahren ausgeprägter Tinnitus im linken Ohr, seither nie beschwerdefrei. Vor dem Einschlafen beginnt dieser rauschend, wie ein Wasserrauschen, dann besonders störend, fast anfallsartig und oft in unterschiedlichen Frequenzen wechselnd, tagsüber besser.

Zudem Verschlechterung in den letzten drei Monaten.

Anamnestisch viele Rockkonzerte und zudem großer beruflicher Stress, da zur Erstkonsultation noch beim AMS gemeldet und ohne fixe Jobaussichten.

Status:
Zunge: *Körper:* straff, Zungenränder aufgewölbt, *Farbe:* etwas gerötet, livide, *Belag:* leicht gräulich im Nierenareal, Zungenvenen gestaut

Puls: *Kraft:* kräftig pochend vor allem an der Leberposition, *Frequenz:* etwas beschleunigt, *Ebene:* tief

Diagnose: Nieren-Yin Schwäche (Ohr ist der Niere zugeordnet), Leber-Qi Stagnation (anfallsartiges Auftreten, wechselhafte Symptome, Stress)

Therapieprogramm

Akupunktur:
Therapieprinzip: Nieren-Yin und Essenz tonisieren, Leber harmonisieren

a) **Lokale Punkte:** Dü 19 und 3E 17 als Zange für das Ohr, eventuell Gb 2 oder 2E 21. Gb 20, Bl 10 und LG 16 zur Entspannung der Nackenmuskulatur an der linea nuchae
b) **Fernpunkte:** Ni 3, 6, und 10 für das Yin der Niere, Le 3 und 8 für das Yin der Leber
c) **Übergeordnete Punkte:** Antispastische Punkte wie Gb 34, Dü 3, Le 3. Psychische Entspannung mittels Ma 36, Ni 6, LG 20 und KG 24

Allgemeine Maßnahmen: Entspannen, Schlaf, Regeneration und möglichst gesundes Essen zum Aufbauen der Essenz, eventuell Massage der HWS und manuelle Medizin zur Deblockierung des Kopfgelenks

Hypnosebeispiel

Ich lade dich jetzt ein, deine Augen wieder zu schließen ... Versuche die Wahrnehmung, so wie du da liegst von Kopf bis Fuß, immer mehr auf einen gewissen Punkt zu fokussieren. Und zwar lade ich dich ein, dass du dir eine Erinnerung suchst, die für dich kraftvoll ist, auf irgendeine Art und Weise. Wo du dich selbst wahrgenommen hast als ganz, ganz authentisch. Das kann ein Erfolgserlebnis oder eine gewisse Situation gewesen sein.
Lass ganz langsam mit jedem Atemzug den heutigen Tag vorüberziehen und mit jedem Ein- und Ausatmen lade ich dich ein, mehr und mehr wahrzunehmen, wie du dich in dieser Situation gefühlt haben könntest. Die Rahmenbedingungen des Ortes, wo genau zeitlich das einzuordnen wird – wie es dazu gekommen ist – diese Situation und wie es weitergegangen ist mit dieser Wahrnehmung ... – ... lass die Farben von diesem Ort, und die Gefühle, mehr und mehr in ihrer ganz eigenen, angenehmen Art und Weise dich etwas tiefer führen in eine Ruhe und in eine Entspannung hinein.

Die Induktion der Trance erfolgt hier über die Atmung und eine Fokussierung der Wahrnehmung auf eine Erinnerung. Im Vordergrund steht eine angenehme Farbe und die Bilder, welche die Patientin bereits in den anderen Trancen gesammelt hat:

Du hast bereits Erlebnisse mit deiner eigenen Farbe, hast Wahrnehmungen von Bildern gefühlt, gesammelt – kannst heute einen Schritt weiter gehen, einmal hinter den Vorhang schauen, einmal hinter die Zeit, die wie das Ticken einer Uhr doch nur uns selbst gehört. Und nur in diesem Augenblick gelebt, die Gedanken an dieses vergangene Erlebnis, aktiv sein können. Und nur im Augenblick gelebt, Pläne und Visionen einer Zukunft die leichter, beschwerdefreier ist, als die augenblickliche gelebte Wahrnehmung, wie auf einem Jahrmarkt, einer Achterbahn – weiß man manches Mal gar nicht mehr so genau wo der Start, wo das Ziel, Vergangenheit und Zukunft ist – die Achterbahn des Lebens noch viel mehr zu bieten – steile Berge, verschneite Abhänge, ... Saltos und Loopings, gefährliche Kurven und doch immer verbunden mit sich selbst bleiben die Wege dieser Achterbahn, bleibt der Zug auf Schiene ... – ...

... in all den Erlebnissen hast du vielleicht Erfahrungen gesammelt, die besonders wertvoll für dich und deinen Lebensweg waren. Ich lade dich ein, einzutauchen in dieses Meer der Tiefe – ich lade dich ein, auf eine kleine Phantasiereise, wo du selbst entscheidest, wie du sein möchtest. Befreit von der einen oder anderen Situation oder für einen Augenblick an den jenen Ort, der dir gerade in den Sinn kommt, der erfüllt ist von Farben, die sich wie Energiekreise in dir ausbreiten können – Farben, die wie Kristallwasser deine Wirbelsäule durchfluten – auf dieser Reise diese ganzen Möglichkeiten, ganz leise, in einer Ruhe, mit jedem Atemzug die leichte Schwere dieser schweren Leichtigkeit, wo man einmal beobachten kann, wie es denn allen anderen Organsystemen so geht ...

Über die Wahrnehmung der Erinnerung wird eine neue Ebene gelegt: die Phantasie. Dadurch wird dem Unbewussten ein Tor geöffnet, sich von der Realität zu trennen und dennoch in der eigenen Zeit und in der eigenen Bahn zu bleiben – verbunden zu bleiben mit sich selbst. Es erfolgt eine Überleitung auf die einzelnen Organsysteme und deren Befindlichkeiten:

... Was das rechte Auge über das linke denkt, oder der Schneidezahn vom Backenzahn hält, ob die Zunge in irgendeiner Weise mit dem Kehlkopf kommuniziert, oder die Lunge darüber erfreut ist, dass sich das Herz in ihrer Mitte trägt. Eine Reise durch den Körper, während die Gedanken wie Wolken am Himmel weiterziehen – Vergangenheit, Gegenwart und Zukunft. Ist es im Augenblick für dich möglich einmal weg von den üblichen befahrenen Häfen hin zu neuen aufzubrechen – einmal zu spüren, wie der gesamte Verdauungstrakt mit seiner kostbaren Aufgabe dein ganzes Zentrum ausfüllt, oder wie die beiden Nieren unermüdlich jeden Tag hunderte Liter filtrieren. Und dass ganz selbstverständlich ist, dass auch die Leber ihren Platz hat, Gallenblase und die Bauchspeicheldrüse ...

... man jedes kleinste Detail einmal denken darf, auch den unscheinbaren Wurmfortsatz beim Blinddarm, oder die kleinsten Knöchelchen des menschlichen Körpers: Hammer, Amboss, Steigbügel im Ohr, genauso in die großen zusammenhängenden Muskelgruppen, die sportlich getragen, die gewachsen sind mit dir und deinem Weg ... bis zu jedem einzelnem Haar, Fingernägel ... deiner Haut, die so ist, wie sie sein soll, wie es für dich in Ordnung ist – all die Wahrnehmungen dieser Reise an jeden Ort, an jedes funktionierende wunderbar geschaffene System deines inneren kostbaren Universums ...

Von dem Gedanken getragen, dass alles im Körper funktioniert und auf seine eigene Art eine Bedeutung hat, kann die Patientin sich nun langsam auf abstrakte Art und Weise dem eigentlichen Problem des Tinnitus nähern:

... während dieser Reise durch deinen Körper und deine Sinne kannst du eine Decke nach der anderen über das Geräusch legen, so, als ob im Winter ein Vorhang aus Schnee die kahle Landschaft bedeckt, und ihr so Geräusche von außen, wie aus ganz weiter Ferne ... genau während andere arbeiten, darf man selbst einmal eine Pause einlegen und eine Decke nach der anderen, damit das Geräusch mit jeder Schicht leiser wird und noch ein bisschen mehr, während du tiefer sinkst und die Grenzen deines Körpers verfließen – wo du gar nicht mehr genau sagen kannst, wo denn eigentlich die Haut aufhört die Umgebung beginnt ... bei dem Kreislauf der Hautzellen, die oberste Schicht ja ohnehin bereits abgeschält, verhornt im ständigen Wandel begriffen, doch jeden Tag wieder deine Wesenszüge formt – du kannst auf dieser Reise noch ein bisschen kleiner noch ein bisschen mehr ins Detail die einzelnen Gefäße, Nerven, dieses Blitzen der Nervenleitungen immer von allen Dingen weg, die sonst präsent sind, hin zu dem ganzheitlichen Gefühl, wo sich immer mehr und mehr Erinnerungen, die dir gut tun, Gedanken wie es vorher vor all diesen Dingen ... fast wie Ruhe, kommt und tiefer geht – auch du jetzt ruhig werden kannst ... wie ruhig dein Herz schlägt, wenn du ruhst, innerlich, und sich die Ruhe wie ein stiller See in den Bergen ausbreiten darf wo sich in der Nacht Mond und Sterne spiegeln ... du selbst entscheiden kannst, ob du in die Unendlichkeit des Sternenhimmels hinauf immer leichter wirst – so wie damals dieser Ballon leichter – vielleicht reist du ja heute mit diesem Ballon und siehst was du eigentlich alles mit dir trägst, und dennoch kann dieser Ballon abheben und höher steigen – es liegt ganz an dir, jederzeit, weil auch du schwerelos bist, auszusteigen und selbst zu fliegen, sodass sich all die Dinge in diesem Ballon, die negativ besetzt sind, all die Symptome auf einmal ein bisschen entfernen je weiter du dich zurücklehnst und entfernst und einmal selbst über die Welt fliegst – von oben betrachtest mit einer ganz großen Ruhe, die sich diese drehende eine wunderbare Erde, dieser kostbare Planet, mehr und mehr, genau, um die eigene Achse ganz rund dreht und du Teil bist dieses großen Ganzen, die Schritte zu lernen frei zu werden, sind ganz einfach und dein Unterbewusstsein weiß, wie es ist, aus der Erinnerung heraus frei zu sein von all diesen Dingen, die heute so sehr jeden Tag beeinträchtigen ...

Hier wird dem Unbewussten eine Fülle an Bildern und Metaphern zur Geräuschfreiheit angeboten. Durch die offenen Formulierungen gibt es keinerlei Barrieren oder Einschränkungen und das Unbewusste hat die Chance, jetzt etwas Neues zu ermöglichen:

... so kannst du jetzt alles Gute und Schöne herausholen aus dem innersten Kissen deines Speichers, damit dein Lebenshaus gestärkt und auch von innen erfüllt wird mit Leben, Bilder aus allen Bereichen deines Heranwachsens, deines Reifens, deiner Lebensgeschichte, die ganz unweigerlich zu dir gehört, und die dir gehört und niemandem sonst ... und einfach anzunehmen, was da ist, kann so tiefes Gefühl der Zufriedenheit, des Mit-sich-selbst in Einklang kommen – so, als ob man sich die Hand reicht links und rechts und einfach einmal spürt, da zu sein, als der Mensch mit den Fähigkeiten, die in diesem Leben genau nutzbar und kostbar – so wie die Farben endlich wertvoll und tief mit diesem See ...
an dir eintauchen, immer leichter und den Ballon immer weiter weg werden lassen – du kannst an jeden Ort kehren, der dir gut tut in der Phantasie, der Kreativität aus dem kostbarsten deiner innersten Welt, hin zu ganz alltäglichen Gedanken, weil das Geheimnis des Alltags darin besteht, zu sehen, was alles an Potenzial verwirklicht werden kann und was an Gutem und Ruhigem, in dir – genau ... sehr gut ... ein bisschen mehr loslassen ...

Der Übergang von der reinen Phantasie hin zum Alltag erfolgt durch ein „Geheimnis“ – das „Geheimnis des Alltags“, bei dem neues Potential entsteht. Weitere Verstärkungen und Suggestionen folgen:

... mit jedem Atemzug diese Energiekreise in die Reise in deinen Körper fließen zu lassen, wie kristallklares reines Bergwasser, das sprudelnd dich erfrischt – eine Quelle, in die man hineinspringen kann, in einen Jungbrunnen ... die eine derartige Kraft hat, dass sich jeder, der dort hinein von Wasser geborgen, frei fühlen kann wie neu geboren ... tauch ein in diese Quelle in dir, die dich zu so einem kostbaren und einzigartigen Menschen, sodass die Wahrnehmung von Unwohlsein oder unpassenden Geräuschen ihre Bedeutung mehr und mehr früher oder später endgültig verlieren darf, wenn das Unbewusste es zulässt ...

... Darauf aufbauend ist die Induktion abgeschlossen und es ist alles vorbereitet für die eigentliche „Trancearbeit". Bildlich gesprochen wurden in der Induktion alle Türen und Optionen beleuchtet und alle Tore im Unbewussten geöffnet. Nun liegt es an der Patientin, wie weit sie durch diese Tore hindurchschreiten möchte und ob für sie ein neuer Lebensweg – als Heilung: Frei zu sein vom Tinnitus – möglich ist. Eine Trancverstärkung ist hier förderlich, daher werden nun die Nadeln in der Trance entfernt:

... und mit dieser Leichtigkeit, mit der das geschehen darf, um diese Grenzenlosigkeit der Körperwahrnehmung noch zu verstärken, möchte ich dir die Nadeln eine nach der anderen entfernen, sodass du zuerst bei deinem Arm, beim Ellbogen, durch diesen Zug nach außen, und auch vorne beim Handgelenk – sehr gut alles leicht wird, alles fließt – über die Fingerspitzen kann das Geräusch abfließen wie bei einer Badewanne, die man auslässt, wo es nach dem letzten Schlürfen immer ruhiger wird, und so auch bei deinem linken Arm durch diesen Zug nach außen, und auch vorn, genau, alles fließt die Fingerspitzen hinaus jede Verspannung der Muskelzellen löst sich in deiner eigenen ganz besonderen Zeit, und so ist es auch mit Beinen, dass du zuerst rechts, durch diesen Zug nach außen, auch nach vorne alles fließen darf, in den Zehenspitzen hinaus – ein Fluss von Lebensquelle ein erfrischendes, erneuerndes Kristallwasser und so auf der linken Seite, durch diesen Zug nach außen, und bis nach vorne alles fließt über die Zehenspitzen des Fußes und des Flusses immer weiter weg, immer weiter und weiter ... und abschließend auch beim Kopf, diesen Zug nach außen, du über deinen Scheitel hinweg – sehr gut – eine nach der anderen, wie du auf einem Silberstreifen höher gezogen wirst in einem silbernen Faden, der dich leitet, in dem du selbst ... genau, noch mehr – bis es auch in den Bereich zwischen links und rechts so, als ob du wie ein Dirigent eines großen Orchesters, deines eigenen Orchesters wirst, der alles Unangenehme ersetzt durch schöne Melodien, durch kostbare Kompositionen, der die Lautstärke regelt bis zu diesem ganz, ganz sanften leisen Klang der Ruhe – denn wie die Stille in dir klingt oder was dir als angenehm ... das erlebst nur du selbst auf dieser kostbaren Reise in deinem innersten Raum der Ruhe, den persönlichsten inneren Ort, wo du nur selbst allein Zugang hast, deine Kommandozentrale – wo dein Unbewusstes jetzt Dinge verändern darf, langfristig hin zu einem freieren ...

Die Entfernung der Nadeln wird utilisiert – es kommt zu einem angenehmen Gefühl der Freiheit, welches von mir angesprochen und verwendet wird. Zudem werden jetzt konkrete Suggestionen verwendet und direkt Aufträge an das Unbewusste übertragen:

... sehr gut, so wie die Quelle sprudelt auch in diesem innersten Raum in dir ein nie endender Quell, der dich jeden Tag als den genießen lässt, wie er dir gegeben wird, mit all den Dingen, die dafür wichtig sind und dazu gehört vor allem das Ankommen in der aller innersten und authentischen Selbstwahrnehmung, denn du bist so wie du bist und nimmst dich als der war, der du sein kannst, in jenem Augenblick kannst du frei sein von allem was dich stört – dein Unbewusstes hat nun die Möglichkeit, das zu verankern in den Tiefen dieses Ozeans der inneren Wahrnehmung, in den Tiefen des eigenen Raums und wird früher, wird früher oder später ganz, ganz bestimmt die richtigen Hebel ziehen ...

Diese direkten Botschaften verankern sich in der Tiefe und können dadurch über einen langen Zeitraum hinweg im Unbewussten der Patientin nachwirken. Durch diese Aufforderungen sind wir nun bereits am Ende der Trancearbeit angelangt und es kommt zur Rückführung der Patientin aus ihrer Entspannung:

... lass einfach diese Schönheit auf dich wirken, der inneren Quelle des innersten Raumes ... sehr gut machst du das – du kannst wieder ein bisschen mehr wahrnehmen – wie du daliegst von Kopf bis Fuß, kannst vielleicht den einen oder anderen Akupunkturpunkt spüren oder einfach nur diese wundervolle friedliche Zeit auf dich wirken lassen, während der Rest in den Tiefen des Unbewussten versinkt, wie im Nebel des Herbstes ... und da die Zeit, die wir im Unbewussten verbringen können, leider begrenzt ist, lade ich dich ein mit fünf tiefen Atemzügen nun wieder mehr und mehr zurückzukehren und nach dem fünften Atemzug deine Augen wieder zu öffnen und ganz da, ganz im Hier und Jetzt wieder anzukommen und alles Gute ... mitzunehmen ... sehr gut ...

Als die Patientin zurückkam, hatte sie ein befreites Lächeln auf den Lippen und im Feedbackgespräch zeigte sich, dass sie das Geräusch zum ersten Mal gar nicht wahrgenommen hatte und auch jetzt, wenn sie in sich hineinhört, erklingt im Inneren nur eine sanfte Melodie. In der Testung der Punkte zeigte sich, dass der Quell- und Tonisierungspunkt GB43 aktiv geworden war. Dieser wurde der Patientin als „Hausübung" gemeinsam mit einer Selbsthypnose-Technik (Treppeninduktion + Bild des Orchesters, welches ihre eigene Melodie spielt und von ihr dirigiert wird) mitgegeben und ein erneutes Treffen wurde in 14 Tagen vereinbart.

In diesem Zeitraum arbeitete die Patientin motiviert und verlässlich an ihrem Tinnitus und es kam nur zu zwei kurzen „Geräusch-Episoden" kurz vorm Einschlafen des vorletzten und letzten Abends vor unserem Treffen. Die weiteren Trancen knüpften an die oben geschilderten Bilder an, und nach vier Sitzungen blieb die Patientin dauerhaft beschwerdefrei. Es konnte auch abschließend kein Akupunkturpunkt mehr nach der Trance gefunden werden, was darauf hindeutet, dass die Systeme im Körper der Patientin nun wieder ausgeglichen miteinander arbeiten und keine weiteren Störungen vorhanden sind.

5-Elemente-Lehre und Meridiane:
Das zugehörige Element für Frau Z. ist das **Wasser**: mit der Witterung: Kälte; dem Yin-Organ: Niere; dem Yang-Organ: Blase; dem Sinn: Hören; dem Sinnesorgan: Ohr; dem Körpergewebe: Knochen; dem Gefühl: Furcht; der Lautäußerung: Seufzen; der Flüssigkeit: Urin und dem Meridian: Niere

Metaphern zum Thema Tinnitus:
- Ton „wie eine Decke zudecken"
- Aus Herbst mit pfeifendem Wind wird Winter mit stiller Schneedecke
- Türe schließen und wenn nötig noch mit Matratzen isolieren und verriegeln
- Dirigent seines eigenen Orchesters – schneller, langsamer – lauter, leiser – bestimmte Instrumente verändern – Frequenzspiele

XXI. ÄNGSTE UND PHOBIEN

C. Kaindlstorfer

1) Akupunktur bei Angstpatienten

Angsstörungen und Phobien sind ein weiterer wichtiger Themenkomplex in der allgemeinmedizinischen Praxis, und ebenso wie die Therapie von chronischen Schmerzen eine gute Indikation für die Hypnoakupunktur. Ein breites Spektrum an Akupunkturpunkten steht für die Behandlung von Ängsten, Phobien und Panikattacken zur Verfügung. Primär aber sind Ängste einerseits dem Element Wasser und zum anderen dem Element Feuer zugeordnet. Beschreibende Eigenschaften des Wassers sind unter anderem die Witterung Kälte, das Yin-Organ Niere und das Yang-Organ Blase. Weiters gilt als Sinneseindruck das Hören mit dem Sinnesorgan Ohr und das Körpergewebe sind die Knochen. Assoziiertes Gefühl ist die Furcht, die Lautäußerung ist das Seufzen und bei den Körperflüssigkeiten gehört der Urin zum Element Wasser.

Dem Element Feuer hingegen ist der Herzmeridian und als Witterung die Hitze zugeordnet. Das Yin-Organ ist das Herz, das Yang-Organ der Dünndarm. Der entsprechende Sinneskanal ist das Sprechen mit der Zunge als Sinnesorgan und den Blutgefäßen als Körpergewebe. Das Gefühl, das mit dem Element Feuer assoziiert ist, ist die Freude und die Lautäußerung ist das (auch übertriebene) Gelächter. Bei den Körperflüssigkeiten ist der (Angst-) Schweiß dem Feuer entsprechend.

Therapeutisch werden seitens der TCM nun Mängel von Qi und Yang in den Syndromen der Niere und den Syndromen des Herzens beschrieben. Beispielsweise ergeben sich daher folgende Behandlungsschemata, die in der Hypnoakupunktur zur Anwendung kommen können:

Herz-Qi-Mangel

Hierbei handelt es sich um Ängste, welche als zusätzliche Symptome unter anderem Palpitationen, belastungsabhängiges Herzrasen, Spontanschweiß, Blässe, Müdigkeit und Kraftlosigkeit zeigen. Die Zunge kann blass und leicht geschwollen mit einem dünnen, weißen Belag sein und der Puls ist als schwach, leer, dünn und unregelmäßig zu beschreiben. Erst nach einer vollständigen schulmedizinischen kardiologischen Untersuchung mit Ausschluss einer behandlungsbedürftigen Linksherzinsuffizienz oder anderen, organisch bedingten Herzrhythmusstörungen, darf eine Hypnoakupunktur-Behandlung erfolgen. Das Therapieprinzip ist eine Stärkung des Herz-Qi mit Punkten wie beispielsweise KG17, KS5, KS6, He5, Bl15, KG6 und Ma36. Zusätzlich kann der Punkt Lu9 zur Stärkung von Herz-Qi und Herz-Blut und deren Zirkulation genadelt werden. Bl15, He7 und He9 sind zusätzliche Punkte, welche allgemein das Herz stärken.

Herz-Yang-Mangel

Die Ängste, welche einem Herz-Yang-Mangel zugrunde liegen, zeigen grundsätzlich ähnliche Symptome wie der Herz-Qi-Mangel. Bemerkenswert sind jedoch einerseits eine generell verstärkte Symptomatik und andererseits eine stärkere Beeinträchtigung des Kreislaufes, mit Herzrasen, Erschöpfungszuständen und zusätzlichen Kältezuständen. Typisch für diese Patientengruppe sind Kältezeichen, wie beispielsweise Frösteln, Kälteaversion, Zyanose im Bereich von Lippe/Zunge und/oder kalte Extremitäten. Hier ist meist eine TCM-Therapie parallel zur kardiologischen Therapie empfohlen, da viele Patienten aus dieser Gruppe an organischen Herzkrankheiten leiden. Die Therapiegrundlage in der TCM ist eine Stärkung des Herz-Yang, eine Erwärmung und eine zusätzliche Stärkung des Nieren-Yang. Zusätzlich zu den Punkten des Herz-Qi-Mangels können LG14, KG4 und Bl23 gestochen werden.

Herz-Blut-Mangel

Beim Herz-Blut-Mangel zeigen sich Ängste mit zusätzlich Schlafstörungen, da das Herz-Blut nicht fähig ist, den Geist-Shen zu beherbergen. Es kommt unter anderem zu Schreckhaftigkeit, Vergesslichkeit, Ruhelosigkeit und Schwindel. Nach der TCM-Lehre verbrauchen chronische Angstzustände, Sorgen und Stress das Herz-Blut und das Herz-Yin. Der Ausschluss einer behandlungsbedürftigen Anämie ist hier ebenso notwendig, wie eine kardiologische Abklärung auf organische Ursachen. Beim Herz-Blut-Mangel ist (wie beim Herz-Yin-Mangel) eine Stärkung des Herz-Yin und eine Beruhigung des Geist-Shen erforderlich. Zusätzlich wird beim Herz-Blut-Mangel die Milz als Quelle der Blutbildung gestärkt. Akupunkturpunkte sind beispielsweise He7, Bl15, KS6, He3, MP6, Ma36, Bl20, Bl17, KG14 und KG15.

Herz-Yin-Mangel

Angstpatienten mit Herz-Yin-Mangel zeigen zusätzlich eine leichtere Reizbarkeit, tachykarde Herzrhythmusstörungen, subfebrile Temperaturen, Nachtschweiß, sowie Ein- und Durchschlafstörungen. Oft werden auch Mund- und Rachentrockenheit und Durst von den Patienten beschrieben. Die Zunge ist häufig vor allem an der Zungenspitze gerötet, zeigt einen tiefen, medianen Riss bis zur Spitze und wenig, trockenen Belag. Der Puls ist dünn und schnell. Zusätzlich zur Stärkung von Herz-Yin und der Beruhigung des Geist-Shen kann eine Stärkung und Ernährung des Nieren-Yin erfolgen. Beispielhafte Akupunkturpunkte sind He7, He3, He6, Ni7, Bl15, KS6, KG15, KG14, He8, KG4, MP6, Ni3, Bl23 und Ni6. Wenn zudem ein aufsteigendes Leber-Yang besteht, kann der Punkt Gb20 genadelt werden.

Nieren-Jing-Mangel

Hier zeigen die Angstpatienten oft eine Vergesslichkeit und teils abgestumpfte Emotionen. Zudem werden Symptome wie Tinnitus, Schmerzen und Schwäche in LWS- und Knieregion, Libidomangel und Amenorrhoe häufig beschrieben. Die Zunge zeigt sich häufig eher dünn, schwach und zittrig und der Puls imponiert eher schwach, dünn und/oder leer. Es ist zu beachten, dass sich diese diagnostischen Parameter vor allem bei Nieren-Yang-Mangel oder Nieren-Ying-Mangel stärker in die eine (Hitzezeichen vs. Kältezeichen) verändern. Als TCM-Grundprinzip gilt es die Essenz-Jing zu nähren und die Niere mit einer stärkenden Nadelung zu aktivieren. Genadelte Punkte wären beispielsweise Ni3, Bl23, Ni6, KG4, LG4, LG20, Bl11 und Bl15. Ma36 stärkt zusätzlich die Milz und damit den Anteil der Jing-Essenz, die durch die Nahrung aufgenommen wird. Bei Tinnitus wird zusätzlich 3E17, bei Knieproblemen zusätzlich Ni10 und bei Rückenschmerzen zusätzlich LG4 genadelt.

Nieren-Yang-Mangel/Nieren-Qi nicht fest

Der Nieren-Yang-Mangel beschreibt Ängste mit zusätzlichen Symptomen von beispielsweise Blässe, Kälteaversion, Antriebslosigkeit, Müdigkeit, Leeregefühl im Kopf, Tinnitus, mangelnde Willenskraft und Nykturie. Zunge und Puls sind ähnlich dem Nieren-Jing-Mangel. Zur Stärkung des Nieren-Yang werden unter anderem Punkte wie KG4, LG4, KG6, Ni3, Bl23, Ni7 und Bl52 gestochen. Die Symptome, wenn das Nieren-Qi nicht fest ist, ähneln dem Nieren-Yang-Mangel, jedoch beschreiben die Patienten ein weniger ausgeprägtes und eher diffuses Kältegefühl, eine häufigere Miktion, und vor allem nachts Kaltschweißigkeit. Hier ist das Therapieprinzip die Stärkung des Nieren-Qi mit Punkten wie beim Nieren-Yang-Mangel und zusätzlich MP6 zur Stärkung des Qi und Yin der 3-Yin-Organe.

Nieren-Yin-Mangel

Hierbei handelt es sich um Ängste mit begleitenden Symptomen von roten Wangen, Hitzeunverträglichkeit, Nachtschweiß, Schlafstörungen, Schwächegefühl, Mund- und Rachentrockenheit, Durst bei wenig/konzentriertem Urin und häufiger Vergesslichkeit. Die Zunge ist rot, trocken und mit wenig Belag, der Puls ist schnell und dünn. Akupunkturpunkte, die das Nieren-Yin stärken, sind beispielsweise Bl23, Ni3, Ni6, Ni7, He6, KG4 und Ni10. Ni9 ist zusätzlich bei Panikstörungen und Rastlosigkeit hilfreich.

2) Fallbeispiel zu Ängsten und Sorgen, Phobien

Anamnese: Frau D, 22 Jahre – seit drei Jahren starke Phobien auf ihrem täglichen Weg zur Arbeit, Lebensängste und andauernde Sorgen bereiten ihr großen Kummer, sodass sie sich gar nicht mehr wirklich außer Haus traue. Ihr Arzt, welchem sie wirklich großes Vertrauen schenkt, hat ihr diese Therapie empfohlen, und so hat sie sich aufgerafft und den Weg zu dieser ersten Hypnoakupunktur-Sitzung auf sich genommen. Besonders in den letzten Monaten habe sie immer wieder Panikattacken erlitten und mit ihrem Freund daheim kriselt es in letzter Zeit auch öfter als zuvor. Sie ist verzweifelt und hofft, dass sich mit dieser neuen Therapie etwas grundlegend verändert.

Status:
Zunge: *Körper:* straff, leicht zittrig, *Farbe:* rote Spitze, *Belag:* beinahe belaglos

Puls: *Kraft:* schwach, vor allem die Herzposition (vorne, links), *Frequenz:* beschleunigt, *Ebene:* tief

Diagnose: Herz-Qi und Herz-Yin Mangel, Lungen-Qi Schwäche, Nieren-Yin Schwäche (Angst ist der Niere zugeordnet, durch chronische Überforderung aufgetreten), Disharmonie zwischen Niere und Herz, Leber-Qi Stagnation (anfallsartiges Auftreten der Beschwerden)

Therapieprogramm

Akupunktur:
Therapieprinzip: Herz-Yin tonisieren, Lungen-Qi stärken, Nieren-Yin tonisieren (damit die Niere wieder das Herz kontrollieren kann), Leber harmonisieren

a) **Lokale Punkte:** Bl 15 – KG 14 als Shu-Mu Kombination für das Herz, Bl 18 – Le 14 für die Leber, Bl 23 – Gb 25 für die Niere
b) **Fernpunkte:** He 3, 7, 8, Le 3, 8, Ni 3, 6, 10, Lu 9
c) **Übergeordnete Punkte:** Kardinalpunkte Lu 7 – Ni 6, Yin Gruppen-Luo Punkte MP 6, KS 5, Meisterpunkt gegen Angst/Sorge Lu 1, psychisch beruhigende Punkte wie Ma 36, LG 20, KG 24, 17, MP 21, Le 3

Hypnosebeispiel

Dann lade ich dich jetzt ein, dass du jetzt für dich, ganz persönlich, dich an deinen Lieblingsort noch einmal intensiv erinnerst, dass du in deinen eigenen Gedanken ruhiger wirst und mit jedem Atemzug das Einströmen der Luft in deine Lungen und das Hinausfließen der Luft aus den Lungen, dieses Strömen der Luftteilchen ein und aus, wahrzunehmen, während du mehr und mehr eintauchen darfst in einen Zustand der angenehmen Ruhe, in ein Gefühl, das dich mehr und mehr die Wahrnehmung von außen so wie du daliegst, dasitzt von Kopf bis Fuß von den Fingerspitzen bis zu den Zehenspitzen – einfach nur einmal zu spüren, wo die Akupunkturpunkte sind und die Nadeln und es ganz okay ist, wenn einmal der eine oder andere aktiv wird, also die Akupunktur auf einer tieferen Ebene wirken kann ...
so haben wir von der Akupunktur noch einmal sie selbe gewählt wie beim letzten Mal, ein letztes Mal diese Art von Akupunktur, um nächste Woche dann ein neues Programm zu starten ...

> *Die Akupunktur war dieser Angstpatientin sehr wichtig, daher wird sie in die Induktion mit eingebaut. Es werden angenehme und ruhige Bilder gewählt und die Patientin wird dort abgeholt, wo sie gerade steht. Aus der Anamnese und den beiden bereits vorangegangenen Sitzungen ist ein tief gläubiger, christlicher Hintergrund bekannt –*

daher folgt auch eine besondere Geschichte:

... zuerst mehr und mehr ankommen hier nach einem langen Tag ... und ich lade dich ein, ganz für dich persönlich die Schalter, die du schon sehr gut kennst, von außen nach innen zu gehen, von der Wahrnehmung an deinen inneren Ort, Räume ... um sich vielleicht zu erinnern, wie ab und zu der Sternenhimmel dort ausgesehen hat an diesem angenehmen lauen Sommerabend ... an deinem innersten Ort dich ganz daheim zu fühlen, willkommen und geborgen, oft kennt man das Gefühl, wenn man sich selbst die Hände reicht, eine Verbundenheit spürt mit sich, so als ob man sich vorstellen würde – zwei ganz, ganz große Hände würden einen tragen, wie in einer Schale getragen wird ...

... vielleicht erinnert man sich dann an eine kleine Geschichte von den Spuren im Sand, wo es heißt, dass einer barfuß an einem langen, langen Sandstrand entlang geht, der sein Leben symbolisch darstellt und wenn er zurückblickt auf sein Leben, da merkt er, dass da zwei Fußspuren im Sand sind – seine eigenen und die Fußspuren Gottes, der ihn begleitet auf seinem Lebensweg ... und wenn er dann genau hinblickt, bemerkt er, dass in den Situationen, den Augenblicken, wo es für ihn am schwierigsten war, wo er das erste Mal diese Angst gespürt hat, da sich auch erinnert an die letzten Augenblicke, die so unglaublich schwer für ihn waren und er sieht dort, wo sonst zwei Spuren im Sand waren, plötzlich nur noch eine einzige Spur im Sand und fragt seinen Herrn, warum hast du mich gerade in diesen Augenblicken der Not ... in diesen schweren Situationen, allein gelassen, und Gott antwortet, in diesen Augenblicken, wo du nur die eine Fußspur im Sand siehst ... da habe ich dich ... getragen – derartig geborgen sich einzulassen in eine leichtere oder tiefere Trance, wo die Farben und Formen ihre Grenzen verlieren, kannst du begleitet werden auf deinem Weg und einmal rückblickend betrachten, wie es dir ohne diese zweiten Fußspuren ergangen wäre und wie kostbar es ist geborgen zu sein, wie kostbar es ist mit all diesen Dingen gewachsen und größer und stärker geworden zu sein, so darfst du jetzt, während du von deinem Lieblingsplatz hinausblickst in die unendliche Weite des Sternenhimmels, dich vielleicht fragst, wie es sein kann, dass es jemand der so klein, unbedeutend ist – der Mensch in einer so unendlichen Weite seinen Platz und seinen Beschützer findet, so kann es vielmehr sein, dass er uns findet, so kann es vielmehr in diesem inneren Wahrnehmungshorizont auch die Körpergrenze des eigenen Wahrnehmens weiter werden, sodass sich all die Muskulatur in deinen Schultern, Nacken und Rücken einmal noch viel tiefer entspannen darf ... so, als ob die Wirbelsäule wie eine Säule aus Licht durchflutet wird, von deinem Becken hinauf bis zum Kopf, jedes einzelne Wirbelgelenk wie Kristallwasser durchdrungen, sich entspannen darf und du noch ein bisschen mehr loslassen kannst, eintauchen darfst, so wie ein Taucher eintaucht in den unendlichen Ozean, seiner inneren Wahrnehmung ...

Nun wird die Patientin vom Pacing (Geschichte, spiegeln, abholen) in ein Leading (neue Wege, Metaphern, Lösungsansätze) geführt – es erfolgt eine Begleitung in die innere Vorstellung:

... lass die Gedanken ziehen wie die Wolken am Himmel, lass die Pausen zwischen den Gedankengängen größer werden, so groß bis ein ganz großer Heißluftballon darin Platz hat und erscheinen darf, mit einem großen Korb – du kannst nun, wenn du möchtest, alle Ängste, alle Beklemmungsgefühle und Sorgen all das, was dich einschränkt du selbst zu sein, sich gegen deine innerste Wahrheit, gegen den innersten Händedruck richtet – dort hineingelegt in diesen Korb, dort abgeladen werden kann, jede Situation, je größer, je leichter wirst du dich fühlen danach, wenn du dich wieder hinsetzt an deinen Ort und spürst, dass der Ballon langsam in seiner eignen Zeit abheben kann, von der Wiese höher steigt und sich mehr und mehr mit all den Lasten entfernt und auf seinem Weg in die Unendlichkeit immer kleiner wird und kleiner und kleiner bis er zu einem Punkt verschwindet und mit ihm alles, was dich daran gehindert hat, dich selbst einmal ganz wie vor einem Spiegel zu sehen – ein Spiegel, der dein Innerstes zeigt, um dich vor diesem Spiegel zu umarmen mit all deinen Stärken und all deinen Schwächen, wie wenn du mit dir selbst den selben Weg gehst, oder du es schaffst, auf dich zuzugehen und dir die Hand zu reichen, sodass ein Energiefluss deutlich verbindet und dein Unbewusstes lernen kann, dass nun alle engen, beängstigenden Dingen bedeutungslos werden, davon schweben hin zur Unendlichkeit …

Diese abstrakten Gedanken werden nun in weiterer Folge mit ihrer eigenen, realen Wirklichkeit und ihrem Hobby – dem Langlaufen – verknüpft:

… stell dir einmal vor es hat ganz, ganz frisch an einem schönen Wintertag in der Nacht davor geschneit, die Sonne steigt langsam höher und du schnallst deine Langlaufski an und wanderst los, stapfst durch den Schnee, spürst wie der Atem Dampfwolken bildet, die Sonne glitzert auf der frischen Schneedecke, die Bäume und alle Häuser und Felder bedeckt sind mit schöner, funkelnder Freiheit – spüre, wie du langsam in Bewegung kommst, dort in diesem Morgen, alles aufnimmst um dich herum, die Zivilisation hinter dir lässt und hinaus auf freies Feld, hinaus in deine persönliche Grenzenlosigkeit wanderst …

… und nur noch ein kleiner Teil in dir weiß, dass es da einmal diesen Heißluftballon gegeben hat mit dieser Kiste, diesem Korb und der so weit nach unten gesackt ist in die Tiefe, bedeckt wurde von dieser schönen Schicht, die Neues bringt und wie im Herbst jetzt die Blätter fallen von den Bäumen und alles golden geworden ist, braucht es den Winter, braucht es die Schönheit dieses reinigenden Weiß, damit im Frühling wieder neues Leben entsteht, so ist es mit dir, mit den innersten Gedanken deines Unbewussten, es braucht den Winter, es braucht diese Schneeschicht, damit das, was im Herbst im Nebel verborgen war, das angenommen und verändert wurde, nun wieder eingebaut authentisch für dich ins Neue reicht, so wie die Zwiebeln der Frühlingsblumen sind auch die guten Gedanken in allen beengenden Situationen eingepflanzt in dir – von Beginn deines Lebens an hast du diese Zwiebel und während andere Blumen bereits blühen, haben es gewisse noch nicht geschafft zur vollen Blüte zu kommen – doch ganz in deiner eigenen Zeit können diese Zwiebeln beginnen aufzusprossen, zu knospen, können sich regen und unter der Erde sich einen Weg hinauf bahnen, können die Erdschicht durchstoßen in die Freiheit, sich entfalten jedes einzelne Blatt, das wächst spiralförmig nach oben, so kannst du so unendlich frei werden, dass es dir vielleicht sogar gelingt dir einmal vorzustellen, dass dein Lebenshaus und dein Fundament im Keller mit diesen Steinen ergänzt wird, ganz von selbst, mit diesen ehemaligen Problemsteinen, die jetzt Bausteine werden, die du einbauen und einbetonieren kannst dort unten ganz tief, damit sie die Festen des Hauses, die Grundmauern wieder stärken, damit du gänzlich du selbst werden darfst – sehr gut machst du das …

Die Problemsteine zu Bausteinen werden zu lassen drückt mit anderen Worten das aus, was das Bild mit der frisch knospenden Pflanze verdeutlichen möchte: Wachstum, Veränderung – etwas gänzlich Neues wird möglich und das eigene Lebenshaus festigt sich:

… und noch mehr mit jedem Atemzug wird es dir leichter fallen, weil du nicht allein bist, sondern weil du mit dir vereint und mit allem an was du glaubst – sehr gut, und noch ein bisschen mehr, sodass sich die Wahrnehmung des Körpers komplett auflöst und alles zu fließen beginnt wie eine unglaubliche Kraft, wie eine Stärke, die du vielleicht noch aus deiner Jugend kennst, eine Energie, die dich damals wie auch heute sprichwörtlich Bäume ausreißen lässt … wenn du nun zurück blickst, wirst du feststellen können, dass all diese schrecklichen Dinge, die Ängste – all das, was dich beeinträchtigt in deinem Leben, ersetzt wurde durch eine Veränderung deiner innersten und ganz persönlichen Wahrnehmung ... wo du in dieser Markthalle der Freiheit, in diesem innersten Tempel der Friedenswahrnehmung eintauchst in die Schwerelosigkeit und bei dem bleibst, was du am liebsten machst ...

Der Patientin wird nun ein „aktiver Part" zugesprochen – nicht passives Opfer ihrer Angst, sondern mutiger Schöpfer kann sie sein:

... wie bei einem Buch, das man aufschlägt, das einen Einband hat, so ist es auch mit deinem Leben, Geburt und das Ende sind die beiden Klappen, die ein Buch ausmachen – von der ersten Seite deines ersten Atemzuges bis zum Nachwort ganz hinten, gibt es unendlich viele Seiten, so wie es auch unendlich viele Erinnerungen gibt, und wie bei einem spannenden Krimi gibt es gute, interessante Seiten, aber es gibt auch Seiten, die nicht so schön sind, aber um ihre Geschichte in ihrer Ganzheit zu verstehen und wahrnehmen zu können, muss man jede Seite lesen und um wirklich gelebt zu haben und die Aufgaben des Lebens gemeistert zu haben, muss man jeden Tag und jeden Augenblick leben, und man darf auch nicht einen einzigen Buchstaben überspringen, auch wenn er noch so unangenehm ist und zu den ganz vielen kostbaren Erinnerungen, die auf jeder Seite beschrieben stehen, zu all den schönen Erlebnissen, Schilderungen deiner Lebensgeschichte gibt es natürlich Seiten, die dich erinnern an den See, in dem du geschwommen bist und an die Operation, aber es sind Seiten deines Lebensbuches, die du bereits gelesen hast – es bringt sehr wenig ein Buch zweimal zu lesen und wenn man schon etwas zweimal liest, dann auch nur die guten und spannenden Seiten, die einem gefallen, nicht die öden, störenden, so ist es für dich vielleicht ein ganz positives Bild zu sehen, dass du nur weiße Seiten vor dir hast und keine beschriebenen, denn du schreibst im Augenblick gerade selbst daran, mit jedem Gedanken und jeder Wahrnehmung deines Innersten bist du Teil der Füllfeder, der Tinte, bist Teil des Blattes, Teil jeder einzelnen Phase, aber was du ganz bestimmt auch bist, ist ein Teil des Schreibens, nicht der ganze Schreiber, du bist ein Teil des Autors dieses Buches, nicht der ganze Autor, mit dir haben deine Lebensgeschichte viele Menschen geschrieben, viele haben sich verewigt in diesem Lebenswerk, aber eins zieht sich wie ein roter Faden durch wie Fußspuren im Sand ... begleitet dich dein ganzes Leben lang ... genau, sehr gut – mit Seiner Liebe, weil Er weiß, was Er dir zumuten darf, und so kannst du einmal inne halten im Schreiben, dieses Werk bestaunen, das in keiner Bibliothek Platz hätte ... Dieses Buch jetzt ganz tief verankert in dir, damit es dir als Bild dient, unbewusst zur Geborgenheit und Ruhe ...

Es erfolgt nun der Übergang von der Induktion hin zur Trancearbeit. Zudem erfolgt an dieser Stelle eine Trancevertiefung durch das Entfernen der Akupunkturnadeln:

... damit du Stärke wahrnehmen kannst und dich nun fallen lassen darfst in eine Schwerelosigkeit, sodass du durchsackst durch die Unterlage, durch die Matratze hindurch, durch diesen Sitz hindurch im Universum der Leichtigkeit und der Geborgenheit eintauchst und um dieses Eintauchen zu verstärken, möchte ich dir die Nadeln entfernen, so, dass du eine nach der anderen zuerst rechts beim Ellbogen, durch diesen Zug nach außen, genau, einfach einmal spürst wie es sein kann, auch am Unterarm bis nach vorne am Handgelenk durch diesen Zug nach außen, alles zu fließen beginnt, sehr gut immer weiter, immer weiter nach vorne immer mehr und mehr, ausgezeichnet, so dass du rechts ganz eintauchst dann auch auf deiner linken Seite zuerst beim Ellbogen durch diesen Zug nach außen, bis nach vorne zum Handgelenk, durch diesen Zug nach außen, sehr gut, und bis nach ganz vorn alles fließt, über die Fingerspitzen hinaus das leicht wird und du mit deiner zweiten Hand eintauchst ganz und gar und bei deinen Beinen, zuerst beim rechten Bein durch diesen Zug nach außen, bis nach vorne alles zu fließen beginnt und auch auf der linken Seite durch diesen Zug nach außen, und nach vorne alles über die Zehenspitzen hinaus und über einen silbernen Faden verbunden mir dir, kannst du auch deinen Brustkorb diesen einen Punkt auf der rechten Seite beim Schlüsselbein spüren, sehr gut, durch diesen Zug nach außen, über deine Stirn hinauf bis zum Scheitel, wo dieser silberne Faden als Sicherheit sich immer wieder verbindet mit dir und durch diese Sicherheit dich nun ganz fallen lassen kannst, jetzt die letzte Nadel gezogen, du ganz frei ganz leicht wirst und durch diesen silbernen Faden geleitet eintauchst, all die Bilder noch einmal wahrnimmst, deinen persönlichen Ort, die Schneewanderung, der verschwindende Ballon, die Farben, der Sternenhimmel, die Quelle des Lebens und dein Lebensbuch, dein Haus der Freiheit und all die Bausteine und das alles unter dieser Schneedecke versinken zu lassen in diesem Nebel des Unbewussten …

Auch hier verankern sich die neuen Bilder und Wahrnehmungen tief im Unbewussten und die Suggestionen und Metaphern, welche bereits während der gesamten Tranceinduktion gegeben wurden, können nun zu arbeiten beginnen. Das ist dann der Zeitpunkt, an dem die Trance langsam ausgeleitet werden kann:

… weil die Zeit, die man im Unbewussten verbringen kann, leider begrenzt ist, kannst du all dies einsinken lassen in die Tiefe und kannst deinen Energietank noch einmal ganz auftanken, stell dir vor du greifst mit der Handfläche auf die Rinde eines mächtigen Baumes und er füllt den Speicher von dir, füllt diesen Energietank auf bis zum Rand, bis zum Rand hinauf die Kraft, bis ganz oben hin wie eine leere Batterie, sodass du deinen Körper über diesen silbernen Faden wieder mehr und mehr wahrnehmen kannst und wieder ganz eintauchst in dieses Gefühl, dass du dasitzt, dich spürst von den Fingerspitzen bis zu den Zehenspitzen, von Kopf bis Fuß und vielleicht noch fünf Atemzüge nimmst, mit denen du wieder ganz zurückkehrst in dieses Hier und Jetzt, oder auch dann wieder die Augen öffnen kannst in deiner Zeit und wieder ganz hier angekommen bist, sehr gut …

Die Patientin kehrte mit tiefen Atemzügen zurück in den Raum und berichtete voller Freude, von tollen Bildern und Erlebnissen während der Trance. Es war aber bewusst nichts von den Inhalten aus dem Unbewussten heraus durchgesickert – die Metaphern und Suggestionen waren vergessen und tief verankert, sodass sich die Patientin bewusst an nichts mehr erinnern konnte. Als wichtiger Akupunkturpunkt wurde der Sedierungs-, Yuan-Qi- und Bach- (Shu-) Punkt He7 aktiv, welcher der Patientin gemeinsam mit dem stärkenden Bild der Schneewanderung als „Hausaufgabe" mitgegeben wurde.

Nach zwei weiteren Sitzungen war die Patientin angstfrei und voller Selbstvertrauen. Ihr neues Leben liege nun voller Kraft und Motivation vor ihr und es sei so, als ob sie neu geboren wäre. Nach der letzten Trance, bei der die Patientin erkältet war, konnte nur der Punkt 3E5 als aktiv gefunden werden.

5-Elemente-Lehre und Meridiane:

Das zugehörige Element für Frau D. ist das **Wasser**: mit der Witterung: Kälte; dem Yin-Organ: Niere; dem Yang-Organ: Blase; dem Sinn: Hören; dem Sinnesorgan: Ohr; dem Körpergewebe: Knochen; dem Gefühl: Furcht; der Lautäußerung: Seufzen; der Flüssigkeit: Urin und dem Meridian: Niere

Metaphern zum Thema Phobien:

- Situation möglichst lächerlich skizzieren, wie in einem Comic

- „Ins Kino gehen“ und derartig die Situation ganz passiv auf der Leinwand verfolgen lassen
- Bei echten „Not-Situationen“ die Patienten anfassen, direktive Sprache
- Ansonsten auf den „Safe-Place“ achten
- Entspannte Grundhaltung während der Therapie
- Sanfte Musik imaginieren lassen
- Bei Nadelphobie die Patienten von Beginn an mit Trancesprache ruhig werden lassen und seine Aufmerksamkeit aufteilen (Äußere und Innere Welt)

Diagramm – TCM-Syndrome bei Ängsten

- Herz-Qi-Mangel
- Herz-Yang-Mangel
- Herz-Blut-Mangel
- Herz-Yin-Mangel
- Nieren-Jing-Mangel
- Nieren-Yang-Mangel/ Nieren-Qi nicht fest
- Nieren-Yin-Mangel

Es gäbe noch viele weitere Bücher mit Trancegeschichten zu füllen – diese würden hier jedoch den Rahmen des Lehrbuches sprengen. Daher haben wir uns auf diese Krankheitsbilder und die zugehörigen Fallberichte beschränkt, und dafür diese nach dem vollständigen System der Hypnoakupunktur aufgebaut und strukturiert. Sie finden im Anhang noch weitere Trancetexte und Techniken, die einer Wiederholung, Zusammenfassung und Vertiefung des Fachgebietes Hypnoakupunktur und als eigener Anreiz, selbst Trancegeschichten zu sammeln, dienen sollen.

XXII. ANHANG: WEITERE TRANCEBEISPIELE, INDUKTIONSTECHNIKEN

C. Kaindlstorfer

Trancebeispiele, verschiedenste konkrete Induktionstechniken für Fortgeschrittene, konkrete bewährte Formulierungen, Patientenbroschüre, Blockschema

1) Einfache Induktionstechniken

YES-SET: Dinge so formulieren, damit das Gegenüber möglichst zu allem „JA" sagen kann. Es sollen keine Sperren entstehen und die Patienten sollen auf ihren eigenen Weg gebracht werden.

ATEMPACING und KÖRPERSPIEGELN: Beim Ausatmen den Patienten „Schwere" suggerieren, alles loslassen zu können und beim Einatmen „Leichtigkeit" und „Frische", neue Kraft aufnehmen zu können. Dabei die Patienten in ihrer Haltung und in ihrem Atemrhytmus imitieren = SPIEGELN

BASISSOPHRONISATION: Ist ein sehr guter Einstieg, eine Entspannungsübung aus Südamerika. Die einzelnen Muskelgruppen von den Patienten selbst von der Stirn weg, über das Gesicht hinab bis ganz hinunter zu den Zehen ansteuern lassen, Dabei gilt: Kurz bewegen lassen, Kontraktion im Muskel und dann auslassen und entspannen, richtiggehend loslassen. Dabei auf Atmung achten und ruhiger werden.

„Wie stellst du dir eine Trance vor?": Die alleinige Vorstellung eines tranceartigen Zustands mit all seinen kleinen Details, lässt die innere Bereitschaft des Probanden stark ansteigen. Diese Methode kann vom Therapeuten/von der Therapeutin verstärkt werden, um innere Widerstände abzubauen. Durch diese sehr einfache Technik kann der Hypnotisand/die Hypnotisandin bereits zu Beginn sehr rasch tranceähnliche Zustände und Entspannung erfahren.

3-WORTE INDUKTION: Das schönste Erlebnis erzählen lassen, Empfindungen beschreiben, Bilder, etc. → Man sagt da daraus dann drei Dinge/Worte nach (Bsp.: „Bäume, Sonne, ruhiger Waldduft"), wiederholt sie langsam und mit ruhiger Stimme und fügt hinzu: „sodass du dann", „weil", „deswegen", „und darum" ... leitet das äußere Bild mehr und mehr nach innen; verknüpft Erlebtes mit inneren Bildern und Gefühlsempfindungen. Nach drei bis vier Wiederholungen ist er/sie in Trance.

ZAHLEN-TECHNIK: Zahlen in eigener Farbe auf weißer Wand vorstellen lassen → Aufmerksamkeit fokussiert sich [Eins → welche Farbe?]; Arm hochheben und dabei tief einatmen lassen → sogenannter „SEPARATER": der Befehl „ANHALTEN" unterscheidet nicht zwischen Arm und Atem, erzeugt kurz Verwirrtheit und durchbricht so die logischen Denkmuster; anschließend ausatmen und weiteratmen lassen; Arm leicht berühren und suggerieren, dass er taub wird; Arm langsam senken lassen, Augen senken sich; immer mehr und immer tiefer in Trance gehen lassen, bis der Arm den Oberschenkel berührt → geht ganz tief hinein.

HAND-SHAKE-TRANCE 1: Hand schütteln und fest ergreifen lassen; Fokus auf die eigene Kraft und den Druck; langsam aus der Hand herausschlüpfen und diese dann wieder sanft berühren, dazu suggerieren, dass die Hand ganz fest und starr wird → ist ein physiologischer Vorgang, bei Skeptikern sehr wirkungsvoll; der Knackpunkt ist auch hier das Durchbrechen eines gewohnten Musters (da es eben KEIN normales Händeschütteln ist).

STABLAMPEN-/KUGELSCHREIBERINDUKTION: Lichtquelle oder Stift wird von oben in das Blickfeld der Patienten gebracht und es wird gebeten, dieses Objekt zu fixieren. Danach die Distanz annähern und suggerieren, dass die Augenlider schwerer werden (mit jedem reflexiven Lidschluss). Alles verschwimmt, es ist angenehmer für die Hypnotisanden, wenn sie die Augen einfach schließen → Unbewusstes fühlt sich bestätigt, und kann wie angewiesen in eine tiefe Trance gehen.

5-4-3-2-1-Methode: Es handelt sich um 5 Grundaussagen von denen sich:

5 Teile äußere Wahrnehmung (z.B. Unterlagee, Bild an der Wand, eigene Atmung, ...)
4 auf das äußere Leben (Spüren, Bemerken) und 1 auf eine „Innenaussage“ (Ruhe, Entspannung) beziehen.
3 auf das äußere Leben (Spüren, Bemerken) und 2 auf eine „Innenaussage“ (Ruhe, Entspannung) beziehen.
2 auf das äußere Leben (Spüren, Bemerken) und 3 auf eine „Innenaussage“ (Ruhe, Entspannung) beziehen.
1 auf das äußere Leben (Spüren, Bemerken) und 4 auf eine „Innenaussage“ (Ruhe, Entspannung) beziehen.

→ Entspricht dem oben angeführten „Yes-Set“ und der Verknüpfung von „außen passt meine Wahrnehmung, also passt sie auch innen“

Stärken der Verknüpfung (X → Y) :
es gibt X und Y
... während X, dann Y ...
X bewirkt Y

Diagramm – Einfache Induktionstechniken

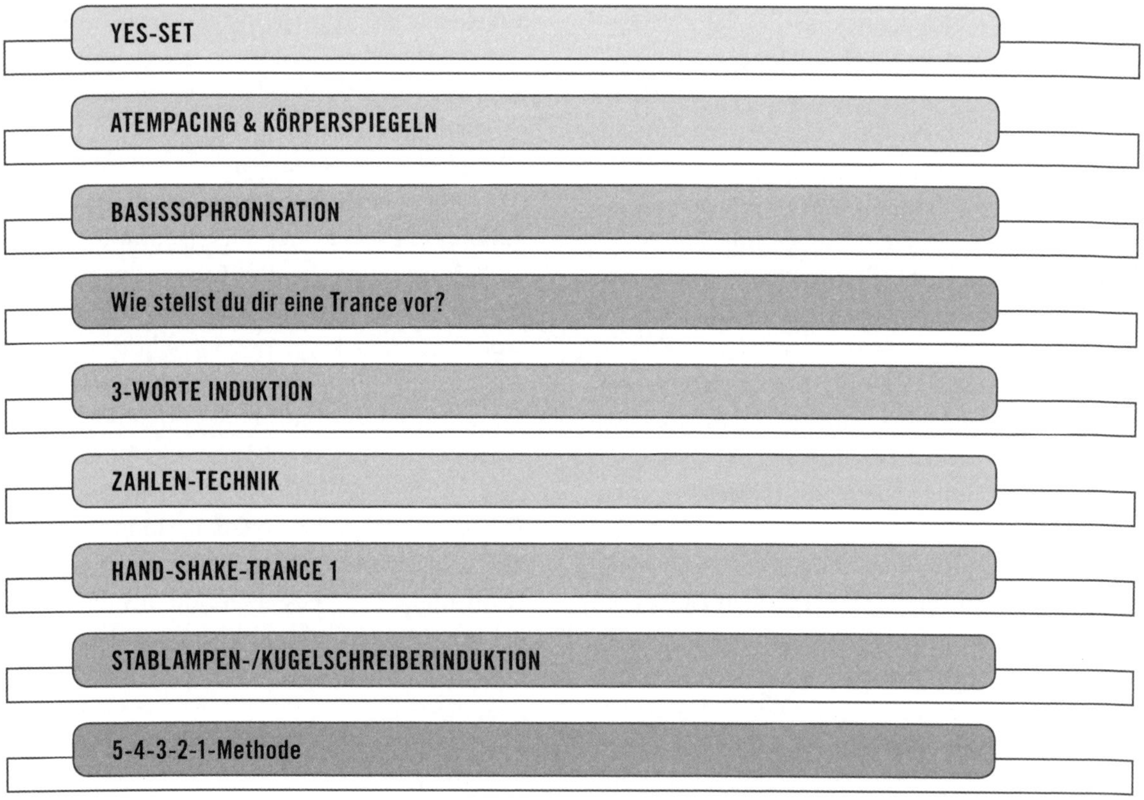

2) Induktionstechniken für Fortgeschrittene

TRANCEVERSTÄRKUNG:

- Fragen stellen/Fraktionieren, um die Patienten mehr und mehr ins Detail zu führen → holt sie leicht heraus, um sie dann noch tiefer hinein zu führen.
- Kinästhetische Reize setzen („Hypnosefinger", entspannte Gliedmaßen, Wellen der Entspannung, ...)
- Verbale Suggestionen (tiefer sinken, Treppen abwärts, Fahrstuhl, eintauchen, hinabtauchen, ...)
- Musik (Wellen, Meeresrauschen, ...)

HAND-SHAKE-TRANCE 2: Beginnt als normales Händeschütteln, wird aber weiter ausgeführt. Man bittet die Patienten, ihren Blick auf einen Punkt am Hypnotiseur/an der Hypnotiseurin zu fokussieren; Überraschungsmoment durch plötzliches Wegziehen der Hand und den Befehl „Schlaf"; gleich daran anschließend wird der Kopf der Patienten mit beiden Händen sanft kreisend weitergeführt. Achtung: kann sehr tief gehen und zu Stürzen führen, wenn alle Muskelgruppen plötzlich nachlassen!

INNERE KARTEN: Entspricht einer Partnerübung; auf ca. 20 cm nähe kommen und einen Punkt auf der Nasenwurzel des Gegenübers fixieren. Die „inneren Karten" des Gedächtnisses werden durchsucht, um etwas Passendes und Konturscharfes zu generieren. Diese Bilder werden dann auf das Gesicht des Gegenübers projiziert. Ist eine sehr starke Übung, die umso besser funktioniert, je mehr man der eigenen Fantasie freien Lauf lassen kann.

IDEOMOTORIK: Es handelt sich hierbei um feine, zuckende, geringe und ruckelnde Bewegungen, welche der Hypnotisand/die Hypnotisandin aus dem Unbewussten heraus ausführt. Dient unter anderem der Tranceverstärkung, da Bewusstseinseindrücke vertieft werden. Die ideomotorischen Bewegungen können durch Suggestionen eingeleitet und gefördert werden, was jedoch nur funktioniert, wenn das Unbewusste es zulässt. Bsp.: Armelevation.

→ Ist unter anderem wichtig, wenn um ein Zeichen gebeten wird. „Das Unbewusste wird mit an Bord geholt". Dies ist zum Beispiel für die Raucherentwöhnung sehr hilfreich.

→ Man kann die Hypnotisanden folglich durchaus auf dieses Phänomen hinblicken lassen, das verstärkt ebenfalls die Trance!

AUGENROLLMETHODE: – Eine Turboinduktion: Finger des Hypnotiseurs/der Hypnotiseurin kommt von hinten/oben; Patient soll nach oben sehen und sobald er/sie den Finger sieht, die Luft anhalten. Dabei weiter den Finger fixieren, bis dieser an die Stirn kommt. Beim Berühren der Stirn dann die Augen schließen und tief ausatmen lassen. Diese Induktionstechnik braucht bereits etwas Erfahrung bzw. Talent der Hypnotisanden, um gut zu funktionieren.

Die Treppe: Man bittet die Hypnotisanden sich eine Treppe mit 20 Stufen vorzustellen (aus der Erinnerung, oder frei aus der Fantasie) und geht mit ihnen mit Atempacing Stufe um Stufe von außen nach innen. Hier ist bereits seitens des Hypnotiseurs etwas an „Sprech-Erfahrung" notwendig. Für die Patienten jedoch ist diese Induktionstechnik sehr strukturiert und einfach durchzuführen.

DOPPELINDUKTION: Zwei Hypnotiseure betreuen eine Hypnotisandin/einen Hypnotisanden; funktioniert sehr gut bei Eingriffen; Es gibt unterschiedliche Möglichkeiten zum Aufbau einer Doppelinduktion, je nachdem mit welchen Rollen und Sprachmustern gearbeitet wird, haben die beiden Hypnotiseure eigentlich unendlich viele Kombinationsmöglichkeiten an Induktionstechniken. Eine Technik für Fortgeschrittene, da man sich sehr gut kennen und absprechen sollte, in welche Richtung die Einleitung erfolgen soll.

Echomethode: Einer sagt etwas, der Zweite wiederholt daraus dann einzelne Worte.

Einstreumethode: Einer bringt den Patienten in die Trance hinein, ein Zweiter streut rechtshemisphärische und blumige Bilder ein.
Schaukelmethode: Zwei verschiedene Geschichten, völlig inhaltslos und unterschiedlich von einander.

Gegenteilmethode: „Wörteln", über etwas komplett Sinnloses streiten.
Philosophiertechnik: Beide philosophieren über etwas absurd Langweiliges.

Diagramm – Induktionstechniken für Fortgeschrittene

- TRANCEVERSTÄRKUNG
- HAND-SHAKE-TRANCE 2
- INNERE KARTEN
- IDEOMOTORIK
- AUGENROLLMETHODE
- Die Treppe
- DOPPELINDUKTION
  - Echomethode
  - Einstreumethode
  - Schaukelmethode
  - Gegenteilmethode
  - Philosophiertechnik

3) Weitere Basics zur Trancearbeit

UTILISATION: Das verwenden, was die Patientinnen und Patienten angeben und zeigen; Störende Umgebungseffekte dazu verwenden, die Trance zu vertiefen (z.B. lächeln, weinen, kratzen, Geräusche, Handy läutet, etc.)

SUGGESTIONEN: Kommt aus dem lateinische Substantiv „suggestio, -onis" was so viel bedeutet wie Hinzufügung, Eingebung oder Einflüsterung, und meint das einfühlsame Verändern von Grundmustern im Unbewussten der Patientinnen und Patienten. Diese Veränderung betrifft bestimmte, situationsabhängige Satzbausteine, welche ohne Resonanz im bewussten, logischen Verstand direkt in das Unbewusste hineinsinken und dort als Metaphern Bilder erzeugen. Im Unterschied zur direkten, intratherapeutischen Suggestion wird die posthypnotische Suggestion beschrieben, welche erst nach der Hypnose auf vorher festgelegte Reize hin aktiv wird.

„ENTSPANNUNGSÜBUNGEN": Das primäre Ziel der einführenden „Kennenlern-Trancen" ist das Herstellen eines Rapports und

ein Hinführen der Patientinnen und Patienten zu dem Tool der medizinischen Hypnose und der neuen Bewusstseinsebene. Zudem kann in diesem Erstkontakt der Vorgang der Hypnoakupunktur, also die Kombination der medizinischen Hypnose zur klassischen Akupunktur, erläutert und anschaulich gezeigt werden. Mehr zum Ablauf der Hypnoakupunktur dann in Teil II, denn dieser erste Teil dient vorrangig der Einführung in die ärztliche Hypnose.

Dementsprechend kann und soll vor den Patientinnen und Patienten auch gezielt von „Entspannungsübungen" gesprochen werden. Dies erleichtert den Einstieg enorm und gibt den Patientinnen und Patienten von Beginn an ein gutes, positives Grundgefühl mit auf den gemeinsamen Therapieweg.

4) Trancearbeit für Fortgeschrittene

SEEDING: Bedeutet „Einpflanzen" von Satzbausteinen und Meinungen im Sinne der „Self-fulfilling prophecy" (→ der Gedanke „reift" unbewusst und wächst heran). Es gibt Eigen- und Fremdseeding, beide entsprechen einem instrumentalisierten Seeding in positiven und negativen Ausrichtungen.
Bsp.: „Ich bin sehr genau" als positives Eigenseeding → Überträgt sich auf die Patientinnen und Patienten und dient der Ruf- und Imagepflege.
Bsp.: Seeding im Beziehungsstreit: „Du kannst Streit gut beenden, Schatz".
Bereits zu Beginn Seeding durch die Eltern, später durch Lehrer, Freunde, Gruppen, etc.
→Auch z.B. SMS-Seeding möglich.
Seedings formen unsere Persönlichkeit, jeder Mensch ist voll mit Seedings, diese sind vollkommen UNKONTROLLIERBAR!

Es handelt sich zumeist um Fremd-SEEDINGs wie zum Beispiel die folgenden Sprüche zeigen:
„Lachende Braut, weinendes Weib"
„Die Berge bringen Unglück!"
„Fleisch bringts!"
Zudem gilt es aber auch, Eigen-SEEDINGs zu nutzen:
„Ich bin unbegrenzt belastbar!"
„Du wirst nicht krank"
... etc ...

Suggestion = eher oberflächlich
Seedings = gehen tiefer, sind wie „Feststellungen"

SEEDING ist eher der negative Begriff, positive Begriffe sind ENABLING/ENPOWERING.
Ein Teil der Trancearbeit beschäftigt sich mit dem Finden und Auflösung von Seedings, damit die Patientinnen und Patienten diese in der Vergangenheit belassen können.

Wichtig: Seedings können auch über Generationen hinweg wirken.

Diagramm – Weitere Techniken

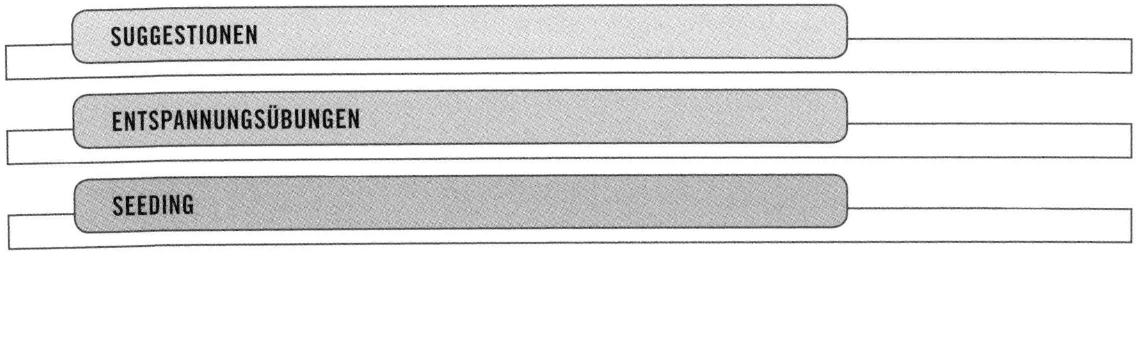

BLOCKSCHEMA ZUR HYPNOAKUPUNKTUR (HA)

Erstellt und ausgearbeitet von Dorfer, Gasser, Kaindlstorfer

Variable Punkte

Die eigene Zeit, die im Praxisablauf für einen Patienten/eine Patientin zur Verfügung steht

Persönlichkeit des Patienten/der Patientin – ist eine Hypnose für diese Person grundsätzlich möglich?
→ **Cave:** Kontraindikationen zur ärztlichen Hypnose beachten!

Die Indikation, die der Patient/die Patientin mitbringt
→ und die bisherige Therapie

„Vier Hausübungen" = ein persönliches, individuelles Rezept wird den Patienten mitgegeben
1. Lebens- und Ernährungsratschläge
2. VIP-Punkt zur täglichen Akupressur
3. Selbsthypnose mit Kraftbild aus dem safe place
4. Energie-Umlauf-Mediation

Fixe Punkte

Schritt 1 bis 5: Einleiten und Hinführen

1. TCM-Anamese und Befunderhebung
2. Ressourcen des Patienten/der Patientin für die medizinische Hypnose herausarbeiten
3. Nadelung der geeigneten Akupunkturpunkte
4. Einleitung/Induktion
5. Den „Safe Place" mit TCM Bildern ansteuern

***TIPP 1:** Kommentieren des Verlaufes und Ablaufes in ruhiger „Trancesprache" wirkt bereits leicht Trance induzierend und ermöglicht eine angenehmere Nadelung!*

***TIPP 2:** Arbeiten nach der Meridianuhr: Entfernen der Nadeln im Meridianumlauf und beginnen mit dem Meridian, der gerade mit Chi versorgt wird!*

***TIPP 3:** Planen Sie Zeit für eine kurze Nachbesprechung und das Austesten der Punkte ein!*

Schritt 1 bis 6: Therapeutische Arbeit

6. TCM-Gedankengut
   Die 5 Elemente
   - Meridianumlauf: in einem befindet sich das Problem – alle helfen zusammen.
   - eventuell Regeln wie z.B. Mutter-Kind, etc.
7. Nadeln entfernen
   - Die Punkte für Energieströme öffnen
   - Alles wird leicht und fließt angenehm
   - Tranceverstärkung
8. Trancearbeit
   - Therapeutisches Potential anhand der Ressourcen der Patienten betreuen
   - Suggestionen und Metaphern
   - Refraiming von Mustern
9. Rückführung der Trance
10. Testen:
    - Auffindung des VIP-Punktes über RAC, Druckschmerz oder auffälliges Gefühl an einem Punkt

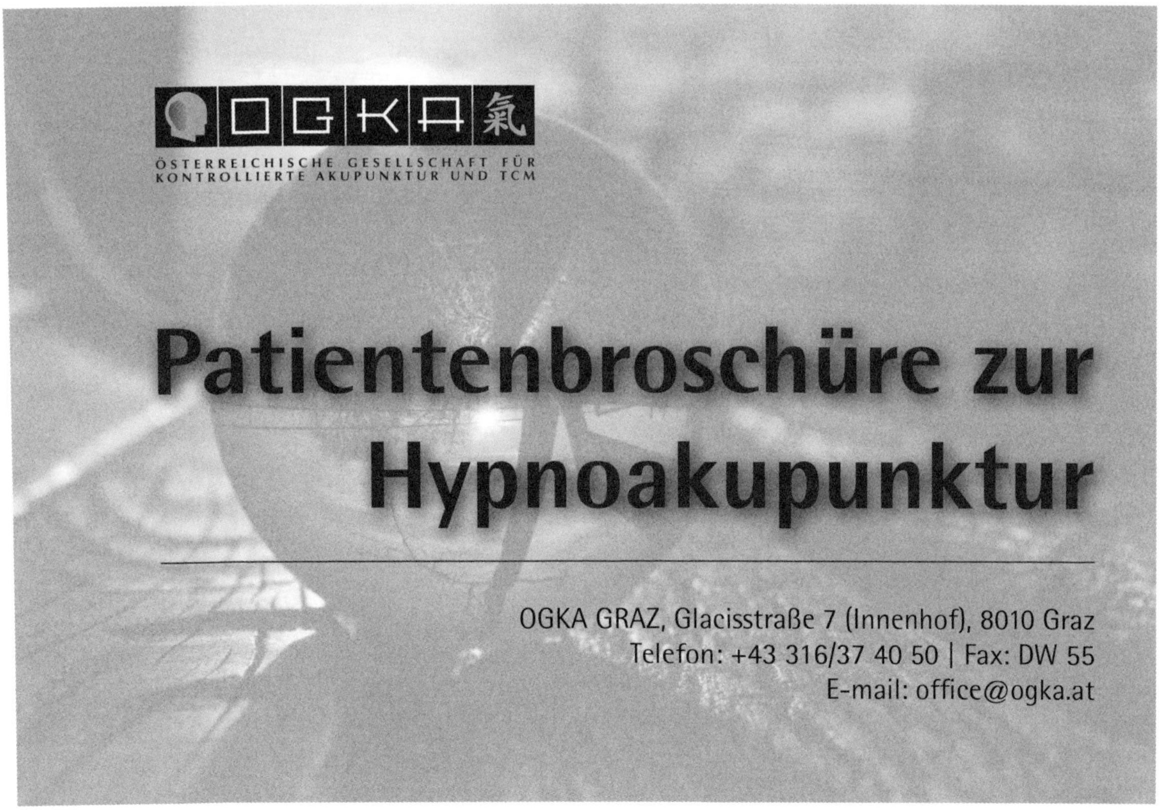
OGKA
ÖSTERREICHISCHE GESELLSCHAFT FÜR KONTROLLIERTE AKUPUNKTUR UND TCM
Patientenbroschüre zur Hypnoakupunktur
OGKA GRAZ, Glacisstraße 7 (Innenhof), 8010 Graz
Telefon: +43 316/37 40 50 | Fax: DW 55
E-mail: office@ogka.at

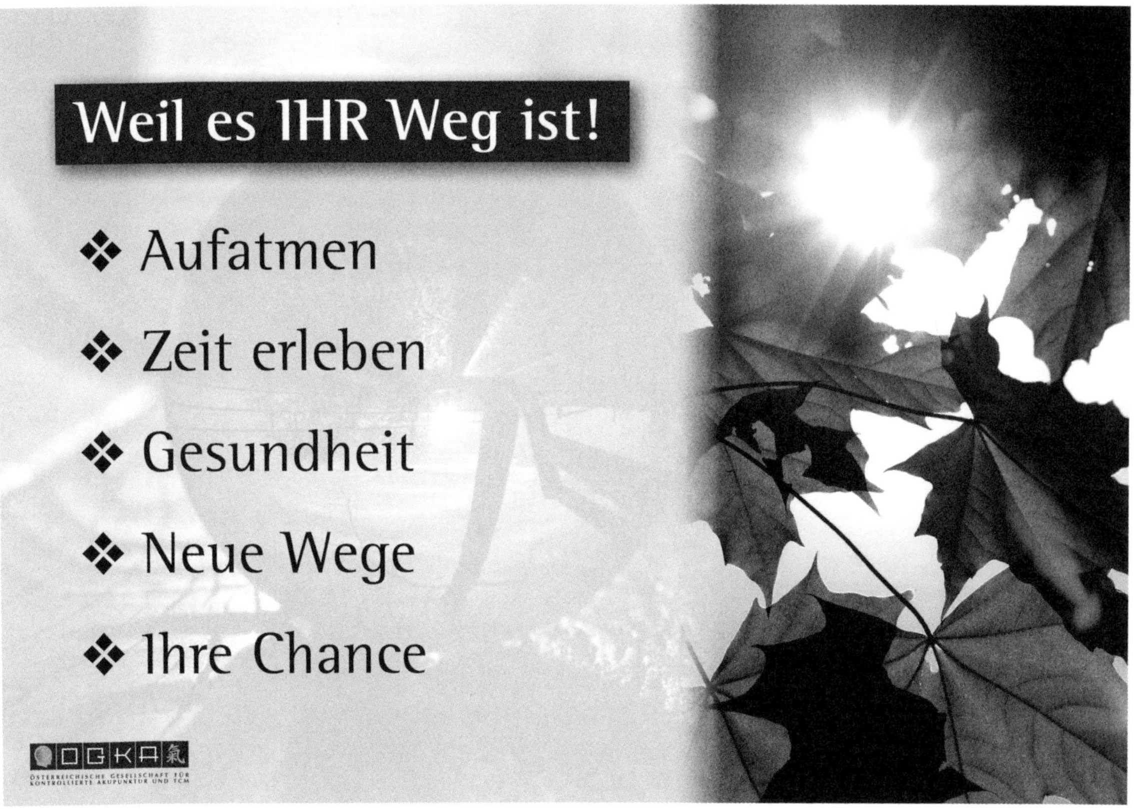
Weil es IHR Weg ist!
❖ Aufatmen
❖ Zeit erleben
❖ Gesundheit
❖ Neue Wege
❖ Ihre Chance
OGKA

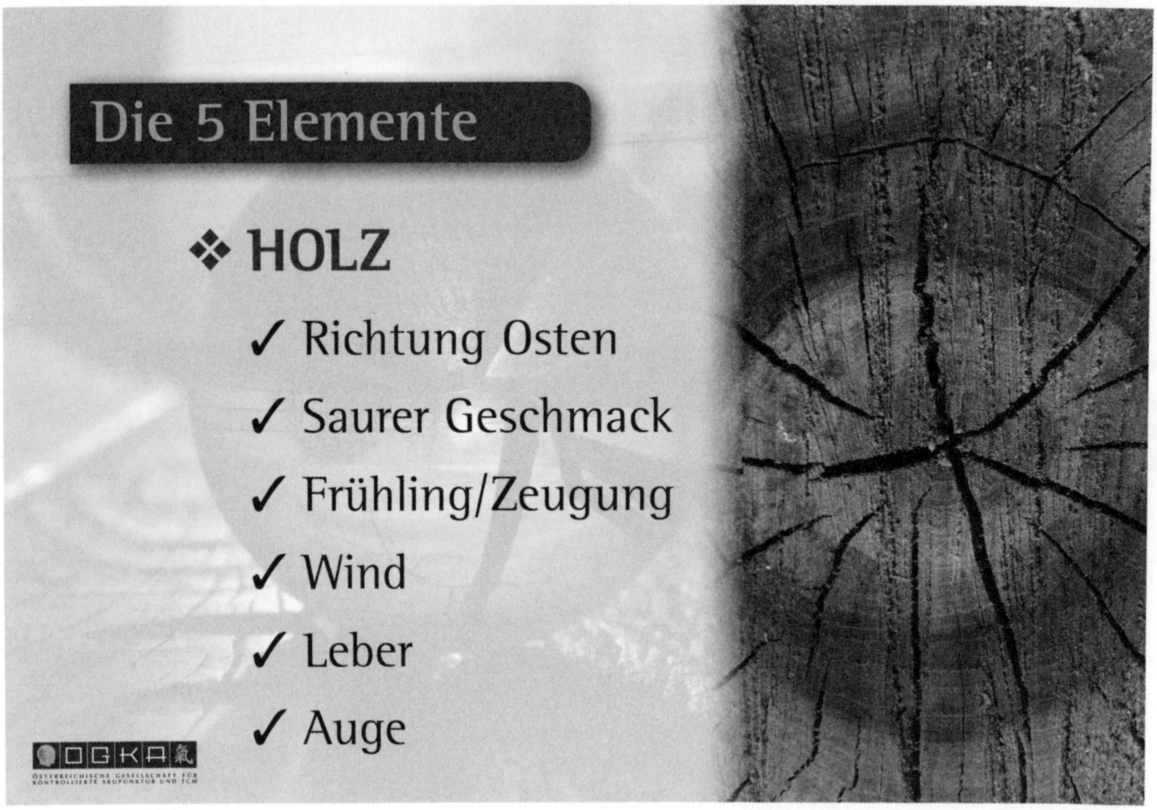
Die 5 Elemente
❖ HOLZ
✓ Richtung Osten
✓ Saurer Geschmack
✓ Frühling/Zeugung
✓ Wind
✓ Leber
✓ Auge
ÖGKA

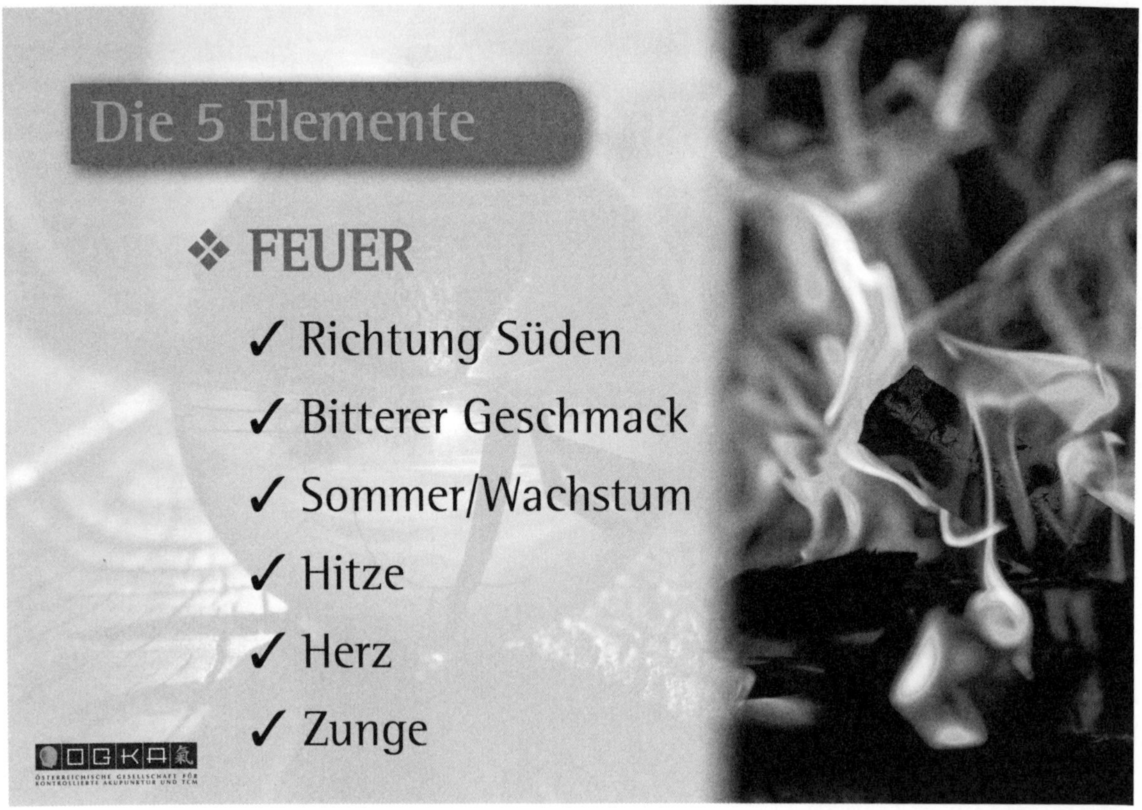
Die 5 Elemente
❖ FEUER
✓ Richtung Süden
✓ Bitterer Geschmack
✓ Sommer/Wachstum
✓ Hitze
✓ Herz
✓ Zunge
ÖGKA

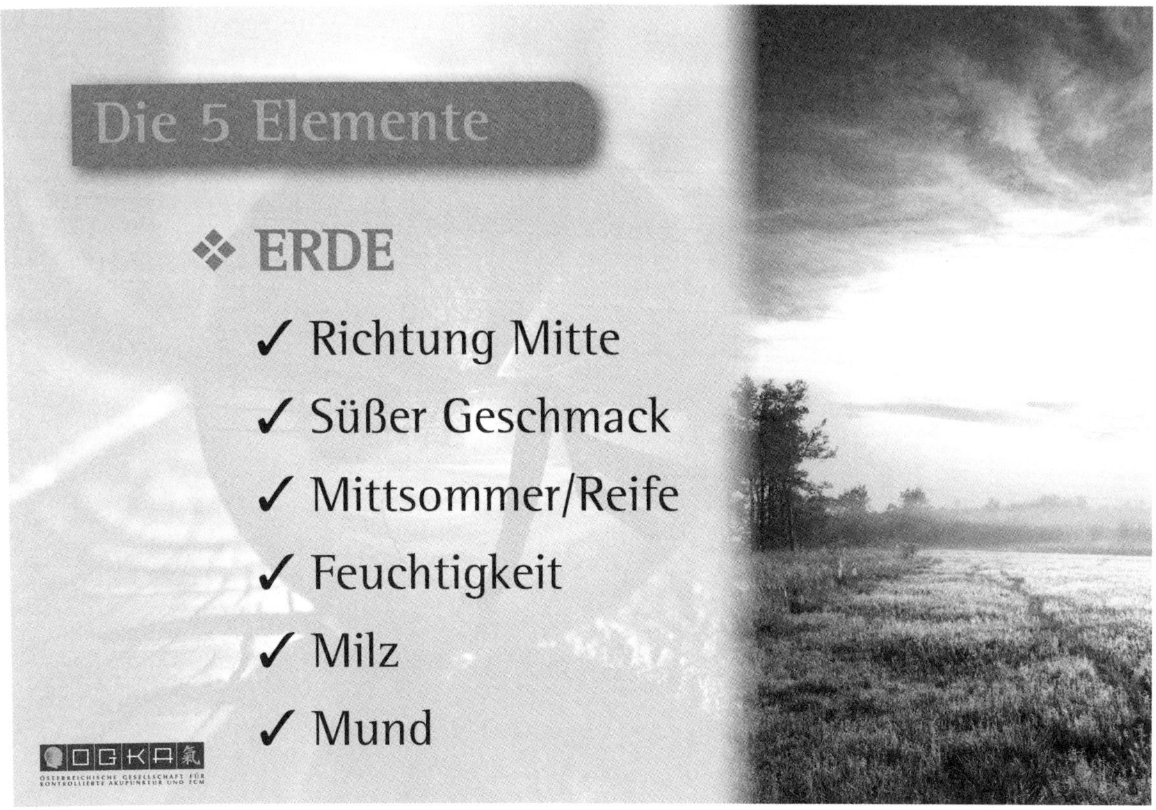
Die 5 Elemente
❖ ERDE
✓ Richtung Mitte
✓ Süßer Geschmack
✓ Mittsommer/Reife
✓ Feuchtigkeit
✓ Milz
✓ Mund

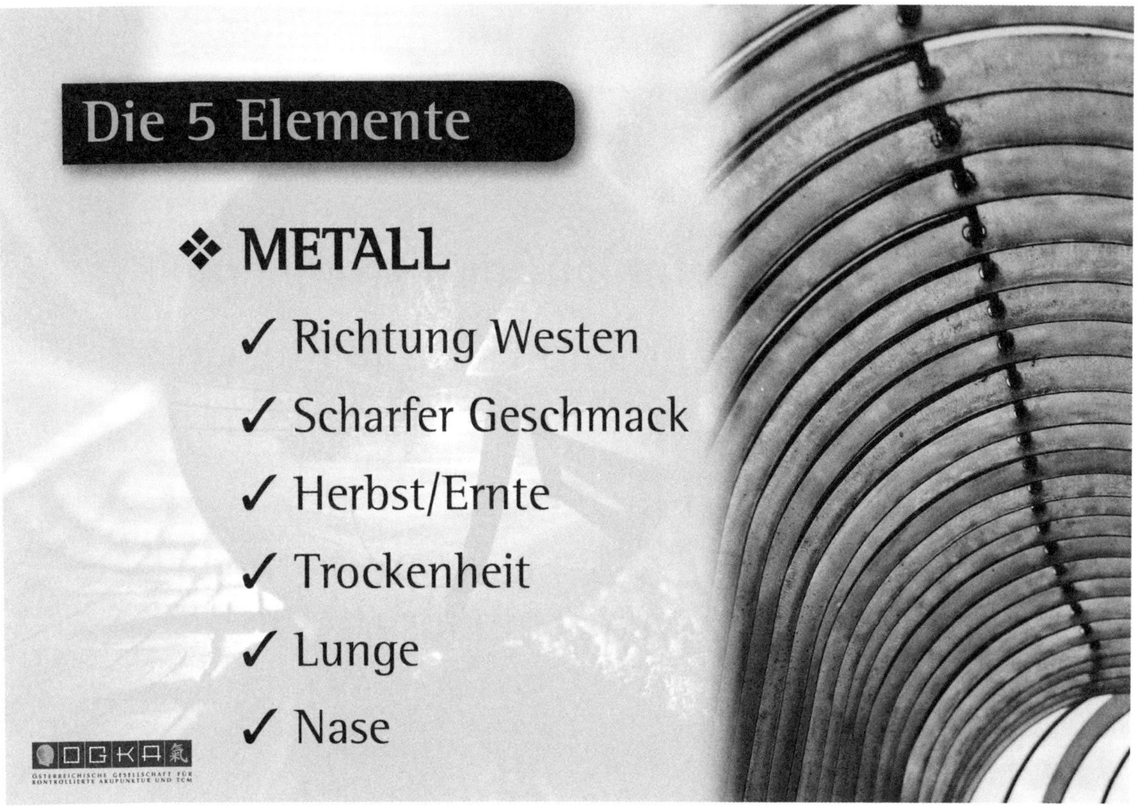
Die 5 Elemente
❖ METALL
✓ Richtung Westen
✓ Scharfer Geschmack
✓ Herbst/Ernte
✓ Trockenheit
✓ Lunge
✓ Nase

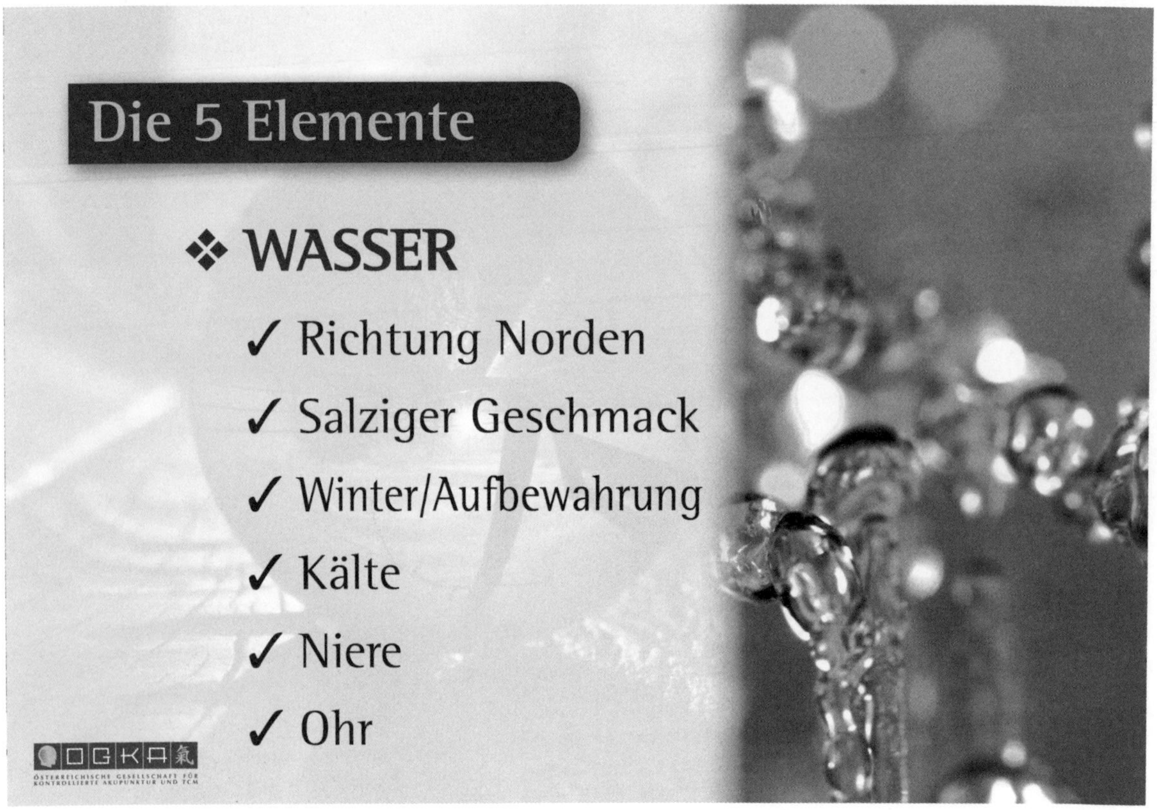
Die 5 Elemente
❖ WASSER
✓ Richtung Norden
✓ Salziger Geschmack
✓ Winter/Aufbewahrung
✓ Kälte
✓ Niere
✓ Ohr
ÖGKA

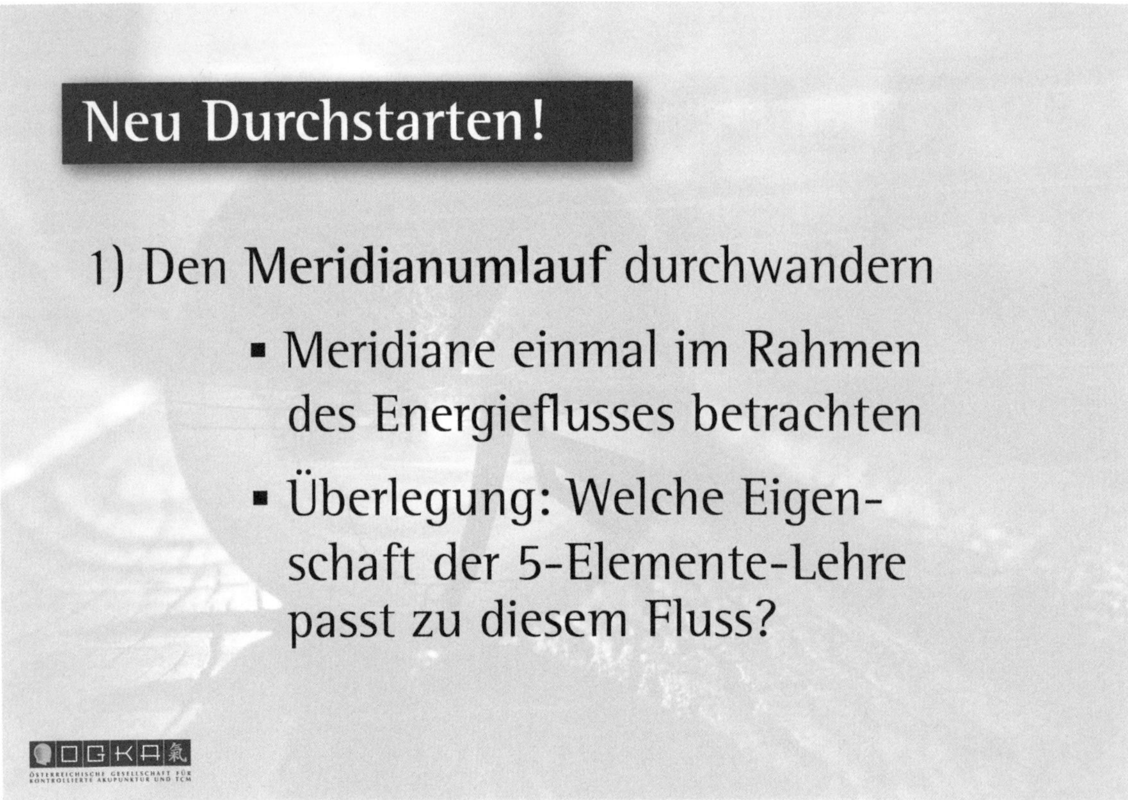
Neu Durchstarten!
1) Den **Meridianumlauf** durchwandern
▪ Meridiane einmal im Rahmen des Energieflusses betrachten
▪ Überlegung: Welche Eigenschaft der 5-Elemente-Lehre passt zu diesem Fluss?
ÖGKA

2) **Akupressur** besonderer Punkte

- Von sanfter Massage bis zur starken Stimulation
- Erhöhte Achtsamkeit auf das eigene Wohlbefinden

3) Ein eigenes, stärkendes **Bild**

- Metaphern und stärkende Suggestionen vertiefen

4) **Selbsthypnose**, Genesung

- Gedankenreise, Trance
- Ziele und Zwischenschritte

5) **Trancetagebuch**, *Reflexion*

- Reflexion des eigenen Heilungsprozesses
- Zusammenfassen der gegangenen Schritte

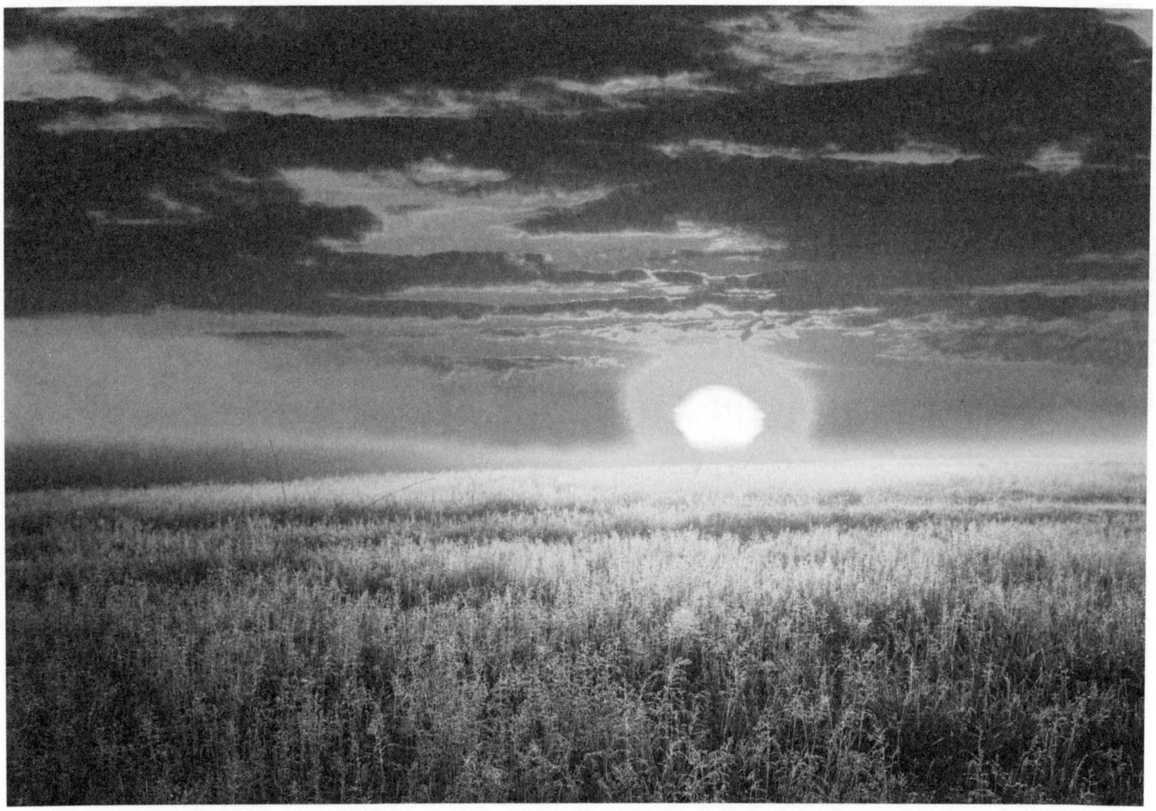

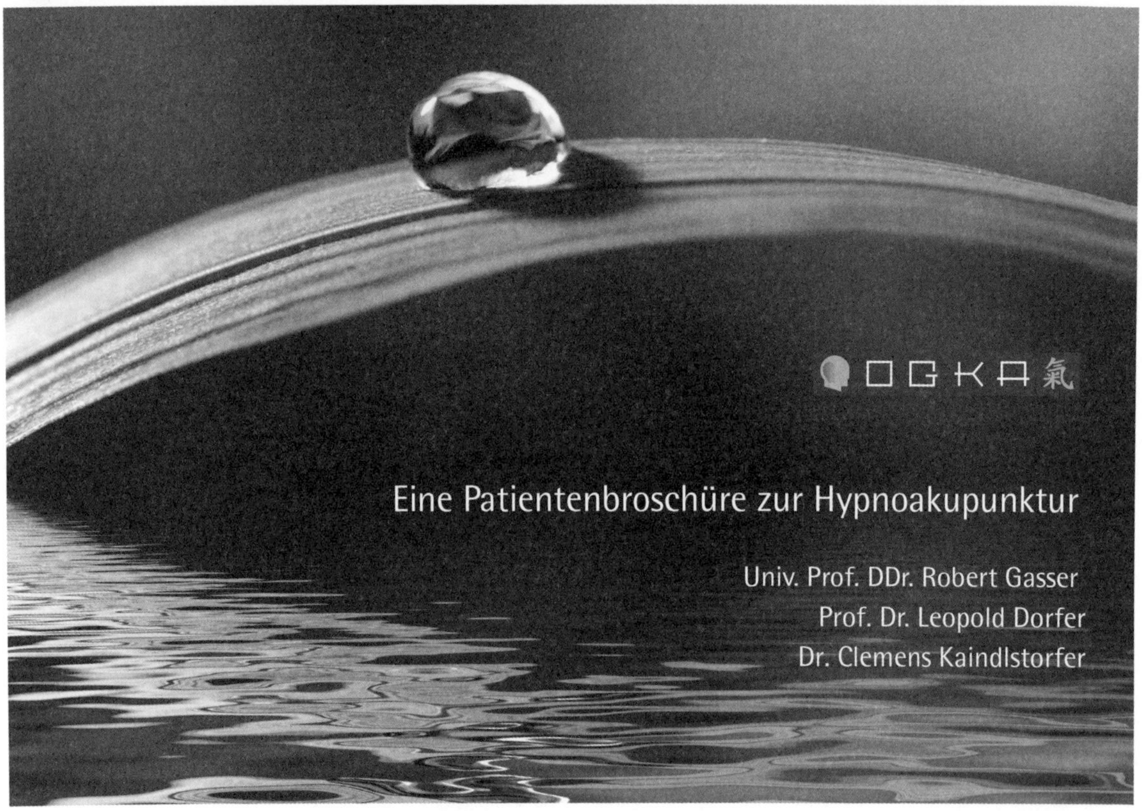

OGKA 氣
Eine Patientenbroschüre zur Hypnoakupunktur
Univ. Prof. DDr. Robert Gasser
Prof. Dr. Leopold Dorfer
Dr. Clemens Kaindlstorfer

7) Weitere Trancebeispiele:

Trancegeschichte zum Tinnitus

Ich lade Sie ein sich jetzt wieder ganz in diesem Ort einzufinden, sodass auch die eigenen Gedanken Zeit haben – einmal wirklich in Ruhe anzukommen, sodass nach allem was Sie heute gesehen und erlebt haben, Sie jetzt einfach die kostbare Zeit ganz für sich alleine haben. So können Sie sich gerne wieder ihren Ort, ihr Sofa und diese angenehme Situation oder vielleicht auch gerade aktuell das Laub draußen im Garten und die eigene Tätigkeit in Gedanken vorstellen, weil auch das Laub einen sehr angenehmen Geruch hat, die frische Luft und das alles zusammen ein stimmiges Bild entstehen lassen darf, wo Sie für sich selbst entscheiden, in welche Richtung Sie mehr und in welche Farben Sie eintauchen würden ... so lade ich Sie ein mit jedem Atemzug mehr und mehr die Aufmerksamkeit von außen nach innen zu wenden ... sodass Sie dort an diesem Ort aufgehen können in den Bildern der Ruhe, weil es durchaus auch bei Tätigkeiten zur Entspannung kommen kann, kann es auch beim Nichtstun, hier liegen, jetzt, wo man aber in Wirklichkeit ganz strukturiert einmal Schritt für Schritt nach innen geht ... und Sie möchten – vielleicht wieder über die eigene Treppe Stufe um Stufe, die schon vertraut ist ... ganz selbstständig ... und es als gutes Zeichen zu sehen, wenn sich die Anspannung lösen darf und Sie wieder merken, dass die Wirbelsäule Platz lässt zu wachsen, vielleicht möchten Sie auch einmal dieses gute Gefühl in gewisse Teile des Körpers reisen lassen, so, als ob sie ganz klein werden – einmal hier und einmal dort hin – einfach einmal wahrnehmen wie die Akupunkturpunkte miteinander in Verbindung stehen oder wie die Organsysteme, die nun schon lange nicht mehr wahrgenommen wurden, die ganz selbstverständlich tagtäglich ihre Aufgabe wirklich bravourös meistern, wo jede Zelle Ihres Körpers so arbeiten darf, wie sie ursprünglich vorgesehen war ... so kann es sein, dass Sie auf dieser Reise die eigene Körperwahrnehmung von dieser unendlichen Größe und Schönheit dieses eigenen inneren Universums, das in jedem Menschen ganz kostbar ... hineinzuspüren, so, als ob man den stillen Gebirgssee beobachtet, wo sich am Tag die Wolken spiegeln und dann in der Nacht der Mond und der Sternenhimmel, sodass man selbst entscheiden darf, ob man in den See hinein oder am Ufer bleiben möchte, ... und wenn dann ein noch so kleiner Stein in dieses Wasser, in diese ruhige Oberfläche des Bergsees hineinfallen würde, so würde er die Oberfläche auf seine ganz eigene Art und Weise verändern – so kann im Innersten nun die Entspannung der Ruhe in die Grenzen des eigenen Körpers verfließen und alles von der Umgebung ... verinnerlichen – genau – sehr gut – die eigene Wahrnehmung, wie eine Farbe, welche sich mehr und mehr öffnet ...

Diese Patientin ist ebenfalls wegen ihres Tinnitus zu mir gekommen. Bei ihr erfolgte die erste Einleitung in der Höflichkeitsform „per Sie". Die Patientin wurde jedoch gebeten, ob es für sie in Ordnung wäre, wenn ich dann in der Entspannung das Unbewusste mit der leichteren und direkteren Form „per Du" ansprechen darf. Dieser Wechsel vollzieht sich jetzt:

– so möchte ich das Unbewusste nun einladen und dich bitten, dass du dort all die Formen wahrnimmst, die für dich in Ordnung sind, all die Farben, die dir gut tun, sodass du selbst zu dieser Oberfläche werden darfst – zu dieser ruhigen – genau, des Bergsees, wo du die Grenze darstellst zwischen dem Himmel und all seinen Sternen und dem Weltall über dir und der Erde mit all ihren Strukturen fest und flüssig, so kann das Körperliche dort, die Erde, alles was da ist, spüren, während ich dich einlade, mit dem Unbewussten einmal wie ein Lichtstrahl hinaus in die Nacht schwerelos zu werden, sodass die Gedanken aus dem Innersten heraus Ruhe bringen, diesen unendlichen Weiten der Stille ... diese Bilder ... als ob dieser Lichtstrahl auf ein Prisma treffen würde und sich aufspaltet in das ganze Spektrum des sichtbaren und unsichtbaren Lichtes ... und immer tiefer das Unbewusste Möglichkeiten eingeht, die Wertigkeit des Geräusches oder andere Wahrnehmungen einmal ganz gezielt auf einer Skala zu verändern und ein bisschen runter zu schrauben, dabei ist es gar nicht notwendig jedes dieser Worte genau wahrzunehmen, sondern vielmehr auf die Pause zwischen den Wörtern, die Pause zwischen den Gedanken, Platz und Raum für Kreativität, weil das Unbewusste auf dieser Reise dich begleitet und in den Pausen du selbst einmal genau hinschauen darfst, wie sich all diese inneren ... nur für dich spürbaren Dinge ... auf eine ganz kostbare Art und Weise zeigen, so, dass du dich selbst ganz rund und ganz tief entspannst –

Die Aufspaltung des Lichtes im Prisma symbolisiert auch die Trennung von bewusstem, logischen Denken der sehr „kopflastigen" Patientin und ihrem Unbewussten. Mit der Bitte, auf die „Pausen zwischen meinen Wörtern" zu achten, wurde auch eine Verneinung eingebaut, welche für das Unbewusste zu einer starken Zustimmung führt: „Es ist gar NICHT notwendig, jedes dieser Worte genau wahrzunehmen". Derart ist es sogar besonders notwendig für das Unbewusste, nun genau achtzugeben, wie diese Geschichte weitergehen wird:

... in dieser Geborgenheit hineinschauen und hineintragen lässt ... die Wahrnehmung des Geräusches an Bedeutung schon längst verloren hat und du wie die Dirigentin des eigenen Orchesters ein neues Lied beginnen darfst, ein leises oder ein lautes, ganz wie du möchtest, weil du mit dem Dirigentenstab jederzeit und mit jeder Bewegung, sehr gut, oder vielleicht erinnerst du dich ja noch an das Bild, wo man in einen Heißluftballon alles hineinlegt, was störend ist, oder was Veränderung braucht und diesem Heißluftballon dann nachblickt, wie er langsam abhebt, hochsteigt, davonschwebt, kleiner wird, alles mitnimmt, was im Unbewussten Veränderung benötigt, so kann das Geräusch dort abgeladen zu einem kleinen Punkt zuerst leiser, während anderes von außen, so wie ein Hubschrauber lauter werden kann, dich all das in deiner Ruhe in der eigenen Welt eigentlich nur am Rande interessiert, weil es viel spannender ist diese Zellen zu erneuern, diese Wahrnehmung und den Fluss wie eine frische Bergquelle, so klar, eine sprudelnde und erfrischende Lebensquelle, fast wie ein Brunnen mit kostbarstem und ganz angenehmen Wasser ... eine Quelle, in die du jederzeit hineinsteigen kannst und dich erquicken und von diesem Kristallwasser von Kopf bis Fuß durchströmen zu lassen ... du kannst die Ströme in dir einmal dahin und einmal dorthin lenken, so wie der Fluss nicht gerade fließt oder eingeengt, sondern kurvig sich sein Bett sucht, seinen Weg sich bahnt – so weiß das Unbewusste, welcher Hebel oder welcher Schalter zur gegebenen Zeit das Geräusch leiser drehen mag oder welche Selbstwahrnehmung der inneren Stärke, so wie eine Pflanze, die keimt und wächst – zuerst behutsam behütet wird, dann immer größer wird, ausreift und wie ein großer starker Baum wurzelt im Leben – so lade ich dich ein, einzutauchen in diese Schwerelosigkeit und eine Leichtigkeit, dich fallen zu lassen, die dich trägt ... deine Handflächen auf die Rinde des Baumes zu legen und zu spüren, wie du selbst Teil dieses Lebensbaumes und dieses gesamten Organismus, sehr gut, ein bisschen mehr mit jedem Atemzug ... wie die Zeit doch die Wahrnehmung lenkt in die vergangene, in die jetzige und in die noch kommende Wahrnehmung und wenn du als Beispiel jetzt nur das Geräusch nimmst, stellvertretend für alles, was an Wahrnehmung in deinem Körper zugleich geschieht, dann hat die Wahrnehmung dieses Ohres eine Zeit erlebt der Ruhe, eine Zeit erlebt der Veränderung, erlebt jetzt gerade so wie es ist – in jedem Augenblick neu und wird in der zukünftigen Zeit, wenn das Unbewusste möchte, eine Veränderung zum Besseren, eine Veränderung des Geräusches hin zu einer ruhigen, mehr aus dir selbst heraus findbaren Ruhe, du bestimmt für dich selbst wahrnehmen kannst wie angenehm es sein kann, einfach einmal einzutauchen in diese Quelle der Ruhe – so lade ich dich ein, all das Gute ganz, ganz weit und groß werden zu lassen, so groß, dass es in deinem Innersten Platz findet …

Es wird derart dem Unbewussten ermöglicht, selbst die richtige Lösungsstrategie zu suchen. Alles an Wahrnehmung ist in Ordnung und kann sich in der eigenen Zeit zum Positiven verändern. Die eigene Wahrnehmung in der Trance kann so groß werden, dass wahrlich für alles Platz ist:

… wie das Universum in einem Stecknadelknopf, und sich deine Muskeln noch mehr entspannen können, sodass du ein klein bisschen das Gefühl erhältst, in diese Unterlage einzutauchen, in die Matratze einzusinken und nun ganz gezielt an den Dingen zu arbeiten, die unbewusst als nächstes dabei helfen, das Geräusch in Ruhe zu verwandeln, dir helfen die Wahrnehmung unangenehmer Geräusche in eine Wahrnehmung von angenehmen Geräuschen … sich zu verändern, bedeutet diese Erneuerung der Zellen, die du bereits kennst auf eine noch tiefere Ebene wahrzunehmen, wo es durchaus sein kann, dass der eine oder andere Akupunkturpunkt mehr aktiv ist als die anderen, und du auf einer Körperreise vielleicht spürst, wie gut alles miteinander verbunden ist … das Laub des Herbstes, jedes Blatt ist Teil der Jahreszeit – die Wahrnehmung der eigenen Jahreszeit, all die Blätter, die man einmal fallen lassen kann, weil man weiß, dass im Frühling, ganz genau, neue Knospen und noch im Geräusch der Wahrnehmung das Alte abfällt, während eine neue kostbare Knospe, die einerseits über die Akupunktur und andererseits über die Wahrnehmung diese Frequenzen ersetzen darf, sodass sie anders wirken – ruhiger und auf eine ganz besondere Art mehr dir selbst entsprechen … ich lade dich ein, an diesen Bergsee zurückzudenken, dir einmal vorzustellen, dass alles was sich spiegelt oben und unten zugleich ist nur in einer anderen Dimension …

Nachdem nun der Raum für alle möglichen Veränderungswege geöffnet ist, kann die Induktion beendet werden und eine Tranceverstärkung durch das Entfernen der Nadeln erfolgen:

… so wird dein Unbewusstes, das auch in der Tiefe der Ruhe deine andere Dimension … so wie bei diesem Bild herrscht, und dieses Bild wie ein Lebensbaum noch mehr Kraft zu geben und diese Leichtigkeit ganz in dir sich ausbreiten zu lassen, möchte ich dir die Nadeln entfernen – eine nach der andern – sodass du zuerst deinen rechten Arm, den Ellbogen durch diesen Zug nach außen, und nach vorne beim Handgelenk alles zu fließen beginnen kann … das Unangenehme hinaus fließt … und so auch bei deinem linken Arm durch diesen Zug nach außen, alles fließt, sehr gut … und du Teil dieser Quellen werden darfst, wenn du möchtest – auch bei deinen Beinen, dem rechten Knie durch diesen Zug nach außen – bis nach vorne alles fließt, und über die Zehenspitzen hinaus das störende Geräusch, wie wenn man eine volle Badewanne auslaufen lässt, den Stöpsel zieht, sie sich leert, sodass nach diesem letzten Schlürfen des Wassers Ruhe einkehrt – so kann auch bei deinem linken Bein zuerst beim Knie und dann nach vorne beim Knöchel alles fließen, über die Zehenspitzen hinaus wie das Wasser dieser Badewanne in die Ruhe der Entspannung, ganz einzutauchen und nur noch die letzte an einem Punkt zwischen den Augenbrauen, wo du, durch diesen Zug nach außen, befreit von allen Nadeln eintauchen darfst in dieses Bild, das dir am meisten gefällt und in dem dein Unbewusstes am ehesten die Türen der Veränderung öffnen darf, weil die Wege, die dir helfen das Fundament des eignen Lebenshauses zu verstärken mit Bausteinen …

Alle Nadelungs-Punkte wurden angesprochen und mit der Metapher der Badewanne verknüpft. Alles kann fließen und die Patientin darf nun selbst in das Bild eintauchen, das für sie am besten passt.

… die Wahrnehmung noch tiefer mit jedem Atemzug, diese Ruhe, diesen inneren Frieden zu spüren, so als ob im Innersten Gedankengänge wie Federn werden, die strukturierten gespannten klaren logischen Gedanken und die etwas durchhängenden, sich kreuzenden Gedanken … wie bei einem Wollknäuel kann man einmal anfangen all die Fäden zu sortieren nach Farbe, nach Anfang, nach Schluss und nach Qualität und Stärke, nach Länge und Dicke und so wird man draufkommen, dass das unendlich viele Fäden sind, das ist auch gut so, denn das Unbewusste kennt jeden einzelnen – ganz genau, so lade ich das Unbewusste ein, in diese Lebensform hinein zu gehen und aus dem innersten Raum, der nur dir selbst gehört, das mitzunehmen, was du am meisten von all den Dingen brauchen kannst und was für dich im Augenblick gerade angenehm und gut ist, um dort eine offene Tür zu hinterlassen, eine Möglichkeit jederzeit wieder dorthinein und jederzeit wieder diesen Energietank ganz auffüllen zu können …

Nach diesem Abschlussbild der Fäden kann die Patientin nun langsam wieder aus den tiefen der inneren Wahrnehmung auftauchen und die Rückführung aus der Trance wird eingeleitet:

… so lade ich dich ein, dass du jetzt deine Batterie auflädst und dabei spürst, wie all die Spannung des Alltags abnimmt und immer weiter … und immer mehr wie sich dieser Akku lädt … spüren wie dieser Tank bis zum äußersten Rand sich auffüllen darf … während all das in diesem See, all die Bilder in dieser Quelle, all die Wahrnehmung der inneren und äußeren Welten zu dir gehören, tiefer sinken können, die Zeit, die wir im Unbewussten verbringen dürfen, leider begrenzt ist, so kannst du all das, was dir gut tut aufnehmen, kannst noch einmal aus diesem innersten Gefäß schöpfen und alles tiefer sinken lassen, wie in einem typischen Herbstnebel, sodass es im Unbewussten zu seiner eigenen Zeit, früher oder später – genau, sehr gut – und so bitte ich dich deinen Körper nun mehr und mehr zu spüren, wie du daliegst von Kopf bis Fuß, und vielleicht mit fünf tiefen Atemzügen wieder zurückzukehren in diesen Raum und du nach dem fünften Atemzug wieder deine Augen öffnen kannst und wieder ganz da bist … sehr gut, und alles mitnimmst, was dir gut tut …

Trancegeschichte zum Tinnitus + Selbsthypnose – Übung

Ich bitte Sie jetzt einfach so, wie Sie daliegen, wahrzunehmen, wie die Augenlider den Augapfel bedecken, diesen leichten Druck zu spüren und genau hinzufühlen … Vielleicht können Sie auch die Wärme spüren, die dort durch diese angenehme Abdeckung fast wie im Schlaf … dann können Sie auch einmal mit den Augäpfeln nach links wandern, nach rechts wandern, dann hinauf, so als ob Sie ganz nach hinten, oben schauen würden und dann hinunter, so, als ob Sie durch ihre Fußsohle hindurch nach unten schauen könnten und dann die Augen ganz entspannt geradeaus zu lassen, genau, während dieser Methode ist es ganz besonders angenehm, sich diesen ruhigen Ort in den Gedanken aber auch äußerlich dafür zu sorgen, dass Ruhe und Zeit ist, und diese Selbsthypnose wirklich auch genießen zu können …

Bei dieser Tinnitus-Patientin wurde zuerst eine Übung zur Selbsthypnose durchgeführt und dann direkt anschließend in der Trance eine Hypnoakupunktur zur Behandlung des Tinnitus fortgesetzt:

… und wenn man so, mit geschlossenen Augen, einmal diesen Blick in diese Dunkelheit hinein einrichtet, lade ich Sie ein, nun eine Farbe oder Ihre Lieblingsfarbe, oder die gerade jetzt aktuell sein mag wie einen sich zu beginnenden Lichtpunkt vorzustellen, der dann größer wird, mehr und mehr in einer ganz bestimmten Form beginnt, dieses Schwarz aufzufüllen, während nun diese Farbe vor den Augäpfeln ganz langsam, einmal schneller einmal langsamer je nach Tagesverfassung zunehmen darf, können Sie einmal wahrnehmen wie Sie daliegen von Kopf bis Fuß, die Stellung ihrer Arme und Beine und mit jedem Atemzug spüren ... wie die Arme und die Beine schwerer werden dürfen, das wird vor allem nach einem langen Tag besonders leicht fallen, wenn man viel auf den Beinen war, die nun liegen in ihrer eigenen ganz natürlichen Art ... und dabei die Atmung mehr und mehr zu spüren ... das Einströmen der Luft, das nicht nur bis zu den Grenzen der Lungen sondern bis in die Finger- und Zehenspitzen strömt, sodass mit jedem Einatmen ein angenehmes Gefühl bis über die Handgelenke und Fußgelenke nach vorne, ans äußerste Ende der Daumen beim nächsten Atemzug der Zeigefinger, der Ringfinger, der kleine Finger und natürlich auch der Mittelfinger die am weitesten entfernt ganz nach außen atmen lassen ... genau so, hinunter in die Zehenspitzen des kleinen Zehs ... des vierten Zehs, des dritten Zehs, des zweiten und schließlich bis zu dem großen Zeh, der auch wieder am weitesten außen, so können sie diese Farbe, diese Wärme über ganz eigene Bahnen von beiden Augen zuerst über die Ohren kreisen lassen und dann über den Hals hinunter, die Schulterregion in die Arme hineinfließen lassen, aber auch über den ganzen Bauchraum hinab, über die Beine, sodass fast wie bei Ebbe und Flut oder bei den Wellen am Meer mit jedem Einatmen die Welle hinunter hinaus aufs Meer zieht und nun mit jedem Ausatmen, von den Zehenspitzen weg, hinauf über die Beine, und von den Fingerspitzen weg, hinauf über die Arme ... so wie auch über die Grenzen der Lunge wieder die Luft nach außen strömen darf, sodass es eine Harmonie gibt zwischen Ein- und Ausstrom, sodass es einen Fluss gibt, der Farbe hinab in die äußersten Teile ihres Körpers wieder hinauf dorthin, wo die Augenlieder ganz angenehm ... so braucht es einmal mehr und einmal weniger Zeit, um die Farbe fließen zu lassen und die Atmung ganz bis auf die äußersten Punkte des Körpers streichen zu lassen ...

Derart kann die Patientin bewusst steuern wie sie mehr und mehr ihre Aufmerksamkeit von außen nach innen richtet. Die Veränderung der Anrede von „per Sie“ auf „per Du“ wird nun diesen Vorgang der Tranceinduktion verstärken und das Unbewusste direkt ansprechen:

... und nun möchte ich das Unbewusste wieder direkt ansprechen und so lade ich dich ein, zu bemerken, wann dieser Punkt erreicht wird, dass es wirklich wie bei den Wellen eines großen Ozeans zu strömen beginnt, alles leichter wird, man kann bemerken an verschiedenen Zeichen, man kann es hören, spüren, mit allen Sinnen wahrnehmen und dann kannst auch du dein Unbewusstes bitten nun über die Grenze dieses Körpers hinaus, über die Finger- und Zehenspitzen hinaus deine Atmung in einen wundervoll passenden Raum für dich hineinzuschicken, der so unendlich groß sein kann, grenzenlos, und wo du jede Freiheit und Kreativität deiner gesamten Vorstellung vereinen kannst, sodass von diesem Punkt weg alles wie ein Bogen zu strömen beginnt von dir in diesen Raum und vom Raum wieder hinein – du kannst auch einen Kreis entstehen lassen über den Kopf, die Augen durch den Körper hindurchströmend und über Finger- und Zehenspitzen hinaus im Kreis, an dem du teilhast, an dessen Fluss du tiefer und tiefer in eine Entspannung gehen kannst, die ganz nach Bedarf eine tiefere oder leichtere Trance sein kann, bei der du dich auch gerne von einer Melodie begleiten lassen kannst ... – ... nun kannst du diese farbigen Ströme der Energie durch diesen Raum hindurch lenken und alles erleben, was du bereits unbewusst in den anderen Sitzungen erfahren hast; Bilder, Symbole, das Haus des Lebens, die Wiese, die Bäume, der Lebensbaum, genau so wie der Ozean oder die Weiten des Weltalls und dich dabei lockern, der Lebensfluss, genau so wie der Bergsee, alles Bilder, Türen und Wege, Steine, der Heißluftballon und sein Korb, der abhebt, und je nach Stimmung und inneren Wahrnehmung wird das eine oder andere Bild durch dich hindurchfließen oder auch mehrere Bilder können für konkrete Gedanken einer bestimmten Woche oder eines bestimmten Tages unbewusst noch einmal durchflossen werden und nicht nur von der Richtung der Ströme, dieses Kreises, sondern auch von dem Ort und dem Körper können diese Energieflüsse zum Beispiel einmal nur über die eine Seite fließen oder nur über die andere und können in Verbindung mit bestimmten Organen treten, deinen Ohren oder deinen Gelenken gerade das, wo es passend ist ... so darf und kann es angenehm warm werden und beginnen, sich positiv zu verändern durch diesen Fluss der Farbe, durch diesen Energiestrom, der begonnen hat ... zuerst nur, wenn du dich erinnerst, das Schließen der Augen und das Bewegen der Augäpfel, der dann über die Atmung, die Grenzen des Körpers, der Finger- und Zehenendgelenke geführt hat und der nun in weiterer Folge unbewusst mit einer Melodie hinausgeschickt, mit einem sanften Klang der Freiheit in deinen persönlichen sicheren Ort geflossen und wie in einem Kreis zurückströmt, einem Kreis, in dem du teilhast, der über den Kopf ganz oben und über die Augen, wie ein Regenbogen, die Ruhe in die Entspannung hineinströmen lässt in dich, während die Angespanntheit und alles was sonst da ist, hinausströmt in ein Bild, das dir gut tut, in ein Symbol, das du verwenden möchtest, während all dem strömt die Atmung wie die Gezeiten ohne Ende auf und ab, ganz sanft ... so lade ich dich nun ein, diese Methode einmal tief versinken zu lassen, weil wir danach noch einmal kurz darüber reden können ...

Hier endet die Übung zur Selbsthypnose und die eigentliche Hypnoakupunktur-Sitzung startet. Diese Selbsthypnose-Technik wird dann nach der Sitzung auch nochmals im bewussten Denken mit der Patientin durchbesprochen und ihr zur Eigentherapie mitgegeben.

... und so lade dich nun ein, noch ein klein wenig tiefer zu sinken in diesen Ort der Ruhe, und dir vorzustellen, dass du dich dort für eine für dich angenehmen Position hinsetzen oder hinlegen kannst und einmal, so wie du bist, beobachtest was so ein innerer Ort für dich an schönen Dingen, die du entdecken kannst, offen hält, wenn dort Schatzkisten geöffnet werden oder Tore hin zu einem ruhigen Schlaf ... wie dein Unbewusstes lernt, dass es dort alles was angenehm ist, alles was dir gut tut, zu spüren, zu sehen ... in dieses Bild noch mehr und noch weiter einzusinken, damit alles was außen ist, leiser werden kann und in der Folge auch alles was innen ist, dieses Geräusch, als ob du eine Türe schließen würdest, und wenn du es dann immer noch hörst und spürst, du diese Türe nach und nach schalldicht werden lässt, eine Matratze nach der anderen davor stapelst, dieses Geräusch, welches zuerst störend sein mag in etwas veränderst, das für dich angenehm sein mag – in eine Melodie zum Beispiel oder in das Rauschen der Blätter, in den Duft der Natur, nur das Unbewusste wird sich vielleicht vorstellen können, wie ein Geräusch duften kann nach deinen Lieblingsblumen und es kann sich daran machen, wenn du möchtest, einmal beide Ohren wie Blütenblätter zu betrachten von denen ein angenehmer, erfrischender und wohltuender Duft rausgeht und anstatt des Geräusches, anstatt des Klanges, den man hinterlässt in einem Raum, bleibt ein angenehmer und wohltuender Lebensduft ...

Die Veränderung der Eigenschaft – aus einem Klang wird ein Duft – spricht nun sehr stark den olfaktorischen Sinneskanal (siehe VAKOG) der Patientin an – ein Kanal, auf dem sie sehr suggestibel ist und derart wird nun auch die Entfernung der Nadeln direkt in diese Tranceverstärkung hineingebracht:

... so kannst du, wenn du möchtest, dort noch einmal ganz aktiv Teil dieses stärkenden Kreises werden und um das Strömen dieser Energie noch ein bisschen besser und leichter werden zu lassen, möchte ich dir beginnend von oben die Nadeln entfernen, sodass sie zuerst von deinen Augen und der Stirn, durch diesen Zug nach außen, hinab über die Arme zuerst rechts mehr und mehr spürst diesen leichten Zug nach außen, wie alles strömt nach vorne fließt, sich dein Energiespeicher ganz anfüllt mit dem, was dir gut tut und so auch auf der linken Seite, durch diesen Zug nach außen, alles fließt und der Akku wieder aufgeladen wird über die Schultern hinab, jede Struktur, jede Zelle aufatmet so auch in die Beine zuerst rechts durch diesen Zug nach außen, alles fließt bis zu den Zehenspitzen wie eine leere Batterie, die sich wieder füllen kann und so schließlich auch bei deinem linken Bein, durch diesen Zug nach außen, sehr gut, alles fließt bis zu den Zehenspitzen du jetzt frei von Nadeln bist und weil du frei von diesen Nadeln bist, kann diese Energie, dieser Kreislauf der Atmung deinen Energietank ganz bis zum Rand oben hin voll füllen mit den Dingen, die dir gut tun ... so bitte ich dein Unbewusstes nun, einen neuen Weg zu gehen – einen Weg, bei dem du befreit von diesem Geräusch mehr und mehr ganz du selbst werden darfst – einen Weg, der es dir ermöglicht, nun wirklich frei zu sein – jetzt – genau ... sehr gut machst du das, auf deine ganz eigene Art und Weise verarbeitest du die Bilder immer weiter und entwickelst in der Tiefe des Unbewussten neue, stärkende Wege hin zur Geräuschfreiheit ...

Die Suggestionen sinken nach der Entfernung der Nadel tief in das Unbewusste hinein und werden dort verankert. Alles, was die Patientin an Ressourcen mitbringt, wird derart mit an Board geholt und im Heilungsprozess genutzt.

... in der Ruhe, deiner positiven Selbstwahrnehmung, kannst du in deinem eigenen Tempo diesen Kreis der Atmung, der Farbe wieder zu einem Bogen werden lassen, der mehr und mehr wieder die Grenzen deiner Fingerspitzen erreicht, die Grenzen deiner Zehenspitzen erreicht und du in deinem eigenen Tempo früher oder später dann nur noch bis zur Hand und bis zum Fuß atmen kannst, dann bis zum Ellbogen und bis zum Knie und so in immer kleineren und sich zentrierenden Atemzügen, schließlich und endlich die Atmung wieder ganz bei der Lunge bleibt und die strömende Luft, diesen Atemvorgang, wieder als etwas ganz Alltägliches – aber im Hintergrund das Besondere – wahrnehmen kannst, so lade ich dich ein, alles Gute mitzunehmen und deinen Körper wieder mehr und mehr wahrzunehmen und vielleicht noch fünf Atemzüge zu nehmen in deinem eigenen Tempo, dabei mehr und mehr zurückzukehren in diesen Raum und nach dem letzten Atemzug wieder die Augen zu öffnen und wieder ganz da zu sein im Hier und Jetzt, sehr gut machst du das ...

Die Basissophronisation und VAKOG in der Hypnoakupunktur:

Jetzt lade ich dich ein, bitte einmal gemütlich die Augen zu schließen und ich lade dich ein, ganz wahrzunehmen wie du daliegst, das heißt vom Kopf über den Hals und Oberkörper hinab, die Arme bis nach vor in die Hände bis zu den Fingerspitzen und über die Beine, ganz nach vorne in die Füße und bis zu den Zehenspitzen, sodass du einmal die eigenen Grenzen, den Übergang in die Unterlage, in den Polster und in die Matratze wahrnehmen kannst ...

... dann bitte ich dich, dass du oben bei der Stirn beginnst, einmal die Muskeln der Stirn betätigst, die Stirn runzelst, genau, die Augenbrauen ein bisschen hebst und dann ganz locker lässt, dass du das Gefühl hast, dass diese Muskelgruppen sich jetzt entspannen können, ... dann mit den Augäpfeln einmal nach links rollen, einmal nach rechts rollen, einmal nach unten, nach oben, die Augen fest zukneifen und dann ganz lockerlassen und einfach einmal in dieses Schwarz hineinschauen und einmal wahrnehmen, wie dieser leichte Druck der Augenlider, fast so wie eine leichte Wärme auf den Augäpfeln liegt, ... dann die mimische Muskulatur einmal grinsen, einmal böse schauen, die Mundwinkel verziehen, die Zunge vielleicht noch einmal hin- und herdrehen und dann aber auch die ganze untere Gesichtshälfte entspannen, alle Muskeln einmal lockerlassen, in ihrer natürlichen Position, in ihrer natürlichen Haltung, ... dann lade ich dich ein, dass du über die Wirbelsäule einmal zu den Schul-

tern hinunter wanderst, vielleicht die Schulter noch einmal anhebst und dann in die Unterlage hineinsinken lässt, sehr gut ...
... dann über die Arme nach vorne, vielleicht kurz noch eine Faust machst eine leichte, genau, alle Muskeln noch einmal spürst in deinen Armen und die Faust wieder leicht öffnest und alle Muskeln loslässt ...
... bei den Muskelgruppen machen wir jetzt weiter, die Schultern kurz zusammenziehen genau, Bauch- und Rückenmuskulatur noch einmal anspannen und dann loslassen, lockerlassen und währenddessen bitte ich dich, dass du die Aufmerksamkeit mehr auf die Atmung richtest, auf das Einströmen und auf das Ausströmen der Luft, dieses leise Geräusch, das da entsteht, dabei noch einmal zu spüren, wie sich das alles ausdehnt, wenn du einatmest und wieder zusammensinkt, wenn du ausatmest und während du diesen Atemrhythmus einmal kennenlernst von dir, ganz in der Entspannung, ... ganz in der Ruhe kannst du weitergehen über die Beine nach unten, die Zehen noch kurz bewegen, die Zehenspitzen spüren, genau, und schließlich und endlich auch den unteren Teil von deinem Körper, die Beine zu entspannen und ein bisschen schwerer werden zu lassen, dabei ist es ganz in Ordnung, so wie du es wahrnimmst, ... da du nun deinen Körper von Kopf bis Fuß liegend durchgegangen bist und einmal die Atmung mehr und mehr in den Vordergrund nimmst, lade ich dich ein, dass du dich einmal bildlich hineinführen lässt in eine Szene, die du vielleicht selbst schon sehr gut kennst ...

Es erfolgt der Übergang von der Basissophronisation zur VAKOG:

... und als Bild möchte ich einfach einmal nur einen verschneiten Abhang nehmen ... unter perfekten Bedingungen, den du ganz für dich alleine hast und an dem du so richtig mit aller Freude ausnutzen kannst, hinunterzufahren –
... versuche einmal mit deinem ersten Sinn, dem visuellen Sinn, alles was du sehen kannst, all die Details und die Farben dir vorzustellen, die Bäume, die Konsistenz des Funkelns des Schnees, die Kleidung, die du anhast, die Ausrüstung, die du verwendest, ob da Wolken am Himmel sind oder du einen strahlend schönen Tag erwischt hast, sodass du einfach einmal mit deinen Augen immer mehr und mehr so Kleinigkeiten versuchst dir vorzustellen, und dabei immer wieder die Atmung dir den Rhythmus sagt mit dem die Gedanken und die Bilder kommen, sich einbauen können in dieses Gesamtbild und ... dann einmal zum nächsten Sinn überzugehen deinem Gehör, dir einmal vorzustellen wie das klingt, wenn man dort ist, wenn man den Berg runterfährt einmal genau hinzuhorchen wie das Geräusch ist, wenn der Schnee durchpflügt wird, wenn du dein Tempo veränderst, sich auch das Geräusch verändert oder wenn du abschwingst, was dann noch um dich herum für Geräusche möglich sind, oder ob dann Ruhe einkehrt, dort in diesem Ort,
... und danach zu deinem nächsten Sinn überzugehen, wo du alle Bewegungen einmal wahrnimmst, die Sensibilität, die Stellung deiner Arme, deiner Beine, den Gegenwind wie weich oder hart die Unterlage ist, einmal hineinspürst in dich, welche Gefühle das auslöst und du diese Freiheit genießen kannst, wenn alles zusammenpasst, du ganz alleine Zeit für dich haben kannst und ... dann zum nächsten Sinn überzugehen – dem Geruchssinn – oft ist es so, wenn man beim Schifahren unterwegs auch einmal in einen Wald zwischen die Bäume kommt, und dann die Verbindung aus den Tannen mit dem kühlenden Schnee für manche Menschen einen ganz eigenen Geruch ... und ... abschließend noch weiterzugehen zum Geschmackssinn, einmal zu beurteilen ob alles nach deinem Geschmack was dort an Möglichkeiten, an Gedanken, an Bildern vorhanden ist, und nun ...

... Und schließlich die Überleitung von VAKOG auf die innere Wahrnehmung:

... bitte ich dich, dass du dir den Sinn aussuchst, der dir am meisten gefällt und wenn es mehrere sind, die gleichwertig sind, dann können es auch mehrere Wahrnehmungen sein, zuerst mehr und mehr von außen, nach einem langen Tag wie heute, die Aufmerksamkeit nach innen lenken kannst und du dich in die Situation, die du dir gut vorstellen kannst, sodass der Sinneskanal dir jetzt mehr und mehr Informationen liefern kann, ganz feine Informationen liefern kann und dabei das Gefühl der Ruhe und der Gelassenheit auch den Herzschlag mehr und mehr rhythmisch, ruhiger und in Einklang mit deiner Atmung kommen lässt, so lade ich dich ein, einmal zu spüren wie es ist ein klein bisschen einzusinken in diese erste, leichte Reise, einzutauchen in diese faszinierende und vielleicht für dich ganz persönliche Winterlandschaft, in der du jeden Augenblick die Möglichkeiten hast zu verändern, was an Farbe und Form du ändern möchtest, links und rechts einmal über den Kopf zu stellen, oben und unten, innen und außen, und wie ein Taucher eintaucht in den Ozean oder ein Astronaut im Weltall schwerelos wird, kann das Verfließen von Grenzen, der Formen hin zu Farbtupfern dich ein klein bisschen von den starren Gedanken des Tages loslösen, sodass diese wie Wolken am Himmel vorüberziehen und dich mehr und mehr erfüllen mit einem Gefühl, das du als sehr beruhigend empfinden kannst, mehr und mehr von deiner Wahrnehmung, die ein klein bisschen dorthin geht als ob man so leicht zwischen Wachen und Schlafen zu einer kleinen Grenze, und das für den heutigen Tag einmal aufzunehmen …

Es wird nun die Akupunktur utilisiert und das Entfernen der Nadeln mit in die Trance eingebaut:

… und auch aus diesem Bild alles Gute aufzusaugen, aus dieser Umgebung und aus deiner sportlichen Tätigkeit, wie einen Energietank, der in dir liegt, all die Kraft und Energie aufzunehmen fast wie bei einem Akku, den man auflädt, sodass du diesen Tank bis oben hin vollfüllen kannst, so bitte ich dich, dass du nun mehr und mehr dieses Bild einsinken lässt ein klein bisschen tiefer und die Wahrnehmung in deinen Armen und Beinen sich wieder verändert, sodass du mehr und mehr spüren kannst, wo die Akkupunkturpunkte liegen und um dieses angenehme Gefühl, diese Leichtigkeit zu verstärken, werde ich die Akkupunkturnadeln entfernen, einmal oben zuerst, genau, durch diesen Zug nach außen, und dann bei deinem rechten Arm durch diesen Zug nach außen, bis nach vorn alles leichter wird und zu fließen beginnt, sodass du von diesem interessanten Ort alles Gute in dich hineinfließen lässt und so auch links … durch diesen Zug nach außen, im Handgelenk bis nach vorne alles zu fließen beginnt, bis zu den Fingerspitzen hinaus, es dich stärkt und einfach ein angenehmes Gefühl der Ruhe bleibt, so auch in deinen Beinen zuerst auf der rechten Seite bis nach vorne zu den Zehenspitzen alles fließt, und auch links bis du schließlich frei von allen Nadeln noch einmal ein letztes Aufleuchten dieser Szene, dieses Bildes und ganz für dich in deinem eigenen Tempo bitte ich dich, vielleicht jetzt mit fünf Atemzügen nun wieder mehr und mehr zurückzukehren in diesen Raum hier, und alles mitzunehmen, was dir gut tut und nach dem fünften Atemzug dann wieder die Augen zu öffnen, wieder ganz da zu sein im Hier und Jetzt, sehr gut machst du das …

XXIII. LITERATURNACHWEIS

Die Literatur findet sich gesammelt beim Verfasser und kann gerne nachgefragt werden. Besonders sind aber die folgenden Bücher für eine Vertiefung des Stoffes als weiterführende Literatur empfohlen:

- „Hypnotherapie" von Milton H. Erickson/Rossi aus dem Verlag „LebenLernen", (2007)
- „Die Kunst der Hypnose: Dialoge mit dem Unbewußten. Mit Übungen zur Selbsthypnose" von Werner Eberwein und Gerhard Schütz aus dem Verlag „Junfermann", (2001)
- „Ärztliche Hypnoseverfahren und Induktionstechniken – ein Leitfaden für die Praxis" von Peter Keil, Robert Gasser und Helmut Brussee vom „Verlagshaus der Ärzte", (2012)
- „Raucherentwöhnung mit Hypnose" von Bianca Hahnkamper, Robert Gasser und Helmut Brussee vom „Verlagshaus der Ärzte", (2012)
- „Erweiterte ärztliche Kommunikation: Am Beispiel von Hypnose und NLP" von Karl Zwanzger, Robert Gasser und Helmut Brussee vom „Akademiker Verlag", (2014)
- „Standards der Tabakentwöhnung: Konsensus der Österreichischen Gesellschaft für Pneumologie – Update 2010" von Alfred Lichtenschopf aus dem Verlag „Springer", (2011)
- „Hypnose-Technik" von J.H. Schultz aus dem Verlag „Stuttgart : G. Fischer", (1965)
- „Hypnose in Psychotherapie, Psychosomatik und Medizin" von Dirk Revenstorf und Peter Burkhard aus dem Verlag „Springer", (2008)
- „Tausend Trance Tips" von Gerhard Schütz und Horst Freigang aus dem Verlag „Hypnos", (1998)
- „Einführung in die Zahnärztliche Hypnose" von Albrecht Schmierer aus dem Verlag „Quintessenz", (1996)
- „Tanz zwischen Bewußtsein und Unbewußtsein: Ein NLP Arbeits- und Trainingsbuch" von Gundl Kutschera aus dem Verlag „Junfermann", (2007)
- „Therapie in Trance. NLP und die Struktur hypnotischer Kommunikation (Konzepte der Humanwissenschaften)" von John Grinder, Richard Bandler und Sabine Behrens aus dem Verlag „Klett-Cotta /J. G. Cotta'sche Buchhandlung", (2007)
- „Hitler in Pasewalk: Die Hypnose und ihre Folgen" von Bernhard Horstmann aus dem Verlag „Droste", (2004)
- „Verbotene Rhetorik" von Gloria Beck aus dem Verlag „Eichborn", (2005)
- „MiniMax-Interventionen" von Manfred Prior aus dem Verlag „Carl-Auer", (2011)
- „ Die Verlorene Kunst des Heilens" von Bernard Lown aus dem Verlag „Suhrkamp", (2004)

Im Internet

- www.hypno-mega.at
  Ist die „Milton Erickson Gesellschaft" von Österreich.
- www.oegzh.at
  Ist die Österreichische Gesellschaft für ärztliche und zahnärztliche Hypnose.